Wolfgang Künzel und Michael Kirschbaum (Hrsg.)

Gießener Gynäkologische Fortbildung 1999

Springer

Berlin
Heidelberg
New York
Barcelona
Hongkong
London
Mailand
Paris
Singapur
Tokio

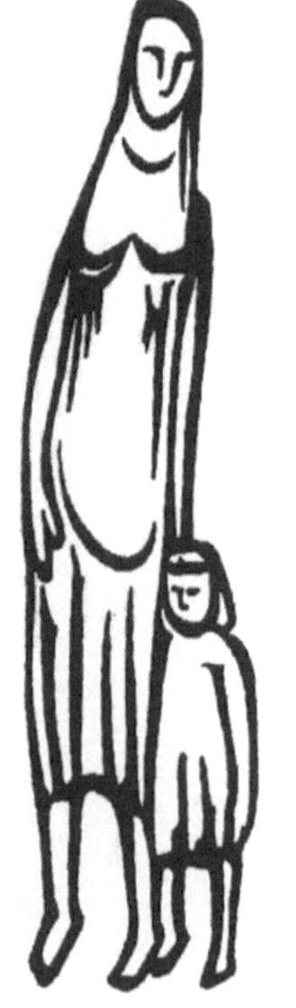

Gießener Gynäkologische Fortbildung 1999

21. Fortbildungskurs für Ärzte der Frauenheilkunde und Geburtshilfe

Mit einem kumulierten Inhaltsverzeichnis 1981 - 1997

Herausgegeben von
Wolfgang Künzel und Michael Kirschbaum

Mit 50 Abbildungen und 22 Tabellen

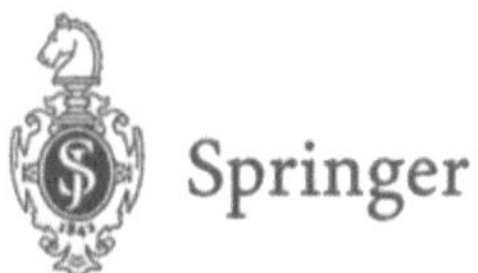

Springer

Professor Dr. med. Wolfgang Künzel
Gf. Direktor der Frauenklinik und Hebammenschule
der Justus-Liebig-Universität
Klinikstraße 32, 35392 Gießen

Privatdozent Dr. Dr. med. Michael Kirschbaum
Ltd. Oberarzt der Frauenklinik der Justus-Liebig-Universität
Klinikstraße 32, 35392 Gießen

ISSN 1433-8556

ISBN-13: 978-3-540-65939-6 e-ISBN-13: 978-3-642-59634-6
DOI: 10.1007/978-3-642-59634-6

Die Deutsche Bibliothek - CIP-Einheitsaufnahme
Gießener Gynäkologische Fortbildung <21, 1999, Gießen>: Gießener Gynäkologische Fortbildung 1999 / 21. Fortbildungskurs für Ärzte der Frauenheilkunde und Geburtshilfe. Hrsg. von Wolfgang Künzel und Michael Kirschbaum. - Berlin ; Heidelberg ; New York ; Barcelona ; Hongkong ; London ; Mailand ; Paris ; Singapur ; Tokio : Springer, 2000
ISBN-13: 978-3-540-65939-6

Softcover reprint of the hardcover 1st edition 2000

Satz: Fotosatz-Service Köhler GmbH, Würzburg

Gedruckt auf säurefreiem Papier SPIN: 10708066 22/3135 OP-5 4 3 2 1 0

Vorwort

W. KÜNZEL

Meine sehr verehrten Kolleginnen und Kollegen,
ich begrüße Sie ganz herzlich zur Gießener Gynäkologischen Fortbildung 1999. Ich freue mich, daß Sie wieder oder vielleicht auch zum ersten Mal nach Gießen gekommen sind. Dies freut mich insbesondere, weil in den letzten Jahren Fortbildungsveranstaltungen wie Pilze aus dem Boden schießen, und für Sie die Orientierung bei der Wahl der Veranstaltung sicher nicht einfach ist. Auch zu dieser Zeit finden parallel zur Gießener Gynäkologischen Fortbildung unweit von Gießen Veranstaltungen statt, die einer gewissen Attraktivität nicht entbehren. Ich danke Ihnen daher, daß Sie der Gießener Gynäkologischen Fortbildung den Vorzug geben.

Mit Ihnen begrüße ich auch den Dekan des Fachbereichs Humanmedizin der JLU Gießen, Herrn Prof. Dr. Knorpp, sehr herzlich. Lieber Herr Knorpp, Sie begleiten die Gießener Gynäkologische Fortbildung seit Jahren. Ich danke Ihnen für Ihr Kommen, und feue mich, daß Sie die Grüße des Fachbereichs Humanmedizin der JLU Gießen überbringen.

Ein herzliches Anliegen ist es mir auch, die Referenten der Tagung in Gießen zu begrüßen. Ich bin mir sicher, daß Ihre Referate bei den Teilnehmern auf großes Interesse stoßen werden. Sie tragen damit zum Gelingen der Veranstaltung ganz wesentlich bei. Herzlichen Dank.

Die Attraktivität eines Fortbildungsprogrammes orientiert sich immer an der Frage, welche Informationen Ihnen für die tägliche Arbeit in der Klinik und in der Praxis beim Umgang mit Ihren Patientinnen hilfreich sein können. Unter diesem Gesichtspunkt ist die Selektion der Themen nicht immer ganz einfach. Ich denke, daß das Thema *Palliativtherapie gynäkologischer Karzinome* von großer Wichtigkeit sowohl für die klinische wie auch für die ambulante Versorgung ist. Denn immer mehr wird die ärztliche Betreuung karzinomkranker Patientinnen aus den Kliniken in den ambulanten Versorgungsbereich verlagert. Heute abend wird dieses Thema auch noch einmal Gegenstand einer Abenddiskussion sein.

Die Themen *Spätabort – frühe Frühgeburt* sind ebenso wie die der folgenden Tage, *Hormontherapie, Sexualität,* davon nicht ausgenommen.

Ich bin aber auch der Auffassung, daß nicht nur Themen mit direktem Praxisbezug wichtig sind, sondern auch Inhalte vermittelt werden müssen, die Ihnen einen Blick über Ihre tägliche Arbeit hinaus geben. Die Themen des folgenden Tages werden Ihnen neue Sichtweisen geben und Sie zum Nachdenken anregen.

Lassen Sie mich noch ein kurzes Wort zur Qualitätssicherung sagen, einem Begriff, der heute in aller Munde ist und zu der wir nach den Paragraphen 135–137 des Sozialgesetzbuches V verpflichtet sind. Qualitätssicherung ist keine Erfindung der heutigen Tage, denn eine Qualitätsverbesserung der ärztlichen Versorgung hat auf unserem Gebiet eine lange Tradition. Ich erinnere nur an den Namen Dr. Ignaz Philipp Semmelweis, Professor der Geburtshilfe der Universität Pest: durch sorgfältige Beobachtung der mütterlichen Sterblichkeit an 2 Wiener Kliniken fand Semmelweis heraus, daß vaginale Untersuchungen zu Kindbettfieber und zu hoher mütterlicher Mortalität führten. Durch die Einführung von Chlorwaschungen vor der Untersuchung konnte die mütterliche Mortalität ganz beträchtlich reduziert werden.

Die Qualitätsverbesserung der ärztlichen Versorgung im neonatologischen Bereich hat auch auf unserem Gebiet ebenfalls zu einer beträchtlichen Abnahme der kindlichen Sterblichkeit geführt.

Die Neuauflage des Begriffs „Qualität" ist auf die jetzt erfolgte klare Definition zurückzuführen und in ihrer gesetzlichen Verankerung zu suchen. Die Begriffe zur Qualitätssicherung wurden aus der industriellen Produktion übernommen. Es wird unterschieden in:

1. Strukturqualität, das ist die Qualität der medizinischen Versorgungseinrichtungen, also der Krankenhäuser und Praxen mit den darin tätigen Personen.
2. Prozeßqualität, das ist die Qualität der Versorgungsabläufe, die entsprechende funktionierende Strukturen voraussetzen und in die wir alle eingebunden sind, und schließlich
3. Ergebnisqualität, das ist die Qualität des medizinischen Erfolges, dessen Überprüfung Sie von den Perinatalstatistiken her kennen und die neuerdings auch durch die Qualitätssicherung in der operativen Gynäkologie erfolgt. Auch die Zufriedenheit der Patienten gehört hierher.

Liebe Kolleginnen und Kollegen, durch Ihre Präsenz auf der GGF 1999 tragen Sie ganz wesentlich zur Verbesserung der Strukturqualität und zur Prozeßqualität in Ihrem Bereich bei, mit dem Resultat, daß auch Ihre Patientinnen mit dem Ergebnis zufrieden sein werden. Der Beleg dafür ist die Zertifizierung Ihrer Präsenz.

Ich wünsche Ihnen interessante und erfolgreiche Tage in Gießen.

Begrüßung

K. Knorpp

Sehr geehrter, lieber Herr Künzel,
verehrte Kolleginnen und Kollegen,
meine sehr verehrten Damen und Herren,

als Dekan des Fachbereichs Humanmedizin der JLU Gießen überbringe ich Ihnen die Grüße der Gießener Medizinischen Fakultät, deren Mitarbeiterinnen und Mitarbeiter des Zentrums für Gynäkologie und Geburtshilfe für die nächsten 3 Tage mit dazu beitragen, daß diese Fortbildungsveranstaltung überhaupt möglich wird.

Ihnen, Herr Künzel, möchte ich auch in diesem Jahr, und dies gewiß auch im Namen aller Teilnehmerinnen und Teilnehmer, sehr herzlich für die Konzeption, die Organisation und jetzt die Leitung dieser Fortbildungstage danken, eine Veranstaltung, die längst zu einem Markenzeichen Ihrer Klinik und unserer Fakultät und Universität geworden ist.

Ich danke ebenso allen Referentinnen und Referenten, die sich bereit erklärt haben, neuestes Wissen, wichtige Erkenntnisse und Erfahrungen über immer komplexere Behandlungsstrategien für uns alle darzustellen. Ich danke vor allem Ihnen, den Teilnehmerinnen und Teilnehmern, weil Sie durch Ihre Anwesenheit heute, morgen und am Samstag deutlich, glaubwürdig deutlich erkennbar machen, daß unser Auftrag, das Wohl der uns anvertrauten Kranken zu unserer obersten Erwägung zu machen – wie dies im Wortlaut des Genfer Gelöbnisses gefaßt ist – daß dieser Auftrag von uns allen ernstgenommen, in der Tat ernstgenommen und als Auftrag angenommen wird.

Dies sei, könnte man sagen, doch selbstverständlich und Pflicht, sei das, was die Allgemeinheit, was der einzelne Patient, Ihre Patientinnen von Ihnen wohl auch erwarten können.

Doch ich denke, dies ist komplizierter.

Denn es sind weit weniger die allgemeinen Erwartungen, die Vorstellungen der Gesellschaft oder die oft ins kaum mehr Erfüllbare angewachsenen Vorgaben der Fachgesellschaft, die Sie, die uns im Innersten bewegen und veranlassen, sich solchen Fortbildungsanstrengungen – und dies ist anstrengend, kostet Zeit und Geld – sich also solchen Anstrengungen zu stellen.

Es sind viel eher, ich nehme an weit überwiegend, ganz persönliche, an ganz bestimmte Patientinnen gebundene Erfahrungen, in denen – und dies gilt für jeden von uns – die Begrenztheit des eigenen Helfenkönnens, das Scheitern im Mangel am noch nicht ausreichend verfügbaren Wissen vom richtigeren Handeln, daß diese auf das schmerzlichste erlebte Erfahrung eine ganz wichtige – die wichtigste vielleicht – Quelle für diese Bereitschaft zur Anstrengung, für unseren Willen ist, es besser zu machen.

Ich möchte ausdrücklich daraus keinen besonderen Anspruch auf Anerkennung ableiten. Dies sind, dies gehört zu unseren ganz persönlich zu treffenden Wertentscheidungen.

Wogegen ich mich allerdings wende ist, wenn eine Allgemeinheit, artikuliert in Partei- oder Organisationsinteressen, auf höchst eigensüchtige Weise, um das Versagen in der Wahrnehmung eigener Verantwortlichkeiten zu verschleiern, durch das laute Erheben von im Letzten wirklichkeitsfremden Forderungen, durch das Formulieren unerfüllbarer Vorstellungen – gerichtet an uns – ablenken möchte und uns Ärzte, die Ärzte ganz allgemein, in die dunkle Ecke zu drängen versucht.

Eine Gesellschaft, deren gesundheitspolitische, deren wissenschafts- und bildungspolitische Repräsentanten die Existenz von Fakten und Zusammenhängen, die dem Anerkennen und Erschließen durch den einfachen gesunden Menschenverstand zugänglich sind, leugnen, eine solche Gesellschaft wird bedroht, ist bedroht durch eine Spaltung, durch ein Zerfallen ihrer Vorstellungen, von ihrem inneren Wertgefüge. Ein schleichender Prozeß, dessen Gefährlichkeit deshalb lange unterschätzt wird.

Komplexe soziale Systeme, unser Gesundheitssystem ist ein solches, verhalten sich durchaus ähnlich wie biologische Ökosysteme: Sie scheinen lange Zeit unbegrenzt mit Schadstoffen, bei uns mit schädlichen Entscheidungen, belastbar zu sein.

Aber wie in Ökosystemen auch gibt es keinen zuverlässigen Indikator dafür, von welchem Belastungspunkt an solche Systeme umkippen, instabil werden.

Daß sie es werden können, wie auch soziale Ökosysteme, ist z.Z. im früheren Ostblock oder in Afrika eindrucksvoll mitzuerleben. Die Beschwichtigung, Afrika sei weit, ginge in die Irre. Unser System würde auf seine eigene Weise und an einem anderen Punkt seine Zone der Instabilität erreichen.

Ich möchte Ihnen allen dafür danken, daß Sie durch Ihr Kommen, durch Ihr Mitwirken heute und in den nächsten Tagen darin auch ein Bekenntnis ablegen, für wie wichtig wir einen klugen, einen sachkundigen und angemessenen Umgang mit unserem Gesundheitssystem halten, dessen Gefährdung wir in stellvertretender Wahrnehmung der Interessen unserer Patienten entgegentreten müssen.

Wir tun dies auf eine sehr glaubwürdige Weise durch und mit gerade auch einer solchen Fortbildungsveranstaltung.

Ich wünsche Ihrer Tagung einen guten Verlauf und sie möge viel von jenen Begleitwirkungen mitentfalten, die wir brauchen, die uns helfen, den richtigen Kurs halten zu können.

Inhaltsverzeichnis

Mitarbeiterverzeichnis

Bansmann, Diane-Carola, Dr. med.
Kantstraße 22, 35305 Grünberg

Beutel, M., Prof. Dr.
Zentrum für Psychosomatische Medizin der Justus-Liebig-Universität Gießen, Ludwigstraße 76, 35392 Gießen

Bitzer, J., Prof. Dr. med.
Sozialmedizinische Abteilung des Kantonspitals Basel, Universitäts-Frauenklinik, Schanzenstraße 46, 4031 Basel, Schweiz

Buser, K., Dr. phil.
Medizinische Hochschule Hannover, Abt. für Epidemiologie, Sozialmedizin und Gesundheitssystemforschung, Carl-Neuberg-Straße 1, 30625 Hannover

Cachandt, R.
Hospiz-Verein Gießen e.V., Frankfurter Straße 57, 35392 Gießen

Emons, G., Prof. Dr. med.
Universitäts-Frauenklinik Göttingen, Robert-Koch-Straße 40, 37075 Göttingen

Gips, H., Prof. Dr. med.
Gesellschaft zur Förderung der Reproduktionsmedizin und IVF, Frankfurter Straße 52, 35392 Gießen

Hauenschild, Annette, Dr.
Medizinische Klinik III und Poliklinik der Justus-Liebig-Universität Gießen, Rodthohl 6, 35385 Gießen

Hermsteiner, M., Dr. med.
Mikrogefäßlabor, Zentrum für Frauenheilkunde und Geburtshilfe am Klinikum der Justus-Liebig-Universität Gießen, Klinikstraße 32, 35392 Gießen

Hohmann, M., Prof. Dr. med.
Kreiskrankenhaus Herford, Akademisches Lehrkrankenhaus, Schwarzenmoorstraße 70, 32049 Herford

Hucke, J., Prof. Dr. med.
Chefarzt der Klinik für Frauenheilkunde und Geburtshilfe am Bethesda-Krankenhaus, Hainstraße 35, 42109 Wuppertal

Kamprath, Sabine, Dr.
Universitätsfrauenklinik Jena, Bachstraße 18, 07743 Jena

Kemkes-Matthes, Bettina, Priv.-Doz. Dr. med.
Zentrum für Innere Medizin der Justus-Liebig-Universität Gießen, Klinikstraße 36, 35392 Gießen

Kirschbaum, M., Priv.-Doz. Dr. Dr. med.
Universitätsfrauenklinik Gießen, Klinikstraße 32, 35392 Gießen

Kleinstein, J., Prof. Dr. med.
Klinik für Reproduktionsmedizin und Gynäkologische Endokrinologie, Otto-von-Guericke Universität, Gerhard-Hauptmann-Straße 35, 39108 Magdeburg

Kretschmann, Stefanie, Dipl.-Psych.
Notruf und Beratung e. V., Geeren 24, 28195 Bremen

Künzel, W., Prof. Dr. med.
Universitätsfrauenklinik Gießen, Klinikstraße 32, 35392 Gießen

KUGLER, C., Dr. med.
Geschäftsstelle Qualitätssicherung Hessen, Frankfurter Straße 10–14, 65760 Eschborn
KULLMER, U., Dr. med.
Universitätsfrauenklinik Gießen, Klinikstraße 32, 35392 Gießen
LOCH, E.-G., Prof. Dr. med.
Deutsche Klinik für Diagnostik, Aukammallee 33, 65191 Wiesbaden
MATZDORFF, A., Dr. med.
Zentrum für Innere Medizin, Abt. für Hämatologie und Internistische Onkologie,
Gerinnungslabor, Klinikstraße 36, 35392 Gießen
MONTGOMERY, F. U., Dr. med.
Humboldtstraße 56, 22083 Hamburg
MÜNSTEDT, K., Dr. med.
Universitätsfrauenklinik Gießen, Klinikstraße 32, 35392 Gießen
NIJS, MICHAELA, Dr. med.
Schrijnmakersstraat 28, 3000 Leuven, Belgien
NIJS, P., Prof. Dr. med.
Institut für Ehe- und Sexualwissenschaften der Kath. Universität Leuven,
33, Capucienenvoer, 3000 Leuven, Belgien
PETERSEN, E. E., Prof. Dr. med.
Sektion Gynäkolgische Infektiologie, Frauenklinik der Albert-Ludwigs-Universität,
Hugstetter Straße 55, 79106 Freiburg
PETRI, E., Prof. Dr. med.
Frauenklinik, Klinikum Schwerin, Wismarsche Straße 397, 19049 Schwerin
PFLEIDERER, A., Prof. Dr. med.
Eichbergstraße 34, 79117 Freiburg
RATH, W., Prof. Dr. med.
Medizinische Einrichtungen der RWTH, Pauwelsstraße 30, 52074 Aachen
RINGLER, MARIANNE, Prof. Dr. med.
Universitätsklinik für Tiefenpsychologie und Psychotherapie,
Währinger Gürtel 18–20, 1090 Wien, Österreich
SCHMIDT-RHODE, P., Prof. Dr. med.
Gf. Direktor des Zentrums für Gynäkologie, Senologie und Geburtsmedizin,
Frauenklinik Barmbek-Finkenau, Finkenau 35, 22081 Hamburg
SCHNEIDER, H. P. G., Prof. Dr. med.
Universitäts-Frauenklinik Münster, Albert-Schweitzer-Straße 33, 48129 Münster
STRACKE, H., Prof. Dr. med.
Medizinische Klinik III und Poliklinik der Justus-Liebig-Universität Gießen,
Rodthohl 6, 35385 Gießen
SYDOW, KIRSTEN VON, Dr. med.
Psychologisches Institut III der Universität Hamburg, Von-Melle-Park 5, 20146 Hamburg
VIGELIUS-RAUCH, URSULA, Dr. med.
Abt. für Anästhesiologie und operative Intensivmedizin der Justus-Liebig-Universität
Gießen, Rudolf-Buchheim-Straße 7, 35385 Gießen
ZYGMUNT, M., Dr. med.
Universitätsfrauenklinik Gießen, Klinikstraße 32, 35392 Gießen

Palliativtherapie gynäkologischer Karzinome

Umgang mit Krebspatienten

K. Buser

MERKE:

1. Palliativstationen und Hospize schaffen strukturelle Voraussetzungen zur Bewältigung der Dialektik zwischen dem Ziel der Lebenserhaltung und der Akzeptanz des Todes.
2. Sterben und Tod sind nicht Betriebsunfälle und Zeichen der Inkompetenz und der Kapitulation in der Medizin, sondern naturgesetzliche Phasen des Lebens, für deren humane Gestaltung auch die Medizin verantwortlich ist.
3. Der erfolgreiche Umgang mit Krebspatienten ist der Modellfall des Arzt-Patient-Verhältnisses schlechthin, d.h. er setzt fokussiert die Fähigkeiten und Verhaltensdispositionen voraus, die für den Umgang mit jedem Patienten indiziert sind.
4. Der effektive Umgang mit Krebspatienten beinhaltet professionelle Kompetenz im Umgang mit Ängsten, Konflikten und Verlusterlebnissen.
5. Professionelle kommunikative Fähigkeiten schaffen die notwendige Vertrauensbasis im Arzt-Patient-Verhältnis und verhindern Burnout-Erscheinungsformen.
6. Kommunikation in der Medizin steuert vorrangig Selbstachtung, Ängste, und Lebensperspektiven und besteht nie allein im Austausch von Sachinformationen.
7. Schmerzen sind psychologische Phänomene, die unterschiedliche Ursachen haben können, in ihren Ausprägungen jedoch zentral von individuellen, lebensgeschichtlichen Wahrnehmungs- und Verarbeitungsmustern gesteuert werden.
8. Sexualität ist kein pubertäres Lebensabschnittphänomen, sondern ein lebenslanger Quell für Selbstachtung, Selbstbewußtsein und Lebensfreude.

Einleitung

Ist der Umgang mit Krebspatienten, für die keine krankheitsbezogene Therapie mehr wirksam erscheint, ein ernstzunehmendes Thema in einem medizinischen Fortbildungskongreß?

Das Thema „Umgang mit Krebspatienten" kann vielfältige Assoziationen auslösen. Für viele Ärzte gehören Krebspatienten zum tagtäglichen Patientenklientel; sie unterscheiden sich nicht von anderen Patienten; der Umgang mit ihnen ist problemlos, ein ganz normaler Arzt-Patienten-Kontakt. Es kann aber auch anders sein. Die besondere Charakterisierung der Patienten durch die Art der Erkrankung kann nicht nur bei Patienten, sondern auch bei Ärzten den Eindruck erwecken, Krebspatienten stellten eine besondere Gruppe von Patienten, ja von

Menschen dar, schon vom Tod gezeichnet, ohne große Hoffnung auf Heilung, eine Gruppe von sog. „Krebspersönlichkeiten" mit einem besonderen Anspruchsverhalten.

Bei Krebserkrankungen, insbesondere im finalen Stadium, wird dem aufmerksamen Arzt bewußt, daß er sich nicht nur mit der Krankheit, sondern auch mit dem Kranken beschäftigen muß, d.h. mit Inhalten und Problemen [10], für deren kompetente Bearbeitung er in der Regel nicht systematisch ausgebildet wurde und ihm mehr oder weniger nur seine Lebenserfahrung und sein „gesunder Menschenverstand" zur Verfügung stehen. Ein Unbefriedigtsein mit der ärztlichen Arbeit, wenn nicht gar Ohnmachtsgefühle und selbstzweiflerische Gedanken, können ihn im Umgang mit Krebspatienten bedrängen.

Jeder erfahrene Arzt hat Situationen erlebt, in denen er sich im Umgang mit Krebspatienten überfordert gefühlt hat. Dabei drängen sich ihm möglicherweise folgende Fragen auf:

- Wie gehe ich als Gesunder mit Todesängsten, mit Ängsten vor Schmerzen und langem Siechtum um?
- Wie begegne ich Patienten, die nach außen aggressiv, innerlich aber voller Angst, Trauer und Verzweiflung sind?
- Ist es normal, daß ich mich nach jahrelangem Einsatz für meine Patienten allmählich wie ausgebrannt fühle, alles mir lästig wird, ich plötzlich nicht mehr kann und will?
- Sind für hilfesuchende Menschen denn nicht die Psychologen, Sozialarbeiter und Seelsorger zuständig?

Das Thema „Umgang mit Krebspatienten" ist in den ersten Tagungskomplex „Palliativtherapie gynäkologischer Karzinome" eingeordnet und damit auf eine Behandlungsphase bezogen, die besondere Anforderungen mit sich bringt. Die WHO definiert Palliativmedizin wie folgt: „Palliativmedizin ist die aktive, ganzheitliche Behandlung von Patienten mit einer progredienten, weit fortgeschrittenen Erkrankung und einer begrenzten Lebenserwartung zu der Zeit, in der die Erkrankung nicht mehr auf eine kurative Behandlung anspricht und die Beherrschung von Schmerzen, anderen Krankheitsbeschwerden, psychologischen, sozialen und spirituellen Problemen höchste Priorität besitzt" [20]. Ist die einzelne Ärztin oder der Arzt damit nicht überfordert? Schon Anfang der 70er Jahre wies Ciceley Saunders, die Gründerin eines der ersten Hospize, der sog. „Sterbeklinik" St. Christopher's Hospice in London, auf folgende Forderungen der Palliativmedizin hin [6]:

- Behandlung von Patienten in verschiedenen Umgebungen (stationär, ambulant zu Hause oder im Pflegeheim),
- multidisziplinäres Palliativteam (Ärzte, Pflegepersonal, Psychologen, Sozialarbeiter, Seelsorger),
- Integration von ehrenamtlichen Mitarbeitern,
- Symptomkontrolle und Schmerzbehandlung durch Spezialisten,
- Betreuung des Patienten und seiner Angehörigen, Unterstützung der Hinterbliebenen auch nach dem Tod des Patienten,
- systematische Dokumentation und statistische Ausarbeitung der Behandlungsergebnisse,
- Aus- und Fortbildung von Ärzten, Pflegepersonal, Sozialarbeitern und Seelsorgern.

Der Anspruch der Palliativmedizin ist hoch, zumal sie eine ganzheitliche Behandlung des Patienten und seiner Angehörigen über den Tod hinaus anstrebt, was mit den konventionellen Strukturen, Budgetierungen, Gebührenordnungen, Fallpauschalen und Sonderentgelten unseres Gesundheitswesens nur sehr unzureichend realisierbar ist. Liegen aber bestimmte Voraussetzungen vor, wie sie von der Palliativmedizin gefordert werden, dann erscheinen auch diese Aufgaben bewältigbar [4]. Die Verfechter der Ideen der Palliativmedizin haben deshalb einerseits neue, ergänzende multidisziplinäre Versorgungsstrukturen geschaffen, andererseits versucht, das vorrangig organbezogene Denken und Arbeiten in der Schulmedizin durch ganzheitliche Versorgungskonzepte weiterzuentwickeln. Sowohl die veränderten Versorgungsstrukturen als auch die neuen Zielsetzungen und neu definierten Arbeitsfelder enthalten gedanklich revolutionäre Sprengsätze. Die Initiatoren der Palliativmedizin zeigen in ihrem Versorgungskonzept zugleich dialektische Spannungsbögen in der Medizin und revolutionierende Entwicklungstendenzen auf [3]:

- Dialektik zwischen Lebenserhaltung und Todesbejahung,
- Sorge um das Befinden und weniger um den Befund,
- Vorrang der Sorge um die Lebensqualität vor dem Ausschöpfen der letzten theoretisch möglichen therapeutischen Interventionen,
- Vorrang der Sorge um die Verbesserung der Lebensqualität vor dem Ziel der Lebensverlängerung.

Auch wenn sich die Befürworter der Palliativmedizin intensiv mit dem Sterben und dem Tod ihrer Patienten auseinandersetzen, sind sie enthusiastische Gegner jeglicher Form der aktiven Sterbehilfe. Welche ärztlichen Anforderungen und Konsequenzen ergeben sich aus diesen palliativmedizinischen Perspektiven:

- nur die Arbeit im Team ermöglicht eine ganzheitliche Versorgung;
- Lernbereitschaft für die Erweiterung und Pflege der eigenen sozialen Kompetenz;
- Beschäftigung mit gesellschaftlichen Tabus (Sterben, Tod, Trauer, Angst, Sexualität).

Die ganzheitliche Versorgung in der Palliativmedizin

Die Entwicklung von organisatorischen Voraussetzungen für eine ganzheitliche palliative Versorgung von Krebspatienten hat prominente historische Vorbilder [14]. Im 17. Jahrhundert gründete Vincent de Paul in Paris das „Hospice Filles de la Charité", im 18. Jahrhundert Pastor Fliedner in Düsseldorf die Diakonissenanstalt in Kaiserswerth, Florence Nightingale „Our Lady's Hospice" in Dublin, die Irish Sisters of Charity St. Joseph's Hospice und schließlich Ciceley Saunders 1967 die sog. „Sterbeklinik" St. Christopher's Hospice in London. 1995 waren in Großbritannien 208 Hospice- und Palliativeinrichtungen mit 2993 Betten, 250 Hospital Support Teams, 385 Hausbetreuungsdienste und 220 Tagesstationen registriert. Palliativeinheiten gab es auch in Italien (103), Frankreich (32) und Schweden (22). 1983 wurden die erste deutsche Station für palliative Therapie in Köln eingerichtet, 1990 die „European Association of Palliative Care (EAPC) und 1995 die „Deutsche Gesellschaft für Palliativmedizin (DGP) gegründet. 1997 gab es in Deutschland 26 Palliativstationen, 30 stationäre Hospize, 6 Tageshospize, 268 Hausbetreuungsdienste und 183 Hospizinitiativen. Die ambulanten Dienste basieren auf der Zusammenarbeit von Hausarzt und Gemeindeschwester. Probleme auf seiten der Ärzte zeigen sich öfters in der zu geringen Erfahrung in der Schmerztherapie und der Symptomkontrolle, z. B. im zu seltenen und zu spät erfolgten Einsatz von Opioiden und in der zu geringen Dosierung bzw. fehlenden Dosisanpassung an das Schmerzniveau [9]. Die Aufgaben der Hausbetreuungsdienste sind vielfältig:

- Überwachung der angeordneten Schmerztherapie und Symptomkontrolle (Wirkung, Nebenwirkung und Regelmäßigkeit),
- spezielle Palliativpflege,
- Angehörigenbetreuung und Angehörigenbegleitung,
- Anleitung von Familie, Freunden und Ehrenamtlichen für pflegerische und schmerztherapeutische Maßnahmen und Techniken,
- psychosoziale Betreuung von Patienten und Angehörigen, sozialrechtliche Betreuung,
- Trauerarbeit.

Eine weitere Unterstützung bieten die Tageshospize, von denen es 1995 in Deutschland 7 gab. Sie stellen ein Bindeglied zwischen ambulanten und stationären Hospizdiensten dar und erfüllen entweder nur psychosoziale Aufgaben oder bieten diese in Verbindung mit kompetenter Schmerztherapie, Symptomkontrolle und Physiotherapie an. Ihr vorrangiges Ziel ist es, die

Unabhängigkeit, das körperliche und seelische Wohlbefinden, die Würde und Selbstachtung der Krebspatienten so lange wie möglich aufrechtzuerhalten. Sie dienen damit der:

- Rehabilitation der Patienten,
- Entlastung der Angehörigen,
- Verhinderung einer stationären Aufnahme,
- Verkürzung der stationären Behandlung.

Für die stationäre Behandlung geht man heute von einem Bedarf von 1 - 1,5 Plätze/100000 Einwohner in Deutschland aus [13]. In den Palliativstationen gilt ein Stellenplan von 1,4:1 (Krankenpflege zu Patient) und von 1:10 (Arzt zu Patient). In der Regel existiert dort ein interdisziplinäres Arbeitsteam mit zusätzlichen Physiotherapeuten, Sozialarbeitern, Psychologen, Seelsorgern und ehrenamtlichen Helfern. Die Kosten der Palliativstation sind höher als die der Normalstation. Die Finanzierung ist eine Mischfinanzierung, an der sich auch die Krankenkassen beteiligen, die aber wesentlich von Spenden abhängig ist. Auch die Weiterbildung für palliative Einrichtungen hat gewisse institutionelle Formen angenommen. Zu den Inhalten der Weiterbildung zählen:

- Schmerztherapie,
- Symptomkontrolle,
- konservative, interventionelle, operative Onkologie,
- Strahlentherapie,
- Ethik,
- Kommunikation,
- Sterben, Tod und Trauer,
- Seelsorge,
- Psychologie,
- Betreuung des therapeutischen Teams.

Erforderliche soziale Kompetenzen

Patienten, die palliativer Betreuung bedürfen, sind in der Regel durch krankheitsbedingte Erfahrungen und Prägungen gekennzeichnet, die große Anforderungen an die Helfer stellen.

Die erforderlichen Kompetenzen für einen hilfreichen Umgang sind entsprechend vielschichtig und umfassen Hilfen bei der Krankheitsverarbeitung und Krankheitsbewältigung wie z. B. [8]:

- Aufklärung, Wahrhaftigkeit am Krankenbett,
- Anbieten einer einfühlsamen Beziehung,
- Abbau von Ängsten,
- Aufzeigen von Ansatzpunkten für Hoffnung,
- psychosoziale Unterstützung,
- psychotherapeutische Hilfen,
- Trauerbegleitung.

Dazu erforderlich sind Kompetenzen der Gesprächsführung und Kompetenzen des Gefühlsmanagements.

Der Arzt als Kommunikationsexperte

Kompetente Gesprächsführung beinhaltet zunächst die problemabhängige Flexibilität in der Wahl des adäquaten Gesprächsstils. Prinzipien der nondirektiven Gesprächsführung sind prinzipiell zur Problemerfassung angezeigt. Ungeeignet sind sie aber für Situationen, in denen Rat und Informationen gefragt sind. Ein professioneller Berater wird einfühlsam und nondirektiv zunächst das zu bearbeitende Problem herausarbeiten. Im ärztlichen Setting fällt es vielen Ärzten schwer, sich patientenzentriert zu verhalten, d.h. im Gespräch zwischen Arzt und Patient zunächst nur Freiräume zu schaffen, in denen der Patient seine Gefühle und Bedürfnisse besser wahrnehmen, artikulieren und ggf. Veränderungen einleiten kann, die zu seinem persönlichen Wachstum und Wohlbefinden beitragen. Dabei gibt der Arzt keine Ratschläge und deutet bzw. interpretiert auch nicht das, was der Patient an Inhalten präsentiert. Er versucht vielmehr, seinen Gesprächspartner zu verstehen und ihm dieses Verständnis auch zu vermitteln. Eine Haltung ehrlichen Interesses, eine nichtbeurteilende Haltung, eine nondirektive Haltung, eine echte Absicht, den Gesprächspartner zu verstehen und ein ständiges Bemühen um Objektivität und Kontrolle des Gesprächsgeschehens gelten als Prinzipien des nichtdirektiven Gesprächs. Für diesen und jeden anderen

Gesprächsstil sind folgende Dimensionen der Gesprächsführung grundlegend [5]:

- positive Wertschätzung des Gesprächspartners,
- Echtheit und Glaubwürdigkeit,
- Einfühlungsvermögen (Empathie),
- Verständlichkeit.

Ein gutes Gespräch ist nur möglich, wenn sich der Gesprächspartner unabhängig von seinen Einstellungen, Meinungen und Verhaltensweisen als Person akzeptiert fühlt. Kann der Arzt beim Patienten nicht das Gefühl erzeugen, daß er auch meint, was er sagt, dann blockieren die fehlende Echtheit und Glaubwürdigkeit jede weitere Kommunikation. Das unerläßliche Einfühlungsvermögen muß sich daran messen lassen, ob beim Patienten das Gefühl erzeugt wird, daß der Arzt sehr genau die geäußerten Gedanken, Gefühle und Bedürfnisse erfassen und verstehen kann. Kann der Arzt dem Patienten nicht genau das vermitteln, was er meint, dann können auch Empathie, Echtheit und positive Wertschätzung das Gespräch nicht mehr erfolgreich gestalten. Die Verständlichkeit, d.h. die eindeutige Vermittlung eines gemeinten Sachverhalts, wird im Alltagsverständnis oft als unproblematisch und selbstverständlich vorausgesetzt. Bei genauerer Überprüfung von vermittelten und registrierten Informationen werden jedoch sehr schnell Diskrepanzen sichtbar, die auch Kommunikationspsychologen sehr plausibel erklären können [17]. Sie stellen z.B. die These auf, daß jede Botschaft 4 unterschiedliche Bedeutungsebenen haben kann:

- Sachinhalt,
- Beziehung,
- Selbstkundgabe,
- Appell.

Hierzu eine kleine Erläuterung an einem konkreten Beispiel. Eine häufig gestellte und von vielen Ärzten gefürchtete Frage von Krebspatienten lautet: „Wie lange habe ich noch zu leben?" Was der Patient damit meint, bzw. wie der Arzt die Frage versteht, wird in den einzelnen Bedeutungsebenen sehr unterschiedlich sein. Meistens wird die Frage vom Arzt als eine reine Sachfrage empfunden, indem er davon ausgeht, daß der Patient erfahren möchte, wieviel Stunden, Tage, Wochen, Monate oder Jahre er noch leben wird. Eine genaue zeitliche Prognose wird selten möglich sein. Hört der Arzt bei der gleichen Frage die Beziehungsebene heraus, dann fühlt er sich vom Patienten persönlich in seiner Kompetenz bewertet und eingeschätzt und hört dann entweder: „Ich halte viel von Ihnen, Sie werden mir helfen können" oder: „Ob Sie genügend Erfahrung und Wissen haben, mir noch zu helfen, ist fraglich". Der Arzt kann aus der Frage auch heraushören, daß der Patient etwas über seine eigene gegenwärtige Befindlichkeit sagen möchte und hört dann: „Ich habe schreckliche Angst vor dem Tod, ich bin so verzweifelt". Letztendlich kann der Arzt aus der Frage einen Appell, eine Aufforderung an sich heraushören und verstehen: „Helfen Sie mir doch, tun Sie doch was, Sie können mich doch nicht einfach sterben lassen". Was der Patient nun genau meint, ist aus der gestellten Frage allein nicht eindeutig zu erkennen. Eine angemessene Antwort setzt die Erkenntnis über den gemeinten Sachverhalt voraus. Nur ein abklärendes Gespräch kann eine einfühlsame Antwort ermöglichen.

Der Arzt als kompetenter Gefühlsmanager

Das Gefühlsmanagement umfaßt die Fähigkeit, mit Gefühlen sicher umgehen zu können, und zwar mit den eigenen wie auch mit den Gefühlen anderer Menschen. Der in den letzten Jahren propagierte EQ neben dem IQ beinhaltet die Fähigkeit des Gefühlsmanagements. Man differenziert auch theoretische Intelligenz und soziale Intelligenz und meint damit besondere Fähigkeiten in der Beeinflussung und Lenkung von Menschen, deren Mechanismen rational nicht voll nachvollziehbar erscheinen. Kompetentes Gefühlsmanagement ermöglicht neben dem gezielten Beeinflussen der Gefühle anderer Menschen und der eigenen, die Gefühle als Erkenntnis- und Interaktionsmittel zu nutzen. Professionelles Gefühlsmanagement ermöglicht ein engagiertes Mitfühlen und vermeidet ein

Mitleiden. Die meisten unserer Handlungen sind vorrangig gefühlsgesteuert, auch wenn wir für uns und andere meistens rationale Beweggründe haben oder zu besitzen meinen.

Welche Gefühle sind nun wesentlich an der Steuerung unseres Verhaltens beteiligt? Angst ist eine der zentralen Gefühlsbereiche, die unser Handeln bestimmen [15]. Angst ist ein unangenehmer Zustand, entstanden aus einem Gefühl der Bedrohung. Wie Schmerz hat Angst eine Signalfunktion als Hinweis auf eine bestehende oder bevorstehende Bedrohung. Angst schafft ein Aktivierungsniveau zur Bewältigung bestimmter Aufgaben, ist eine Herausforderung, die zu neuen Schritten und Erfahrungen führt. Angst ist eine lebensnotwendige Reaktion auf Bedrohung durch Reize, Situationen, Objekte und Vorstellungen und hat in der Abwehr von unangenehmen Gefühlsqualitäten und damit in der Aufrechterhaltung des psychischen Gleichgewichts eine lebenswichtige Schutzfunktion. Angst hat eine Alarmfunktion und ist Motor zum Handeln. Ein Übermaß an Angst aber beeinträchtigt die Fähigkeit raschen Erkennens und sinnvollen Handelns. Die Ängste der Patientinnen können vielfältig sein:

- Todesangst,
- Angst vor dem Sterben,
- Angst vor dem Verlust von Kontrolle und Autonomie (Verfall des eigenen Körpers),
- Angst vor Überforderung,
- Angst vor Verletzung und Verstümmelung,
- Angst vor der Verletzung der Intimsphäre und Integrität,
- Angst vor Schmerzen,
- Angst vor dem Verlust sozialer Beziehungen (Rückzug von Freunden und Verwandten),
- Angst um die wirtschaftliche Existenz.

Auch Schmerzempfindungen sind lebensnotwendige Alarmsignale, ohne die das menschliche Leben in höchstem Maße gefährdet ist. Werden Schmerzen jedoch zu groß oder sind sie ständig spürbar, verlieren sie ihre funktionale Alarmfunktion [18]. Ebenso verhält es sich mit Anspannung, Aufmerksamkeit und Konzentration, ohne die sinnvolle Tätigkeiten kaum durchgeführt werden können. Aber auch diese Fähigkeit kann – wie bei Angst und Schmerzen – außer Kontrolle geraten und zu Streß werden, zu einem Überforderungssyndrom, das wie unkontrollierte Ängste und Schmerzen die menschlichen Lebensvollzüge lahmlegen kann. Das Gefühlsmanagement als Fähigkeit, diese labilen Funktionen in einer funktionalen Konstellation zu halten, ist jedem Menschen in mehr oder weniger großem Maße in die Wiege gelegt. Durch unterschiedliche Beeinträchtigungen im Lebensablauf kann diese Fähigkeit geringer werden und ihre Steuerungsfunktion nicht mehr befriedigend wahrnehmen. Verstärkte eigene Anstrengungen oder fremde Hilfen werden erforderlich. Das trifft zu, wenn situationsunangemessene Reaktionen erfolgen, d.h. z.B. wenn starke Bedrohungsängste durch enge oder weite Räume, durch Menschenkontakte u.a.m. oder allein durch deren Vorstellung auftreten. Schmerzempfindungen ohne erkennbare Schädigungen oder fehlende Schmerzempfindungen bei starken organischen Schädigungen zählen auch zu diesen dysfunktionalen Reaktionen.

Ebenso verhält es sich bei emotionalen Belastungen durch bestimmte Anforderungen oder allein durch deren Vorstellung, die zu emotionalen und/oder körperlichen Störungen führen können. Ein weiteres Zeichen der Dysfunktionalität von Angst, Schmerzen und Streß ist die Chronizität, d.h. wenn Alarmsignale ständig alarmieren ohne erkennbare Gefahren, sind sie wertlos. Als dritter Indikator für die Korrektur dieser Gefahrensensoren gilt die fehlende subjektive Möglichkeit der Erklärung, Reduktion oder Bewältigung. Letztendlich bedarf die unangemessene Beeinträchtigung des Lebensvollzugs durch Ängste, Schmerzen oder Streß einer Intervention. Alle 3 Funktionen – Angst, Schmerzen und Streß – äußern sich auf 4 Ebenen:

- in Gedanken,
- in Gefühlen,
- im Verhalten,
- in physiologisch-somatischen Erscheinungsformen.

Auf der gedanklichen Ebene können z. B. Zweifel an der eigenen Bewältigungsfähigkeit, Fluchtgedanken oder katastrophierende Gedanken auftauchen. Gefühle von Unsicherheit, von Beunruhigung, das Gefühl, die Kontrolle zu verlieren wie auch panikartige Erregung können Ausdrucksformen auf der Gefühlsebene sein. Beispiele auf der Verhaltensebene sind z. B. Hinausschieben von Prüfungen, Meiden von Kontakten, Meiden von Orten und Räumlichkeiten, Schonhaltungen, Klagen, Weinen, unkoordiniertes Verhalten u. ä. Typische Erscheinungsformen auf der physiologischen Ebene sind Erblassen, Harndrang, Schweißausbruch, Zittern, Herzschlagveränderung, Übelkeit, Magen-Darm-Krämpfe, Seh- und Gleichgewichtsstörungen. Von besonderer Bedeutung ist die Tatsache, daß sich die Äußerungsformen in den einzelnen Ebenen gegenseitig beeinflussen. Außerdem stehen Angst, Schmerzen und Anspannung untereinander in einem engen Zusammenhang. Eine sinnvolle Beeinflussung von Ängsten, Schmerzen und Streßerscheinungen kann deshalb auch nur ganzheitlich, d. h. unter Berücksichtigung der Interdependenzen der 3 Mechanismen erfolgen. Schmerzbehandlung ohne Berücksichtigung von bestehenden Ängsten und möglichen emotionalen Überforderungen kommt einem Kunstfehler gleich. Ebenso dürfte die Behandlung von Ängsten und Streßerscheinungen ohne eine effektive Schmerzbehandlung unzulänglich sein. Analog zu den Entstehungsbedingungen und Erscheinungsebenen für Ängste, Schmerzen und Streß können Interventionen ansetzen durch:

- Veränderung der situativen Bedingungen,
- bewußte Kontrolle von körperlichen Funktionen und Zuständen,
- Beeinflussung der Gedanken, Einstellungen, Gefühle, Bewertungs- und Reaktionsmuster.

Die Reihenfolge der Interventionsmaßnahmen ist mit Bedacht gewählt und sollte prinzipiell eingehalten werden. Die kontinuierliche, individuelle Anpassung von therapeutischen und Betreuungsmaßnahmen an den Zustand und die Befindlichkeit des Patienten kann schon stabilisierend wirken. Ein durch planvolle Rhythmen mit Anforderungs- und Entspannungseinheiten individuell abgestimmtes Zeitmanagement wirkt belebend und erfrischend. Der Aufbau und die Pflege von sozialen Kontakten sind zur Erhaltung einer befriedigenden Lebensqualität schon für jeden gesunden Menschen notwendig, für Patienten unabdingbar. Mit vielen körperlichen Funktionen und Verhaltensweisen (Atmen, Sprechen, Gestik, Mimik, Körperhaltung, körperliche Bewegung) drücken wir meist unwillkürlich unsere gegenwärtige Befindlichkeit aus. Psychologisch vielfältig nachgewiesen ist die Beeinflußbarkeit unserer Befindlichkeit durch gezieltes willkürliches Einsetzen dieser körperlichen Ausdrucksformen. „Jetzt atme zuerst einmal tief durch, dann geht es dir gleich wieder besser", „Sprich in der Prüfung laut, deutlich und langsam, dann legt sich allmählich die Aufregung", „Ich gehe zuerst einmal spazieren, dann werde ich wieder ruhiger sein", „Versuche zu lächeln, dann fühlst du dich schon bald besser". Das sind einige von vielen Beispielen, wie wir uns und anderen durch die bewußte Steuerung körperlicher Funktionen und Verhaltensweisen im Alltag helfen können.

Interventionen im situativen und im körperlichen Bereich werden sinnvoll ergänzt durch gezielte Interventionen im gedanklichen und gefühlsmäßigen Bereich, d. h. durch sog. „inneres Handeln". „Ich reiß' mich jetzt zusammen", „Ich rege mich jetzt nicht auf und bleibe ganz cool", „Ich habe den anderen etwas zu sagen", „Ich stelle mir vor, ich bin jetzt im Urlaub", „Ich stelle mir vor, wie mein Chef wohl in der Sauna aussieht", „Ich sehe die Augen meines Freundes im Gesicht des Patienten, der vor mir liegt", „Die Patientin könnte meine Mutter sein", „Eigentlich sollte ich dankbar sein, aber ...". Durch diese und ähnliche innere Ansprachen interpretieren wir Situationen und Personen bewußt anders und gehen deshalb auch anders mit ihnen um. Das gleiche geschieht durch Wahrnehmungslenkungen, innere Dialoge über Gefühlsdiskrepanzen und Einstellungsüberprüfungen. Damit schaffen wir durch andere Sichtweisen und

Bewertungen andere Wirklichkeiten, die genauso wirklich sind wie die durch unsere unwillkürlichen Bewertungen und Wahrnehmungen geschaffenen – nur die Effekte sind hilfreicher.

Das Gefühlsmanagement kann auch differenziert werden nach präventiven, kurativen und rehabilitativen Strategien. Präventive Maßnahmen wollen Potentiale für Angst, Schmerzen und Streß verhindern bzw. verringern, etwa durch:

- Vermeiden von
  - unverständlicher Sprache,
  - Anonymität und Undurchschaubarkeit der Betreuung,
  - Objektivierung und Isolation des Patienten,
- Beseitigen von Kommunikationsbarrieren,
- planvolle Schmerztherapie,
- Kontrolle eigener Ängste,
- Akzeptanz der eigenen Person.

Diagnostische Maßnahmen helfen die Entstehungsbedingungen und das Ausmaß von Ängsten, Schmerzen und Streßerscheinungen zu erkennen und dadurch kontrollierbar zu machen. Zunächst ist es wichtig, Reaktionen zu demaskieren. Ob bei „schwierigem" Verhalten, depressiven und aggressiven Reaktionen, bei Abwehrmechanismen und bei Abhängigkeiten und Süchten Ängste, Überforderungen oder auch Schmerzen verursachend sind, ist eine wichtige Erkenntnis für Veränderungsmaßnahmen. Auch bei Schmerzen können Ängste und Überforderungen verursachend oder mitbestimmend sein. Darüber hinaus kann es vorteilhaft sein, pathologische Formen von funktionalen („normalen") Formen unterscheiden zu können. Nach Auslösern zu suchen, zählt schließlich zu den grundlegenden Vorgehensweisen in der Angst-, Schmerz- und Streßbewältigung. Die Therapie und die Rehabilitation zeigen konkrete Möglichkeiten auf, Ängste, Schmerzen und Anspannungen kontrollierbar zu machen. Dazu zählen folgende Grundsätze:

- die Existenz von Ängsten, Schmerzen und Streß zu akzeptieren,
- darüber zu reden,
- nach Erklärungen zu suchen,
- zu Ende zu denken und planvoll zu handeln.

Die gynäkologische Krebspatientin fordert vom Arzt auch den Umgang mit Tabus. Diese Tabubereiche betreffen Sexualität und Tod und Sterben. Daß es das Spezialgebiet der Sexualmedizin gibt, bedeutet nicht, daß die Berücksichtigung des Lebensbereiches der Sexualität im medizinischen Alltag zur Normalität zählt. Die Zu- und Überweisungsmöglichkeit kann die Konsequenz mit sich bringen, sich für diesen Spezialbereich nicht zuständig zu fühlen. Im Zusammenhang mit lebensbedrohlichen Entwicklungen wird das Anmelden von sexuellen Bedürfnissen oft als eine Unschicklichkeit und als eine Zumutung gewertet, wo es doch darum ginge, das nackte Leben zu retten, auch wenn es nicht mehr zu retten ist. Ähnlich zwiespältig ist der Umgang mit Tod und Sterben in der Medizin. Der erste Patient, mit dem es der Medizinstudent im ersten Semester zu tun hat, ist ein toter Patient. In der Klinik bekommt der Medizinstudent bei sterbenden Patienten oft nur vermittelt, daß da nichts mehr zu machen sei. Sterben und Tod ist von der Häufigkeit des Geschehens betrachtet Routine. Dennoch wird Sterbebegleitung nicht zum offiziellen Aufgabenbereich des Arztes gerechnet. Sterben und Tod in der Klinik haften eher die Bedeutungen von unangenehmen Zwischenfällen und vergeblichen Bemühungen an. Sexualität und Sterben und Tod gelten für viele Ärzte und Patienten als Privatangelegenheit, in die man sich nicht einmischen sollte.

Sexualität – ein ärztliches Aufgabengebiet

Auch Kranke haben ein grundlegendes Bedürfnis nach Liebe und Intimität. Das Bedürfnis nach Intimität, Berührung, Wärme, Nähe, Sicherheit, Mitgefühl und gegenseitiger Verpflichtung ist universell und unabhängig von Alter und Krankheitssituation. Für viele Menschen wird mit Sexualität das Gefühl von

Menschsein und Leben verbunden. Sexualität ist eine wichtige Komponente der Lebensqualität. Eine positive sexuelle Identität ist die Basis einer hohen Selbstachtung während unseres ganzen Lebens [11]. Mit der Beeinträchtigung im sexuellen Lebensgefühl durch die Krebserkrankung können die Selbstachtung und die eigene Identität dramatisch verletzt werden. Die durch die Krankheit bedingten Einschränkungen liegen auf verschiedenen Ebenen:

- Beeinträchtigung des Selbstwertgefühls und der Beziehung zum Sexualpartner;
- Beeinträchtigung der organischen Sexualfunktion durch Nebenwirkungen von Behandlungsmaßnahmen;
- Vermeidungsverhalten auf der Gesprächsebene zwischen Arzt und Patient.

Es gibt vielerlei Einstellungen und Vorurteile von Krebspatientinnen, die zu Einschränkungen der Lebensqualität führen können [19]:

- die Vorstellung, vor der mit der Krankheit verbundenen Todesgefahr stelle die Sexualität ein zweit- oder drittrangiges Problem dar;
- die Vorstellungen von Patienten und Angehörigen, der Krebs sei durch körperliche Berührung übertragbar;
- die Vorstellung von Patienten, die Phantasie, sexuelle Aktivität und Orgasmus führten zur Ausbreitung der Krebserkrankung;
- Schuldgefühle von Sexualpartnern, die Erkrankung mitverursacht zu haben;
- durch die Krankheit bedingte Regression in kindliche Abhängigkeit;
- körperliche Beeinträchtigungen können bei Patienten zu enormen Schamgefühlen führen;
- Wut gegen den eigenen Körper kann in Selbsthaß und Selbstzerstörung umschlagen;
- Patienten fühlen sich als Aussätzige;
- bei manchen Patienten bekommt der Geruchsinn einen neuen Stellenwert. Mit der Krankheit bekommt vieles einen unangenehmen Geruch;
- der Verlust der Fortpflanzungsfähigkeit wird gleichgesetzt mit der Beeinträchtigung der geschlechtlichen, gesellschaftlichen und beruflichen Potenz.

Dadurch können folgende Beeinträchtigungen im sexuellen Lebensbereich auftreten:

- Beeinträchtigung der Libido, der sexuellen Reaktion und Funktion und des Grades der Befriedigung;
- emotionale Probleme wie Angst, Spannung, Einsamkeit, Gefühl von Schuld und Depression verringern das Selbstwertgefühl und das Gefühl der Beherrschung einer Situation;
- Störungen in der Kommunikation bewirken Mißverständnisse, Ärger, Frustration, Enttäuschung und Zurückgezogenheit.

Folgende Aktionspotentiale des Arztes bieten sich zur Bewältigung der Probleme an:

- Überwinden eigener Hemmungen, über Sexualität zu reden;
- Reflektieren eigener Gefühle und Reaktionen;
- Beeinträchtigungen der Patienten in Erfahrung bringen;
- auf verbleibende positive Möglichkeiten hinweisen.

Der ganzheitliche Versorgungsgedanke der Palliativmedizin oder der Hospizbewegung fordert eine Um- und Neuorientierung. Praktische Hinweise, wie Ärzte sich auch krankheitsbedingter sexueller Problemlagen der Patienten annehmen können, hat Jack Annon Anfang der 70er Jahre mit dem von ihm propagierten PLISSIT-Modell gegeben [1]. Dieses Stufenmodell, das von kurztherapeutischen Anleitungen bis zu intensivtherapeutischen Bemühungen geht, hat den Anspruch, als Leitlinie zu helfen, mit Patientenproblemen besser umgehen zu können. Die 4 Stufen beinhalten:

1. Ermutigung zum Sprechen über krankheitsbedingt zu erwartende oder vorhandene sexuelle Probleme und Unterstützung bei der individuellen Gestaltung des Sexuallebens.
2. Vermittlung von Basisinformationen über zu erwartende oder vorhandene krankheits- oder therapiebedingte Auswirkungen auf das Sexualleben.
3. Individuelle Beratung zur Kompensation von krankheitsbedingten sexuellen Beeinträchtigungen.

4. Sexualtherapeutisches Intensivprogramm zur Behebung von sexuellen Störungen.

Die ersten 3 Stufen entsprechen einem Kurztherapieprogramm, das von jedem Arzt, der mit gynäkologischen Krebspatientinnen umgeht, verfügbar sein sollte. Die vierte Stufe entspricht einem intensiven Sexualtherapieprogramm durch Sexualtherapeuten, an die überwiesen werden sollte, wenn durch das Kurzprogramm keine ausreichenden Erfolge erzielt werden können. In der ersten Stufe der Beratung geht es darum, das Thema Sexualität von seinem Tabucharakter zu befreien. Der Anfang muß von der ärztlichen Seite ausgehen, d.h. die Patientin muß erfahren, daß die Aufrechterhaltung ihres individuellen Sexuallebens trotz der krankheitsbedingten Einschränkungen auch zur ärztlichen Fürsorge und zum ärztlichen Aufgabenbereich gehört. Eine der ersten ärztlichen Aufgaben sollte darin bestehen, auf die von der Patientin eingenommenen Medikamente zu achten, von denen eine beeinträchtigende Wirkung auf die Sexualität angenommen werden kann. Solche sind beispielsweise Anticholinerika, Antiepileptika, Antihormone, Appetitzügler, Antihypertonika, lipidsenkende Medikamente, Diuretika, Antiphlogistika, Betablocker, magenprotektive Medikamente, Migränemittel, Opiate, Psychopharmaka, Zytostatika. Der Bezug auf die möglichen Auswirkungen dieser Medikamente könnte ein praktischer Einstieg in ein beratendes Gespräch sein. Außerdem sollten in derartigen Gesprächen fixierte Vorstellungen über Sexualpraktiken, vorhandene individualisierte Probleme bei Handlungen und Hindernissen beim Erleben von Sexualität artikulierbar gemacht werden. Das kann sich einerseits auf Phantasien, Träume und Gedanken beziehen, andererseits aber auch Gefühle und konkretes Verhalten betreffen. Auseinandersetzungen z.B. über erwünschte, aber nicht subjektiv erlaubte Formen und Bedingungen zur Durchführung eines befriedigenden Sexuallebens sollten ebenso ermöglicht werden wie auch die gewünschte Einordnung des individuellen Verhaltens in die Bandbreite des gesellschaftlichen Verhaltens („Ist das, was wir tun, nicht ungewöhnlich oder pervers?"). Mit der ersten Beratungsstufe können manche Probleme einer Lösung zugeführt werden. Ist das nicht der Fall, sollten individuell abgestimmte Informationen zu dem vorhandenen oder zu erwartenden Problemkreis gezielt vermittelt werden. Hier sind wichtige Basisinformationen gemeint, deren Kenntnis von den Patientinnen zu erwartende Ängste reduzieren können. Solche Hinweise können sein [21]:

- Krebs ist nicht ansteckend;
- bei Strahlen- oder Chemotherapie sind keinerlei Auswirkungen auf den Partner zu befürchten;
- es gibt vielfältige, individuell angepaßte Möglichkeiten von Implantaten oder operativer Wiederherstellung;
- bei diesem Bereich von Krankheitsbildern sind vielfältige psychische, diagnostische und therapeutische Ursachen für eine Libidoreduktion zu befürchten;
- es gibt bedeutsame Auswirkungen von Hormontherapie und der Entfernung von Eierstöcken;
- es gibt hilfreiche (schmerzlindernde) Hinweise zur Vaginalbehandlung, Strahlentherapie und zum Umgang mit Kondomen.

Die Voraussetzung für die erfolgreiche Durchführung dieser Beratungsstufe besteht darin, zu erkennen, mit welchem spezifischen Problem sich die Patientin z.Z. auseinandersetzt. Ob und welches Problem vorliegt oder zu erwarten ist, muß initiativ einfühlsam von der ärztlichen Seite geklärt werden. Aus dem Schweigen der Patientinnen kann prinzipiell nicht geschlossen werden, daß keine Probleme vorhanden sind bzw. kein Beratungsbedarf vorliegt. Auch die Kenntnis über zu erwartende Probleme kann nicht prinzipiell bei den Patientinnen vorausgesetzt werden. Sind die Problembereiche konkret genug eingegrenzt, ist eine spezifische individuelle Sexualberatung der Patientinnen angezeigt. Diese Beratung wird um so effektiver sein, je genauer die Problemlage der einzelnen Patientin abgeklärt ist. Derartige Inhalte können z.B. sein:

- Empfängnisverhütung bei Regelblutungsänderungen,
- schmerzlindernde oder -verhindernde Maßnahmen während des Geschlechtsverkehrs z.B. durch Vaginalerweiterung oder Gleitmittel.

Eine intensive Sexualtherapie wird sich an die Kurztherapie anschließen müssen, wenn die bisherigen Bemühungen nicht den gewünschten Erfolg gezeigt haben. Die Durchführung einer solchen Maßnahme setzt spezifische sexualmedizinische Kompetenzen voraus, weshalb die Entscheidung für eine solche Maßnahme in der Regel eine Überweisung an einen entsprechenden Experten nach sich ziehen sollte.

Tod und Sterben – auch ein ärztliches Aufgabengebiet?

Obwohl die vorrangige Aufgabe des Arztes fraglos in der Verhinderung von Tod und Sterben zu sehen ist, kann der palliativmedizinisch engagierte Arzt kaum die Problematik von Tod und Sterben aus seinem ärztlichen Bemühen ausklammern. Das bringt wiederum mehrere Probleme mit sich. Zunächst bedeutet dies, daß der Arzt als Mitglied der Gesellschaft mit dem verbreiteten Tabu brechen muß, die Beschäftigung und Auseinandersetzung mit Tod und Sterben im Verlaufe des Lebens, wenn überhaupt, als Aufgabe für das Ende des Lebens zu betrachten. Im ärztlichen Setting muß er die verbreitete undifferenzierte Konnotation von Sterben und Tod und ärztlichem Versagen als Klischee erkennen und auflösen können. Des weiteren muß er differenzieren können zwischen der wegen infauster Prognose sich erübrigenden Indikation therapeutischer Maßnahmen und den auch im terminalen Stadium angezeigten Schmerz- und Symptomkontrollen. Ein weiteres zu erwartendes Problem betrifft die ärztliche Auseinandersetzungsfähigkeit mit dem eigenen Sterben und mit dem eigenen Tod. Die Argumentation von Seneca: „Vivere noluit, qui mori non vult" muß insbesondere auch für den Arzt gelten, der seine professionelle Aufgabe in der Sorge um das Leben seiner Patienten sieht [7]. Ein freies Verhältnis zum Tod setzt ein freies Verhältnis zum Leben voraus. Wer Angst hat vor dem Tod, hat auch Angst vor dem Leben. Sterben lernen heißt leben lernen. Diese vielfach in unterschiedlicher Form zum Ausdruck gebrachte Lebenserfahrung des engen Zusammenhangs von Leben, Sterben und Tod trifft auch für den ärztlichen Bereich zu [16]. Aus dieser Grundannahme der ärztlichen Verpflichtung, Sorge zu tragen für das dem Arzt anvertraute menschliche Leben bis zur letzten Minute, leitet sich auch die systematische Schmerz- und Symptomkontrolle ab. Die sog. ganzheitliche Symptomkontrolle umfaßt z.B. Schmerzen, Mundtrockenheit, Anorexie, Schwäche, Verstopfung, Luftnot, Übelkeit, Schlaflosigkeit, Schwitzen, Schluckbeschwerden [2]. Diese Symptomkontrolle sollte an klaren Grundsätzen orientiert sein wie z.B.:

- streng symptomorientiert und nicht von therapeutischen Experimenten begleitet,
- kausale Symptomtherapie,
- möglichst wirksame Palliation mit möglichst geringer Belastung des Patienten,
- Anheben der Leidensschwelle durch Verringerung der Angst, Depression und Isolation,
- Bevorzugung multimodaler Therapieansätze,
- Einbeziehung des Patienten und seiner Angehörigen in die Therapieentscheidungen.

Schmerz ist im onkologischen Bereich eine verbreitete und folgenschwere Symptomatik, für deren Behandlung der Arzt ständig gefragt ist. Auch hier tauchen viele Probleme auf, die optimale Möglichkeiten der Schmerztherapie stark einschränken. Grundsätzlich wird im klinischen Alltag von einem Schmerzverständnis ausgegangen, daß Schmerzen nur physiologisch-somatische Phänomene seien, daß ein nozizeptiver Reiz eine qualitativ und quantiativ adäquate Schmerzreaktion erzeuge. Die Gegenthese, daß Schmerz ein Wahrnehmungsphänomen, d.h. ein psychologisches Phänomen sei, wird in der Regel von Klinikern zunächst vehement bestritten, auch wenn die bekannten Erscheinungen des Phantomschmerzes, der extremen interindividuellen Variabilität der Schmerzempfindung von Bewußtlosigkeit durch Schmerz bis zum Fehlen jeder Schmerzempfindung, z.B. bei Kriegsverletzungen, physiologisch und neurologisch allein nicht schlüssig erklärt werden können. Daß die Schmerzempfindung das Ergebnis eines Bewußtseinsaktes ist, zu dem neben physiologisch-somatischen Vorgängen auch gedankliche und gefühlsmäßige sowie Verhaltensdimensionen beitragen, ist das Ergebnis der modernen Schmerzforschung. Das Phänomen des chronischen Schmerzes ohne erkennbares physiologisch-histologisches Korrelat kann u.a. dadurch besser erklärt werden. Schmerzbekämpfung kann nicht nur durch sog. Schmerzleitungsbeeinflussung, sondern auch durch Interventionen auf gedanklicher, gefühlsmäßiger und verhaltensmäßiger Ebene erfolgen. Nach diesem Schmerzentstehungsverständnis ist auch eine Schmerzprävention möglich und sinnvoll, indem Schmerzverstärkungs- und Schmerzentstehungspotentiale im emotionalen, kognitiven und Verhaltensbereich durch Entspannung, Angstkontrolle, gezielte Autosuggestion, Wahrnehmungslenkung, kognitive Umstrukturierung u.a.m. beeinflußt werden können. Optimierungsmöglichkeiten ergeben sich jedoch auch in der Lösung bekannter Probleme der Schmerztherapie mit Opiaten. Beispielhaft seien hier einige Behinderungen der Schmerztherapie mit Opiaten genannt [12]:

- Opiate werden oft zu spät eingesetzt,
- Opiate werden zu niedrig dosiert,
- Opiate werden parenteral statt oral gegeben,
- wegen des starken Kontrollaufwandes (BtMVV) wird oft völlig auf den Einsatz von Opiaten verzichtet,
- es besteht die Tendenz, den Einsatz von Opiaten hinauszuzögern,
- Patienten und Angehörige haben oft eine Aversion gegen Opiate.

Oft ist es auch sehr hilfreich zu wissen, welche grundsätzlichen Ziele mit einer sinnvollen Schmerztherapie erreichbar sind und erreicht werden sollen. Folgende Grundsätze der Schmerzbekämpfung werden in der Palliativmedizin propagiert:

- den Patienten frei von Schmerzen und bei klarem Bewußtsein zu erhalten;
- nicht die Länge der Prognose, sondern die Schmerzintensität sollte die Schmerzbehandlung bestimmen;
- andauernder Schmerz erfordert eine präventive Therapie, d.h. regelmäßige und prophylaktische Gaben von Analgetika (keine Verordnung „auf Verlangen“, individuelle Bestimmung der Einzeldosis, ständige Überprüfung der Verordnungen).

Inwieweit ist die Auseinandersetzung mit dem eigenen Sterben und dem eigenen Tod ausreichend für das sich hilfreiche Einlassen auf die Gefühlslage von Patienten im terminalen Stadium? Mit folgenden zentralen Sachverhalten wird der Arzt in der Regel – manchmal schon direkt nach Übermittlung der Diagnose – von Krebspatientinnen konfrontiert: Verdrängung, Lebensbilanz, Lebenssinn und Trauer. Ohne die persönliche Auseinandersetzung mit diesen Fragen ist die ärztliche Beratung unzulänglich.

Folgende Kompetenzen ermöglichen nun einen professionellen Umgang mit Krebspatienten, d.h. einen Umgang, der für den Patienten förderlich und für den Arzt ohne Substanzverlust möglich ist:

- Interaktionsmanagement,
- Kommunikationsmanagement,
- Gefühlsmanagement,
- Tabumanagement.

Ohne diese Managementqualitäten wird der Arzt seine Patienten bestenfalls mitleidend, nicht aber mitfühlend, begleiten können.

Literatur

1. Annon JS (1987) PLISSIT-Modell. In: Corsini RJ (Hrsg) Handbuch der Psychotherapie. Psychologie Verlags Union, München, S 880–900
2. Aulbert E, Zech D (1998) Prinzipien der Symptombehandlung in der Palliativmedizin. In: Aulbert E, Klaschik E, Pichlmaier H (Hrsg) Palliativmedizin – Ein ganzheitliches Konzept. Schattauer, Stuttgart, S 65–74

3. Aulbert E, Zech D (Hrsg) (1997) Lehrbuch der Palliativmedizin. Schattauer, Stuttgart
4. Aulbert E, Klaschik E, Pichlmaier H (Hrsg) (1998) Palliativmedizin - Ein ganzheitliches Konzept. Schattauer, Stuttgart
5. Buser K, Kaul-Hecker U (Hrsg) (1996) Medizinische Psychologie - Medizinische Soziologie. Ein Kompendium zum Gegenstandskatalog der ärztlichen Vorprüfung. Gustav Fischer, Stuttgart
6. Cassem N (1980) When illness is judged irreversible: imperative and elective treatments. Man Med 5:154-166
7. Condrau G (1991) Der Mensch und sein Tod. Kreuz, Zürich
8. Koch U, Weis J (1998) Krankheitsbewältigung bei Krebs und Möglichkeiten der Unterstützung. Schattauer, Stuttgart
9. Lindena G, Müller S, Zenz T (1994) Opioidverschreibung durch niedergelassene Ärzte. Der Schmerz 8:228-234
10. Meerwein F, Bräutigam W (Hrsg) (1998) Einführung in die Psycho-Onkologie. Huber, Göttingen
11. Yaniv H (1997) Sexualität und Intimität bei Schwerkranken. In: Aulbert E, Zech D (Hrsg) Lehrbuch der Palliativmedizin. Schattauer, Stuttgart, S 780-788
12. Husebo S, Klaschik E (1998) Palliativmedizin. Praktische Einführung in Schmerztherapie, Systemkontrolle, Ethik und Kommunikation. Springer, Berlin Heidelberg New York
13. Klaschik E (1998) Organisationsformen in der Palliativmedizin. In: Aulbert E, Klaschik E, Pichlmaier H (Hrsg) Palliativmedizin - Ein ganzheitliches Konzept. Schattauer, Stuttgart, S 9-17
14. Pichlmaier H (1998) Entwicklung der Palliativmedizin in Deutschland. In: Aulbert E, Klaschik E, Pichlmaier H (Hrsg) Palliativmedizin - Ein ganzheitliches Konzept. Schattauer, Stuttgart, S 1-7
15. Ratsak G (1997) Angst und Angstbewältigung. In: Aulbert E, Zech D (Hrsg) Lehrbuch der Palliativmedizin. Schattauer, Stuttgart, S 750-765
16. Rest F (1998) Sterbebeistand, Sterbebegleitung, Sterbegeleit. Kohlhammer, Stuttgart
17. Schulz von Thun F (1981) Miteinander reden. 1. Störungen und Klärungen. Rowohlt, Reinbeck
18. Striebel HW (1997) Therapie chronischer Schmerzen. Ein praktischer Leitfaden. Schattauer, Stuttgart
19. Weyland P (1997) Hilfestellungen bei tumor- und therapiebedingten sexuellen Störungen. In: Aulbert E, Zech D (Hrsg) Lehrbuch der Palliativmedizin. Schattauer, Stuttgart, S 789-799
20. World Health Organisation (1990) Cancer pain relief and palliative care. Technical Report Series 804. WHO, Genf
21. Zettl S, Hartlapp J (1996) Krebs und Sexualität. Ein Ratgeber für Krebspatienten und ihre Partner. Weingärtner, St. Augustin

Palliativtherapie fortgeschrittener gynäkologischer Karzinome

A. Pfleiderer

MERKE:

1. Die Indikation zur Palliativbehandlung gynäkologischer Karzinome von Uterus, Ovar und Ovarien ergibt sich erst nach fehlendem Erfolg einer stadiengerechten Therapie mit kurativer Intention.
2. Palliative Maßnahmen werden erforderlich bei einer Tumorprogression – trotz stadiengerechter primärer Therapie.
3. Bei Rezidiven nach Intervallen ist zu unterscheiden zwischen lokalem Rezidiv, loko-regionärem Rezidiv und Metastasierung.
4. Bei Lokalrezidiv und loko-regionärem Rezidiv bestehen kurative Chancen. Aus diesem Grund ist ihre Frühdiagnose im Rahmen der Tumornachsorge anzustreben; eine Metastasierung ist nicht heilbar.
5. Die Diagnose des lokalen oder loko-regionären Rezidivs gelingt am sichersten mit klinischen Methoden: Inspektion, Kolposkopie, Palpation. Weniger geeignet sind apparative Maßnahmen wie Ultraschall oder Röntgendiagnostik oder Tumormarker.
6. Palliative Therapie hat in erster Linie die Linderung der Beschwerden zum Ziel; dieses wird in der Regel durch eine Remission des Tumorleidens infolge einer tumorwirksamen Therapie erreicht.
7. Gelingt das Erreichen einer Tumorremission nicht mehr, beginnt die oft vernachlässigte eigentliche Palliativtherapie. Ziel ist die effektive Therapie von Symptomen.
8. Möglichkeiten der Palliativtherapie bestehen u.a. in einer analgetischen Strahlentherapie, palliativen Operationen, einer endokrinen Therapie, einer ausreichenden Flüssigkeitszufuhr und eventuell Bluttransfusionen; im Zentrum steht eine moderne konsequente Schmerztherapie bis hin zu Opiaten und speziell Morphin.
9. Die erfolgreiche Behandlung von Beschwerden ist das zentrale Anliegen ärztlicher Tätigkeit.

Zu den *gynäkologischen* Karzinomen gehören die malignen Tumoren von Vulva, Vagina, Uterus, Tuben, Ovarien, Mammae und Chorion, zu den *fortgeschrittenen* die Primärstadien II-IV, rezidivierende und primär progrediente Karzinome [6]. Im Mittelpunkt stehen hier das Rezidiv und die primäre Progression von Karzinomen des Uterus und der Ovarien.

Allgemeines zur Palliativtherapie beim Rezidiv

Ursachen eines Rezidivs

Die Ursachen eines Rezidivs sind:

- Die biologischen Eigenschaften des jeweiligen Malignoms, d.h. seine Wachstums- sowie seine Metastasierungspotenz und seine Resistenz auf bestimmte oder alle Formen der Primärtherapie.
- Die primäre Ausdehnung des Tumorprozesses bei Beginn der Behandlung.

Diesen unabänderlichen Vorgaben des Erfolges jeder Krebsbehandlung stehen als beeinflußbare Kriterien nur die Art und die Form der Primärtherapie und das Wissen und Können des erstbehandelnden Arztes gegenüber: Der Tumor war für eine Operation oder eine Bestrahlung in der vorausgegangen Form zu weit ausgedehnt, die Strahlendosis war zu gering oder es wurde eine unwirksame Chemotherapie gewählt oder durch eine zu geringe Dosierung eine sekundäre Chemoresistenz ausgelöst.

Über den *Erfolg der Rezidivbehandlung* entscheiden die Art der Vorbehandlung und der Zeitpunkt des Auftretens des Rezidivs. Wichtig ist, ob der Tumor gar nicht auf die Therapie anspricht oder kurz nach dem Abschluß der Primärtherapie wieder auftritt, was man als primäre Progression bezeichnet, oder ob der Tumor als echtes Rezidiv nach einem symptomfreien Zeitintervall wieder auftritt und wie lange dieses war. Wichtig für den Erfolg der Rezidivbehandlung sind darüber hinaus das Alter der Patientin und die *Lokalisation des Rezidivs.*

Von entscheidender Bedeutung ist, ob es sich um ein sog. lokales Rezidiv handelt, ob also das Weiterwachsen oder das Rezidiv auf das Ausgangsorgan beschränkt ist oder ob es sich um ein lokoregionäres Rezidiv in der unmittelbaren Umgebung oder auch in den regionären Lymphknoten handelt. Ein streng lokales Rezidiv ist meist heilbar, ein lokoregionäres sehr oft. Dem steht die Metastasierung, d.h. eine weitere Ausbreitung auf sekundäre Lymphknotengebiete, auf das Peritoneum, die Pleura oder (hämatogene) Organmetastasen gegenüber. Eine Metastasierung gilt, sieht man von Ausnahmefällen ab, als unheilbar.

Diagnostik des Rezidivs

Da ein rein *lokales* und ein *lokoregionäres* Rezidiv besonders dann heilbar sind, wenn sie früh erkannt werden, ist dafür eine sorgfältige Überwachung aller Patientinnen notwendig und erfolgversprechend. Die Erkennung des Lokalrezidivs und des lokoregionären Rezidivs erfolgt bei fast allen sog. gynäkologischen Karzinomen am sichersten und am besten nach wie vor durch die Inspektion, evtl. mit dem Kolposkop, durch zytologischen Abstrich und durch die sorgfältige Palpation.

Die gynäkologische Untersuchung ist allen bildgebenden Verfahren, der Sonographie, dem CT, der MRT, der Szintigraphie und dem PET sowie allen Markerbestimmungen weit überlegen. Das Anwendungsgebiet dieser Methoden ist die überregionale Ausbreitung, die Suche nach *Metastasen.* Sie sollten deshalb bei einem klinisch lokalen Prozeß zum Ausschluß einer Metastasierung vor eingreifenden Maßnahmen oder beim Auftreten von Beschwerden in der Nachsorgeperiode eingesetzt werden. Bei einer Metastasierung ist eine Früherkennung für den Erfolg einer Therapie unwesentlich, da fast alle möglichen Maßnahmen nur noch palliativen Charakter haben und der Erfolg ihrer Wirkung nicht vom Tumorvolumen abhängt.

Die psychologische Problematik

Die Grundsätze der Diagnostik und Therapie eines Rezidivs stehen im Gegensatz zu den Hoffnungen und Wünschen der betroffenen Patientin: Sie will und sucht die Früherkennung des Rezidivs, da sie unter dem Versäumnis leidet, die Früherkennung schon einmal verpaßt zu haben. Sie fordert jetzt, fast noch mehr als im Primärfall, eine Heilung oft um jeden Preis und ist meist zu allen toxischen, insbesondere aber allen neuen Therapieformen und Therapieversuchen bereit.

Andererseits hat die Patientin ihr Vertrauen in ihre Ärzte und in die typischen Therapieformen verloren, da offensichtlich alle Behandlungsmethoden versagt haben. Ärzte und Therapien werden häufig gewechselt, eine Therapie eher abgebrochen und fast immer begleitende „alternative" Maßnahmen durchgeführt. Angst und Verzweiflung beherrschen das Denken, und den Ausweg, das Geschehen als unabänderliches persönliches Geschick zu begreifen und zu akzeptieren, weist fast jede Patientin weit von sich.

Allgemeine Grundlagen der Rezidivtherapie

Hier gelten folgende Grundsätze:

1. Eine *kurative Therapie* ist möglich, wenn der Rezidivtumor durch Operation oder durch Strahlentherapie vollständig entfernt werden kann. Bei einem *rein lokalen Rezidiv* genügt entweder eine radikale Operation oder eine genügend hoch dosierte Bestrahlung. Bei einem *lokoregionären Rezidiv* wird man, wenn dies wegen der Vorbelastung und den dann zweifelsohne stärkeren Nebenwirkungen zu vertreten ist, eine radikale Operation bei kurativer Intention mit einer Bestrahlung verbinden.
2. Ob eine *adjuvante Therapie* z.B. durch eine Chemotherapie im Rahmen der Sekundärtherapie das Leben verlängert, ist nicht bewiesen, aber wenig wahrscheinlich. Im allgemeinen empfiehlt es sich, darauf zu verzichten und erst bei einem erneuten Rezidiv damit zu beginnen.
3. Bei einem trotz Therapie *progredienten Karzinom* sind meist nur noch symptomatische Maßnahmen zu empfehlen.
4. Eine *palliative Therapie* hat in erster Linie die Linderung der Beschwerden zum Ziel. Dies geschieht am besten dadurch, daß durch eine tumorwirksame Therapie eine Remission eintritt.

Die Remission

Unter einer Remission versteht man die objektive Verkleinerung eines karzinomatösen Tumors unter der Behandlung. Die *Diagnose* einer Remission kann schwierig, evtl. sogar unmöglich sein:

- Das Verschwinden einer Begleitentzündung kann eine Remission vortäuschen.
- Ist der Rezidivtumor makroskopisch vollständig entfernt, ist die Wirkung einer zusätzlichen medikamentösen oder radiologischen Behandlung nicht mehr zu beurteilen.
- Entsprechendes gilt, wenn der zu behandelnde Tumor weder sicht- noch tastbar und dem Nachweis durch bildgebende Verfahren nicht zugänglich ist, wie z.B. eine diskrete Peritonealkarzinose.

Das *Eintreten* einer Remission bedeutet einen Rückgang der Tumorsymptome, eine ursächliche Linderung der dadurch bedingten Beschwerden und im Einzelfall eine Verlängerung des Lebens.

Bei jeder Remission durch eine medikamentöse und meist auch durch eine radiologische Therapie kommt es jedoch in Abhängigkeit von der Zellzyklusdauer und den verbliebenen bzw. resistenten Tumorzellen früher oder später zu einem erneuten Wachstumsschub des Tumors, zur *erneuten Progression.*

Ob der maligne Tumor auf die Behandlung *anspricht* oder nicht, hängt von vielerlei Faktoren, *nicht* aber *von der Größe des Rezidivtumors* ab. Deshalb gilt für die medikamentöse Therapie beim Rezidiv:

- keine prophylaktische Therapie,
- eine Chemotherapie sollte erst bei Beschwerden, dann aber sofort beginnen,

- die Nebenwirkungen müssen so gering wie möglich sein,
- bei fehlendem Erfolg ist jede Therapie sofort abzubrechen.

Die Palliativtherapie

Die wirkungsvollste Form einer Palliativtherapie (Tabelle 1) ist jede kausale, direkt tumorwirksame Behandlung, also außer der operativen Tumorentfernung, eine schulmäßige Chemo-, eine Hormon- oder eine genügend hoch dosierte Strahlentherapie.

Wenn eine direkt tumorwirksame Behandlung nicht mehr angezeigt ist, beginnt die eigentliche, leider oft etwas vernachlässigte Palliativtherapie. Dann ist der ideenreiche, der Leidenden zugewandte Arzt gefordert. Im Mittelpunkt steht jetzt die symptomatische Behandlung. Möglich sind:

- Strahlentherapie: Mit einer niedrig dosierten Strahlentherapie ist eine Beeinflussung störender und schmerzhafter Entzündungsprozesse möglich.
- Operationen: Ileusoperationen, ein Anus präter, eine Magenfistel, die Urinableitung, Nieren- und Ureterfisteln, die operative Kontrolle von Harnfisteln, der Verschluß oder die Umgehung von Darm-Scheiden- oder Harnwegs-Scheiden-Fisteln, die Resektion großer zerfallender Tumoren, die Metastasenchirurgie und hier besonders die von Metastasen in den langen Röhrenknochen und im Gehirn, aber auch neurochirurgische Eingriffe zur Schmerzausschaltung, die allerdings sehr selten geworden sind, gehören zur palliativen Therapie dieser Karzinome.
- Geschulte Pflege, Lagerung, Spezialbetten, adaptierte Ernährung, Stuhlregulierung, Bäder.
- Allgemeintherapeutische Maßnahmen: Bluttransfusionen, Infusionen zum Flüssigkeitsersatz und bei Elektrolytverlust, Schlafmittel, ggf. Antiemetka oder Antibiotika.
- Krankengymnastik, Haltungs- und Bewegungstherapien.
- Eine intensive psychosoziale Begleitung.

Im Mittelpunkt jeder palliativen Therapie steht eine moderne, konsequente Schmerztherapie [1, 2, 9] (s. Tabelle 1). Entsprechend den Empfehlungen der WHO von 1986 gliedert sie sich in 3 Stufen:

1. Bei geringen bis mittelstarken Schmerzen sind Paracetamol, Metamicol, Azetylsalizylsäure jeweils 4 g/Tag oder Ibuprofen (4mal 400 mg/Tag) die Mittel der ersten Wahl. Oft helfen Neuroleptika, Laxanzien oder Antiemetika, zusätzlich gegeben, in dieser ersten Stufe rasch eine vollständige Schmerzfreiheit zu erzielen.
2. Kann hierdurch keine ausreichende Schmerzreduktion erreicht werden, oder handelt es sich bereits um mittelstarke bis starke Schmerzen, sollten diese Patientinnen mit einem schwach wirksamen Opioid behandelt werden. Es wird meist mit einem Nichtopioid und evtl. einem Adjuvans kombiniert. Das am häufigsten verwendete Medikament ist das Codein. Eine häufig verwendete Kombination ist 30-150 mg Codein und 300-1000 mg ASS alle 4-6 h. Dihydrocodein ist etwas stärker, insbesondere aber länger wirksam als Codein. Es ist als 60-, 90- und 120 mg-Tablette verfügbar (Dosis 60-80 mg alle 8-12 h). Tramadol wirkt etwas rascher. Möglich sind Dosen von 100-300 mg alle 4 h. Tilidin ist besonders in der Kombination mit Naloxon zu empfehlen. Die übliche Dosis beträgt 50-100 mg alle 2-4 h.
3. Bei starken Schmerzen müssen konsequent Opiate und speziell Morphium eingesetzt werden. Man beginnt mit Morphinsulfat oder Morphinhydrochlorid mit 10-30 mg und geht nach Schmerzfreiheit auf die Retardform über. Als Alternativen stehen MST oder Buprenorphin, das sublingual verabreicht wird und eine Halbwertszeit von 30-45 h hat, zur Verfügung.

Wichtig ist die Konsequenz der Schmerztherapie! Ist einmal die Schmerzfreiheit erreicht, darf man nicht auf das Wiederauftreten der Schmerzen warten, sondern muß in ganz gleichmäßigen Abständen weiter behandeln. Jede Sorge wegen

Tabelle 1. Palliative Therapie

Tumorwirksame Medikamente	Hormonsensibel Chemosensibel	Hormontherapie: geringe Nebenwirkungen Eher wirksam, Nebenwirkungen
Strahlentherapie niedrige Dosis	Ausbestrahlt	Entzündungshemmend, schmerzlindernd
Strahlentherapie Tumordosis	Metastasen	Knochen, Gehirn
Operative Maßnahmen	Ileus Dünndarmfistel Sigma-/Rektumfistel Ureterstenose Blasenfistel	Laparotomie Laparotomie Anus präter Splint, transrenale Nierenfistel Harnableitung in das Kolon, Dünndarmersatzblase, Hautureter
	Großer Tumor Metastase	Tumorresektion Gehirn: Op, Röhrenknochen: Op, Solitär Lungen: Op
	Schmerzen	Evtl. neurochir. Op.
Schmerztherapie	Stufe 1	Paracetamol (Benuron, Treupel), Metamizol (Baralgin, Novalgin), Azetylsalicylsäure (Aspirin) 4 g/Tag; Ibuprofen (Aktren, Optalidon)
	Stufe 2	Dihydrocodein (Paracodin) 60-80 mg alle 8-12 h, Tilidin (Valoron) 50-100 mg alle 4 h (evtl. + Naloxon), Tramadol ret. 100-300 mg alle 4 h
	Stufe 3	Morphin ret. 10-500 mg und mehr, alle 8-12 h; MST-Dauer 30 mg alle 12 h, Buprenorphin (Temgesic) 0,2-1,2 mg alle 6-8 h
Pflege	Lagerung Bäder Ernährung	Spezialbett, Dekubitusprophylaxe Vollbäder, evtl. Sitzbäder Wunschkost, Stuhlregulierung, Säfte, Tee
Krankengymnastik	Mobilisierung	Bewegungsübungen, Haltungsübungen
Psychosoziale Begleitung	Angstzustände, Schlaflosigkeit	Arzt des Vertrauens, Seelsorger, evtl. Psychologe
Medikamente	Exsiccose Anämie Entzündl. Komplik. Übelkeit Schlaflosigkeit Kachexie	Infusionen Erykonzentrate Antibiotika Antiemetika Schlafmittel Flüssigkeit, Glukose, Anabolika

einer evtl. Überdosierung insbesondere von Morphin oder gar die Angst vor einer Sucht ist bei echtem Tumorschmerz nicht gerechtfertigt.

Spezielle Situationen in der gynäkologischen Onkologie

Grundlegende Einzelheiten der Diagnostik und der Therapie von Rezidiven lassen sich an einigen typischen Beispielen zeigen. Allerdings sind häufig lokale und besonders lokoregionäre Rezidive mit Metastasen kombiniert. Die Therapie muß sich dann immer nach dem weiter ausgedehnten Prozeß richten. Lokale Maßnahmen sind aber trotzdem notwendig, dürfen aber, da sie jetzt nur noch palliativen Charakter haben, nicht verstümmelnd sein [6, 8].

Das zentrale Rezidiv des Zervixkarzinoms

Die *Früherkennung* eines Weiterwachsens oder eines Rezidivs im Bereich der Zervix, im oberen Scheidendrittel oder am Scheidenstumpf und damit eines „zentralen Rezidivs" des Zervixkarzinoms ist für den Behandlungserfolg entscheidend.

Diese Rezidive sind durch *Inspektion*, durch Kolposkopie, Zytologie und die Palpation bei der gynäkologischen Untersuchung wesentlich früher zu erkennen und besser zu beurteilen als mit allen bildgebenden Verfahren, Sonographie, CT und MRT. Auch die Bestimmung von Markern bringt beim Zervixkarzinom für die betroffene Patientin keinen Gewinn. Es ist deshalb davon abzuraten.

Besteht der begründete Verdacht auf ein derartiges „zentrales" Rezidiv, muß *präoperativ* abgeklärt werden, ob nicht weitere Tumorherde, insbesondere Lymphknotenmetastasen, paraaortal bzw. in der Thoraxregion vorhanden sind. Geklärt sein muß auch, ob der Tumor nicht auf die Beckenwand übergegangen ist. Vor der Operation eines zentralen Rezidivs im kleinen Becken sind nach der gynäkologischen Untersuchung eine Vaginalsonographie, die Magnetresonanztomographie des Beckens (Beurteilung der Beziehung des Tumors zu anderen Organen), ein CT der iliakalen und insbesondere der paraaortalen Lymphknotenstationen, ein intravenöses Urogramm, eine Zysto- und Rektoskopie, evtl. präoperative gezielte Punktionen der Parametrien und ein Ausschluß supraklavikulärer Lymphknotenmetastasen durch Palpation, Sonographie, Feinnadelpunktion oder sogar Skalenusbiopsie nötig. Auch bei hohem Tumormarker (bei Plattenepithelkarzinomen SCC, bei Adenokarzinomen CEA und CA 125) besteht der dringende Verdacht auf eine weitere Tumorausbreitung. Eine präoperative laparoskopische Operation ist durchaus zu diskutieren.

Läßt sich eine weitere Ausbreitung ausschließen, kann ein *zentrales Rezidiv* (im kleinen Becken) am Scheidenstumpf oder im Bereich der ursprünglichen Zervix nach Bestrahlung durch die *radikale Operation* des Tumors in sano mit Erfolg angegangen werden. Dazu ist meist eine vordere oder hintere Exenteration erforderlich, da sich der zentrale Rezidivtumor meist nicht in sano von der Blase bzw. dem Rektum trennen läßt. Die Heilungsergebnisse liegen bei 30–60% (NIH-Consensus 1997). Umstritten ist, ob postoperativ eine Strahlentherapie anzuschließen ist, da sie viele und schwerwiegende Nebenwirkungen hat. Wurde primär nicht bestrahlt, ist auch eine ausschließliche *Strahlentherapie* zu diskutieren.

Das Beckenwandrezidiv beim Zervixkarzinom

Das typische Rezidiv der primär bestrahlten Stadien IIb oder III des Zervixkarzinoms ist das Beckenwandrezidiv. Es gilt nach wie vor als *nicht heilbar*. Versuche, den Tumor an der Beckenwand zu resezieren und nachfolgend eine Kontaktbestrahlung durchzuführen, sind auch nur dann erfolgreich, wenn der Rezidivtumor nicht zu groß ist und durch die sekundäre Tumorresektion vollständig entfernt werden kann. Diese Therapieform ist aber bis heute experimentell und als Standardtherapie nicht zu empfehlen.

Alle bisherigen Erfahrungen weisen aus, daß dann, wenn der Tumorprozeß auf die Beckenwand übergegangen, wenn es zu einer Ureterstenose oder einer Ausdehnung auf die Gefäße im Becken gekommen ist, nur noch durch eine Strahlentherapie eine gewisse Hoffnung auf eine Remission besteht. Ist aber eine komplette Strahlentherapie vorausgegangen, ist der Tumorprozeß nicht mehr heilbar.

In dieser Situation stehen meistens 4 Symptome im Mittelpunkt: Schmerzen in der Kreuzbeinregion, ein Lymphödem und evtl. eine Thrombose der Beine, eine Stenosierung der Ureteren und nicht selten Darm- oder/und Blasenfisteln.

Als erste symptomatische Maßnahme ist die *Schmerztherapie* essentiell wichtig und optimal einzustellen. Sie kann evtl. auch durch eine palliative, niedrig dosierte Strahlentherapie ergänzt werden. Bei einem *Lymphödem* der Beine ist eine Antikoagulanzientherapie symptomatisch oft erstaunlich wirksam.

Ein zentrales Problem ist die meist doppelseitige, tumorbedingte *Ureterstenose*. Ihre Therapie ist die transrenale Nierenfistel. Soll sie aber angelegt oder der schmerzfreie Tod in der Urämie in 10–14 Tagen abgewartet werden? Leider ist in dieser Situation der vielgepriesene „informed consent" zwar theoretisch zu fordern, aber praktisch oft unmenschlich und falsch. Sowohl die Patientin als auch ihre nächsten Angehörigen fühlen sich oft verpflichtet, alles zu erdulden, um nur den nahen Tod abzuwenden, und ohne wirklich abschätzen zu können, wie fürchterlich diese „gewonnenen" Lebenswochen werden. Ein guter Kompromiß kann das Einlegen eines Splints in einen Ureter zu seiner Schienung sein. Gelingt diese, sind die Stenose und damit der Tumorprozeß noch nicht so ausgeprägt und die beschwerdefreie Zeit länger; gelingt sie dagegen nicht, sollte man als betreuender Arzt von der Ureterhautfistel abraten.

Eine operative Behandlung von *Fisteln* ist dagegen immer und dringend zu empfehlen. Bei einer Rektum- oder Sigmavaginalfistel ist ein Quer-Kolon-Anus, bei einer Dünndarm-Vaginal-Fistel eine Laparotomie mit Darmresektion unvermeidlich. Bei einer Blasen-Scheiden-Fistel sind je nach Zustand der Patientin eine Ersatzblase, die Implantation der Ureteren in das Kolon oder eine Ureter-Haut-Fistel indiziert.

Fernmetastasen beim Zervixkarzinom

Bei *Metastasen* in den *langen Röhrenknochen* und im *Gehirn* ist die *Operation* mit anschließender *Strahlentherapie* immer indiziert, sie dient jedoch in erster Linie zur Linderung der Beschwerden, ohne daß dadurch eine wesentliche Verlängerung der Überlebenszeit zu erreichen wäre. Schon wegen der begrenzten Wirkung einer Chemotherapie liegt es nahe, die operative Behandlung auch anderer Metastasen intensiv zu diskutieren. Diese kann jedoch erst dann ins Auge gefaßt werden, wenn lokal das Tumorgeschehen kontrolliert ist und keine weiteren Metastasen vorhanden sind. Beides ist jedoch extrem selten und leider treten in der Mehrzahl aller Fälle nach eingreifenden Operationen sehr rasch erneut Metastasen auf, und eine Verlängerung der medianen Überlebenszeit läßt sich kaum sichern.

In fast allen Fällen steht deshalb nur eine *Chemotherapie* zur Diskussion (Tabelle 2). Sie ist

Tabelle 2. Medikamentöse Therapie des Zervixkarzinoms

Wirksame Zytostatika	Cisplatin, Carboplatin, Ifosfamid	Rem.-Rate 35–50%, meist partial, PFI 4–6 Mo. median, ÜLZ 7–10 Mo. median	v.d. Burg et al. 1990, Meerpohl et al. 1990, Vermorken et al. 1992, Kaern et al. 1996, Mohamed et al. 1996, Al-Saleh et al. 1997, Omura et al. 1997, Thomsen et al. 1998
Kombinations-partner	Bleomycin, Anthracycline, Taxane		
Weitere Präparate	Etoposid p.o., Irinotecan	Rem.-Rate 9%, PFI 2,7 Mo.	Morris et al. 1998, Rose et al. 1998, Look et al. 1998
Dosis	Platin 50 vs. 100, Mono. vs. Komb.	Kein Unterschied	Bonomi et al. 1985, Omura et al. 1997
Besonderheiten	Bestr. Bereich	Rem.-Rate 5–(10)%	Vermorken et al. 1992, Rose et al. 1998

PFI, progessionsfreies Intervall; *ÜLZ*, Überlebenszeit.

bei Plattenepithel- und bei Adenokarzinomen der Cervix uteri wirksam. Als effektiv erwiesen sich Cisplatin, Carboplatin und Ifosfamid. Diese können mit Anthracyclinen, Bleomycin oder Taxanen kombiniert werden. Unter bestimmten zytostatischen Kombinationstherapien beobachtet man bis zu 30-40% Remissionen. Auch komplette Remissionen sind möglich. Die mediane, progressionsfreie Zeit beträgt aber nur 4-6, die mittlere Überlebenszeit 7-10 Monate. Im vorbestrahlten Bereich ist die Wirkung noch geringer [4].

Unterschiede zwischen einer Monotherapie mit Cisplatin, einer entsprechenden Kombinationstherapie oder einer höher (100 mg/m^2) oder niedriger (50 mg/m^2) dosierten Cisplatinmonotherapie bestehen nicht. Andere Zytostatika wie z.B. Etoposid, oral über längere Zeit gegeben, führen nur in 9% zu einer Remission mit einer Dauer von nur 2,7 Monaten. Ein Versuch mit einem neuen Topoisomerasehemmer (CPT-11) ergab ähnliche Resultate. Bis heute ist deshalb eine Monotherapie mit 50 mg Cisplatin im Abstand von 3 Wochen nach wie vor die Therapie der Wahl [4].

Die Chemotherapie ist damit immer nur palliativ. Sie sollte deshalb erst dann eingesetzt werden, wenn außerhalb des bestrahlten Gebietes Metastasen behandelt werden müssen, die weder entfernt noch bestrahlt werden können, insbesondere aber wenn die Patientin über Beschwerden klagt und diese durch die Chemotherapie vermutlich auch gelindert werden können [7].

Das Vaginalrezidiv beim Endometriumkarzinom

Beim Endometriumkarzinom ist das wichtigste lokale Rezidiv das Vaginalrezidiv. Die *Früherkennung* dieses Rezidivs oder eines solchen über dem Scheidenstumpf ist bedeutungsvoll, da diese einer Therapie zugänglich sind.

Diagnostisch lassen sich solche Rezidive in ihren ersten Anfängen allein durch die gynäkologische Untersuchung erkennen. Nach einer gründlichen Zwischenanamnese ist die ausführliche allgemeine und gynäkologische Untersuchung mit sorgfältiger Inspektion und Palpation der Vagina durch Kolposkopie und evtl. Zytologie zu unterstützen. Diese Untersuchung ist deshalb der wichtigste Teil der Nachsorgeuntersuchung. Sie muß in den ersten 3 postoperativen Jahren in vierteljährlichem Abstand erfolgen [3].

Eine Früherkennung von Metastasen durch Blutuntersuchungen bzw. bildgebende Verfahren ergibt dagegen keinen therapeutischen Vorteil hinsichtlich des Überlebens [3]. Wie beim Zervixkarzinom sollten bildgebende Verfahren und die Bestimmung von CA 125 nur bei anamnestischen oder klinischen Hinweisen und vor einer operativen oder strahlentherapeutischen Therapie eingesetzt werden.

Therapeutisch werden lokale und lokoregionäre Rezidive durch erneute Operation, Strahlentherapie oder eine Kombination aus beiden angegangen. Die Fünfjahresüberlebensrate vaginaler Rezidive liegt zwischen 40 und 50%, die anderer Rezidive bei 5% [3].

Das metastasierende Endometriumkarzinom

Beim metastasierenden Endometriumkarzinom, also z.B. bei einer Peritonealkarzinose, bei multiplen Lungen- und bei inoperablen Lymphknotenmetastasen ist zunächst eine Hormontherapie zu diskutieren (Tabelle 3). Das Ansprechen auf eine palliative *Gestagentherapie* ist vom Rezeptorstatus abhängig. Sind Östrogen- und besonders Gestagenrezeptoren in hoher Konzentration vorhanden, sprechen etwa 60% dieser Fälle, bei negativem Befund nur höchstens 5% auf eine Gestagentherapie an. Da ca. 80% aller Rezidive und Metastasen des Endometriumkarzinoms rezeptornegativ sind, darf man ohne Kenntnis des Rezeptorstatus nur mit einer Remissionsrate von 15% rechnen. Mit einer Erhöhung der Gestagendosis steigt die Wahrscheinlichkeit einer Remission nicht an. Die Therapie mit *LH-RH-Agonisten* versprach in den letzten Jahren besondere Erfolge. Wäh-

Tabelle 3. Medikamentöse Therapie des Endometriumkarzinoms

Gestagene	Bei Rez.-pos. 60% Rem., Rez.-neg. <5% Rem., Rez. unbek. 15% Rem.	Rem. von Gestagendosis (200 mg vs. 1000 mg) unabhängig	Thigpen et al. 1989, Deppe 1990, Schulz et al. 1991
LH-RH-Agonisten	Bis 30% Rem. keine Rem.	Von Hormonrezeptoren unabhängig	Jeyarajah et al. 1996, Covens et al. 1997
Wirksame Zytostatika	Adriamycin, Cisplatin	Rem.-Rate 35%, PFI 3–4 Mo.	Thigpen et al. 1989, Meerpol 1991
	Carboplatin		Burke et al. 1993
	Ifosfamid		Sutton et al. 1996
	Paclitaxel		Ball et al. 1996
	Etoposid		Pierga et al. 1996
Besonderheiten	Mono. vs. Komb.	Kein Unterschied	Thigpen et al. 1989

rend von verschiedenen Autoren über Remissionsraten in über 30% berichtet wurden, konnten andere keine Wirksamkeit nachweisen [3].

Zahlreiche kontrollierte Studien haben in den vergangenen Jahren gezeigt, daß auch Endometriumkarzinome auf eine Chemotherapie ansprechen, allerdings noch schlechter als Zervixkarzinome [3] (s. Tabelle 3). Die höchsten Remissionsraten waren mit Adriamycin und Cisplatin zu erreichen. Erfolgversprechend scheinen auch Ifosfamid, Carboplatin, Paclitaxel und Etoposid. Bei GOG-Studien lag die Remissionsrate unter Adriamycin bei ca. 30%, bei anderen Zytostatika im gleichen Bereich. Die Remissionsdauer beträgt nur 3–4 Monate und die mediane Überlebenszeit 6–8 Monate. Eine Chemotherapie ist deshalb nur dann indiziert, wenn es sich um ein progesteronrezeptornegatives Rezidiv handelt, und insbesondere dann, wenn erhebliche Beschwerden bestehen [3].

Eine adjuvante Chemotherapie ist deshalb bis heute nicht zu empfehlen. Dagegen sprechen nicht nur die geringe Chemosensibilität des Endometriumkarzinoms, die eher gute Prognose, die Multimorbidität und das meist hohe Alter der Patientinnen, sondern auch ein negatives Ergebnis einer randomisierten Studie bei Hochrisikofällen. Da jedoch insbesondere in den Stadien III und IV ein hoher Bedarf besteht, werden auch Kombinationen einer Cisplatin-Chemotherapie mit einer Bestrahlung versucht [3]. Lediglich bei einem serös-papillären Karzinom wird heute aufgrund der Analogien zum Ovarialkarzinom eine platinhaltige adjuvante Therapie empfohlen; Studien hierzu stehen jedoch aus.

Ovarialkarzinom – Rezidiv und Prognose

Beim Ovarialkarzinom lassen sich nach Hoskins et al. [5] bei einem Rezidiv 3 Prognosegruppen unterscheiden:

- Günstige Prognose. Überleben nach dem Rezidiv: median 18 Monate. Bei G1- oder G2-Karzinomen Auftreten des Rezidivs nach >18 Monaten oder bei G3-Karzinomen Auftreten des Rezidivs nach >24 Monaten.
- Mittlere Prognose. Überleben nach dem Rezidiv: median 6 Monate. Bei G3-Karzinomen Auftreten des Rezidivs nach 18–24 Monaten und bei AZ 0–2 (bei Originaldiagnose) und Auftreten des Rezidivs nach <18 Monaten.
- Schlechte Prognose. Überleben nach Auftreten des Rezidivs median 1 Monat. Bei AZ 3–4 (bei Originaldiagnose) und Auftreten des Rezidivs nach <18 Monaten.

Das lokoregionäre Rezidiv beim Ovarialkarzinom

Man versteht darunter ein auf das kleine Becken weitgehend begrenztes Tumorrezidiv. Solche Rezidive sind beim typischen Ovarialkarzinom eines Stadiums III oder IV sehr selten und stellen auch bei primär auf das kleine Becken begrenzten Ovarialkarzinomen nur etwa 20% der Rezidivfälle. Sie werden durch die gynäkologische Untersuchung entdeckt und durch die Sonographie bestätigt. Besteht der Verdacht auf ein solches Rezidiv, muß vor einer entsprechenden Therapie eine detaillierte Untersuchung erfolgen.

Ist der Rezidivtumor tatsächlich auf das kleine Becken begrenzt, ist die Operation die beste Therapie. Gelingt es, den Rezidivtumor vollständig zu entfernen, so ist die Prognose gut. Eine zusätzliche Strahlentherapie kann möglicherweise das Resultat verbessern.

Ob bei mehreren Rezidivtumoren im Abdomen durch frühzeitige Operation die Prognose zu verbessern ist, muß sehr bezweifelt werden.

Das inoperable Rezidiv beim Ovarialkarzinom

Diagnostik und Formen

Die *Peritonealkarzinose* ist das typische Rezidiv des Ovarialkarzinoms. Im Douglas tastet man kleine Knötchen, wenig später tritt meist Aszites auf. Die Diagnose erfolgt durch den klinischen Aspekt, die gynäkologische Untersuchung und die Sonographie. Eine Laparotomie ist nur indiziert, wenn ein gleichzeitiger Ileus dazu zwingt. Eine Laparoskopie ist unnötig, da keine therapeutische Relevanz besteht.

Häufig ist mit der Peritonealkarzinose eine *Pleurakarzinose* verbunden. Relativ selten sind typische *hämatogene Metastasen*. Am ehesten beobachtet man noch Leber-, Lungen- oder Gehirnmetastasen, die aber nicht mit einer sogar etwas häufigeren Atrophie der Purkinjezellen des Kleinhirns verwechselt werden dürfen. Da die Prognose aller Fernmetastasen beim Ovarialkarzinom sehr schlecht, und auch durch eine frühzeitige Behandlung nicht zu beeinflussen ist, ist von einem routinemäßigen Screening abzuraten. Dagegen ist es unerläßlich, immer nach hinweisenden Beschwerden zu fragen, da die Unmöglichkeit einer kurativen Behandlung nicht von einer intensiven Palliativtherapie entbindet. Das gilt für eine Peritonealkarzinose, für eine Pleurakarzinose, für Gehirn- und Knochenmetastasen.

Therapie

Als tumorwirksame Behandlung kommt nur eine erneute Chemotherapie in Frage. Ziele einer Rezidivchemotherapie sind die Induktion einer zweiten Remission, die Verminderung tumorbedingter Symptome sowie die Verbesserung der allgemeinen Lebensqualität [8].

Platinsensitives Karzinom

Entscheidend ist, ob es sich um ein chemosensibles, also platinsensitives Karzinom handelt (Tabelle 4). Patientinnen, die primär keine platinhaltige Therapie erhalten haben oder auf eine Platintherapie mindestens mit einer (objektivierten) Partialremission angesprochen haben, haben eine gute Chance, im Falle eines Rezidivs erneut von einer Platintherapie zu profitieren. Bei einem rezidivfreien Intervall von <24 Monaten beträgt die Remissionsrate ca. 30%, bei >24 Monaten Intervall ca. 50%. In den meisten Fällen wird man Carboplatin wegen des insgesamt günstigeren Toxizitätsspektrums wählen. Bei bekannter Myelotoxizität unter Carboplatin kann der Einsatz von Cisplatin vorteilhaft sein. Von Platin-Paclitaxel-sensitiven Tumoren sprechen über 50% zumindest klinisch und kurzdauernd wieder auf eine Zweittherapie an. Das progressionsfreie Intervall beträgt 9 Monate. Das Ansprechen ist unabhängig vom Tumorvolumen bei Beginn der Rezidivtherapie.

Platin- und paclitaxelresistentes Karzinom

Spricht der Tumor auf eine moderne Chemotherapie nicht an, so handelt es sich um eine primäre oder früh erworbene Platin-, bzw. Platin- und Paclitaxelresistenz [8]. Bei biochemi-

Tabelle 4. Medikamentöse Therapie des rezidivierenden Ovarialkarzinoms

Chemosensibel	Gesicherte Remission	RFI <24 Mo. → Carbopl. 30% Rem., >24 Mo. → Carbopl. 50–77% Rem., vgl. Lit. (Resistenz oft fraglich): Carbopl. 17–43% Rem. auf Cis-, Carbopl. oder Taxol sprechen 88% an, auf Treosulfan sprechen 19% an, auf Taxol + Doxorubicin sprechen 27% an	Hoskins et al. 1991, Markman et al. 1997, Christian et al. 1994, Roland et al. 1998, Gropp et al. 1998, Kurtz et al. 1998
Platinresistent	Primär keine Taxane, gesicherte (?) Resistenz	Platintherapie <5% Rem., vgl. Lit. (Resistenz oft fraglich): Carbopl. 7% Rem., Treosulfan p.o. 3%, Paclitaxel 12–15% meist Partialrem., Navelbine 30% Rem.	Markman et al. 1996, Christian et al. 1994, Ozols et al. 1987, Keldsen et al. 1998, Swenerton et al. 1995, Goldberg et al. 1996, Mayerhofer et al. 1997, Gershenson et al. 1998
Platin- und taxanresistent	Gesicherte (?) Resistenz	Auf Cis-,Carbopl. oder Taxol 11% ansprechend, Gemcitabine 13% Rem., Topotekan 14% Rem., Ifosfamid 10% Rem.	Roland et al. 1998, Shapiro et al. 1996, Swisher et al. 1997, Markman et al. 1998
Hormontherapie	Ansprechen nicht rezeptorabhängig	Wähle: 1. Antiöstrogene Rem.-Rate: 0–4–13%, 2. Gestagene, 3. GnRH-Analoga	van der Velden et al. 1995, Markman et al. 1996, Pfleiderer 1996

RFI, rezidivfreies Intervall.

schen Untersuchungen resistenter Karzinome bestehen im Tumorgewebe so erhebliche interindividuelle Unterschiede, daß sich bis heute aus solchen Untersuchungen keine therapeutischen Folgerungen ableiten lassen.

Platinresistenz

Zweite Chemotherapie

Patientinnen, die auf eine Primärtherapie mit Platin nicht angesprochen haben oder bereits nach einem Intervall von <6 Monaten ein Rezidiv erleiden, sind keine geeigneten Kandidaten für eine erneute Platintherapie. Weniger als 5% sprechen erneut an. Ist keine Primärtherapie mit Taxanen erfolgt, wird Paclitaxel gegeben. In 15% kommt es fast immer aber nur zur Partialremission. Ob Navelbine zu mehr Remissionen führt, muß untersucht werden. Orales Treosulfan ergab in dieser Situation nur eine Remissionsrate von 3% und ist deshalb nicht zu empfehlen (s. Tabelle 4). Remissionen und eine Besserung der Symptome wurden auch bei platinresistenten Patientinnen mit einer perkutanen Großfeldbestrahlung mit median 38 Gy erzielt.

Platin-Paclitaxelresistenz

Zweite Chemotherapie

Für Patientinnen mit klinisch persistierender Erkrankung nach Abschluß der Primärtherapie mit Platin und Paclitaxel oder bei frühzeitigem Auftreten eines nicht vollständig chirurgisch entfernbaren Rezidivtumors gibt es in dieser Situation derzeit keine kurative Therapie. Versucht man in solchen Fällen eine Chemotherapie, so muß man wissen, daß bei jeder Art von Zweittherapie <10% aller dieser Fälle und dann auch nur „klinisch“ und kurzdauernd mit einem progressionsfreien Intervall von nur 4 Monaten ansprechen. Höhere Remissionsraten hängen meist mit der kleinen Fallzahl, fraglichen Kriterien der Diagnostik und einer nicht bewiesenen Resistenz zusammen. Bisher haben Nachuntersuchungen an größeren Fallzahlen immer niedrigere und leider damit realistischere Daten ergeben. Versucht wurden z. B. Etoposid i. v. und oral, Topotecan, Taxol wöchentlich, Gemcitabine, Ifosfamid (s. Tabelle 4).

Endokrine Therapie

Obwohl etwa $^2/_3$ aller Ovarialkarzinome einen positiven Steroidrezeptorstatus aufweisen, wurden im Rahmen der Secondlinetherapie mit Gestagenen und Antiöstrogenen als Monotherapie oder in Kombination mit verschiedenen Zytostatika Remissionen auch nur in ca. 4% beobachtet. Der Einsatz einer endokrinen Therapie außerhalb klinischer Studien ist dann zu erwägen, wenn unabhängig vom Rezeptorstatus eine wirksame Chemotherapie nicht mehr zur Verfügung steht oder anderweitige Kontraindikationen gegen eine Chemotherapie bestehen. In der Reihenfolge stehen Antiöstrogene vor Gestagenen und GnRH-Analoga zur Verfügung (s. Tabelle 4).

Neue Therapieansätze

Nachdem der zunächst hoffnungsvolle Ansatz mit Interferonen keinen nachweisbaren Erfolg ergab und auch eine LAK-Zell-Therapie nicht überzeugen konnte, wurden bispezifische Antikörper eingesetzt. Diese Entwicklungen sind nicht abgeschlossen. Ähnliches gilt für erste, hoffnungsvolle Ansätze einer „Gentherapie".

Symptomatische Maßnahmen

Die Behandlung der Patientinnen mit einem derart chemoresistenten Ovarialkarzinom ist damit eine besondere Herausforderung. Im Mittelpunkt der Beschwerden stehen meist ein Aszites, ein Pleuraerguß oder ein Ileus.

Bei der *Pleura* empfiehlt sich eine Verödung mit hochprozentigen Flüssigkeiten. Dabei sind Zytostatika wegen ihrer Nebenwirkungen kontraindiziert. Bei rezidivierendem *Aszites* wird man dagegen entweder zu TNF oder doch zu einem Zytostatikum greifen. Der Einsatz von Diuretika hat leider meist nicht den gewünschten Erfolg. Trotzdem ist eine nicht zu hoch dosierte Gabe immer zu empfehlen. In den letzten Phasen empfiehlt sich das Legen einer Dauerdrainage. Bei progredienten Ovarialkarzinomen kommt es in der Hälfte aller Fälle zu einem *Ileus*. Über 40% aller Frauen mit einem Ovarialkarzinom sterben daran. Bei Ileus sind palliativ chirurgische Maßnahmen zur Verbesserung des Allgemeinbefindens indiziert, da eine Chemotherapie meist nicht wirksam ist. Bei 88% ist durch eine Operation eine Verlängerung der Überlebenszeit um mindestens 2 Monate, jedoch nicht mehr zu erreichen.

Besonders wichtig bei der Betreuung dieser Patientinnen sind:

- Die geschulte Pflege. Ein wichtiger Bestandteil ist dabei die Lagerung zur Vermeidung eines Dekubitus und evtl. ein Spezialbett.
- Eine genügende Zufuhr von Flüssigkeit. Im Mittelpunkt stehen Elektrolytlösungen. Weder eine Eiweißzufuhr zum Ausgleich des Verlustes durch Aszitespunktionen noch Nährlösungen zur vollständigen „künstlichen" Ernährung haben den gewünschten Erfolg, so daß es gerechtfertigt ist, darauf zu verzichten.
- Die konsequente Schmerztherapie.
- Antiemetika, Anabolika, Neuroleptika, Schlafmittel, die Stuhlregulierung.
- Eine intensive psychosoziale Begleitung und Betreuung. Diese muß auch die Angehörigen mit einbeziehen.

Das allerwichtigste bei jeder Palliativtherapie ist, daß der behandelnde Arzt nicht resigniert. Er würde damit vergessen, daß er Arzt und nicht Medizintheoretiker ist. Er sollte nie vergessen, daß die erfolgreiche Behandlung von Beschwerden die eigentliche medizinische Tätigkeit gewesen ist und hoffentlich immer bleiben wird.

Literatur

1. Cherny NI, Portenoy RK, Raber M, Zenz M (1994) Medikamentöse Therapie von Tumorschmerzen. Teil 1: Eigenschaften von Nichtopioiden und Opioiden. Schmerz 8:195-209
2. Cherny NI, Portenoy RK, Raber M, Zenz M (1995) Medikamentöse Therapie von Tumorschmerzen. Teil 2: Anwendung von Opioiden. Schmerz 9:3-19
3. Deutsche Gesellschaft für Gynäkologie und Geburtshilfe (DGGG) (1998a) Diagnostische und therapeutische Standards beim Endometriumkarzinom. Frauenarzt 39:1049-1054
4. Deutsche Gesellschaft für Gynäkologie und Geburtshilfe (DGGG) (1998b) Diagnostische und therapeutische Standards beim Zervixkarzinom. Frauenarzt 39:1043-1047
5. Hoskins PJ, Tun D, James K, Pater J, Koski B (1998) Factors predictive of survival after first relapse or progression in advanced epithelial ovarian carcinoma: a prediction tree analysis-derived model with test and validation groups. Gynecol Oncol 70:224-230
6. Meerpohl HG, Pfleiderer A, Profous CZ (Hrsg) (1990) Das Rezidiv in der Gynäkologischen Onkologie. Springer, Berlin Heidelberg New York
7. NIH (1997) Consensus statement on cervical cancer. Gynecol Oncol 66:351-361
8. Pfleiderer A (1996) Malignome des Ovars. In: Wulf KH, Schmidt-Matthiesen H (Hrsg) Klinik der Frauenheilkunde und Geburtshilfe, Band 12. Urban & Schwarzenberg, München, S 1-109
9. Willenbrink HJ, Kim D-J, Unger C (1995) Schmerzbehandlung bei Tumorpatienten. Dtsch Med Wochenschr 120:1363-1366
10. World Health Organization (1986) Cancer pain relief. WHO, Geneva

Lebensqualität und Ernährung bei fortgeschrittenen Karzinomstadien

A. Hauenschild

MERKE:

1. Bei der Ernährung von krebskranken Menschen, insbesondere im fortgeschrittenen Stadium, ist Vorsicht vor sog. „Tumordiäten" geboten, die eine Geschwulst „aushungern" sollen.
2. Eine sinnvolle Ernährung des krebskranken Menschen muß drei Faktoren berücksichtigen:
   - gesteigerter Glukoseumsatz des Tumorgewebes
   - erhöhter Eiweißkatabolismus des erkrankten Organismus zugunsten der hepatischen Synthese von Akutphaseproteinen
   - die fehlende Fähigkeit der Tumorzelle, Fettsäuren zu verwerten.
3. Zytokine wie TNF-alpha und Interleukin-1 führen zu einer verminderten Nahrungsaufnahme infolge Appetitlosigkeit, was schließlich zur Tumorkachexie führt.
4. Operation, Bestrahlung sowie eine zytostatische Therapie – letztere über eine Mukositis des Magen-Darm-Kanals – führen zur Verstärkung der Appetitlosigkeit.
5. Appetitlosigkeit und Schmerzen verursachen den höchsten Leidensdruck des schwerkranken Krebspatienten.
6. Die Appetitlosigkeit kann durch Eingehen auf die diätetischen Bedürfnisse der Patienten, kleine Mahlzeiten, häufige Mahlzeiten, Lieblingsspeisen, keine scharfen Gewürze, nur mäßig proteinhaltige Speisen, teilweise überwunden werden. Hilfreich sind Appetitstimulanzien.
7. Gaben von Megestrolazetat und anderen Progesteronderivaten können Appetit, Körpergewicht und Lebensqualität der Patienten steigern.
8. Enterale Ernährung bleibt parenteraler Ernährung in den meisten Fällen deutlich überlegen; aus diesem Grunde empfiehlt sich öfter die Anlage einer PEG oder PEJ im fortgeschrittenen Krebsleiden. Bis zum Lebensende soll eine ausreichende Ernährung ermöglicht werden.

Die Ernährung hat in drei Bereichen Bedeutung für die Onkologie:

1. Ernährung zur Tumorprävention,
2. Ernährung zur Tumortherapie und
3. Ernährung zur Therapie tumorbedingter Ernährungsstörungen.

Ernährung zur Tumorprävention

Der Zusammenhang zwischen der Ernährungsweise und dem Auftreten von Krebserkrankungen gilt mittlerweile als gesichert. Unsere Nahrung enthält eine Vielzahl von Karzinogenen wie z. B. Nitrate, Nitrite, Nitrosamine, Aflatoxine,

Benzpyrene usw., deren häufige Aufnahme zur Entstehung von Krebserkrankungen führen kann. Überernährung, ein hoher Konsum von tierischen Fetten, von Alkohol und Nikotin stehen mit bestimmten Krebsarten im Zusammenhang.

Auf der anderen Seite sind in unseren Nahrungsmitteln Substanzen enthalten, bei denen in vorwiegend tierexperimentellen Untersuchungen eine tumorprotektive Wirkung nachgewiesen werden konnte. Hierzu gehören beispielsweise die Antioxidantien, Ballaststoffe und sekundäre Pflanzenstoffe wie Phytoöstrogene.

Es ist also möglich, mit Hilfe einer bestimmten Ernährungsweise das Krebsrisiko zu beeinflussen.

Ernährung zur Tumortherapie

Bei den zahlreichen Tumordiäten oder Krebsdiäten, die mit Hinweisen auf große Heilungserfolge empfohlen werden, handelt es sich meistens um überwiegend vegetarische Kostformen oder um Präparate, die Nährstoffe oder Nahrungsbestandteile in hoher Konzentration enthalten. Eine Tumortherapie ist mit diesen Diäten jedoch nicht zu erreichen. Teilweise kann der Tumorpatient durch das strenge Einhalten einer solchen Diät sogar geschädigt werden; als Beispiel sei die „Krebskur total" nach Breuss genannt, bei der der Tumor „ausgehungert" werden soll, indem mit einer 42tägigen Fastenkur mit Gemüsesaft behandelt wird.

Eine sinnvolle Ernährungstherapie bei Tumorpatienten kann nur durchgeführt werden, wenn auf den spezifischen Stoffwechsel des Tumors und des Tumorpatienten eingegangen wird. Die tumorinduzierten Veränderungen des Intermediärstoffwechsels betreffen den gesamten Nährstoffmetabolismus [9].

Es lassen sich bei Tumorpatienten ein bis auf das Doppelte erhöhter Glukoseumsatz, eine signifikant gesteigerte Glukoneogenese und eine bis auf das 4fache erhöhte Cori-Zyklusaktivität im Vergleich zu Nichttumorpatienten nachweisen. Das Tumorgewebe bildet im Vergleich zu gesundem Gewebe vermehrt Laktat, unabhängig von der Sauerstoffkonzentration in der Zelle. Das bedeutet, daß der Tumor weniger Energie aus Glukose gewinnt als gesundes Gewebe, da die Glykolyse weitaus weniger ATP liefert als der vollständige Glukoseabbau zu CO_2 und H_2O. Es läßt sich hierdurch der teilweise erhöhte Energiebedarf von Karzinompatienten erklären. Gleichzeitig kommt es bei Tumorpatienten häufig zur Glukoseinsensitivität, bedingt durch eine verschlechterte Insulinwirkung. Die Tumorzelle hat eine enorm gesteigerte Glukoseaufnahme und einen erhöhten Kohlenhydratstoffwechsel.

Der Proteinstoffwechsel von Tumorpatienten ist durch einen unverhältnismäßig hohen Stickstoffumsatz und Muskelproteinabbau sowie einen deutlich gesteigerten Gesamtkörperproteinumsatz zugunsten der hepatischen Produktion von Akutphaseproteinen gekennzeichnet. Es findet eine Umverteilung der Aminosäuren des peripheren Proteins zugunsten der Proteinsynthese des Tumorgewebes statt. Die Aminosäure Glutamin wird vom Tumorgewebe als Energiequelle genutzt.

Bei der Beurteilung des Fettstoffwechsels kann von einer extremen Mobilisierung freier Fettsäuren aus dem Fettgewebe, also einer unverhältnismäßig gesteigerten Lipolyse mit erhöhten Plasmaspiegeln der freien Fettsäuren und des Glyzerins ausgegangen werden. Die Lipogenese ist gedrosselt. Die Tumorzelle ist jedoch nicht in der Lage, Fettsäuren zu verwerten. Empirisch wurde festgestellt, daß bei Überschwemmung eines Tumors mit Fett die Geschwulst nicht wächst, sondern verfettet. Ein Teil der Tumorzellen geht dadurch zugrunde. Eine Reihe experimenteller Studien weist darauf hin, daß durch den gezielten Einsatz mehrfach ungesättigter Fettsäuren, die Ausgangssubstrate für die Synthese von Prostanoiden darstellen, Einfluß auf die Tumorentstehung, das Ausmaß der Metastasierung und das Tumorwachstum genommen werden kann. Es konnte nachgewiesen werden, daß Linolsäure, eine Omega-6-Fettsäure, das Wachstum von Mammatumoren im Tierversuch steigert. Im Gegensatz dazu waren mehrfach ungesättigte Fettsäuren der Omega-3-Reihe, insbesondere die Eicosapentaensäure, die besonders reichlich im Fett von Kaltwasserfischen vorkommt, in der Lage, das Tumorwachstum zu hemmen.

Es ist also Fett als Kalorienträger gegenüber Kohlenhydraten zu bevorzugen. Der Wirtsorganismus kann so ausreichend mit Energie versorgt werden, ohne daß der Tumor gefüttert wird. Hinzu kommt, daß eine reichliche Versorgung mit Omega-3-Fettsäuren wahrscheinlich von Vorteil ist.

Dieser spezifischen Stoffwechselsituation im Organismus des Tumorpatienten liegen offensichtlich 2 gegensätzliche Bestrebungen zugrunde: einerseits versucht der Tumor den Wirtsstoffwechsel zu seinen eigenen Gunsten zu verändern, und andererseits versucht der Tumorwirt verzweifelt den Tumor zu isolieren, auszuhungern und abzutöten. Hervorgerufen werden diese Vorgänge primär durch das Vorkommen von Zytokinen wie dem Tumor-Nekrose-Faktor (TNF-alpha), Interleukin-1 (IL-1), Interleukin-6 (IL-6) und Interferon-gamma (IFN-gamma).

TNF-alpha führt zu Eiweißkatabolismus und einer vermehrten Synthese von Akutphaseproteinen. Glykogenolyse und Laktatproduktion sind erhöht. Infolge einer Verminderung der Lipoproteinlipaseaktivität kommt es nach TNF-alpha-Gaben zu Hyperlipidämien. Ebenso wie Interleukin-1 ist TNF-alpha verantwortlich für eine verminderte Nahrungsaufnahme infolge von Appetitlosigkeit. Neben diesem Einfluß auf die Nahrungsaufnahme induziert IL-1 die hepatische Proteinsynthese, vor allem die Produktion von Akutphaseproteinen, und inhibiert die Synthese der Lipoproteinlipase. Durch den Einfluß von IL-6 und IFN-gamma werden die Effekte von TNF-alpha und IL-1 verstärkt.

In dieser hormonellen Situation wird die Hauptursache des zentralen Ernährungsproblems der Tumorpatienten gesehen: die Tumorkachexie. Neueste therapeutische Ansätze zur Verhinderung oder Behandlung der Tumorkachexie entwickelten Strategien, die die Zytokinproduktion verhindern (durch den Einsatz von Kortikosteroiden oder Omega-3-Fettsäuren), die Aktivität an den Zielorganen unterbinden (durch spezifische Antikörper oder Antagionisten) oder der Zytokinaktivität entgegenwirken (Anabolika, Wachstumshormone, Megestrolazetat usw.) [5].

Ernährung zur Therapie tumorbedingter Ernährungsstörungen

Der Ernährungszustand hat zentrale Bedeutung für den Erfolg einer spezifischen Tumortherapie, Prognose und Mortalität sowie der Lebensqualität des Tumorpatienten. Die prognostische Bedeutung des Gewichtsverlustes für Behandlungserfolg und Überleben wurde Ende der 70er Jahre an 3047 Patienten in 12 Chemotherapiestudien im Rahmen der Eastern Cooperative Oncology Group (ECOG) ausführlich belegt [2].

Etwa 50% der Patienten haben zum Zeitpunkt der Diagnosestellung Gewicht verloren. Sechs Monate vor Therapiebeginn ist das Gewicht der Patienten um durchschnittlich 16% gegenüber dem Ausgangsgewicht verringert. Es besteht jedoch kein eindeutiger Zusammenhang zwischen dem Ausmaß der Mangelernährung und der Größe, der Ausbreitung oder dem Differenzierungsgrad des Tumors. Die Messung des Grundumsatzes bei Tumorpatienten zeigt, daß es keinen eindeutigen Zusammenhang zwischen der malignen Erkrankung und dem Energiehaushalt gibt. Es wurden sowohl Patienten mit erhöhtem als auch mit erniedrigtem Ruhestoffwechsel beobachtet [8].

Die Stoffwechselsituation des Patienten kann also nicht ausschließlich für die Gewichtsabnahme verantwortlich gemacht werden. Die katabole Stoffwechsellage wird durch die bei Operationen, Bestrahlung, Chemotherapie, Depression und körperlicher Inaktivität verminderte Nahrungszufuhr verstärkt. Abbildung 1 stellt schematisch die Mechanismen dar, die zur Entstehung der Tumorkachexie führen.

Unter einer zytostatischen Therapie kommt es in Abhängigkeit von Art und Dosierung der Medikamente regelmäßig zum Auftreten von Ano-

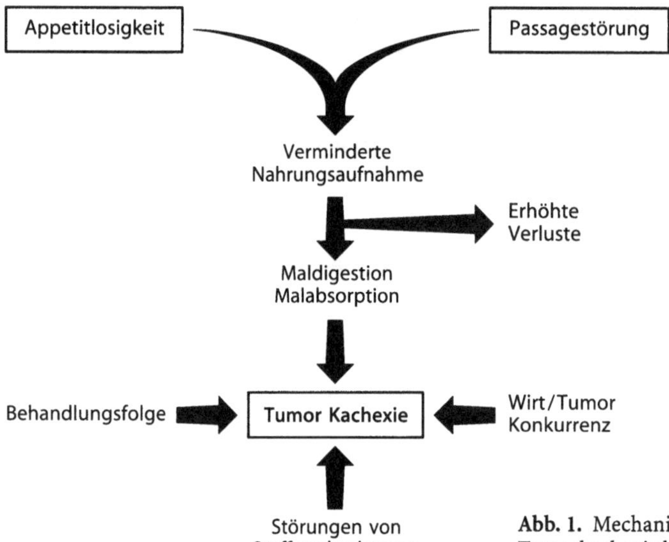

Abb. 1. Mechanismen, die zur Entwicklung der Tumorkachexie beitragen [7]

rexie, Nausea und Erbrechen. Die Digestions- und Resorptionsleistung des Dünndarms ist durch die Beeinträchtigung der gastrointestinalen Mukosa deutlich herabgesetzt. Intestinale Eiweißverluste, intraluminale Blutungen, Ulzerationen und das gehäufte Auftreten von Infektionen können zur Manifestation der Malnutrition führen.

Die Beeinträchtigung des Ernährungszustandes durch die Strahlentherapie ist abhängig von der Tumorlokalisation, der bestrahlten Region, der Dosis und Bestrahlungsdauer. Bestrahlungen des ZNS führen häufig zu Nausea und Erbrechen. Befinden sich bei der Bestrahlung des Abdomens Dünn- und Dickdarm im Strahlenfeld, treten akute und chronische Strahlenenteritiden mit den klinischen Symptomen Nausea, Erbrechen und Diarrhö auf. Die Schwere der Malabsorption und die Entwicklung einer akuten Strahlenenteritis korrelieren mit der Strahlendosis. Als Ursache für die Diarrhö und eine evtl. Steatorrhö kann die sog. „choleretische Enteropathie“ angesehen werden, die Malabsorption von Gallensäuren mit konsekutiver Fettmalabsorption. Das vermehrte Anfallen von Gallensalzen im Kolon führt zur Inhibition der Wasserresorption und damit zu Durchfällen mit erheblichen Wasser- und Elektrolytverlusten.

Tabelle 1 führt die Ernährungsratschläge der Deutschen Gesellschaft für Ernährung für Patienten mit Chemo- oder Strahlentherapie auf.

Die Nahrungsaufnahme auf oralem Weg sollte dem Patienten solange wie möglich gewährt werden, d.h. solange sie bedarfsdeckend und kalorisch ausreichend ist. Allerdings wird besonders bei Patienten in fortgeschrittenen Tumorstadien häufig Appetitlosigkeit beobachtet. Die Reduktion der Nahrungsaufnahme führt zur Verminderung des Ernährungszustandes. Der Arzt wird mit diesem Zustand der Malnutrition eine Erhöhung der Komplikationsrate (Verringerung der Immunkompetenz, Wundheilungsstörungen) beobachten. Der Patient erfährt eine deutliche Abnahme seiner Lebensqualität. Er fühlt sich schwach, sein erschreckendes Aussehen demonstriert eindringlich das nahe Ende. Die Appetitlosigkeit beeinflußt mehr Faktoren, die im Lebensqualitätsindex aufgeführt sind als rein physische Symptome wie z.B. Schmerzen. So werden physische, funktionelle, soziale und psychologische Aspekte der Lebensqualität durch Appetitlosigkeit negativ beeinflußt. In einer im letzten Jahr

Tabelle 1. Ernährungsempfehlungen für Krebspatienten mit Chemo- oder Strahlentherapie [3]

Beschwerden	Ernährungsempfehlung
Schluckbeschwerden	Keine festen Speisen, vermeiden Sie trockene Nahrungsmittel wie Kräcker und Nüsse, rohes Gemüse. Trinken Sie energiereiche flüssige Zusatznahrungen
Entzündungen des oberen Gastrointestinaltraktes und Magenkrebs	Vermeiden Sie stark gewürzte, salzige Speisen, Nahrungsmittel mit hohem Säuregehalt (Zitrusfrüchte, Tomaten, Rhabarber, Essig usw.), essen Sie nicht zu heiß, bevorzugen Sie Ihr Essen warm oder bei Raumtemperatur, trinken Sie keine kohlensäurereichen Getränke
Diarrhö, Erbrechen	Kein frisches Obst, keine blähenden Gemüse, viel Flüssigkeit (2,5 - 3 l)
Geschmacksveränderungen	Bei Aversionen gegen Fleisch sollten vermehrt Milch, Milchprodukte, Eier und Fisch verzehrt werden
Anorexie (Appetitlosigkeit)	Vermeiden Sie starke Essensgerüche, essen Sie immer, wenn Sie Appetit haben (auch nachts), essen Sie regelmäßig kleine Mahlzeiten, richten Sie Ihre Speisen appetitlich an

von Seligman durchgeführten Untersuchung an schwerkranken Krebspatienten, die in ein Pflegehospiz aufgenommen wurden, gaben die Patienten an, daß sie sich am meisten durch die Schmerzen und durch die Appetitlosigkeit beeinträchtigt fühlten [10].

Es wird empfohlen, Patienten und Angehörige zu schulen, auf die speziellen diätetischen Bedürfnisse des Patienten einzugehen: Kleine Portionen, häufige Mahlzeitenfrequenz, Lieblingsspeisen, nicht so stark gewürzte Speisen, weniger proteinreich, nicht zu heiß, eher Raumtemperatur. Um den Kaloriengehalt der Speisen zu erhöhen, empfiehlt sich der Einsatz von industriell hergestellten Zusatznahrungen.

Appetitstimulanzien führen insgesamt zu einer Verbesserung der Lebensqualität der Patienten. In den letzten Jahren haben Studien zeigen können, daß durch den Einsatz von Megestrolazetat und Medroxyprogesteronazetat, 2 Progesteronderivaten, Appetit, Körpergewicht und Lebensqualität der Patienten gesteigert werden konnten. Ob diese Ergebnisse allerdings auch auf Patienten im Karzinomendstadium zutreffen, ist bisher nicht untersucht. Es wird vermutet, daß bei fortgeschrittenen Tumorstadien eine wesentlich aggressivere Ernährungstherapie erforderlich ist [1]. Grundsätzlich stehen hier die Möglichkeiten der enteralen und parenteralen Ernährung zur Verfügung.

Mit dem Einsatz der künstlichen Ernährung sollte so früh wie möglich begonnen werden. Hat sich bereits eine starke Malnutrition manifestiert, ist es bei fortgeschrittenen Tumorstadien so gut wie unmöglich, diesen Zustand wieder aufzuheben.

Durch die Entwicklung neuer Diäten und Applikationstechniken hat die enterale Ernährung in den letzten Jahren stark an Bedeutung zugenommen. In ihrer Effektivität ist sie - bei richtiger Anwendung - der parenteralen Ernährung sogar überlegen. Es sollte daher die Indikation zur parenteralen Ernährung erst dann gegeben werden, wenn die enterale Ernährung kontrainduziert ist, wie z. B. beim paralytischen Ileus, Obstruktionen des Dünndarms, abdomineller Sepsis [6].

Selbst bei den o.g. Störungen des Magen-Darm-Traktes durch die Tumortherapie kann durch eine gezielte Auswahl der Sondennahrung enteral ernährt werden; bei Funktionsschädigungen der Mukosa kommen niedermolekulare Diäten, Glutamin, wasserlösliche Ballaststoffe zum Einsatz. Maldigestion, die meistens die Fettverdauung beeinträchtigt, kann mit Hilfe von MCT-Fetten verbessert werden. Diarrhöen lassen sich häufig durch Ballaststoffe regulieren. Erbrechen kann durch die Applikation in den Dünndarm vermieden werden.

In der Praxis ist oft zu beobachten, daß enterale Nahrungen den Patienten als Trinknahrungen angeboten werden. Sowohl Ärzte als auch Patienten scheuen die Anlage einer Ernährungssonde. Eine kalorisch ausreichende Zufuhr und eine bedarfsdeckende Versorgung ist allerdings nur mit Hilfe der Sondenapplikation zu gewährleisten. Der Einsatz einer Trinknahrung dient mehr der Gewissensberuhigung des Behandelnden als der Verbesserung des Ernährungszustandes des Behandelten. Kurzfristig kann der Patient über eine nasogastrale oder nasojejunale Sonde ernährt werden. Für die längerfristige enterale Ernährung (>5–6 Wochen) empfiehlt sich immer die Anlage einer PEG bzw. PEJ.

Klinische Studien, die zeigen, inwieweit sich durch die enterale Ernährung die Lebensqualität der Patienten verbessert, stehen allerdings bisher noch aus. Obwohl die parenterale Ernährung wesentlich komplikationsreicher und aufwendiger als die enterale Ernährung ist, werden in der Praxis die meisten Krebspatienten über die Vene ernährt. Studien belegen, daß bei Patienten unter Chemotherapie eine Verbesserung des Körpergewichtes und des Körperfettanteils sowie des Serumgehaltes an Mineralstoffen, Spurenelementen und Vitaminen durch parenterale Ernährung erreicht werden kann. Allerdings berichten einige Studien von einem höheren Infektionsrisiko der parenteral ernährten Patienten, so daß Morbidität und Mortalität nicht unbedingt verbessert werden können.

Grundsätzlich können beide Formen der künstlichen Ernährung kombiniert werden.

Seit ca. 20 Jahren besteht die Möglichkeit der Heim-Enteralen- (HEN) bzw. Heim-Parenteralen-Ernährung (HPN). Ausreichend qualifizierte ambulante Pflegeteams gewährleisten eine relativ problemlose Versorgung der Patienten. Wissenschaftliche Untersuchungen über den Benefit der Heimversorgung kommen zu unterschiedlichen Ergebnissen. Während in einigen Studien die künstliche Ernährung als günstig für mangelernährte Karzinompatienten angesehen wird, berichten andere über geringe Effekte bei Tumorpatienten. Es wurden in den Studien jedoch ausschließlich physiologische Parameter verglichen. Der Einfluß der HEN/HPN auf die Lebensqualität der Patienten ist nur in wenigen Studien untersucht. Grindel et al. [4] stellten in einer Übersicht die vorhandenen Arbeiten zusammen (Tabelle 2).

Eine zusammenfassende Beurteilung der Arbeiten wird dadurch erschwert, daß die Autoren zur Beurteilung der Lebensqualität unterschiedliche Kriterien heranziehen. Als Untersuchungsparameter wurden die körperliche Aktivität, psychologische Kriterien, zwischenmenschliche Beziehung und soziales Engagement, finanzielle Aspekte, Symptome und Komplikationen der künstlichen Ernährung verwendet. Insgesamt kann festgestellt werden, daß die künstliche Ernährung zuhause bei Tumorpatienten immer häufiger angewendet wird.

Sicher ist es für den Patienten wesentlich angenehmer, die ihm verbleibende Zeit in seiner gewohnten Umgebung, im Kreise seiner Angehörigen zu verbringen. Bereits 1976 postulierte Brunner, daß „das Ziel jeder Tumortherapie entweder die definitive Heilung, die Verlängerung einer lebenswerten Zeit, oder die wirksame Palliation mit Verbesserung der Qualität der verbleibenden Lebensspanne" sein soll.

Wie die praktische Umsetzung dieser Empfehlungen aussehen kann, soll schematisch an einem Patientenbeispiel dargestellt werden (Abb. 2).

Die Patientin (geboren 1926) kam nach der Behandlung des Leiomyosarkoms durch Radiatio und anschließender Dünndarmteilresektion aufgrund eines Ileus mit einem Körpergewicht von 35 kg im Juni 1995 in unsere Klinik. Die Patientin war bettlägerig und litt unter massiven Durchfällen. Sie wurde zunächst 14 Tage lang stationär total-parenteral mit dem in unserer Klinik entwickelten „Gießener Mischbeutel" (1800 kcal; 60 g AS, 140 g Glucose, 100 g Fett) periphervenös ernährt. Nach einer Gewichtszunahme von ca. 2,5 kg wurde der Patientin ein zentralvenöser Zugang implantiert, und sie wurde zur heimparenteralen Ernährung entlassen. Die Vermittlung eines speziell geschulten Pflegeteams gewährleistete die Versorgung der

Tabelle 2. Lebensqualität und Heimernährung bei Krebspatienten [4]

Autor	HEN/ HPN	Patienten-zahl	Erkrankung/ Diagnose	Ergebnis
Rains 1981	HEN	10	HNO-Tumoren	Geringe Verbesserung der körperlichen Aktivität
Sami et al. 1990	HEN	12	Tumoren unterschiedlicher Histologie	75% Verbesserung der täglichen Aktivitäten
King et al. 1993	HPN	61	Gynäkologische Tumoren	Signifikante Verbesserung der Lebensqualität (gastrointestinale Beschwerden, Nausea, Erbrechen, Müdigkeit, soziale Aktivität). Je besser der Ausgangszustand (Karnofsky-Index >40), desto größer die Verbesserung
August et al. 1991	HPN	17	Inoperable Tumoren des GI-Traktes	82% deutliche Verbesserung
Howard et al. 1991	HPN	668	Tumoren unterschiedlicher Histologie	25% konnten normale Aktivitäten wieder aufnehmen, 40% partielle Rehabilitation
Cartmill et al. 1987	HPN	25	Inoperable Tumoren	54% erlebten keine Einschränkungen, weiterhin mobil
Mugal et al. 1986	HPN	11	Tumoren unterschiedlicher Histologie	5 konnten Voll- oder Teilzeitarbeiten erledigen oder im Haushalt helfen, die meisten Patienten waren arbeitsunfähig und benötigten Hilfe

Patientin zuhause. Als die Patientin ein konstantes Körpergewicht im Normalbereich (BMI 21,0 kg/m^2) erreicht hatte, wurde ihr in unserer gastroenterologischen Ambulanz eine PEG gelegt. Zuhause wurde im engen Kontakt zur Patientin und zum Pflegeteam die Umstellung der total-parenteralen auf die total-enterale Ernährung durchgeführt. Seit ca. April/Mai 1996 ist die Patientein bei total-enteraler Ernährung gewichtskonstant bei 52 kg (BMI 21,6 kg/m^2). Die Patientin hat durch diese Ernährungstherapie deutlich an Lebensqualität gewonnen. Sie ist kräftiger, ist mobil und kann wieder am Leben teilnehmen.

M.G., weiblich, * 1926

Diagnose: Leiomyosarkom, Strahlenenteritis nach Radiatio, Kurzdarm

06/1995	35 kg → BMI = 14,6 kg/m^2	Verdacht auf Rezidiv
14 d stationäre totale parenterale Ernährung (1800 kcal; 60g AS, 140 g Glucose, 100 g Fett), periphervenöse Applikation	37,5 kg → BMI = 15,6 kg/m^2	Portanlage zur zentralvenösen Ernährung zuhause, Entlassung
24.01.1996	49 kg → BMI = 21,0 kg/m^2	PEG, Entlassung, kombinierte parenterale und enterale Ernährung zuhause
seit 05/1996	52 kg → BMI = 21,6 kg/m^2 Gewichtskonstanz	komplett enterale Ernährung zuhause

Abb. 2. Patientenbeispiel

Es wird in der letzten Zeit vielfach diskutiert, ob es sinnvoll ist, Patienten im Endstadium ihrer Krebserkrankung weiter künstlich zu ernähren. Unserer Meinung nach leiden die Patienten unter ihrer Primärerkrankung bereits sehr stark, so daß dieser Umstand durch Nahrungsentzug nicht noch weiter verschlimmert werden sollte. Gerade an diesem Patientenkreis läßt sich die Problematik des „humanen Sterbens" in besonderem Maße verdeutlichen. Ernährungsphysiologisch und technisch ist eine ausreichende Ernährung bis zum Tode möglich. Inwieweit sie im einzelnen umgesetzt wird, muß jeder behandelnde Arzt für sich selbst ethisch und moralisch entscheiden.

Literatur

1. Barber MD, Fearon KCH (1998) Current controversies in cancer: should patients with incurable disease receive parenteral or enteral nutritionnal support? Eur J Cancer 34:279-285
2. DeWys WD, Begg C, Lavin PT et al. (1980) Prognostic effect of weight loss prior to chemotherapy in cancer patients. Amer J Med 69:491-497
3. Deutsche Gesellschaft für Ernährung (DGE) (1992) Essen und Trinken für Krebskranke, 2. Edition. Druckerei Henrich, Frankfurt/M
4. Grindel CG, Whitmer K, Barsevick A (1996) Quality of life and nutritional support in patients with cancer. Cancer Practice 4:81-87
5. Laviano A, Renvyle T, Yang ZJ (1996) From laboratory to bedside: new strategies in the treatment of malnutrition in cancer patients. Nutrition 12: 112-122
6. Richter G (1992) Enterale Ernährung des Tumorpatienten. Akt Ernähr Med 17:300-312
7. Schauder P (1991) Ernährung und Tumorerkrankungen: Prinzipien und Standortbetrachtung. In: Schauder P (Hrsg) Ernährung und Tumorerkrankungen. Karger, Basel, S 1-18
8. Schusdziarra V (1991) Grundumsatz bei Tumoren unterschiedlicher Histologie. In: Schauder P (Hrsg) Ernährung und Tumorerkrankungen. Karger, Basel, S 260-270
9. Selberg O, Weimann A, Müller MJ (1991) Genese der Tumorkachexie. In: Schauder P (Hrsg) Ernährung und Tumorerkrankungen. Karger, Basel, S 198-212
10. Seligman PA, Fink R, Massey-Seligman EJ (1998) Approach to the seriously ill or terminal cancer patient who has poor appetite. Semin Oncol 25: 33-34

Schmerztherapie bei metastasierenden Karzinomen

U. Vigelius-Rauch, G. Hempelmann

MERKE:

1. Die Prävalenz von Krebsschmerzen steht in enger Verbindung mit ossär metastasierenden Tumoren, also gynäkologischen-, Prostata-, Lungen- oder Nierentumoren.
2. Ca. 70% aller an Krebs leidenden Menschen (weltweit über 25 Millionen) haben Tumorschmerzen. Bis heute erhalten jedoch 30% der Patienten keine und weitere 51% eine nur unzureichende Schmerztherapie.
3. Ziel einer zeitgemäßen Schmerztherapie ist:
   a) die möglichst weitgehende Schmerzminderung,
   b) der Erhalt oder die Verbesserung der Lebensqualität.
4. Therapieprinzipen:
   Neben der Ausschöpfung kurativer, lebensverlängernder Maßnahmen sollen entsprechend dem „Sheffield modell of palliative care" von Beginn der Diagnosestellung an palliative Behandlungsprinzipien in Form einer symptomatischen Schmerztherapie eingesetzt werden. Hierzu gehören:
   a) die medikamentöse Schmerztherapie gemäß dem WHO-Stufenschema und bei Bedarf der additive Einsatz von Adjuvanzien,
   b) Regionalanaesthesien, Nervenblockaden und Neurolysen.
5. Nahezu 90% aller Krebs-Schmerzpatienten können entsprechend dem WHO-Stufenschema mit oral applizierbaren Analgetika adäquat behandelt werden. Für die parenterale Verabreichung stehen transdermal, subkutan, intravenös, peridural, intraspinal und intrathekal wirksame Medikamente zur Verfügung.
6. Das Auftreten von opioidbedingten Nebenwirkungen kann durch
   a) eine stufenweise Dosissteigerung,
   b) einen Opioid-Medikationswechsel („Rotation"),
   c) eine prophylaktisch durchgeführte Begleitmedikation (Antiemetika, Laxantien, Antihistaminika, Stimulantien) deutlich reduziert werden.
7. Für den individuell notwendigen Einsatz einer Ko-Medikation stehen als Adjuvanzien: Antidepressiva, Antikonvulsiva, Kortikosteroide, Lokalanaesthetika, α_2-Adreno-Agonisten und Spasmolytika zur Verfügung.
8. Metastatisch bedingte Knochenschmerzen werden neben dem Einsatz von NSAID und Opioiden in neueren Behandlungsansätzen additiv durch eine Inhibition der Knochenresorption behandelt. Hierzu gehören: Calcitonin, Bisphosphonate oder eine Radionuklid-Therapie. Als Ultima ratio ist der Einsatz von palliativ implantierbaren Endoprothesen zu diskutieren.

Einleitung

Weltweit leiden über 25 Mio Menschen an Krebs. Schmerz ist oftmals das erste Symptom einer Tumorerkrankung; besonders bei Ovarial-, Mamma-, Prostata-, Lungen- und Nierenkarzinomen begleitet dieser die Patienten in Abhängigkeit von der Tumorausbreitung und Lokalisation der Metastasen nicht selten über Monate und Jahre. Behandlungspflichtige Schmerzen treten bei 37% der Patienten schon in frühen Stadien maligner Erkrankungen auf, in fortgeschrittenen Krankheitsphasen sind mehr als 70% der Patienten davon betroffen [14]. Schmerz ist somit das häufigste gemeinsame Symptom aller Tumorpatienten und ein entscheidender, die Lebensqualität der Patienten negativ beeinflußender Faktor.

Die Therapie chronischer Schmerzen hat in den vergangenen 10 Jahren deutliche Fortschritte gemacht. Aber noch immer erhalten 51% der Tumorpatienten (gegenüber noch 80% in den 90er Jahren, WHO 1990) keine adäquate Schmerztherapie [1].

Durch eine genaue Anamneseerhebung und körperliche Untersuchung, ggf. auch unter dem Einsatz apparativer Diagnostik lassen sich unterschiedliche Schmerzursachen differenzieren. Tumorschmerzen (70%) sind nach allgemeiner Auffassung bedingt durch Infiltration von Geweben mit nachfolgender Kompression, Ulzeration, Perforation oder Ischämie. Davon zu unterscheiden sind therapiebedingte, z.B. postoperative Schmerzen (14%). Tumorassoziierte Schmerzsyndrome (8%), z.B. durch das Auftreten eines Dekubitus, eines Herpes zoster, durch Thrombose oder Embolie, werden von Schmerzen einer bereits vorbestehenden Erkrankung, die mit einem regelmäßigen Analgetikabedarf einhergeht, wie Migräne, Osteoporose, Arthrose, Polyneuropathien u.v.a. (14%), abgegrenzt [3] (Abb. 1).

Zu bedenken sind außerdem Mechanismen der Schmerzverstärkung oder der positiven, affektiven Schmerzverarbeitung durch psychosoziale Einflußgrößen.

Im Rahmen der Qualitätssicherung erhält auch in der Therapie chronischer Schmerzen die Evidence-Based Medicine (EBM) zunehmende Bedeutung. Das heißt, das Ergebnis jeder therapeutischen Intervention ist nur dann von relevantem Nutzen, wenn sich im Rahmen kurativer Maßnahmen ein Effekt auf die Lebenserwartung, nach symptomatischen Therapieverfahren ein Einfluß auf die Lebensqualität nachweisen läßt. In Abhängigkeit von der Art und dem Stadium einer bestehenden Tumorerkrankung sollte daher der behandelnde Arzt gemeinsam mit dem Patienten unter Berücksichtigung des individuellen Allgemeinzustandes und des Risikoprofils geplanter Maßnahmen therapeutische Ziele formulieren, die es zu erreichen gilt.

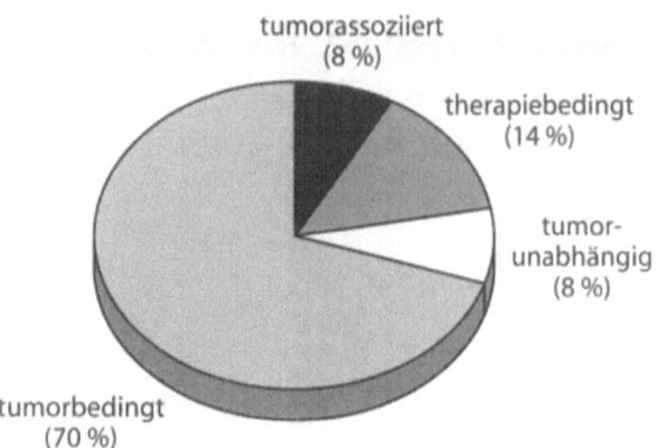

Abb. 1. Ursachen der Schmerzentstehung bei Tumorpatienten. Prozentuale Verteilung nach Grond 1996

Engmaschige Verlaufsbeobachtungen in Form der Tumornachsorge und/oder Symptomkontrollen – unter Berücksichtigung von Opioidsensibilität, Opioidbedarf und Nebenwirkungen – sind insbesondere in der Primär- und Korrekturphase einer Therapie notwendig. Zur Dokumentation stehen hier dem Patienten sog. Schmerztagebücher zur Verfügung. Eine ganzheitliche Symptomkontrolle beinhaltet darüber hinaus Hilfe und Unterstützung bei der Krankheitsverarbeitung und -bewältigung im Sinne einer Akzeptanz unabänderlicher Krankheitssymptome und Behinderungen (psychosoziale Unterstützung).

Aktuelle Untersuchungen machen deutlich, daß auch ökonomische Aspekte bei der Schmerztherapie zu beachten sind. Bei vergleichbarem analgetischem Nutzen kann zwischen dem kostengünstigsten und dem teuersten Vorgehen durchaus ein Faktor von 50–100 liegen [8].

Kurative Therapieverfahren

Im Vordergrund der Therapie maligner Erkrankungen stehen *kurativ intendierte Maßnahmen* wie Operation, Radiatio, Chemo-, Hormon-, oder Immuntherapie, meist als multimodale Verfahren, die in aller Regel tumorverkleinernd und damit sekundär schmerzreduzierend wirken. Primäres Ziel ist die Erhaltung oder Verlängerung des Lebens.

Symptomatische Therapieverfahren: medikamentöse Schmerztherapie

Im Gesamtkonzept der Tumorschmerztherapie stehen neben den tumororientierten Maßnahmen sowie der psychischen Betreuung und Führung des Patienten *symptomatische Therapieverfahren*. Dabei gilt als die einfachste und sicherste Methode die *medikamentöse Therapie* unter Anwendung des seit 1986 geltenden WHO-Stufenschemas, das unter konsequenter Durchführung bei 90% der Patienten zu einer ausreichenden Schmerzlinderung führt [10]. Den Nebenwirkungen dieser Schmerztherapie ist von Anfang an durch frühzeitige prophylaktische Maßnahmen zu begegnen. Auch adjuvante Medikamente (Substanzen, deren primäre Indikation nicht auf die Verwendung als Analgetikum zielt), können individuell auf jeder Stufe des von der WHO vorgeschlagenen Schemas zur Wirkungsverbesserung mit Analgetika kombiniert eingesetzt werden.

Modifiziertes WHO-Stufenschema

Das WHO-Stufenschema empfiehlt den oralen Einsatz der Analgetika entsprechend ihrer unterschiedlichen analgetischen Potenz auf den folgenden 3 Stufen:

1. *Nichtopioidanalgetika* und ggf. gleichzeitig *adjuvante Pharmaka* bei geringen oder nur gelegentlich auftretenden Schmerzen. Die Nichtopioidanalgetika sind pharmakologisch unterschiedlichen Stoffklassen zuzuordnen und wirken überwiegend peripher (nichtsteroidale, saure Antiphlogistika [NSAID]) oder zentralnervös (nichtsaure Antipyretika). In der Langzeittherapie ist die Anwendung der NSAID vor allem durch gastrointestinale Nebenwirkungen eingeschränkt. Etwa 10–20% der mit NSAID behandelten Patienten klagen über dyspeptische Beschwerden. Und weitere 15–20% der Behandelten entwickeln unter einer kontinuierlichen NSAID-Einnahme ein Ulkus, 1–3% müssen bei einer Dauertherapie wegen einer gastrointestinalen Blutung oder Perforation im Krankenhaus behandelt werden [2]. Zur Prophylaxe werden die Gabe von H_2-Rezeptor-Antagonisten (z.B. Ranitidin), Prostaglandinanaloga (z.B. Misoprostol) oder Protonenpumpenhemmer (z.B. Omeprazol) empfohlen.
2. Auf der zweiten WHO-Stufe wird *zusätzlich* ein *schwaches Opioidanalgetikum* eingesetzt. Zur Langzeitbehandlung chronischer Schmerzen sind v.a. die Retardformen von Dihydrocodein, Tilidin und Tramadol zu empfehlen, da hier komfortable Dosierungsintervalle von 8–12 h möglich sind.
3. Auf der 3. Stufe wird anstelle des schwachen ein *stark wirksames Opioidanalgetikum* bei starken chronischen Schmerzen eingesetzt. Als Referenzsubstanz steht hier neben Buprenorphin das klassische Morphin in den unterschiedlichsten Applikationsformen zur Verfügung: Saft, Tablette, Kapsel, Granulat, Suppositorium, retardiert und nichtretardiert.

Im Vordergrund unerwünschter Opioidwirkungen steht die nahezu obligate Obstipation, die von Beginn der Therapie an konsequent durch regelmäßige Laxanziengabe behandelt werden muß. Übelkeit und Erbrechen treten meist nur initial auf und erfordern dann den vorübergehenden Einsatz von Antiemetika oder Neuroleptika.

Die Grundidee des WHO-Stufenschemas liegt in der Verordnung möglichst *langwirkender Analgetika*, die entsprechend ihrer Wirkdauer nach vorgegebenem *Zeitschema* als Schmerzprophylaxe *oral* eingenommen werden. Weiterhin ist zu beachten, daß ausschließlich *Monopräparate* gegeben werden sollten. Bei wechselnder Schmerzintensität bzw. dem Auftreten von Schmerzspitzen ist eine zusätzliche Applikation schnell verfügbarer Opioide angezeigt. Diese können „nach Bedarf" verordnet und vom Patienten in eigener Regie eingenommen werden. Anhand der Dokumentation in einem Schmerztagebuch sollte dann der behandelnde Arzt, z.B. durch Dosiserhöhung der retardiert verordneten Präparate, therapeutische Konsequenzen ziehen.

Die Vorteile dieses 3-Stufen-Schemas liegen auf der Hand: Weitgehende Unabhängigkeit des Patienten, kontinuierliche Schmerzfreiheit/-linderung, übersichtlicher Einnahmemodus sowie gezielte Erfassung und Behandlung möglicher Nebenwirkungen.

Adjuvanzien

Die Kenntnisse über die Anwendung bestimmter Adjuvanzien bei Tumorpatienten sind weitgehend empirisch. Ihr Einsatz ist meist von der Schmerzart abhängig. Da für die meisten der adjuvanten Analgetika kein dosisabhängiger analgetischer Effekt bekannt ist, sollte die Initialdosis niedrig gehalten und nach Wirkung erhöht werden:

- *Kortikosteroide* gehören zu den meistverwendeten Adjuvanzien. Plazebokontrollierte Studien zeigen bei fortgeschrittenen Tumorerkrankungen mit Knochenschmerzen durch Metastasen, infiltrations- oder kompressionsbedingten neuropathischen Schmerzen, bei Lymphödem oder Spannnungszuständen der Leberkapsel einen analgetischen Effekt und eine signifikante Verbesserung der Lebensqualität. Kortikosteroide können sich positiv auf Stimmung, Übelkeit und Appetit auswirken.
- In der Gruppe der *trizyklischen Antidepressiva* zählt Amitriptylin zu den am häufigsten untersuchten Substanzen. Die wichtigste Indikation für Antidepressiva als Adjuvanzien bei Tumorschmerzen sind neuropathische Schmerzen, die nur unzureichend auf Opioide angesprochen haben. Die analgetische Komponente dieser Medikamente tritt meist bedeutend früher und bei einer niedrigeren Dosierung auf als die antidepressive Wirkung.
- Verschiedene *Antikonvulsiva* scheinen bei neuropathischen Schmerzen mit einschießendem Charakter analgetisch wirksam zu sein. Für Carbamazepin ist dieser Effekt am besten dokumentiert.
- Sympathisch unterhaltene Schmerzzustände können auch bei Tumorpatienten auftreten, z.B. die sympathische Reflexdystrophie oder Herpes-zoster-Neuralgie und sind mittels *Sympathikusblockaden* häufig erfolgreich zu behandeln. Bei Kontraindikationen lohnt sich ein oraler Therapieversuch mit *Sympatholytika* wie Phenoxybenzamin oder Prazosin sowie mit Nifedipin, einem Kalziumantagonisten, als risikoarmer therapeutischer Option.
- Bei Knochenschmerzen werden nichtsteroidale Antiphlogistika und auch Kortikosteroide in schwierigen Fällen empfohlen. Auch für *Bisphosphonate* ist ein deutlich positiver Einfluß auf ossäre Schmerzen im Rahmen maligner Erkrankungen belegt.

Untersuchungen von Iveson u.a. ergaben eine Responderquote von 69%, die sich in einer signifikanten Reduktion neu auftretender Knochenmetastasen, hyperkalziämischer Episoden, einer Reduktion von Frakturen sowie einer signifikanten Schmerzreduktion zeigte.

In einer Phase-II-Studie konnte Purohit zeigen, daß nach einer einzigen intravenösen Infusion von hochdosiertem Pamidronat bei 59% der Patienten mit Knochenmetastasen eine hochsignifikante Schmerzreduktion erzielt wurde [9].

Spezielle Schmerztherapie

Sollte eine orale Schmerzmedikation nicht mehr effizient sein oder durch nicht akzeptable Nebenwirkungen limitiert werden, ist unter der Mitbehandlung eines Schmerzexperten ein parenterales Therapieverfahren obligat. Das Repertoire reicht hier von der transkutanen Opioidapplikation und parenteralen Opioiddauerinfusion über Methoden der Regionalanästhesie bis hin zur rückenmarknahen bzw. intraventrikulären Analgetika- und Koanalgetikagabe sowie implantierbare Katheter-, Port- und Pumpensysteme. Zentralnervöse elektrische, neurolytische und neurochirurgische Schmerztherapieverfahren schließen den Kreis (Abb. 2).

Es gibt keine wissenschaftlich belegbaren Gründe für die Notwendigkeit des Einsatzes *spezieller Analgesieformen* zur Therapie chronischer Schmerzen. Sie sind jedoch im Gesamtkonzept der Therapie von Tumorpatienten unverzichtbar.

Die *transdermale Opioidtherapie* (TTS-Fentanyl) ist seit Oktober 1995 in Deutschland etabliert. Neben einer zufriedenstellenden Schmerzlinderung bei stabilen Schmerzsyndromen konnte vor allem die Häufigkeit der Obstipation gesenkt werden [6]. Die Wirkungszeit eines Pflasters beträgt ca. 72 h, d.h. das System muß nur jeden dritten Tag gewechselt werden.

Mit dem Eintritt in die Finalphase einer Karzinomerkrankung gewinnt die parenterale Versorgung gegenüber der enteralen Schmerztherapie an Bedeutung. Hier haben insbesondere die *subkutane* und *intravenöse Opioidapplikation* ihren Stellenwert (s. auch Abb. 2).

Regional wirkende Verfahren sind besonders bei lokalisierten Schmerzen somatischen bzw. viszeralen Ursprungs und bedingt auch bei räumlich eingegrenzten neuropathischen Schmerzen indiziert. Der Wert von Sympathikusblockaden zur Prophylaxe und Behandlung der Post-Zoster-Neuralgie ist unstrittig [12]. In diesem Zusammmenhang ist besonders die ganglionäre Opioidanalgesie (GLOA) hervorzuheben [7].

Die *rückenmarknahe Verabreichung von Opioiden* sollte immer erst dann erwogen werden, wenn die Möglichkeiten der analgetischen Behandlung nach dem Stufenplan der WHO vollständig ausgeschöpft wurden oder starke, nicht therapierbare Nebenwirkungen zu einem Ausweichen zwingen. Es ist derzeit aufgrund klinischer Daten nicht entschieden, ob einer epiduralen oder einer intrathekalen Applikation der Vorzug gegeben werden sollte.

Der Einsatz *neuroablativer* bzw. *neurodestruktiver Verfahren* hat in den letzten Jahrzehnten zugunsten von neuroaugmentativen, -modulierenden bzw. -stimulierenden Verfahren an Bedeutung verloren. Entfielen 1975 noch annähernd 85% der schmerztherapeutischen Behandlungen auf destruierende Methoden, so reduzierte sich deren Anteil bereits bis in das Jahr 1987 auf weniger als 15%. Im gleichen Zeitraum stieg der Anteil medikamentöser Verfahren von unter 15% auf über 85% an [11].

Einen besonderen Stellenwert hat jedoch die *Plexus-coeliacus-Neurolyse* bei Pankreaskar-

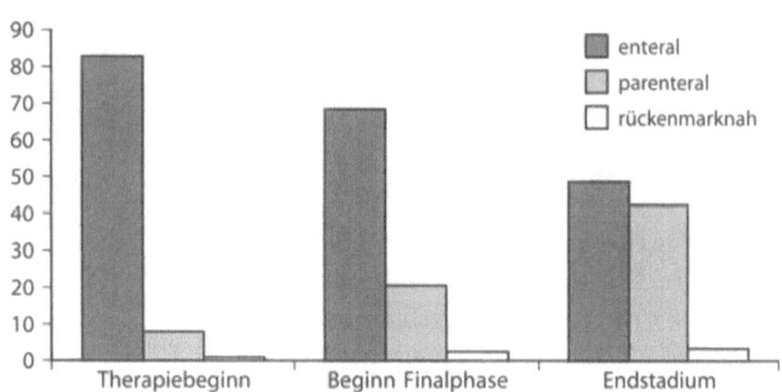

Abb. 2. Die Anwendung schmerztherapeutischer Verfahren im zeitlichen Verlauf. (Nach Zech et al. 1995 [13])

zinomen oder anderen Tumoren des Oberbauchs, wie von Eisenberg gezeigt werden konnte [5].

In einer Metaanalyse über rückenmarknahe Pumpensysteme zur Opioidapplikation faßt Tryba zusammen, daß diese Form der Applikation wie die systemische Medikation nach dem WHO-Stufenschema zu einer vergleichbaren Schmerzreduktion führt. Die Methode vermindert, aber verhindert nicht die Nebenwirkungen durch die Medikation, wie z.B. Obstipation, Übelkeit, Erbrechen, Müdigkeit u.a. Dagegen treten gehäuft schwerwiegende Komplikationen oder technische Probleme auf. So ist in bis zu 6% eine Revision, in 7% eine Explantation von Pumpen notwendig. Katheter und Portsysteme müssen in bis zu 15% der Fälle revidiert werden [4]. Aus diesem Grunde ist eine strenge Indikationsstellung erforderlich:

- somatisch begründete Schmerzursache,
- keine weitere Kausaltherapie sinnvoll,
- unbefriedigendes Ansprechen auf periphere Analgetika und Koanalgetika,
- Dosisausschöpfung oral und transdermal applizierter Opioide bis hin zum Auftreten starker Nebenwirkungen,
- Opioidsensibilität nach rückenmarknaher Applikation (Austestung!).

Adjuvante Verfahren

Symptomorientierte, *adjuvante nichtmedikamentöse, physikalische, physiotherapeutische* und *psychotherapeutische* sowie *soziale Maßnahmen* dienen nicht nur einer verbesserten affektiven Verarbeitung und Bewältigung der erlebten Schmerzen.

Zusammenfassung

Trotz bemerkenswerter Fortschritte in der Therapie chronischer Schmerzen, erhalten noch immer *30% der Tumorpatienten keine* und *weitere 51% keine adäquate Schmerztherapie.* Weltweit leiden also über 10 Mio Menschen ständig aufgrund unzureichender Versorgung unter Schmerzen. Allein durch die konsequente Anwendung des WHO-Stufenschemas könnte 9 Mio von ihnen geholfen werden, und darüberhinaus helfen differenzierte Methoden der Schmerztherapie, unabhängig von Art und Stadium der Erkrankung, fast immer ein für den Patienten subjektiv tolerables Schmerzniveau zu erreichen.

Wie vorher gezeigt, sollte aus der Vielzahl der zur Verfügung stehenden Methoden ein schmerztherapeutisches Konzept erarbeitet werden, das sich unabhängig vom Stadium einer malignen Grunderkrankung an der Schmerzlokalisation, individuellen Schmerzintensität und -qualität sowie den psychosozialen Grundstrukturen der Patienten orientiert. Diese Ziele der palliativen Schmerztherapie können nicht zuletzt nur durch eine verbesserte Ausbildung im Gesundheitswesen erreicht werden.

Literatur

1. Ahmedzai S (1997) Pain control in patients with cancer. Eur J Cancer 33 [Suppl 4]: 55-62
2. Arzneimittelbrief (1999) Gastrointestinale Nebenwirkungen nicht-steroidaler Antiphlogistika. Neues zur Prophylaxe und Behandlung. Jahrg 33, 1: 1-5
3. Arzneimittelkommission der deutschen Ärzteschaft (1996) Empfehlungen zur Therapie von Tumorschmerzen. Bundesärztekammer und Kassenärztliche Bundesvereinigung (Hrsg)
4. Böhme K, Tryba M (1998) Rückenmarksnahe Opioide und Pumpensysteme. Z Arztl Fortbild Qualitätss 92: 47-52
5. Eisenberg E, Carr DB, Chalmers TC (1995) Neurolytic celiac plexus block for treatment of caner pain. Anesth Analg 80: 290-295
6. Grond S, Radbruch L, Loick G (1998) Lebensqualität und Tumorschmerztherapie. Spektr Onkol, S 12-16
7. Maier C (1996) Ganglionäre lokale Opioidanalgesie (GLOA). Ein neues Therapieverfahren bei persistierenden neuropathischen Schmerzen. Thieme, Stuttgart
8. Manfredi PL, Chandler SW, Patt R, Payne R (1997) High-dose epidural infusion of opioids for cancer pain. J Pain Symptom Manage 13: 118-121
9. Purohit OP, Anthony C, Radstone CR, Owen J, Coleman RE (1994) High-dose intravenous pamidronate for metastatic bone pain. Br J Cancer 70: 554-558

10. Twycross RG (1993) Advances in cancer pain management. J Pharm Care Pain Symptom Control 1:5-30
11. Ventafridda V (1989) Continuing care: a major issue in cancer pain management. Pain 36: 137-143
12. Wulf H, Baron R (1997) Gibt es eine Prophylaxe der Postzoster-Neuralgie? Schmerz 11:373-377
13. Zech DFJ, Grond S, Lynch J, Hertel D, Lehmann KA (1995) Validation of World Health Organization guidelines for cancer pain relief. Pain 63: 65-76
14. Zech D, Buzello W (1991) Schmerzbehandlung. In: Pichlmaier H, Müller JM, Jonen-Thielemann I (Hrsg) Palliative Krebstherapie. Springer, Berlin Heidelberg New York, S 223-269

Die Versorgung von Menschen mit inkurablen Karzinomen durch Hospize

R. Cachandt

MERKE:

1. Die Geschichte der Hospizidee sowie der gegenwärtigen ambulanten wie stationären Praxis wurzelt in der Grundeinstellung, daß Sterben ein qualitativer Teil des Lebens ist. In diesem Sinne bejaht der Hospizgedanke das Leben. Begleitung und Unterstützung sterbender Menschen sollen den Tod weder beschleunigen noch hinauszögern.
2. Im Mittelpunkt der Begleitung und Betreuung schwerstkranker Menschen stehen deren umfassende Bedürfnisse und Wünsche. Die jeweilige Einzigartigkeit des Sterbens als eines persönlichen Krisenprozesses gilt es zu begleiten.
3. Palliative Medizin und Pflege stehen im Vordergrund. Sie verstehen sich im ursprünglichen lateinischen Wortsinn (ummanteln, beschützen) als eine ganzheitliche Behandlung und Betreuung von inkurablen Patienten. Schmerztherapie und Symptomkontrolle dienen dazu, eine für den Patienten akzeptable Lebensqualität herzustellen bzw. zu erhalten.
4. Im Pflege- und Betreuungssystem (Arzt, Pflegende, Sozialarbeiter, Seelsorger, Musiktherapeut usw.) bestimmt, um des Patienten willen, engste Kooperation die Arbeit. Hinsichtlich der Ereignisse um Sterben und Tod ist das Team untereinander dialogbereit und sensibel (gemeinsame Fortbildung, Supervision).
5. Freiwillige, ehrenamtliche Helferinnen und Helfer, selbst geschult und in ihrem Einsatz begleitet, unterstützen das Pflegeteam wie die Angehörigen (u.a. Sitzwachen, spirituelle Begleitung, zeitliche Entlastungen).
6. Angehörige und Freunde werden mit Beginn der Aufnahme in das Betreuungs- und Behandlungskonzept integriert. Der Kontakt wird aktiv gestaltet. Schon im Blick auf beginnende Trauerprozesse nehmen auch ihre Wünsche und Bedürfnisse eine gewichtige Rolle ein.

Kernsatz 1

Die *Geschichte* der *Hospizpraxis* seit dem Mittelalter (Herberge für ermüdete, erkrankte, sterbende Pilger und Wanderer) ist vorwiegend in pflegerische und betreuerische Maßnahmen eingebettet. Vor allem die Entwicklungen von Hospizen in London (1900 Sisters of Charity aus Irland kommend; 1967 Cicely Saunders und das St. Christopher's Hospice) verdeutlichen dies. Die vertiefte Erforschung des Sterbeprozesses durch Elisabeth Kübler-Ross (Interviews mit Sterbenden, engl. 1969) gab Einblick in die Prozesse letzter Wochen und Lebenstage von Sterbenden: sie geben sich als eine beachtliche qualitative Lebensphase eines Menschen zu erkennen. So möchten Hospize von ihren Wurzeln her Garanten sein für eine menschenwürdige Begleitung und Betreuung Sterbender. Sie sind daher keinesfalls „Sterbekliniken" im Sinne einer aktiven Euthanasie.

Kernsatz 2

Entsprechend Abb. 1 läßt sich die Hospizidee um den Sterbenden herum in einer *Art Netzwerk unterschiedlicher Praktiken* darstellen. Der Sterbende selbst gibt das Programm für seine Begleitung vor. Um *seine* Wünsche, um *seine Würde* hat sich alles weitere zu gruppieren. Darum ist es notwendig, Stadien oder Stufen bzw. Prozesse der Krisenverarbeitung eines inkurablen Patienten so gut als möglich zu kennen und sich in der Kommunikation mit ihm darauf jeweils einzulassen (Abb. 2). Zur Abb. 2 noch einige Erläuterungen:

- *Ungewißheit:* Diagnostisch harte Botschaften lassen „wie vom Blitz getroffen" erstarren. Was ist jetzt los? Unfreiwilliger Sturz aus der normalen Wirklichkeit.
- *Gewißheit:* Ja ... aber. Das kann doch gar nicht wahr sein. Warum gerade ich? Aus Kopf-Botschaft wird Herz-Erfahrung. Gefühle voller Angst brechen ungesteuert auf. Der Wahrheit ausweichen ... sie verleugnen ... Ruf nach Begleitung.
- *Aggressionen:* gegen sich selbst und andere. Wer kann mir noch helfen? Habe ich überhaupt gelebt? Todeswunsch richtet sich gegen sich selbst.
- *Verhandlungen:* mit Gott und der Welt, den Ärzten; Wunder möglich? Suche nach neuesten

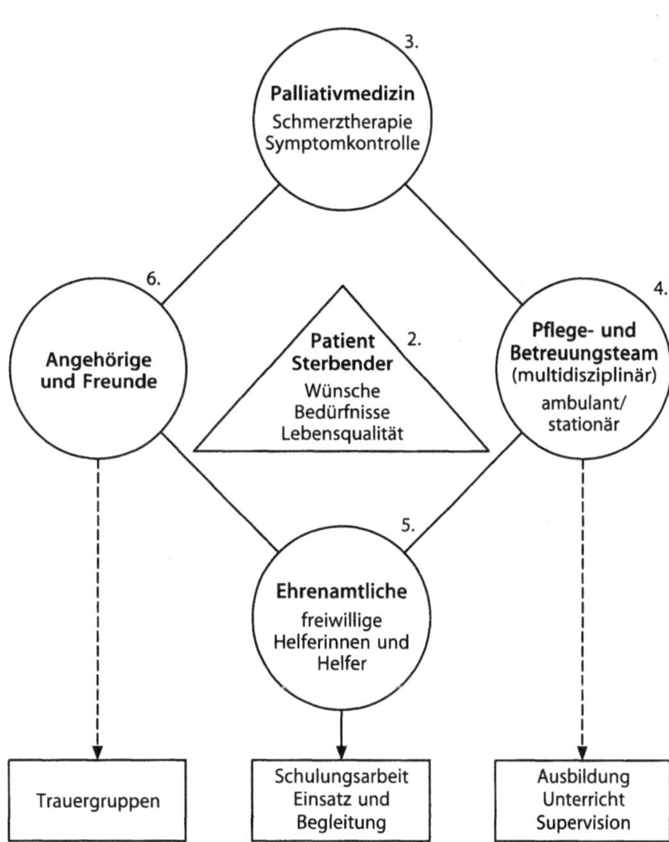

Abb. 1. Die Versorgung von Menschen mit inkurablen Karzinomen durch Hospize

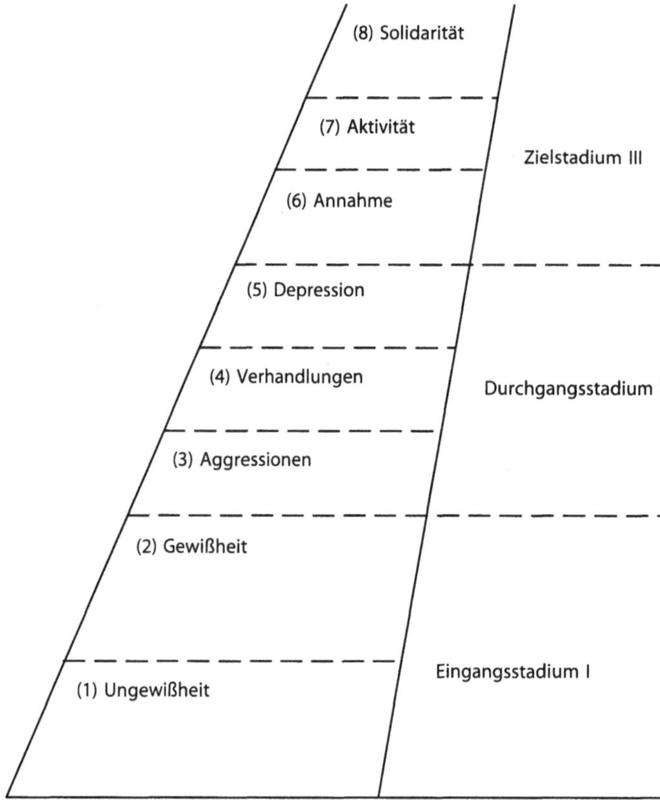

Abb. 2. Lernprozess „Krisenverarbeitung". Krisenverarbeitung als Weg des Patienten. (Nach Schuchardt 1998 [7])

Therapien. Wallfahrten. Der letzte Wunsch, bisher ungelebtes Leben „einzukaufen".

- *Depressionen:* Wozu noch? Alles ist sinnlos. Trauer im Rückblick wie im Blick nach vorne. Es wächst hier ein Zustand sozialer Isolation.
- *Annahme:* Was noch zu tun ist, ein Blick nach vorn. Etwas gestalten mit dem, was ich noch habe. Sprituelle Wurzeln und auch religiös-kulturelle Kräfte wecken. Autobiographisches Schreiben.
- *Aktivität:* Begrenzte Aktivitäten eingehen, leichte Kreativität wird erfahren.
- *Solidarität:* mit der eigenen Geschichte und den Angehörigen, Abschiede ermöglichen. Erfülltes Sterben in Gemeinschaft...

Für die Begleitenden bedarf dies einer (erlernten!) kommunikativen Kompetenz und Dialogbereitschaft. Darin sollten hohe Anteile von Empathie und hinreichende Zeit enthalten sein.

„Aufklärung" des Patienten, „Diagnosevermittlung" sollten in einen vertrauensvollen Prozeß entlang der psychischen Verarbeitungsmöglichkeiten des Patienten verlaufen.

Die wichtige Ermittlung des vermutlichen Patientenwillen sollte im Hospizteam geschehen. Der Patient sollte allerdings über Ziele und Grenzen einer Patientenverfügung, Vorsorgevollmacht bzw. Betreuungsverfügung bestens informiert sein. Nicht zu vergessen für die Lebensqualität des Patienten sind auch die baulichen, räumlichen Gegebenheiten (das Ambiente) einer Hospizeinrichtung, die den „Geist des Hauses" vermitteln helfen (u. a. Abschiedsraum, Kapelle...).

Kernsatz 3

Medizin erhält in diesem Zusammenhang ihren Rang als Palliativmedizin. Allgemein gilt für Deutschland noch die Aussage, daß Schmerztherapie im Studium wie in der ärztlichen Praxis vernachlässigt wird. Auch dank der Hospizbewegung erleben wir gegenwärtig einen Umbruch. Schmerzpatienten, vor allem die Schwerstkranken, werden kaum noch auf eine Ebene mit Drogenkonsumenten gestellt (Modellprojekte für Schmerztherapie werden z. Z. an den Kliniken Erlangen, Köln, Göttingen, Greifswald forciert).

Kernsatz 4

Im *Pflege- und Betreuungsteam* ist das kommunikative Verhalten von höchster Bedeutung sowohl nach innen wie nach außen. Seine Mitglieder rekrutieren sich aus unterschiedlichen medizinisch-pflegerischen und psychosozialen wie spirituellen Fachrichtungen. Die Hierarchie im Team wird flach gehalten. Nur sehr geringfügig kommen diagnostische und therapeutische Apparaturen zum Einsatz. Dafür darf aber am Personal nicht gespart werden: Für einen Patienten sollten etwa 2 Fachkräfte bereit stehen. In der emotional belastenden Arbeit bedarf es im Team vielfältiger offener und gelenkter Rückkoppelungen. Zusätzliche Ausbildung und Supervision fördern die tägliche Praxis. Gilt es doch auch, der eigenen Ängste und Hoffnungen angesichts von Tod und Sterben ansichtig zu werden. Das Team sollte sich auch der persönlichen Möglichkeiten und Grenzen seiner Mitglieder bewußt werden.

Kernsatz 5

Im alltäglichen Hospizgeschehen sind *ehrenamtliche, freiwillige Helferinnen* und *Helfer* wichtige Stützen. Sie ergänzen in vielfältiger Weise den beruflich-fachlichen Betreuungsdienst der hauptamtlichen Kräfte. Den Sterbenden werden sie wie gute Freunde und Nachbarn sein. In Kursen werden sie auf eine gelingende Sterbe- und Trauerbegleitung vorbereitet. Ihr Einsatz wie auch ihre „seelischen Erlebnisse“ bleiben in beständiger professioneller Begleitung. Eine hohe Beteiligung von freiwilligen Helferinnen und Helfern ist auch ein wichtiges Indiz für den Grad öffentlicher Akzeptanz eines Hospizes.

Kernsatz 6

Angehörige und *Freunde* bleiben bis zuletzt an der Seite des Sterbenden, um ihn vor einer schmerzlichen(!) sozialen Isolation zu bewahren. Sie können im/beim Hospiz übernachten. Bei der Ermittlung des vermuteten Patientenwillen gehören sie zu den Entscheidungsträgern. In der Regel kennen sie den Sterbenden am besten.

Allerdings bedürfen auch sie in den Prozessen des Abschieds, der Trennung und der Trauer angemessene Stütze und Begleitung. Auch können ihnen traumatische Erfahrungen erwachsen, wenn sie in schon länger andauernden Konfrontationen mit der Erkrankung die teilweise schmerzhaften Therapien miterleben mußten. Der Hospizdienst bietet ihnen Trauergruppen an.

Schlußbetrachtung

Der Hospizgedanke und die entsprechende Praxis im ambulanten wie stationären Bereich stehen und fallen mit ihrer *öffentlichen Akzeptanz.*

Nach einer Umfrage der Deutschen Hospizstiftung (Dortmund) wissen knapp $^1/_3$ der bundesdeutschen Frauen und rund 18% der Männer, was Hospizarbeit ist. In den alten Bundesländern und bei älteren Menschen ist die Bekanntheit deutlich höher als bei jüngeren Menschen und in den neuen Bundesländern.

So gehört *Öffentlichkeitsarbeit* gegenwärtig noch zu den vornehmsten Aufgaben der Hospizarbeit, um vor allem auch die noch keinesfalls geregelten Finanzierungen von Hospizen durch Kassenbeiträge, Eigenleistungen und Spenden hinreichend abzudecken (Kosten für einen Hospizplatz z. Z. ca. 600 DM). Das ehrenamtliche Engagement für einen Hospizdienst sollte ebenso gefördert werden. Denn dieser Dienst vermag auch die Lebensqualität und Lebensreife eines Menschen zu stärken.

Literatur

1. Deutsche Krebsgesellschaft e.V. Frankfurt (1997) FORUM 2. Schwerpunktthema: Ethik in der Onkologie (hier diverse Beiträge und Literatur)
2. Deutsche Krebsgesellschaft e.V. Frankfurt (1998) FORUM 4. Schwerpunktthema: Ethik in der Onkologie II (hier diverse Beiträge und Literatur)
3. Grundsätze der Bundesärztekammer zur ärztlichen Sterbebegleitung, beschlossen am 11.09.1998
4. Kübler-Ross E (1974) Interviews mit Sterbenden, 3. Aufl. Kreuz-Verlag, Stuttgart Berlin
5. Leshan L (1998) Diagnose Krebs. Wendepunkt und Neubeginn, 4. Aufl. Klett-Cotta, Stuttgart
6. Price R (1995) Ein zweites Leben. Überwindung der Krankheit. Suhrkamp, Frankfurt Leipzig
7. Schuchard E (1998) Leben und Sterben im Spiegel von über 1000 Biographien der Weltliteratur. In: Becker, Feldmann, Johannsen (Hrsg) Sterben und Tod in Europa. Neukirchen-Vluyn, S 159–174

Möglichkeiten ambulanter Pflege am Beispiel des Gießener Raumes

U. Kullmer, K. Münstedt

MERKE:

- Ziele ambulanter Therapie und Pflege sind es, die durch Krankheit und Therapie beeinträchtigte Patientin in ihr gewohntes Umfeld zu reintegrieren bzw. sie darin zu belassen, um ihr möglichst viele Freiheiten zu verschaffen, bzw. zurückzugeben.
- Wesentliche Probleme bestehen in Hinblick auf das oftmals nicht flächendeckende Angebot, der Koordination verschiedener Bereiche, die oftmals von Betroffenen nicht verbalisierten Wünsche nach häuslicher Pflege (insbesondere Frauen) sowie der häufigen Überforderungssituation von pflegenden Angehörigen und Freunden.
- Auch im Bereich der ärztlichen Ausbildung muß die Palliativmedizin stärker berücksichtigt werden.

Vor 1,5 Jahren wurden in Gießen die „Gießener Onkologischen Patientenseminare" gegründet. Ziel war die Vermittlung patientenrelevanter Information rund um das Thema Krebs und die Krebstherapie. Im Rahmen der Seminare wurden die Patienten gefragt, welche Themen für sie wichtig sind. Ein ganz wichtiger Themenwunsch war die ambulante Krebstherapie.

Da der Gießener Raum in dieser Beziehung kaum besser dasteht als andere Regionen, soll zuerst ein Überblick über die ambulante Therapie gegeben und dann der Ist-Zustand in diesem Raum abgehandelt werden.

Die Geschichte der ambulanten Pflege ist gerade mal ein halbes Jahrhundert alt. Die ersten Projekte gab es in den USA (Memorial Sloan Kettering Cancer Center und Mayo-Clinic) und England (Royal Marsden Hospital London) Anfang der 60er Jahre. Das erste Hospiz (nach heutigen Vorstellungen) wurde 1967 in London gegründet. In Deutschland begann das ganze erst 1983 mit der Gründung einer Palliativstation in Köln und dem Interphasemodell in Ravensburg 1989. Im ambulanten Bereich folgten 1990 in München und 1992 in Berlin und danach in Göttingen die ersten ambulanten onkologischen Dienste.

In Italien zeigt das Bologna-Hospital-at-Home die Überlegenheit der ambulanten Therapie im Vergleich zur stationären Therapie in der Patientenzufriedenheit und bei den Kosten [10].

Die ambulante Therapie ist in der heutigen Zeit zu einem Modewort geworden. Durch den Kostendruck im Gesundheitswesen drängen die Kostenträger immer mehr zu verkürzten Liegezeiten oder gar ambulanter Therapie. Die ambulanten Versorgungseinrichtungen hinken diesem Wunsch hinterher und Qualitätsvergleiche zur stationären Therapie gibt es in unserem Land keine. Daß ambulante Therapie in vielen Bereichen bei gleicher Qualität möglich ist, bleibt unbestritten; ob dies allerdings überall in der Bundesrepublik realisiert werden kann, sehr wohl. Pflegedienste schießen z.Z. aus dem Boden. Ihre Qualifikation wird allerdings nicht überprüft. Ein Test der ambulanten Pflegedienste durch die Stiftung Warentest zeigt die Probleme in den Bereichen, die die Patienten selbst beurteilen können, auf [8]. Die medizinische Qualifikation ist für Patienten oft nicht zu erkennen.

Ziele der ambulanten Therapie

Welche Ziele sollte die ambulante onkologische Versorgung haben? Hier muß man zwischen der kurativen und kausal-palliativen Therapie auf der einen Seite und der supportiv-palliativen Therapie auf der anderen Seite unterscheiden.

Die erste Gruppe von Patienten befindet sich in der Behandlung, wo noch eine kausale Therapie möglich ist. Diese Therapie wird von Krankenhäusern und onkologischen Schwerpunktpraxen in zunehmendem Maße übernommen und auch immer mehr ambulant durchgeführt. Es gibt nur wenige Gründe, eine Chemotherapie unter stationären Bedingungen durchzuführen. Auch die Strahlentherapie kann fast immer ambulant erfolgen. Ziel muß es sein, die durch die Krankheit und die Therapie beeinträchtigte Patientin wieder in ihr gewohntes Umfeld zu integrieren und ihr möglichst viele Freiheiten zurückzugeben. Die bisher in der Klinik erfolgte medizinische und psychologische Betreuung der Patientin und ihrer Angehörigen muß dann von ambulanten Diensten übernommen werden. Das Hauptproblem bleibt die Koordination dieser Dienste. Der Arzt in der Klinik und auch die Hausärzte sind oft überfordert.

Die zweite Gruppe von Patienten ist eine Gruppe, bei der die kausal-palliative Therapie ausgeschöpft ist und nun in eine supportiv-palliative Therapie übergeht. Noch mehr als zuvor besteht in dieser Zeit bis zum Lebensende der Wunsch, in der vertrauten Umgebung zu verbleiben. Die Grundvoraussetzung für die Erfüllung dieses Wunsches ist eine intakte Familie oder Freundeskreis, die bereit sind, die immer mehr zunehmende Pflege der Patientin zu übernehmen. Unterstützend erfolgt die Einbindung der ambulanten Dienste für die supportiven Maßnahmen. Als optimal wäre eine ambulante Stelle anzusehen, die diese Koordination übernimmt und gleichzeitig in der supportiven Therapie erfahren ist. Denn z.B. die Schmerztherapie weist in Deutschland noch viele Defizite auf. Dieser Dienst müßte dann auch je nach Notwendigkeit mehrmals täglich längere Besuche zur Unterstützung der Patientin und ihrer Angehörigen durchführen können. Diese Aufgabe ist auch nicht von einem Hausarzt zu erfüllen. In diesem Bereich treten die Defizite in palliativmedizinischen Kenntnissen zu Tage. Es gibt mehrere Arbeiten, die den Nutzen einer solchen spezifischen Weiterbildung insbesondere bei den Hausärzten aufzeigen [2, 6, 7].

Strukturelle Probleme

Große Probleme in der Etablierung eines solchen Dienstes bestehen heute in den reglementierten Regeln der ärztlichen Vergütung. Allerdings gibt das Beispiel des Home-Care-Projektes in Berlin Anlaß zur Hoffnung. Nach Überzeugung der entsprechenden Stellen ist es gelungen, eine Finanzierung dieser Einrichtung zu ermöglichen [9].

Patientenwünsche

Nur ca. $^1/_3$ der Patienten äußert den Wunsch, im Krankenhaus zu sterben. Die Mehrzahl würde lieber die letzten Wochen des Lebens in der vertrauten Umgebung verbringen. Bei den gynäkologischen Patientinnen kommt hinzu, daß Frauen aufgrund ihrer sozialen Rolle die Pflege durch andere oft schwerer annehmen können als Männer. Dies führt dazu, daß der Wunsch nach häuslicher Versorgung nicht verbalisiert wird, obwohl er besteht. Weiterhin scheinen die Männer auch oft die weniger effektiven Pfleger zu sein. So zeigen Untersuchungen den Einfluß von Alter, sozioökonomischem Status und Geschlecht auf den Ort der Pflege am Lebensende [1, 4, 5].

Ansprüche an die Familie oder Freunde und Ärzte

An die Angehörigen und Freunde werden auch sehr hohe Ansprüche gestellt. Die Aufgaben erstrecken sich über die zunehmende Hilfe beim Essen und bei der Toilette, aber auch in der zunehmenden Präsenz für Gespräche und Zuwendung. Die permanente Belastung führt zur Überforderung und verkehrt sich in unbewußte Aggressivität oft dann gegen den Kranken [3]. Aus diesem Grund sollte vor der Entlassung in die häusliche Pflege intensiv mit den Angehörigen über die auf sie zukommende Aufgabe gesprochen und die regional möglichen Hilfen aufgezeigt werden. Der betreuende Arzt oder die Schwester sollten eine solche Situation erkennen und frühzeitig durch Gespräche entlasten. Auch das Gespräch über den Tod ist mit der Patientin auf Wunsch zu führen. Der bei diesem Thema ängstliche, verdrängende Arzt wird den Wunsch nicht wahrnehmen oder die Patientin schützt ihn, da sie seine Konflikte spürt. Es gilt auch, wenn möglich, der Patientin zu helfen, den nahenden Tod zu akzeptieren und die verbleibende Zeit für die persönlichen Kontakte zu nutzen. Die verzweifelte Situation des nahenden Todes führt sonst nur zur dauerhaften Depression. Hiermit ist nicht gemeint, daß Patientinnen ihre Wut und Angst über den nahenden Tod nicht äußern sollen. Das Gegenteil sollte erfolgen.

Medizinische Aufgaben

Neben der psychischen Betreuung spielt von medizinischer Seite die Linderung oder Beseitigung vegetativer Beschwerden wie Schmerzen, Übelkeit, Luftnot, Durst und die Dekubitusprophylaxe die wichtigste Rolle.

Hilfsmittel um dies zu erreichen sind einfach zu handhabende Einmalpumpen, Portsysteme (oft schlechte Venenverhältnisse) und bestimmte Lagerungstechniken (z.B. spezielle Dekubitusbetten). Die parenterale Ernährung spielt nur im Zusammenhang mit Chemotherapie eine Rolle. Hunger wird in der terminalen Phase selten verspürt, und es werden auch negative Auswirkungen der künstlichen Ernährung wie schlechtere Schmerztherapie diskutiert. Flüssigkeitszufuhr kann allerdings in Einzelfall sinnvoll sein, da die Vigilanz erhöht wird, andererseits reduziert der Verzicht auf Rehydrierung die kardiale Belastung und damit Ödeme, Bronchial- und Magensekret. Ohne einen in supportiver Medizin erfahrenen Arzt ist allerdings auch mit moderner Pflege nichts zu erreichen. Gerade die Schmerztherapie ist immer noch ein weißer Fleck bei vielen Kollegen.

Die Idealvorstellung besteht aus einem Kollegen, der nur ambulant mit Hausbesuchen tätig ist. Er muß die medizinischen und psychologischen Notwendigkeiten erkennen und die vorhandenen Ressourcen der ambulanten Betreuung nutzen. Diese Koordination und die häufigen und auch langen Hausbesuche können im vorhandenen System durch die Hausärzte nur unzureichend erfüllt werden. Trotzdem leisten die niedergelassenen Kollegen hier sehr wertvolle Arbeit. Diese Wunschvorstellung ist allerdings bis auf ein paar Modelle kaum irgendwo verwirklicht. Hoffnung gibt der an der TH Aachen 1999 einzurichtende erste deutsche Lehrstuhl für Palliativmedizin (Stiftung).

Ambulante Versorgungssituation in Gießen und Umgebung

In der Stadt Gießen oder dem Landkreis gibt es kein Hospiz oder eine Palliativstation. Die nächsten Einrichtungen sind in Marburg oder Frankfurt. Falls klinische Pflege notwendig ist, wird sie in den Akutkrankenhäusern geleistet. Einen koordinierenden Palliativmediziner gibt es ebenfalls nicht. In der Regel wird die häusliche Betreuung vom Klinikarzt in Zusammenarbeit mit der klinischen Sozialarbeiterin geleistet. Ist die Patientin bereits ambulant, organisieren die Hausärzte in Zusammenarbeit mit den Sozialstationen die häusliche Pflege. Neben den Sozialstationen und den Wohlfahrtsverbänden (Diakonie, Caritas, DRK) gibt es noch ca. 20 private ambulante Pflegedienste sowie überregionale Pflegezentralen (oft mit schlechter Ortskenntnis). Diese Dienste bieten nun alle Arten von Pflege an. Die Qualifikation ist allerdings nicht überprüft, sondern der persönlichen Erfahrung überlassen. Die Geräte zur Pflege (Toilettenstuhl, Infusomaten, Dekubitusbetten etc.) sind ebenfalls zu verordnen und werden auf Leihbasis zu Verfügung gestellt. Für ganz spezielle Bedürfnisse gibt es dann noch folgende Einrichtungen:

- Selbsthilfegruppen,
- Caritas- und DRK-Gruppen,
- Sozialarbeiter bei Caritas und DRK als Berater (auch für Angehörige),
- Deutsche ilco-Hilfe für Stomaträger,
- Ambulanz der Psychosomatischen Universitätsklinik und niedergelassene Therapeuten,
- Seelsorger,
- Pro-Familia-Sexualberatung,
- Sport nach Brustkrebs, Gruppen des Landessportbundes Hessen,
- Gießener Onkologische Patientenseminare,
- Härtefonds der Deutschen Krebshilfe oder andere Stiftungen zur finanziellen Unterstützung,
- Physiotherapeuten,
- ambulanter Hospizdienst - Trauerbegleitung der Caritas für Angehörige.

Ausblick

Es gilt, eine Schnittstelle zwischen Hausarzt und Klinik zu schaffen, die die Tätigkeiten übernimmt, die die vorhandenen Einrichtungen nicht erfüllen können. Hierzu müssen mehr Möglichkeiten der Vergütung geschaffen werden. Der in diesem Bereich tätige Palliativmediziner soll sowohl in supportiver Therapie als auch in Gesprächsführung geschult sein. Der Umgang mit Sterbenden erfordert die eigene Reflexion zum Thema Tod. Die z. B. im Raum Freiburg eingerichtete Brückenpflege ist ein erster Schritt.

Literatur

1. Addington-Hall J, Altmann D, McCarthy M (1998) Which terminally ill cancer patients receive hospice in-patient care? Soc Sci Med 46:1011-1016
2. Carlsson B, Gravgaard M, Moller T, Wallin K, Lindholm LH (1998) Teaching oncology and cancer care to gerneral practice trainees in Sweden: a two-year prospective, randomized study. J Cancer Educ 13:14-19
3. Freye R (1998) Zwischen Liebe und Überdruß. Dt Ärztebl 95:B-2550-2551
4. Grande GE, Addington-Hall JM, Todd CJ (1998) Place of death and access to home care services: are certain patient groups at a disadvantage? Soc Sci Med 47:565-579
5. Karlsen S, Addington-Hall J (1998) How do cancer patients who die at home differ from those who die elsewhere? Palliat Med 12:279-286
6. Rafla S, Khafif R, Ross P, McGroarty K (1997) The need to educate primary care physicians to provide oncologic services: a changing focus. J Cancer Educ 12:210-217
7. Razavi D, Delvaux N (1997) Communication skills and psychological training in oncology. Eur J Cancer 33:15-21
8. Samariter überfordert? (1997) Ambulante Pflegedienste. Test 7:84-89
9. Suchy B-R (1997) Modell Home-Care-Versorgung in Berlin. Spektr Onkol 3:7-11
10. Tanneberger S, Pannuti F, Mirri R et al. (1998) Hospital-at-Home for advanced cancer patients within the framework of the Bologna Eubiosia project: an evaluation. Tumori 84:376-382

Medikamentöse supportive Therapie bei gynäkologischen Malignomen

G. Emons, H. Meden, R. Osmers

MERKE:

1. Das Ziel supportiver Maßnahmen in der potentiell kurativen oder kausal-palliativen Therapie ist die Abschwächung bzw. Verhinderung der therapieinduzierten Morbidität. Zu den typischen supportiven Therapien in dieser Situation zählen Antiemetika, Antiinfektiosa und Wachstumsfaktoren zur Therapie von Nebenwirkungen der Chemo- oder Strahlentherapie.
2. Bei fortschreitendem Tumorleiden ist außer bei Notfällen (z.B. Hyperkalzämie-Syndrom, akute intrakranielle Drucksteigerung, u.a.) in der Regel keine aggressive kausal-palliative Therapie mehr indiziert. Die Ziele der supportiven Therapie in dieser meist präterminalen Situation liegen in der Bekämpfung der Tumorschmerzen (Analgetika, Bisphosphonate usw.), der Milderung von Tumorkachexie sowie der Symptome der Obstruktionen des Magen-Darmtraktes und der ableitenden Harnwege, der Dyspnoe und der Dehydratation.
3. In der gynäkologischen Onkologie haben traditionell endokrine Maßnahmen auch in der symptomatisch-palliativen Situation einen hohen Stellenwert. Sie wurden ursprünglich mit kausalpalliativer Intention eingesetzt.
4. Der supportive Einsatz von Glucocorticoiden oder Anabolika hat in der Behandlung der Tumorkachexie keinen nachgewiesenen Effekt.
5. Die Gabe von hochdosierten Gestagenen hat in kontrollierten Studien, selbst bei Patienten mit hormonunabhängigen Karzinomen, eine Appetitsteigerung, eine Erhöhung der Nahrungsaufnahme, des Körpergewichts sowie eine Reduktion des Grundumsatzes zur Folge gehabt.
6. Da bei fortgeschrittenen Mamma-, Endometrium- und Ovarialkarzinomen Gestagene auch über eine marginale antitumoröse Wirksamkeit verfügen, die meist nicht schlechter ist als die von Dritt- oder Viertlinien-Chemotherapien, haben Medroxyprogesteronacetat oder Megestrolacetat nach wie vor einen festen Platz in der symptomatisch-palliativen Therapie der Endstadien gynäkologischer Karzinome.

In der *potentiell kurativen Situation* ist das Ziel der supportiven Therapie im wesentlichen die Abschwächung bzw. Verhinderung der durch Strahlen- und/oder Chemotherapie induzierten Morbidität. Hier kommen typischerweise Antiemetika, Wachstumsfaktoren, Blutbestandteile und Antiinfektiosa zur Anwendung. In der *palliativen Situation* ist oft zunächst noch eine *kausalpalliative* Therapie möglich, die an den Tumormanifestationen angreift, z.B. eine second- oder third-line-Chemotherapie bzw. eine palliative Bestrahlung. Hier haben die supportiven Maßnahmen ebenfalls die Aufgabe zu erfüllen, die therapieinduzierte Morbidität zu mildern. In zunehmendem Maße tritt aber nun das Problem der Bekämpfung der tumorinduzierten Beschwerden in den Vordergrund. Zu den Aufgaben der supportiven Therapie in der palliativen Situation gehören deshalb die suffiziente Analgesie, Bekämpfung der Hyperkalzämie, die Behandlung intrakranieller Drucksteigerung. Im *terminalen Stadium* der Tumorerkrankung ist eine kausal-palliative, d.h. tumorspezifische Therapie in der Regel nicht mehr möglich bzw. sinnvoll. In den Vordergrund tritt eine rein *symptomorientierte palliative Behandlung* von Schmerzen, Übelkeit, Depressionen, Hyperkalzämie, intrakranieller Drucksteigerung und Obstruktionen im Bereich des Magen-Darm-Traktes sowie der ableitenden Harnwege (s. Beiträge von Pfleiderer, Hauenschild und Vigelius-Rauch).

Eine der wichtigsten Aufgaben der supportiven Therapie in der palliativen, z.T. aber auch schon in der potentiell kurativen Situation ist die Behandlung des *Anorexie-/Kachexiesyndroms*. Dieses Syndrom ist gekennzeichnet durch:

- Asthenie,
- Appetitverlust,
- Übelkeit und Erbrechen,
- Verlust von Körperfett- und Muskelmasse,
- Störung des Glukose- und Fettstoffwechsels,
- Verstärkung der chemo- bzw. radiotherapieinduzierten Nebenwirkungen.

Betroffen von einem Anorexie-/Kachexiesyndrom sind 50–80% aller Malignompatienten [14, 19]. Der Appetit- und Gewichtsverlust ist assoziiert mit psychischer Belastung und verminderter Lebensqualität, kürzerer Überlebenszeit und vermindertem Ansprechen auf tumorspezifische Therapien.

Die Ursachen für das Anorexie-/Kachexiesyndrom liegen natürlich in der durch Appetitlosigkeit und Übelkeit verminderten Nahrungsaufnahme, aber auch in einem erhöhten Grundumsatz, der schon vor dem Gewichtsverlust auftritt und auf tumorinduzierte Störungen des Stoffwechsels zurückzuführen ist. Es findet sich z.B. bei tumorassoziiertem Anorexie-/Kachexiesyndrom eine erhöhte Herzfrequenz mit erhöhter Katecholaminproduktion. Da Malignome im wesentlichen auf die anaerobe Glykolyse angewiesen sind, haben sie einen hohen Glukosebedarf. Sie induzieren eine vermehrte Glukoneogenese aus Fett und Proteinen (Muskelmasse) bei gleichzeitiger Hypoglykämie der Patienten. Als Mediatoren werden vermutet:

- Insulin-like growth factor II,
- Tumornekrosefaktor α,
- Interleukin 1,
- Interleukin 6,
- Interferon γ,
- Leukemia Inhibitory Factor (LIF),
- Lipid-Mobilizing Factors (LMFs),
- Protein-Mobilizing Factors (PMFs).

Insbesondere die Zytokine unter den o.g. Faktoren werden nicht nur durch das Tumorgewebe, sondern auch von Zellen des Immunsystems, die vom Tumor rekrutiert und gesteuert werden, produziert [11, 14, 19]. Die Produktion von Serotonin (5-Hydroxytryptamin) durch aktivierte Lymphozyten spielt möglicherweise eine wichtige Rolle in der Genese der Übelkeit bei Patienten mit fortgeschrittenem Tumorleiden [11].

Therapie des Anorexie-/Kachexiesyndroms

Die *totale parenterale Ernährung* beeinflußt die o.g. Veränderungen des Stoffwechsels bei Tumorpatienten nicht und ist mit Komplikationen behaftet. Zumindest bei Tumorpatienten, die Chemotherapie erhalten, verschlechtert die totale parenterale Ernährung eher die Prognose als zu nutzen [12]. Möglicherweise stellen hier moderne Konzepte der *enteralen Ernährung über Sonden* einen Fortschritt dar (zur Übers. s. Beitrag Hauenschild). Zumindest vom theoretischen Standpunkt her ist eine Steigerung der Kalorienzufuhr durch Sondenernährung noch keine ausreichende Therapie des Anorexie-/Kachexiesyndroms, da die durch Zytokine und andere Mediatoren bedingte Appetitlosigkeit und die typischen Stoffwechselveränderungen nicht beeinflußt werden.

Zahlreiche Ansätze zur pharmakologischen Beeinflussung des Anorexie-/Kachexiesyndroms wurden geprüft: Glukokortikoide wurden wegen ihrer euphorisierenden und appetitsteigernden Wirkung eingesetzt. Überzeugende Gewichtssteigerungen konnten nicht erzielt werden. Eine signifikante Zunahme von Magengeschwüren ist zu beachten [13, 14, 19]. Cannabisderivate vermögen zwar den Appetit zu steigern, konnten sich aber wegen zahlreicher Nebenwirkungen nicht durchsetzen [14, 19).

Pentoxifyllin, ein Hemmer der Tumornekrosefaktor-α-Produktion hatte keinen positiven Effekt auf den Appetit von Patienten mit tumorbedingtem Anorexie-/Kachexiesyndrom [6].

Substanzen wie Hydrazinsulfat (Hemmer der Glukoneogenese) und Cyproheptadin (Antihistaminikum mit antiserotoninergen Eigenschaften) konnten in klinischen Prüfungen keinen überzeugenden Effekt zeigen [7, 14, 19].

Hemmer der Zyklooxygenase wie Ibuprofen oder Eicosapentaensäure konnte bei Patienten mit Pankreaskarzinomen den gesteigerten Grundumsatz reduzieren [19]. Größere kontrollierte Studien stehen aus.

Seit vielen Jahren werden hochdosierte Gestagene wie Megestrolazetat (MGA) und Medroxyprogesteronazetat (MPA) in der Therapie fortgeschrittener Mamma-, Endometrium- und Ovarialkarzinome eingesetzt [4, 15, 16]. Eine typische Beobachtung beim Einsatz dieser Steroide war, daß sich selbst in Fällen, bei denen keine Wirkung auf den Tumor zu erzielen war, das Wohlbefinden, der Appetit und das Gewicht der Patientinnen verbesserten [1]. Diese Einzelbeobachtungen konnten in den letzten Jahren durch eine Reihe von prospektiven kontrollierten Studien bestätigt werden.

Loprinzi et al. [8] zeigten in einer doppeltblinden, plazebokontrollierten Studie, daß bei Patienten mit fortgeschrittenem unheilbarem Krebsleiden (Mamma- und Endometriumkarzinom ausgeschlossen) 800 mg MGA/Tag eine signifikante Appetitzunahme, Steigerung der Nahrungsaufnahme, eine signifikante Gewichtszunahme und eine Abnahme von Übelkeit und Erbrechen induzierten. Die gleiche Autorengruppe konnte 1993 zeigen, daß der positive Effekt von MGA auf die Zunahme an Körpergewicht (Zunahme der Körpermasse, keine Wassereinlagerung!) dosisabhängig ist [9]. Tchekmedyian et al. [18] gelangten in einer ebenfalls randomisierten, doppeltblinden, plazebokontrollierten Studie zu ähnlichen Ergebnissen. Bruera et al. zeigten in einer doppeltblinden Cross-over-Studie an Patienten mit weit fortgeschrittenen hormonunabhängigen Karzinomen, daß MGA (480 mg/Tag) nach 7 Tagen zu einer signifikanten Steigerung des Appetits, der Kalorienaufnahme und des subjektiven Kraftgefühls führte [2].

In einer großen, doppeltblind randomisierten plazebokontrollierten Studie an 150 Patienten mit weit fortgeschrittenen hormonunabhängigen Karzinomen (meist Männer mit Bronchialkarzinomen) konnte im letzten Jahr erneut bestätigt werden, daß MGA in einer Dosis von 480 mg/Tag zu einer signifikanten Gewichtszunahme führte. Diese Gewichtszunahme (im Mittel 5,4 kg nach 12 Wochen) ging einher mit einer signifikanten Zunahme der Hautdicke [20]. In einer ähnlichen Probandengruppe von 54 Patienten mit fortgeschrittenen hormonunabhängigen Karzinomen untersuchten Simons et al. [17] die Wirksamkeit von 1000 mg MPA vs. Plazebo (doppeltblind). MPA steigerte signifikant die Kalorienaufnahme und die Fettmasse, während der Grundumsatz gesenkt wurde.

Somit liegen mit den Gestagenen MGA und MPA Substanzen vor, die nach den Kriterien der „Evidence Based Medicine" klar in der Lage sind, das tumorbedingte Anorexie-/Kachexiesyndrom zu mildern bzw. zu durchbrechen. Die Wirkungsmechanismen liegen wahrscheinlich in einer Steigerung der Sekretion des Neuropeptids Y, einem potenten Stimulator des Appetits [17] und in einer Suppression der Produktion von Zytokinen und Serotonin, die bei der Induktion der Übelkeit und der Stoffwechselveränderungen im Rahmen des Anorexie-/Kachexiesyndroms eine Rolle spielen [11]. In allen diesen Studien war die Nebenwirkungsrate der hochdosierten Gestagene erstaunlich gering; Thrombosen wurden nicht beschrieben. Von Espie [5] wurden die Nebenwirkungen von MGA bei 1593 evaluierbaren Frauen mit Mammakarzinomen dargelegt. Die Hauptnebenwirkung war eine Gewichtszunahme bei 20% der Frauen. Kardiovaskuläre Ereignisse (Blutdruckerhöhung, Ödeme, Dyspnoe, Herzversagen, Thrombosen und Lungenembolien) traten in weniger als 5% der Fälle auf und wurden vorzugsweise bei hohen Dosen (800 oder 1600 mg) MGA beobachtet [5].

Megestrolazetat senkt zusätzlich in hochsignifikanter Weise das Auftreten von Hitzewallungen [10]. Es ist anzunehmen, daß MPA einen gleichen Effekt hat. Die antitumoröse Wirkung von MGA und MPA beim Mamma- und Endometriumkarzinom ist gut belegt [5, 16]. Beim Ovarialkarzinom, das gegenüber Standardchemotherapien refraktär ist, wirken MGA und MPA nicht wesentlich schlechter als viele Dritt- und Viertlinienchemotherapien [3], deren Wert bezüglich des Überlebens nicht gesichert und von denen bisher nur eine relevante Toxizität belegt ist. Gerade wenn eine weitere Strahlen- oder Chemotherapie nicht mehr möglich oder sinnvoll ist, sind viele Frauen dankbar, wenn man ihnen eine endokrine Therapie anbietet, die sie nicht belastet, sogar positive Wirkungen auf Appetit und Gewicht und dazu noch eine potentielle antitumoröse Wirkung hat. Nach unseren Erfahrungen ist der Einsatz von Gestagen nicht nur bei potentiell hormonabhängigen Karzinomen wie dem Mamma-, Endometrium- und Ovarialkarzinom indiziert, sondern auch bei Frauen mit austherapierten Vulva- oder Kollumkarzinomen. Wie o.g. Studien eindrucksvoll belegt haben, zeigen MGA und MPA auch bei anderen hormonunabhängigen Malignomen (z.B. Bronchial-, Pankreaskarzinom usw.) eindeutig positive Effekte auf Appetit und Gewichtszunahme und können deshalb auch im terminalen Stadium des Vulva- bzw. Kollumkarzinoms hilfreich sein.

Fazit: Bei fortgeschrittenen gynäkologischen Karzinomen sollten hochdosierte Gestagene (z.B. 160-480 mg MGA/Tag; 500-1000 mg MPA/Tag) großzügig eingesetzt werden. Ihre Wirksamkeit in der Behandlung des Anorexie-/Kachexiesyndroms ist nach den Kriterien der Evidence Based Medicine nachgewiesen. Sie führen zu einer Steigerung des Appetits, der Nahrungsaufnahme und der Fettmasse. Ihre antitumoröse Wirksamkeit ist nicht schlechter als die von heroischen Chemotherapien. Ihre Toxizität ist in den genannten Dosierungen minimal. Frauen, bei denen eine erneute Chemotherapie nicht mehr möglich bzw. sinnvoll ist, haben unter MPA oder MA nicht das Gefühl, ohne wirksame Therapie zu sein.

Literatur

1. Aisner J, Tchekmedyian NS, Tait N, Parnes H, Novak M (1988) Studies on high-dose megestrol acetate: potential applications in cachexia. Semin Oncol 15 [Suppl 1]:68-75
2. Bruera E, Macmillan K, Kuehn N, Hansen J, Mac Donald RN (1990) A controlled trial of megestrol acetate on appetite, caloric intake, nutritional status, and other symptoms with advanced cancer. Cancer 66:1279-1282
3. Emons G, Kavanagh JJ (1999) Hormonal interactions in ovarian cancer. Hematol Oncol Clin North Amer 13:145-161
4. Emons G, Ortmann O, Schulz K-D (1994) Rolle der endokrinen Therapie beim Ovarialkarzinom. Gynäkol Prax 18:63-70
5. Espie M (1994) Megestrol acetate in advanced breast carcinoma. Oncology 51 [Suppl 1]:8-12
6. Goldberg RM, Loprinzi CL, Mailliard JA et al. (1995) Pentoxifylline for treatment of cancer anorexia and cachexia? A randomized, double-blind placebo-controlled trial. J Clin Oncol 13: 2856-2859
7. Kardinal CG, Loprinzi CL, Schaid DJ et al. (1990) A controlled trial of cyproheptadine in cancer patients with anorexia and/or cachexia. Cancer 65:2657-2662
8. Loprinzi CL, Ellison NM, Schaid DJ et al. (1990) Controlled trial of megestrol acetate for the treatment of cancer anorexia and cachexia. J Natl Cancer Inst 82:1127-1132
9. Loprinzi CL, Michalak JC, Schaid DJ et al. (1993) Phase III evaluation of four doses of megestrol acetate as therapy for patients with cancer anorexia and/or cachexia. J Clin Oncol 11:762-767
10. Loprinzi CL, Michalak JC, Quella SK et al. (1994) Megestrol acetate for the prevention of hot flashes. N Engl J Med 331:347-352

11. Mantovani G, Maccio A, Esu S et al. (1997) Medroxyprogesterone acetate reduces the in vitro production of cytokines and serotonin involved in anorexia/cachexia and emesis by peripheral blood mononuclear cells of cancer patients. Eur J Cancer 33:602-607
12. Mc Geer AJ, Detskey AS, O'Rourke K (1990) Parenteral nutrition in cancer patients undergoing chemotherapy: a meta-analysis. Nutrition 6:233-240
13. Moertel CG, Schutt AJ, Reitemeier RJ, Hahn RG (1974) Corticosteroid therapy of preterminal gastrointestinal cancer. Cancer 33:1607-1609
14. Nelson KA, Walsh D, Sheehan FA (1994) The cancer anorexia-cachexia syndrome. J Clin Oncol: 213-225
15. Schulz K-D, Emons G (1995) Endometriumkarzinom. In: Zeller WJ, Zur Hausen H (Hrsg) Onkologie: Grundlagen-Diagnostik-Therapie-Entwicklungen. ecomed, Landsberg: V-2.9
16. Schulz K-D, Emons G, Hackenberg R, Schmidt-Rhode P, Ortmann O (1995) Medikamentöse Behandlungsverfahren beim metastasierten Mammakarzinom. In: Künzel W, Kirschbaum M (Hrsg) Gießener Gynäkologische Fortbildung 1995. Springer, Berlin Heidelberg New York, S 22-27
17. Simons JPFHA, Schols AMWJ, Hoefnagels JMJ, Westerterp KR, Ten Welde GPM, Wouters EFM (1998) Effects of medroxyprogesterone acetate on food intake, body composition, and resting energy expenditure in patients with advanced, non-hormone-sensitive cancer. A randomized, placebo-controlled trial. Cancer 82:553-560
18. Tchekmedyian NS, Hickman M, Siau J, Greco A, Aisner J (1990) Treatment of cancer anorexia with megestrol acetate: impact on quality of life. Oncology 4:185-192
19. Tisdale MJ (1997) Biology of cachexia. J Natl Cancer Inst 89:1763-1773
20. Vadell C, Segui MA, Gimenez-Arnau JM et al. (1998) Anticachectic efficacy of megestrol acetate at different doses versus placebo in patients with neoplastic cachexia. Am J Clin Oncol 21:347-351

Hat die Radiophosphortherapie in der Behandlung des Ovarialkarzinoms noch einen Platz?

K. Münstedt, U. Kullmer

MERKE:

1. Die Wirksamkeit von intraperitoneal instilliertem Radiophosphor (^{32}P) in der Therapie des Ovarialkarzinoms ist unzureichend geklärt, da sich Hinweise auf dessen Wirksamkeit bzw. Unwirksamkeit aus 2 prospektiven Studien nur indirekt ableiten lassen.
2. Ein möglicher therapeutischer Effekt hängt wesentlich von der gleichmäßigen Verteilung der kolloidalen Radiophosphorlösung ab. Patientinnen mit Verwachsungssitus kommen für die Behandlung nicht in Frage. Die Peritoneographie erlaubt vor der Gabe von Radiophosphor eine Aussage über die intraperitoneale Verteilung von Flüssigkeiten in der Bauchhöhle mit Hilfe von Kontrastmitteln.
3. Die intraperitoneale Instillation von radioaktivem Phosphor stellt eine vergleichsweise nebenwirkungsarme Therapieoption dar. Eine mögliche Indikation in der adjuvanten Situation besteht evtl. in den frühen Stadien des Ovarialkarzinoms (I und II) bei älteren Patientinnen, gut differenzierten Tumoren und Patientinnen, die eine adjuvante Chemotherapie ablehnen.
4. Der Stellenwert von Radiophosphor als konsolidierende Maßnahme wird derzeit durch die Gynecologic Oncology Group (GOG) im Rahmen einer prospektiv-randomisierten Studie im Vergleich zu keiner weiteren Behandlung überprüft. Die Ergebnisse der bisher publizierten Arbeiten lassen keine klaren Stellungnahmen zu.
5. Bei Patientinnen mit größeren makroskopischen Tumorresiduen ist Radiophosphor aufgrund seiner physikalischen Eingenschaften nicht indiziert. Bei ebenfalls spärlicher Datenlage kann ^{32}P als Salvagetherapie bei Tumorresiduen $\leq 1{,}5$ mm erwogen werden.

Aufgrund der Fortschritte bei der Chemotherapie und vor dem Hintergrund der Nebenwirkungen ist die beim Ovarialkarzinom ebenfalls effektive Strahlentherapie in den letzten Jahren weitgehend verlassen worden. Dies schließt die intraperitoneale Therapie mit Radionukliden (vor allem Radiophosphor) ein. Als Gründe werden die geringe Reichweite der Strahlung im Gewebe (2–4 mm) sowie die nur schlecht berechenbare und oftmals inadäquate Dosisverteilung angeführt [19]. Im Folgenden soll versucht werden, zu überprüfen, ob und wenn ja, welcher Stellenwert der intraperitonealen Behandlung mit Radiophosphor (^{32}P) in der Behandlung des Ovarialkarzinoms zukommt.

Geschichte und Grundlagen der Radionuklidtherapie

Müller instillierte 1945 als Erster radioaktives Zink (^{63}Zn) in die Bauchhöhle als palliative Maßnahme zur Kontrolle des malignen Aszites beim Ovarialkarzinom. In der Folgezeit spielte die Therapie mit Radiogold (^{198}Au) eine große Rolle. Die kurze Halbwertszeit und die damit verbundene hohe Dosisleistung wurde für die große Zahl für Komplikationen verantwortlich gemacht. Eine Übersicht von Rosenshein et al. [15] berichtet von 55% leichten Komplikationen wie Übelkeit und Erbrechen, Schmerzen bis hin zu einer therapieassoziierten Mortalität von 5%. Seit 1955 wurde kolloidal gebundener Radiophosphor als Substanz der Wahl zur intraperitonealen Radionuklidtherapie angesehen. Als wesentliche Vorteile wurden die höhere Betaenergie und die damit höhere Gewebsdurchdringung, die längere Halbwertszeit und das Fehlen von Gammastrahlung gewertet [5]. Die Erfahrung zeigte deutlich geringere Komplikationsraten (0–15%) von meist nur geringem Schweregrad [15]. Aufgrund verschiedener Überlegungen wurden 10–15 mCi Radiophospor als äquivalente Dosierung zu 100–150 mCi Radiogold angesehen, wobei sich 15 mCi als Standarddosierung weitgehend durchgesetzt haben. Genauere Berechnungen sowie die klinische Prüfung einer äquivalenten Dosis-Wirkungs-Beziehung liegen jedoch nicht vor [15]. Die physikalischen Eigenschaften von kolloidalem Radiophosphor zeigt Tabelle 1. ^{32}P ist in der Regel zu 98% gebunden, 2% sind frei.

Tabelle 1. Physikalische Eigenschaften von Radiophosphor (^{32}P)

pH	3–5
Partikelgröße	0,5–1,5 μm
Physikalische Halbwertszeit	14,3 Tage
Mittlere Betaenergie	0,69 MeV
Maximale Betaenergie	1,7 MeV
Mittlere Reichweite im Gewebe	1,4–3 mm
Maximale Reichweite im Gewebe	8 mm
Farbe	Blau-grün

Radiophosphor in der adjuvanten Therapie des vollständig operierten Ovarialkarzinoms

Bereits 1971 wurde über die klinische Effizienz der Radiophosphortherapie durch Hilaris u. Clark [6] berichtet. Später publizierten u.a. Pezner et al. [10] sowie Piver et al. [11] ebenfalls positive Erfahrungen. Diese Befunde beeinflußten 3 prospektiv-randomisierte Studien, in denen die intraperitoneale Instillation von Radiophosphor eine Therapieoption darstellte. Die erste Studie verglich 15 mCi Radiophosphor mit Melphalan (0,2 mg/kg KG) in den Stadien Iai und Ibi. Letzteres hatte sich in einer vorhergehenden Studie gegenüber einer abwartenden Behandlung als überlegen erwiesen [25]. Radiophosphor erwies sich hinsichtlich des rezidivfreien Überlebens als günstiger und ergab bzgl. des Gesamtüberlebens vergleichbare Ergebnisse.

Die Studie von Vergote et al. [22] verglich Radiophosphor (je nach Körpergewicht zwischen 7 und 10 mCi) gegen 6 Zyklen Cisplatin-Monotherapie (50 mg/m^2 KO) bei 347 Patientinnen ohne postoperativen Resttumor der Stadien I–III. Im Gesamtkollektiv und im Stadium I fanden sich keine Unterschiede zwischen beiden Behandlungsalternativen weder in bezug auf die rezidivfreie- noch auf die Gesamtüberlebenszeit. Die Analyse der fortgeschrittenen Krankheitsstadien ergab jedoch deutliche Unterschiede zugunsten der chemotherapierten Patiententinnen.

Bolis et al. [3] führten 2 Studien durch, vergleichbar mit denen von Young et al. [25], nur daß Melphalan durch 6 Zyklen Cisplatin-Monotherapie (50 mg/m^2 KO) ausgetauscht wurde. Sowohl gegenüber der alleinigen Beobachtung als auch gegenüber der intraperitonealen Therapie mit Radiophosphor erwies sich die Monotherapie mit Cisplatin hinsichtlich des rezidivfreien Überlebens als überlegen. Allerdings hatte auch die Behandlung mit Cisplatin keinen Einfluß auf die Gesamtüberlebenszeit der Patientinnen.

Diese Ergebnisse, mit ihrer beschränkten Aussagekraft aufgrund der wenigen Studien, legen die Schlußfolgerung nahe, daß die adjuvante Therapie mit Radiophosphor in den fortgeschrittenen Stadien (> Stadium II) des Ovarialkarzinoms keinen Stellenwert besitzt. Dies ist auch so in den Therapierichtlinien des Ovarian Cancer Consensus Meetings 1994 festgehalten worden. Entsprechend den heutigen Erkenntnissen stellt die Kombination von Platin und Paclitaxel die Therapie der Wahl dar [7]. Ovarialkarzinome der Stadien Ia und Ib mit günstigen Prognosefaktoren benötigen keine adjuvante Therapie. Bei ungünstigen Prognosefaktoren sowie Tumoren in einem höheren Tumorstadium ist eine Chemotherapie zur Sicherung des Heilungserfolges indiziert (z.B. Platin und Cyclophosphamid). Insbesondere Tumoren von mittlerem und niedrigem Differenzierungsgrad sprechen auf die Chemotherapie mit Platinderivaten gut an [8], während die gut differenzierten Tumoren gut auf eine Radiophosphorbehandlung ansprechen sollen. Diese Therapiealternative findet sich auch in den Therapierichtlinien des Ovarian Cancer Consensus Meetings von 1994. Die geringe Zahl prospektiv-randomisierter Studien zur Therapie des Ovarialkarzinoms erlaubt leider keine eindeutige Aussage über dessen therapeutische Wertigkeit. Für die Wirksamkeit einer intraperitonealen Behandlung mit Radiophosphor existieren bisher nur indirekte Hinweise, die sich aus den Studien von Young et al. [25] ableiten (Abb. 1). Aufgrund verschiedener Schwächen sämtlicher o.g. Studien (s. [20]) ist eine prospektiv-randomisierte Studie zu fordern, die die intraperitoneale Anwendung von Radiophosphor mit einer Beobachtung vergleicht. Da die Überlebenswahrscheinlichkeit der Patientinnen in diesen günstigen Tumorstadien sehr gut ist und auch die Chemotherapie mit Cisplatin keinen Einfluß auf die Überlebenswahrscheinlichkeit hat, dürften gegen eine solche Studie keine ethischen Bedenken bestehen. Unabhängig davon ist es in der Literatur unbestritten, daß Ovarialkarzinome strahlensensibel sind und eine perkutane

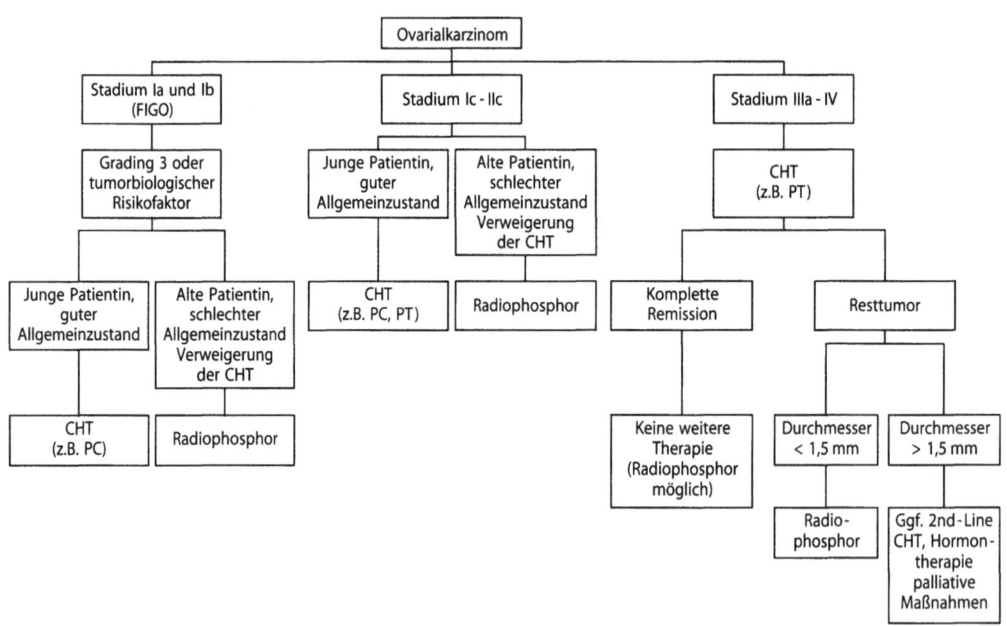

Abb. 1. Organigramm mit möglichen Indikationen zur intraperitonealen Radiophosphortherapie beim Ovarialkarzinom. In den Stadien Ia und Ib bei günstigem Grading ist keine weitere Nachbehandlung erforderlich. (*CHT* Chemotherapie)

Strahlentherapie sinnvoll sein kann. Es gilt es daher, vielmehr als die Frage eines grundsätzlichen Ja oder Nein zur Radiophosphortherapie, diejenigen Patientinnen zu erkennen, die von einer Radiophosphortherapie profitieren würden. Folgende Gründe können auch unter Berücksichtigung der Datenlage eine Indikation zur adjuvanten Therapie mit Radiophosphor bei niedrigen Tumorstadien (FIGO I und II) darstellen:

- höheres Lebensalter,
- ungünstiger Allgemeinzustand,
- Verweigerung einer Chemotherapie,
- Immundefekte und ausgeprägte Myelosuppression vor oder am Anfang einer Chemotherapie.

Effizienz von Radiophosphor zur Konsolidierung des Therapieerfolgs nach Chemotherapie

Nach Abschluß der Primärtherapie stellt sich die Frage, welche weiteren Therapiemaßnahmen zur Sicherung des Heilungserfolges beitragen können. Derartige Notwendigkeiten ergeben sich aus der Erkenntnis, daß bis zu 50% der bei der Second-Look-Operation mikroskopisch tumorfreien Patientinnen in den folgenden 2 Jahren ein Rezidiv entwickeln. Eine Fortsetzung der Chemotherapie ist nicht sinnvoll, da eine Fortsetzung der zytostatischen Behandlung keinen sicheren günstigen Effekt hat. Eine mögliche konsolidierende therapeutische Maßnahme stellt Radiophosphor dar. Retrospektive Analysen von Varia et al. [21] und Spencer et al. [18] ergaben einen günstigen Einfluß auf die Überlebenswahrscheinlichkeit; andere Autoren (z.B. Peters et al. [9]) hingegen kommen zu eher enttäuschenden Ergebnissen. Zu diesem wichtigen Thema existiert nur eine prospektiv-randomisierte Studie von Vergote et al. [23]. Sie ergibt einen eher ungünstigen Einfluß der Radiophosphortherapie. Trotzdem muß der Stellenwert von Radiophosphor als konsolidierende Maßnahme nach kompletter Remission durch Operation und Chemotherapie als unklar bezeichnet werden. Die Studie von Vergote mit einem Kollektiv von nur 50 Patientinnen ist zum einen von der Fallzahl her zu klein, zum anderen sind die angewendeten Radiophosphordosen zwischen 7 und 10 mCi als zu niedrig zu werten. Ein weiterer Einwand ergibt sich aus der neueren Erkenntnis, daß Spätrezidive des Ovarialkarzinoms (>2 Jahre) molekulargenetisch nur in 23% der Fälle das gleiche Muster wie bei der Primäroperation aufweisen. Dies ist mit einer Disposition zur polyklonalen Tumorentstehung oder der Feldkanzerisierungshypothese vereinbar, die von einer primären Entartungsneigung des Gewebes ausgeht, wobei diese Tumoren dann als echte Zweitmalignome aufzufassen wären [4]. Aufgrund dieser neueren Erkenntnisse müßte man entsprechend die Spätrezidive sehr viel sorgfältiger untersuchen. Es erscheint fraglich, ob Radiophosphor oder aber auch andere Substanzen geeignet sind, Zweitmalignome des Zoelomepithels zu verhindern.

Derzeit wird durch die Gynecologic Oncology Group (GOG) versucht, den Stellenwert von Radiophosphor als konsolidierende Maßnahme im Rahmen einer prospektiv-randomisierten Studie im Vergleich zu keiner weiteren Behandlung zu bestimmen. Es bleibt zu hoffen, daß diese Ergebnisse bald vorliegen werden.

Effizienz von Radiophosphor bei makroskopischen Tumorresiduen – im Rahmen der Primärtherapie oder als Salvagetherapie

Prospektiv-randomisierte Studien zu diesem Thema gibt es leider nicht. Wenn nach Operation und Chemotherapie des Ovarialkarzinoms noch mikro- oder makroskopische Tumorresiduen bestehen, muß die Prognose als sehr ungünstig gewertet werden, da alternative Chemotherapien selten effektiv sind (<25% Remissionen). Mit den Möglichkeiten, durch die intraperitoneale Anwendung von Radiophophor die Prognose zu verbessern, beschäftigen sich

2 Arbeiten und ein Abstract. Die nur als Abstract publizierte Arbeit von Rogers et al. [14] gibt eine Fünfjahresüberlebensrate von 38% der mit Radiophosphor behandelten Patientinnen im Vergleich mit 0% bei denen an, die keine weitere Therapie erhielten.

Für die Berechtigung von Radiophosphor als Salvagetherapie fehlen ebenfalls abgesicherte Daten für eine klare Stellungnahme. Die Arbeiten von Soper et al. [16] und Potter et al. [12] zeigen eher die prognostische Bedeutung der Größe der Tumorresiduen auf. Es stellt sich jedoch auch die Frage nach möglichen therapeutischen Alternativen beim Nachweis von Resttumor nach abgeschlossener Primärtherapie. Im Vergleich zu anderen chemotherapeutischen Therapieangeboten mit ebenfalls eher zweifelhaften Erfolgsraten und oftmals erheblichen Nebenwirkungen bietet die Therapie mit Radiophosphor zumindest im Hinblick auf die Lebensqualität der Patientin eine akzeptable Alternative an. Zu diesem wichtigen Punkt sind prospektiv-randomisierte Studien unbedingt zu fordern. Die Salvagetherapie sollte sich jedoch auf Patientinnen mit Tumorresiduen von einem maximalen Durchmesser von 1–1,5 mm beschränken [20].

Die intraperitoneale Instillation von Radiophosphor – Technik und Problematik

Der richtige Zeitpunkt zur Applikation von Radiophosphor wird in der Literatur ebenfalls kontrovers diskutiert. Einige Autoren favorisieren die intraoperative Anlage von Kathetern und die Applikation unmittelbar im Anschluß an die Operation (z.B. [17]). Als Vorteile werden die Anlage unter Sicht und die Möglichkeit der Applikation an schwer erreichbaren Stellen sowie das Fehlen von operationsbedingten Verwachsungen angeführt. Allerdings können im Fall postoperativer Komplikationen (z.B. Platzbauch, Ileus) oder beim Austreten von radioaktiver Flüssigkeit aus der Laparotomiewunde erhebliche Probleme auftreten. Andere Autoren empfehlen daher die Applikation ca. 3–6 Wochen postoperativ [20]. Dazu wird zunächst die Punktionsstelle gesucht und dort sonographisch die Verschieblichkeit des Darmes gegenüber der vorderen Bauchwand überprüft. Bei guter Verschieblichkeit gilt die Gefahr der Verletzung von Darm als gering (<1%). Nach Lokalanästhesie erfolgt die Punktion (z.B. mit dem Peritofixsystem) bei angespannten Bauchdecken. Anschließend wird der Katheter in den Bauchraum vorgeschoben, mit einer U-Naht fixiert und wasserlösliches Kontrastmittel instilliert. Die Patientin muß sich nun mehrfach um die eigene Achse zu drehen, um eine gute Verteilung des Kontrastmittels im Abdomen zu erreichen. Mit Hilfe einer Röntgenaufnahme (Peritoneographie) kann die Verteilung der Flüssigkeit im Bauchraum beurteilt werden. Nur bei gleichmäßiger Verteilung des Kontrastmittels darf die Instillation von Radiophosphor erfolgen. Die kolloidale Radiophosphorlösung wird mit ca. 1000 ml Kochsalzlösung in die Bauchhöhle gefüllt. Nach Entfernen des Katheters und Verschluß des Punktionskanals muß sich die Patientin 15 min lang mit tiefliegendem Kopf um ihre Körperlängsachse drehen und während der folgenden 5 h die Drehungen in 15minütigem Abstand wiederholen. Ein ausreichend großes Flüssigkeitsvolumen und die Bewegung der Patientin gewährleisten die gleichmäßige Verteilung der Radioaktivität – die Voraussetzung für eine erfolgreiche Therapie ist.

Da Radiophosphor nicht ausschließlich kolloidal gebunden ist, werden die freien 2% vorwiegend in den ersten 24 h nach der Applikation im Urin ausgeschieden [1]. Die Ausscheidungen der Patientinnen müssen daher in einem Abklingbecken gesammelt werden. Der Bereich, in dem diese Patientinnen liegen sollen, muß als Kontrollbereich ausgewiesen sein und entsprechend überwacht werden. Im Rahmen des Aufklärungsgesprächs muß die Patientin über die wichtigsten Verhaltensmaßregeln für die Zeit informiert werden, in der von ihr eine Strahlung ausgeht (ca. 2 Monate). Die Patientinnen werden aufgefordert, sich möglichst nur kurz und in möglichst großem Abstand von Kindern und Schwangeren aufzuhalten. Es ist empfehlenswert, entsprechende Informationen schriftlich auszugeben, ebenso wie eine Tabelle, die das einfache Ablesen der verbleibenden Strahlung erlaubt.

Komplikationen und Kontraindikationen der Therapie mit Radiophosphor

Man unterscheidet Komplikationen bei der Punktion und der Instillation selbst und Spätkomplikationen durch die Strahlung. Zu den akuten Komplikationen gehört im wesentlichen die Punktion des Darmes. Selbst ohne die oben beschriebenen Vorsichtsmaßregeln mit sonographischer Kontrolle auf Schichtenverschieblichkeit liegt die Häufigkeit unter 1%. Weitere ernsthafte Nebenwirkungen kommen eigentlich nicht vor. Die Patientinnen berichten jedoch oft über Muskelkater als Folge der notwendigen Drehungen zur Verteilung der instillierten Flüssigkeiten sowie über Blähungen, die von Tenesmen des Darmes begleitet werden können.

Zu den häufigsten beschriebenen unerwünschten Spätkomplikationen gehören Verwachsungen im Bauchraum, die zu Darmobstruktionen und im schlimmsten Fall zum Ileus führen können. Allerdings ist es oftmals nicht möglich, sicher zu entscheiden, ob für eine derartige Komplikation die Therapie mit Radiophosphor als Ursache anzusehen ist oder aber die vorausgegangene Operation sowie der Tumor selbst in Frage kommen. Eine Analyse beim komplikationsträchtigerem Radiogold ergibt, daß bei einer Gesamtkomplikationsrate von 12,8% (51/397) nur 27,5% auf die Therapie mit Radiogold zurückgeführt werden können [20]. Eine Übersicht von Rosenshein et al. [15] gibt die Rate schwerer Komplikationen nach Radiophosphortherapie mit 1,1% (2/177) an. Dies entspricht auch den Erfahrungen an der Universitätsfrauenklinik Gießen. In einem Kollektiv von Patientinnen, die intraperitoneale Radiogold- oder Radiophosphorinstillationen erhielten, betrug die Rate eindeutig der Radionuklidtherapie zuzuordnender Komplikationen 1,4%. Zum Vergleich liegt die Rate der schweren Komplikationen im Rahmen einer Chemotherapie bei 1,2% [13]. Einen mit 7,4% deutlich höheren Prozentsatz an Komplikationen geben Bakri et al. [2] an. Zu einer deutlich erhöhten Komplikationsrate kommt es, wenn eine intraperitoneale Radionuklidtherapie mit einer abdominalen perkutanen Strahlentherapie kombiniert wird. Hier steigen die Komplikationsraten auf ca. 24–42% an [2, 10], so daß auf diese Kombination verzichtet werden sollte. Eine sorgfältige Erfassung der unerwünschen Wirkungen der Radiophosphortherapie zeigt die Arbeit von Walton et al. [24]. Die Ergebnisse sind in Abb. 2 dargestellt. Vor dem Hintergrund der häufig in der Literatur erwähnten Nebenwirkungen der Radionuklidtherapie sollten die oftmals erheblichen Nebenwirkungen der Chemotherapie nicht vergessen werden. Insbesondere tritt unter Radionuklidtherapie keine Knochenmarksdepression auf. Entsprechend den vorausgehenden Aussagen sind bei der intraperitonealen Radiophosphorbehandlung folgende Kontraindikationen zu beachten, die sowohl für die adjuvante als auch die konsolidierende Behandlung gelten:

- Verwachsungssitus,
- Ileus und Subileuszustände (auch in der Anamnese),
- Tumorresiduen >1,5 mm,
- geplante operative Interventionen,
- vorausgegangene oder geplante perkutane Bestrahlung,
- hoher Punktionsbedarf bei Aszitesbildung.

Fazit

Die Durchsicht der Literatur zur Therapie mit Radiophosphor weist deutliche Lücken auf, so daß es unmöglich ist, ein Urteil über diese Maßnahme zu fällen. Die wenigen prospektiv-randomisierten Studien weisen erhebliche Schwachstellen und Mängel auf, angefangen vom unterschiedlichen Zeitpunkt der Instillation bis hin zu variierenden Dosierungen. Die

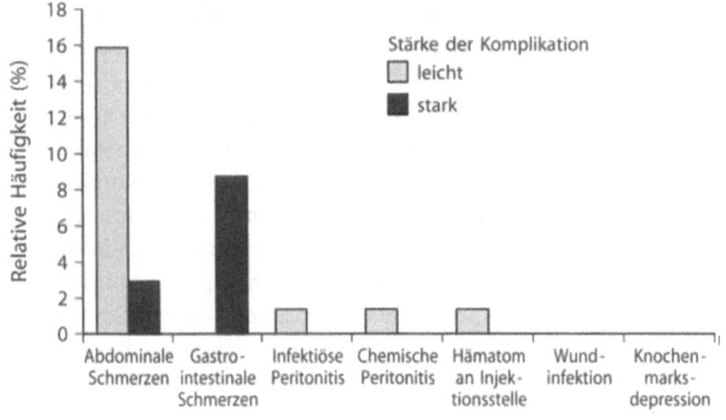

Abb. 2. Komplikationen der Therapie mit Radiophosphor. (Nach Walton et al. 1991 [24])

intraperitoneale Behandlung mit Radiophosphor kann unter Beachtung o.g. Indikationen sowie Kontraindikationen eine Erweiterung des therapeutischen Spektrum darstellen. Im Hinblick auf die geringen Nebenwirkungs- und Komplikationsraten bei der Therapie mit Radiophosphor und unter Berücksichtigung der teilweise fehlenden bzw. ebenfalls wenig erfolgversprechenden Therapiealternativen erscheint es wünschenswert, daß der Stellenwert der Radiophosphortherapie bald durch weitere Studien näher definiert wird und es gelingt, die Patientinnen zu identifizieren, die von dieser Maßnahme profitieren würden.

Literatur

1. Bakri YN, Given FT (1984) Radioactivity in blood and urine following intraperitoneal instillation of chromic phosphate in patients with and without ascites. Am J Obstet Gynecol 150:184–187
2. Bakri YN, Given FT, Peeples WJ, Frazier AB (1985) Complications from intraperitoneal radioactive phosphorus in ovarian malignancies. Gynecol Oncol 21:294–299
3. Bolis G, Colombo N, Pecorelli S et al. (GICOG) (1995) Adjuvant treatment for early epithelial ovarian cancer: results of two randomised clinical trials comparing cisplatin to no further treatment or chromic phosphate (^{32}P). Ann Oncol 6:887–893
4. Buller RE, Skilling JS, Sood AK, Plaxe S, Baergen RN, Lager DJ (1998) Field cancerization: why late „recurrent" ovarian cancer ist not recurrent. Am J Obstet Gynecol 178:641–649
5. Card RY, Cole DR, Henschke UK (1960) Summary of ten years of the use of radioactive colloids in intracavitary therapy. J Nucl Med 1:195–198
6. Hilaris BS, Clark DGC (1971) The value of postoperative intraperitoneal injection of radiocolloids in early cancer of the ovary. Am J Roentgenol 122: 749–754
7. McGuire WP, Hoskins WJ, Brady MF et al. (1996) Cyclophosphamide and cisplatin compared with paclitaxel and cisplatin in patients with stage III and stage IV ovarian cancer. N Engl J Med 334: 1–6
8. Ozols RF, Garvin AJ, Costa J, Simon RM, Young RC (1980) Advanced ovarian cancer. Correlation of histologic grade with response to chemotherapy and survival. Cancer 45:572–581
9. Peters WA, Smith MR, Cain JM, Lee RB, Yon JL (1992) Intraperitoneal P-32 ist not an effective consolidation therapy after a negative second-look laparotomy for epithelial carcinoma of the ovary. Gynecol Oncol 47:146–149
10. Pezner RP, Stevens KR, Tong D, Allen CV (1978) Limited epithelial carcinoma of the ovary treated with curative intent by the intraperitoneal instillation of radiocolloids. Cancer 42:2563–2571
11. Piver MS, Barlow JJ, Lele SB, Bakshi S, Parthasarathy KL, Bender MA (1982) Intraperitoneal chromic phosphate in peritoneoscopically confirmed stage I ovarian adenocarcinoma. Am J Obstet Gynecol 144:836–840
12. Potter ME, Partidge EE, Shingleton HM, Soong SJ, Kim RY, Hatch KD, Austin JM (1989) Intraperitoneal chromic phosphate in ovarian cancer: Risks and benefits. Gynecol Oncol 32:314–318
13. Rauterkus RP (1998) Ergebnisse bei 1086 Patientinnen mit primären Ovarialkarzinomen, die von 1970–1993 am Zentrum für Frauenheilkunde und Geburtshilfe Giessen behandelt wurden, unter besonderer Berücksichtigung der intraperitonealen Radionuklidinstillation. Inauguraldissertation Gießen 1998

14. Rogers L, Varia M, Halle J, Freddo J, O'Keefe T, Fowler W (1990) 32P following second look laparotomy for epithelial ovarian cancer (abstr). Int J Radiat Oncol Biol Phys 19[Suppl 1]:167-168
15. Rosenshein NB, Leichner PK, Vogelsang G (1979) Radiocolloids in the treatment of ovarian cancer. Obstet Gynecol Surv 34:708-720
16. Soper JT, Wilkinson RH, Bandy LC, Clarke-Pearson DL, Creasman WT (1987) Intraperitoneal chromic phosphate P 32 as salvage therapy for persistent carcinoma of the ovary after surgical restaging. Am J Obstet Gynecol 156:1153-1158
17. Spanos WJ Jr, Day T Jr, Jose B, Paris K, Lindberg RD (1994) Use of P 32 in stage III epithelial carcinoma of the ovary. Gynecol Oncol 54:35-39
18. Spencer TR Jr, Marks RD, Fenn JO, Jenrette JM, Lutz MH (1989) Intraperitoneal P 32 after negative second look laparotomy in ovarian carcinoma. Cancer 63:2434-2437
19. Tumorzentrum München (1998) Maligne Ovarialtumoren - Empfehlungen zur Diagnostik, Therapie und Nachsorge
20. Vahrson HW, Nitz U, Bender HG (1997) Malignancies of the ovaries. In: Vahrson HW (ed) Radiation oncology of gynecological cancers. Springer, Berlin Heidelberg New York
21. Varia M, Rosenman J, Venkatraman S et al. (1988) Intraperitoneal chromic phosphate therapy after second-look laparotomy for ovarian cancer. Cancer 61:919-927
22. Vergote IB, Vergote-De Vos LN, Abeler VM, Aas M, Lindegaard MW, Kjorstad KE, Tropé CG (1992) Randomized trial comparing cisplatin with radioactive phosphorus or whole abdomen irradiation as adjuvant treatment of ovarian cencer. Cancer 69:741-749
23. Vergote IB, Winderen M, De Vos LN, Tropé CG (1993) Intraperitoneal radioactive phosphorus therapy in ovarian carcinoma. Analysis of 313 patients treated primarily or at second look laparotomy. Cancer 71:2250-2260
24. Walton LA, Yadusky A, Rubinstein L (1991) Intraperitoneal radioactive phosphate in early ovarian carcinoma: an analysis of complications. Int J Radiat Oncol Biol Phys 20:939-944
25. Young RC, Walton LA, Ellenberg SS et al. (1990) Adjuvant therapy in stage I and stage II epithelial ovarian cancer - results of two prospective randomized trials. N Engl J Med 322:1021-1027

Podiumsdiskussion: Die ethische Verantwortung bei der gynäkologischen Palliativtherapie

M. Beutel

> **MERKE:**
>
> Die Erhaltung einer möglichst optimalen Lebensqualität ist oberstes Ziel der Palliativtherapie.
>
> Neben ausreichenden Kenntnissen in der supportiven Therapie (Analgetika, Antiemetika, Antiinfektiosa, Wachstumsfaktoren, Gestagene) und dem gebotenen Augenmaß bzw. Zurückhaltung in der Anwendung aggressiver Behandlungsverfahren ist auch die Weiterbildung der Ärzte im Umgang mit Krebspatienten von Bedeutung, die ihnen sowohl die Fähigkeit zur individuellen Patientenaufklärung verleiht als auch dem notwendigen Schutz der eigenen Person dient.

Teilnehmer waren Dr. D. Buse (Hannover), Pfarrer R. Cachandt (Hospizverein Gießen), Prof. Dr. G. Emons (Göttingen), Dr. K. Münstedt (Gießen) und Prof. Dr. H. Pfleiderer (Freiburg), die Moderation erfolgte durch Prof. Dr. M. Beutel (Gießen).

Von den Podiumsteilnehmern wurden einführend einige Ergebnisse des Vormittags zusammengefaßt: In der palliativen Behandlung steht die Schmerz- und Symptomkontrolle im Vordergrund. Wie am Beispiel der Lebensqualitätsforschung gezeigt werden kann, ist bei der möglichen Verlängerung der Überlebenszeit immer auch die Frage nach der damit zu erzielenden subjektiven Lebensqualität zu stellen. Leitlinie bei der Bestimmung der Lebensqualität ist letztlich die Einschätzung der Patienten. Von Seiten der Hospizbewegung wird betont, daß Sterben ein wesentlicher Teil des Lebens ist und Sterbende daher auf keinen Fall isoliert oder ausgegrenzt werden sollen. Vielmehr sollten Bedürfnisse und Wünsche schwerkranker Menschen möglichst umfassend bei ihrer Begleitung und Betreuung berücksichtigt werden. Gerade weil Todkranke mit fortschreitender Immobilisierung zunehmend bei der Bewältigung des Alltags auf die Hilfe und Unterstützung anderer angewiesen sind, ist es um so wichtiger, daß sie soweit wie möglich die Kontrolle über ihre Situation behalten und unerledigte Angelegenheiten regeln können.

Wie sich am Beispiel der Schmerztherapie am deutlichsten zeigt, ist bei einem erheblichen, wenn nicht gar dem überwiegenden Anteil von Krebskranken nicht von einer ausreichenden Symtomkontrolle auszugehen. Wie medizinpsychologische Studien zeigen, treten Verständigungsprobleme und Isolation im Umgang mit Schwerkranken und Sterbenden gerade zu einem Zeitpunkt auf, zu dem die Betroffenen in besonderem Maße der Unterstützung bedürfen und für Beziehungsverhalten sensibilisiert sind.

Belastungen für die Arzt-Patient-Beziehung in der Palliativmedizin sind vielfältig. Seitens der Patientinnen und ihrer Angehörigen können massive Enttäuschungsreaktionen entstehen, wenn eine Krebserkrankung nicht geheilt werden kann, sondern unter der Behandlung progredient oder rezidivierend verläuft. Folgen können das Ausweichen in Außenseitertherapien, das Drängen auf unsinnige Maximaltherapien sein oder auch direkter oder indirekter Vorwurf, Bitterkeit und Resignation. Ärzte sind in dieser Situation nicht nur gefordert, psychologische Unterstützung beim Akzeptieren der Erkrankung und des absehbaren Sterbens zu geben, sondern sie müssen sich auch mit eigenen Gefühlen der Ohnmacht und Hilflosigkeit auseinandersetzen. In dieser Situation kann es sehr schwer sein, die verfügbaren supportiven Maßnahmen (z.B. Analgetika, Antiemetika, Antiinfektiosa, Wachstumsfaktoren, Gestagene) mit dem gebotenen Augenmaß anzuwenden und ggf. entgegen dem Drängen der Patientin auf aggressive Behandlungsverfahren zu verzichten.

In der lebhaften Diskussion nahmen Information und Verständigung mit der Patientin breiten Raum ein: Seitens jüngerer Ärztinnen und Ärzte wurde bemängelt, daß das Überbringen schlechter Nachrichten auf sie „abgewälzt" werde. Dabei wurde deutlich, daß sich mit den geäußerten Gefühlen zeitlicher Überforderung auch Gefühle der Ohnmacht gegenüber dem unaufhaltsam voranschreitenden Krankheitsgeschehen verbinden. Einem Patienten keine Heilung in Aussicht stellen zu können, erscheint dann für Arzt und Patient wie das Eingeständnis, „nichts mehr tun zu können".

Der Begriff „Aufklärung" enthält die Vorstellung eines einseitigen und einmaligen Vorgangs. Dies schafft ein Entscheidungsdilemma: „Sollen wir dieser Patientin die Wahrheit sagen oder nicht, verkraftet sie das?" Die entstehende Entscheidungsunsicherheit kann zur Verweigerung einer angemessenen Information (schonende Lüge) oder zur „Flucht nach vorne", der unverblümten Konfrontation mit einer ungünstigen Diagnose oder Prognose führen. Beides kann das Vertrauensverhältnis von Arzt und Patientin belasten und ihre Bewältigungsmöglichkeit beeinträchtigen. Bewährt hat sich ein Vorgehen, in dem ein möglichst offenes Informationsangebot an Vorwissen und Informationsbedürfnis der Patientin anknüpft (z.B. „Bitte schildern Sie mir erst einmal, was Sie über Ihre Krankheit erfahren haben, welche Vorstellung Sie haben, damit ich weiß, wo ich mit meiner Erklärung ansetzen kann"). Aus den Reaktionen der Patientin sind meist Hinweise auf Informationswünsche, Kenntnisstand und Sprachgebrauch zu gewinnen. Dabei ist es wichtig, Abwehrmechanismen wie z.B. Verleugnung nicht „gewaltsam zu durchbrechen", da diese eine wichtige Schutzfunktion in einer innerlich und äußerlich sehr labilen Situation erfüllen. Oft lassen geringfügige Anlässe Angst, heftigen Zorn, Verzweiflung oder Hoffnungslosigkeit hervorbrechen, was für die Betroffene und ihre Bezugspersonen sehr unverständlich und belastend sein kann. Dies gilt es möglichst zu akzeptieren, auch wenn die Gefühle der Situation unangemessen oder ungerechtfertigt erscheinen. Wichtig ist, selbst bei ungünstigerer Prognose Hoffnung auf einen günstigen Verlauf nicht frühzeitig durch globale, prognostisch ungünstige Aussagen (z.B. „mit dieser Krankheit haben Sie nicht mehr lange zu leben") zu zerstören. Diese werden oft von den Patienten als Todesurteil aufgefaßt, von denen sie sich auch bei überraschend günstigem Verlauf nur schwer freimachen können. Auch die Mitteilung einer genauen zeitlichen Prognose kann das Gefühl auslösen, daß nichts mehr getan werden kann. Um so wichtiger ist, daß Todkranke das Gefühl bekommen, nicht aufgegeben zu werden, wenn ihnen beispielsweise Hoffnung auf Schmerzfreiheit oder Erleichterung von anderen Beschwerden in Aussicht gestellt werden kann. Da die Mitteilung einer schwerwiegenden Diagnose kaum beim ersten Gespräch emotional verarbeitet werden kann, sind wiederholte Gesprächsangebote oder signalisierte Gesprächsbereitschaft für den Aufbau des erforderlichen Arbeitsbündnis entscheidend, u. U. auch die von Patienten oft gewünschte Einbeziehung wichtiger Bezugspersonen zum Informationsgespräch.

Besonders wichtig erscheint es, Angehörige einzubeziehen und zu beraten, um natürliche Ressourcen und Selbsthilfemöglichkeiten in einer Situation zu stärken, wo diese massiven

Belastungen ausgesetzt sind. Unter diesen Belastungen kann es seitens der Angehörigen auch zu fehlangepaßten Reaktionen wie Rückzug, Vermeidung von Gespräch und Intimität kommen.

Deutlich wurde in der Diskussion, daß der Umgang mit Todkranken und Sterbenden sehr unterschiedlich erlebt wird. Dies wird nicht nur mit Gefühlen von Ohnmacht, Hilflosigkeit und Überforderung verbunden, sondern auch als eine dankbare Aufgabe empfunden, die tiefgehende zwischenmenschliche Begegnungen herstellt. Für das Erleben spielen institutionelle Faktoren (Arbeitszeit und -einteilung, Teamkooperation und -zusammenhalt), Berufserfahrung, aber auch ganz wesentlich die eigene Einstellung zum Sterben und zum Leben eine wesentliche Rolle. Hier wurden von einzelnen Diskussionsteilnehmern Balintgruppen oder die Teilnahme an Seminaren über den Umgang mit Sterbenden als sehr hilfreich genannt. Diese Erfahrung erleichtere es, eigene Trauer über den Verlust von Patientinnen zu verarbeiten und scheinbar ungerechtfertigte Gefühle von Groll und Neid beim Patienten zu akzeptieren („Sie sind ja noch jung und gesund und können mich nicht verstehen"). Ärzte, die fähig sind, über eine tödliche Krankheit zu sprechen, finden meist auch ihre Patienten dazu in der Lage.

Deutlich wurde in der Diskussion, daß Möglichkeiten und Belastungen in der Palliativbehandlung auch von der Versorgungsperspektive abhängen: Aus Sicht der Klinik gilt es zwar, Patientinnen mit einer begrenzten Lebenserwartung wieder möglichst rasch ins häusliche Milieu zu entlassen; zugleich entfallen damit aber auch Betreuungs- und Unterstützungsmöglichkeiten, die während eines stationären Aufenthalts möglich sind. Gerade eine mangelnde Kontinuität in der Versorgung kann von den Patienten sehr belastend erlebt werden.

In klinischen Fallschilderungen (exulzeriertes, inoperables Mamma-CA) wird deutlich, wie belastend es sein kann, Siechtum und Leiden bei Patientinnen über einen längeren Zeitraum bis zum Tode mitzuerleben und immer wieder die Begrenztheit eigener Hilfsmöglichkeiten zu spüren. In der Diskussion zeigt dieses Beispiel, wie wichtig es für die Patientinnen ist, daß ihre Ärzte gerade angesichts begrenzter medizinischer Interventionsmöglichkeiten emotional präsent bleiben, mit ihnen das Siechtum ertragen und sich nicht von ihnen abwenden.

Spätabort – frühe Frühgeburt

Geburtshilfe an der Grenze der Lebensfähigkeit

W. KÜNZEL, B. MISSELWITZ, K. MANOLOPOULOS, S. MILLER

MERKE:

Zwei Gesetze haben in den letzten Jahren das geburtshilfliche Handeln maßgeblich beeinflußt:

- die Neufassung des Personenstandsgesetzes vom 1. April 1994 und
- die Neufassung des Paragraphen 218 zum Schwangerschaftsabbruch vom 1. Oktober 1995.

Durch Erniedrigung der Grenze für Frühgeburten von 1000 auf 500 g und durch den Wegfall von Grenzen für den späten Schwangerschaftsabbruch ergibt sich daher ein Graubereich der 20.–24. Schwangerschaftswoche für schwierige geburtshilfliche Entscheidungen.

1. Die Hessische Perinatalerhebung von 1990–1997
   - 1.1. Seit der Neuregelung der Definition Totgeburt/Lebendgeburt durch das Personenstandsgesetz vom 01.04.1994 ist die Anzahl der Kinder mit einem Geburtsgewicht zwischen 500 und 1000 g in Hessen seit 1990 von ca. 170 auf 250 pro Jahr angestiegen.
   - 1.2 Die Zunahme von Kindern mit sehr geringem Geburtsgewicht erfolgte vorwiegend durch einen Anstieg der Totgeburten, während die neonatale Mortalität konstant blieb und die Anzahl der überlebenden Kinder sich geringfügig erhöhte. Die relative Überlebensrate nahm jedoch im gleichen Zeitraum von 70 auf 58% ab.
   - 1.3 Die neonatale Sterblichkeit zeigt eine enge Korrelation zum Schwangerschaftsalter (HEPE): 74% in der 23. SSW, 52% in der 24. SSW und 21% in der 25. SSW. Der Modus der Entbindung (Sectio) verbesserte die Mortalität nur geringfügig.
   - 1.4 Die neonatale Sterblichkeit ist nicht nur zum Schwangerschaftsalter, sondern auch zum Geburtsgewicht in der entsprechenden SSW korreliert.
2. Morbididät und Mortalität an der Grenze der Lebensfähigkeit – Gießener Analyse
   - 2.1 Von 333 Kindern zwischen >16. Schwangerschaftswoche und <1000 g Geburtsgewicht erfolgten 264 (79,3%) als Fehlgeburten bzw. Totgeburten und 69 (20,7%) als Lebendgeburten.
   - 2.2 Bei den Tot/Fehlgeburten wiesen 25% chromosomale Störungen und 20,5% Fehlbildungen auf. In 24,6% lag ein intrauteriner Fruchttod vor und in 26,5% waren Infektionen nachweisbar.
   - 2.3 Bei den Lebendgeburten waren in 49,3% Infektionen nachweisbar und in 31,3% bestand eine Gestose. Chromosomale Störungen lagen nur in 7,5% der Fälle vor.
3. Empfehlungen
   - 3.1 Nach Ausschluß chromosomaler Störungen, fetaler Fehlbildungen und fehlenden Zeichen einer Entzündung ist die Fortführung der Schwangerschaft durch die bekannten Maßnahmen in jedem Schwangerschaftsalter gerechtfertigt.

3.2 Die Unterbrechung der Schwangerschaft sollte dann vorgenommen werden, wenn bis zur 23/7. (22 + 7) Woche die Fortführung der Gravidität aufgrund geburtshilflicher und fetaler Befunde aussichtslos ist.

3.3 Mit Beginn der 25. Schwangerschaftswoche (24 + 1 SSW = 25/1. SSW) ist dann bei unauffälligen fetalen Befunden und bei fortschreitender Zervixeröffnung die Geburt zuzulassen und die Schwangerschaft evtl. operativ zu beenden. Der Neonatologe sollte bei der Geburt präsent sein.

Zwei Gesetze haben in den letzten Jahren das geburtshilfliche Handeln maßgeblich beeinflußt:

1. die Neufassung des Personenstandsgesetztes vom 1. April 1994 und
2. die Neufassung des Paragraphen 218 zum Schwangerschaftsabbruch vom 1. Oktober 1995.

Das Personenstandsgesetz hat die Grenzen der Frühgeburt neu geregelt, da sich zeigte, daß immer mehr Frühgeborene auch unter 1000 g überlebten. Nach langer Diskussion erfolgte auch eine Neufassung des Paragraphen 218. In diesem Paragraphen ist der Abbruch der Schwangerschaft aus eugenischer Indikation nicht mehr Bestandteil der Regelung, Grenzen gelten nur noch für den frühen Abbruch der Schwangerschaft. Für den späten Abbruch der Schwangerschaft hat der Gesetzgeber vermieden, eine Grenze für die medizinische Indikation festzulegen. Diese verwaschenen Grenzen zwischen Frühgeburt einerseits und Schwangerschaftsabbruch aus medizinischer Indikation andererseits machen geburtshilfliches Handeln häufig zu einem medizinischen und ethischen Problem [6, 7, 11], so daß sich bereits die Deutsche Gesellschaft für Gynäkologie und Geburtshilfe zusammen mit der Deutschen Gesellschaft für Perinatale Medizin und der Gesellschaft für Neonatologie und Pädiatrische Intensivmedizin zu einer Stellungnahme veranlaßt sahen [10].

In der gemeinsamen Stellungnahme der Gesellschaften werden klare Aussagen auf der Basis des derzeitigen Kenntnisstandes zur Überlebenschance und zur Morbidität gemacht und Empfehlungen für allgemeines neonatologisches und geburtshilfliches Handeln gegeben.

Um dieses Problem „Geburtshilfe an der Grenze der Lebensfähigkeit" zu verdeutlichen, seien die Analysen von 2 Kollektiven vorgestellt:

1. das Kollektiv der Hessischen Perinatalerhebung von 1990 - 1997 und
2. das Kollektiv von Kindern, die in der Frauenklinik der Justus-Liebig-Universität in Gießen von 1993 - 1997 mit einem Geburtsgewicht unter 1000 g geboren wurden.

Die Hessische Perinatalerhebung von 1990 - 1997

Einfluß der Neufassung des Personenstandsgesetzes von 1994 auf die Häufigkeit von Kindern mit niedrigem Geburtsgewicht

Die Analyse der Daten der Hessischen Perinatalerhebung von 1990 - 1997 verdeutlicht die Auswirkungen des Personenstandsgesetzes auf die Häufigkeit von Kindern der Gewichtsklasse 500 - 1000 g. Ihr Anteil an der Gesamtzahl der Geburten betrug 1990 - 1992 noch etwa 0,3%, stieg aber nach 1993 auf 0,40 bis 0,45% an (Abb. 1). Die weitere Analyse der Daten zeigt jedoch, daß dieser Anstieg im wesentlichen auf eine Zunahme der Totgeburten zurückzuführen ist (Abb 2a, b). Die Anzahl der neonatal verstorbenen Kinder blieb annähernd konstant, während die Anzahl der überlebenden Neugeborenen „absolut" geringfügig zunahm und „relativ", in bezug auf die Gesamtzahl der untergewichtigen Neugeborenen, von 70 auf 58%

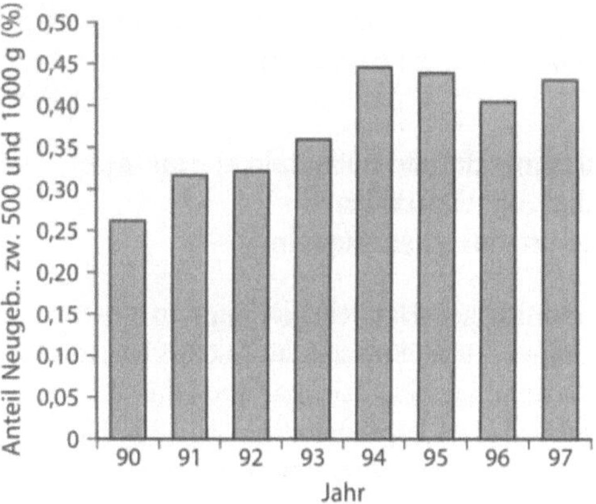

Abb. 1. Häufigkeit von Neugeborenen mit 500-1000 g an den Geburten der Hessischen Perinatalerhebung der Jahre 1990-1997. Es erfolgte ein signifikanter Anstieg von Kindern mit einem Geburtsgewicht unter 1000 g seit der Einführung des Personenstandsgesetzes 1994

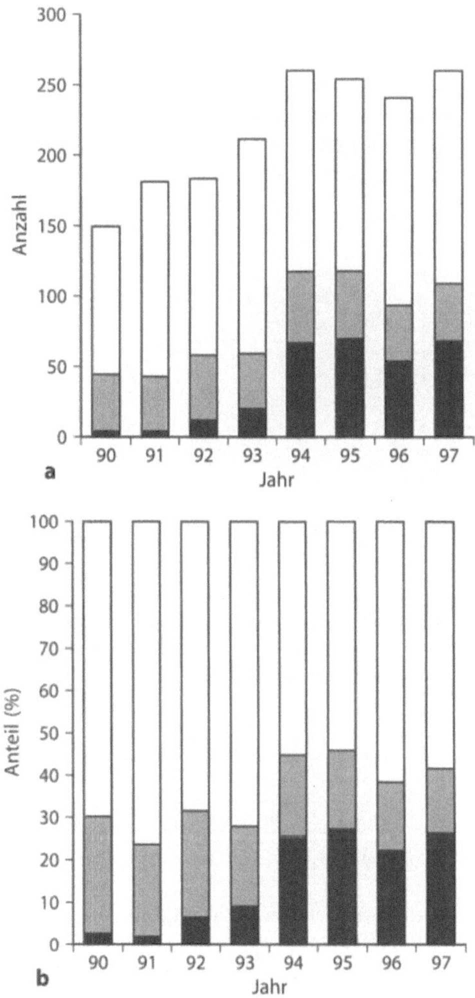

Abb. 2. a Die Anzahl der Kinder von 500-1000 g der Jahre 1990-1997 als Totgeburten, neonatal verstorbene und als überlebende Neugeborene. Bei etwa gleicher Geburtenrate nahm die Anzahl der Kinder von 1990-1997 um ca. 100 Kinder zu. Dies erfolgte zu einem hohen Anteil aufgrund der Totgeburten, aber auch der überlebenden Neugeborenen. In **b** ist das Verhältnis von Überlebenden, neonatal Verstorbenen und Totgeburten der Gewichtsklasse 500-1000 g in Prozent für das jeweilige Jahr wiedergegeben. Danach nimmt die Überlebensrate aufgrund des Einschlusses der Totgeburten von ca. 70 auf 58% ab. Dieses statistische Zahlenspiel ist bei der Interpretation von Erfolgsstatistiken zu berücksichtigen

zurückging. Dieses Phänomen wird durch den Einschluß der Totgeburten verursacht.

Geburtsgewicht und neonatale Mortalität – Entscheidungskriterium für geburtshilfliches Handeln

Geburtshilfliches Handeln verlangt in Grenzsituationen klare Entscheidungskriterien, die für jedermann nachvollziehbar und ethisch vertretbar sind. Zweckoptimismus ist fehl am Platz. Die Entscheidungen orientieren sich – und dies gilt nur für die leistungsfähig strukturierten Gesundheitssysteme vorwiegend der Industrienationen – an folgenden Kriterien:

- am Schwangerschaftsalter,
- am geschätzten Geburtsgewicht,
- an der zu erwartenden Morbidität und Mortalität der Kinder,
- an der Zumutbarkeit eines operativen Eingriffs (Sectio) für die betroffenen Frauen.

Schwangerschaftsalter und Geburtsgewicht

Das Geburtsgewicht steigt mit dem Schwangerschaftsalter an (Abb. 3). Es beträgt in der vollendeten 23. SSW etwa 600 g mit einem Streubereich von 380–840 g. In der vollendeten 27. SSW wird ein mittleres Geburtsgewicht von etwa 1000 g erreicht. Die Streuung des Geburtsgewichts ist beträchtlich: 500–1450 g. Bei weiterer Zunahme der Schwangerschaftswochen zeigt sich, daß aufgrund der ebenfalls zunehmenden Streuung des Geburtsgewichts ein hoher Anteil der Kinder ein Geburtsgewicht von 1000 g und weniger aufweist. Das Geburtsgewicht kann daher im Hinblick auf die neonatale Mortalität nicht das alleinige Entscheidungskriterium sein,

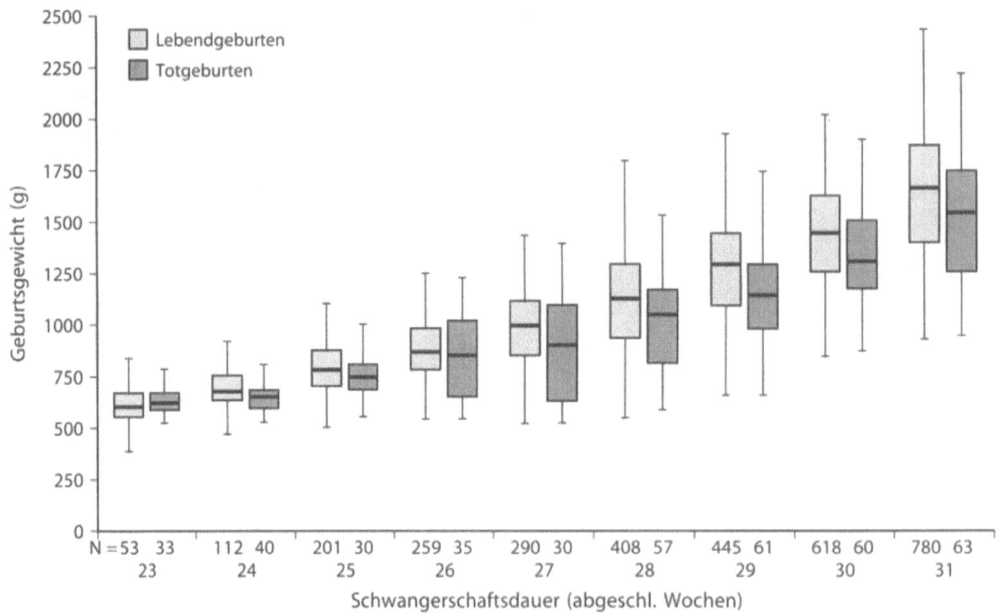

Abb. 3. Geburtsgewicht in Abhängigkeit von der Schwangerschaftsdauer in abgeschlossenen Wochen, d.h. von der 23. + 1 – 31. + 1 Woche oder 24/1. bis 32/1. Woche. Kinder der 23. abgeschlossenen Woche (24/1) haben ein Geburtsgewicht von 600 g (median) mit einer Streuung von 380–840 g. Auffällig ist das im Mittel niedrigere Gewicht der totgeborenen Kinder

da die Schätzung durch die biometrischen Verfahren erwiesenermaßen schwierig ist [3, 14].

Schwangerschaftsalter und neonatale Mortalität

Ein wichtiges Entscheidungskriterium für geburtshilfliches Handeln ist die Sinnhaftigkeit der Maßnahme. In den frühen Schwangerschaftswochen sind die fetalen Organe noch nicht in einem Maße ausgereift, um vitale Funktionen zu übernehmen. So verbieten sich nach Durchsicht der Literatur operative Eingriffe vor der 23. vollendeten Schwangerschaftswoche. In diesem Schwangerschaftsalter muß mit einer extrem hohen Mortalität oder, wenn das Kind überlebt, mit einer hohen Morbidität gerechnet werden. Die Analyse der Daten der HEPE weist eine neonatale Mortalität von 72% in der 23. SSW aus (Abb. 4). Mit Zunahme der SSW auf 24 Schwangerschaftswochen fällt die neonatale Mortalität auf 52% ab, in der 25. SSW auf 21% und in der 26/27. SSW auf etwa 10%. Das Schwangerschaftsalter ist daher ein ganz wesentlicher Parameter für die Überlebenschance des Kindes. Jede Verlängerung der Schwangerschaftsdauer zwischen der 23. und 25. Woche verbessert die Mortalität um ca. 2%/Tag. Alle therapeutischen Maßnahmen müssen sich daher darauf ausrichten, die Schwangerschaft zu verlängern, wenn irgendwie vertretbar [12]. Der Geburtsmodus ist offenbar von untergeordneter Bedeutung. Es zeigt sich wohl, daß die Sterblichkeit der vaginal geborenen Kinder in der 23. SSW mit ca. 80% höher ist als die der Kinder, die durch Sectio entwickelt wurden. In der folgenden Schwangerschaftswoche ist dieser Unterschied jedoch nicht mehr nachweisbar. Auch Weiss et al. konnten zeigen, daß die neonatale Mortalität nicht zum Entbindungsmodus korreliert [13]. Die Häufigkeit der operativen Entbindung beträgt in der 23. SSW jedoch nur 20%. Die Indikation zur operativen Entbindung wird mit zunehmender Schwangerschaftswoche häufiger gestellt. Sie erreicht ein Maximum von etwa 80% in der 26/27. SSW. Dieser Anstieg der Sectiorate geht der Überlebensrate parallel. Es ist daher zukünftig die Frage zu prüfen, ob die geringe Sectiorate in den frühen Schwangerschaftswochen Ursache der höheren Mortalität ist. Nach den Untersuchungen von Batton et al. hatten Kinder, die sich bei der Geburt aus unterschiedlichen Gründen in einem reduzierten Zustand befanden, geringere Überlebenschancen [1]. Welchen Einfluß der Ort der Entbindung zusätzlich auf die Mortalität hat, zeigt eine Studie von Menard et al. [9]. So ist die Sterblichkeit von Kindern, die in einem Zentrum der Maximalversorgung geboren werden, signifikant niedriger. Diese Beobachtung belegt erneut bereits früher durchgeführte Untersuchungen [5].

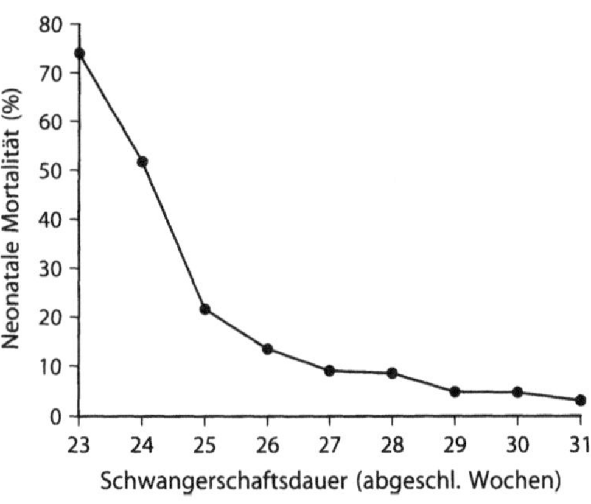

Abb. 4. Die neonatale Mortalität in Abhängigkeit von der Schwangerschaftsdauer in vollendeten Wochen. Die beträgt in der 23. abgeschlossenen Woche (24/1) ca. 74%. Mit der Zunahme der Tragzeit von 23 auf 25 Wochen fällt die Mortalität auf 20% ab, das entspricht einer Verbesserung von 1,8% pro Tag

Interessant ist jedoch auch die Betrachtung von Gewicht, neonataler Mortalität und Schwangerschaftswoche. Hier zeigt sich der bekannte Zusammenhang von neonataler Mortalität und Schwangerschaftswoche, wie dies bereits von Copper dargestellt wurde [4]. Zusätzlich gewinnt jedoch auch das Gewicht bei der Schätzung der Überlebenschance an Bedeutung: Niedriges Gewicht und frühe Schwangerschafswoche sind nach den Daten der HEPE ungünstige Voraussetzungen für das Überleben des Kindes (Abb. 5).

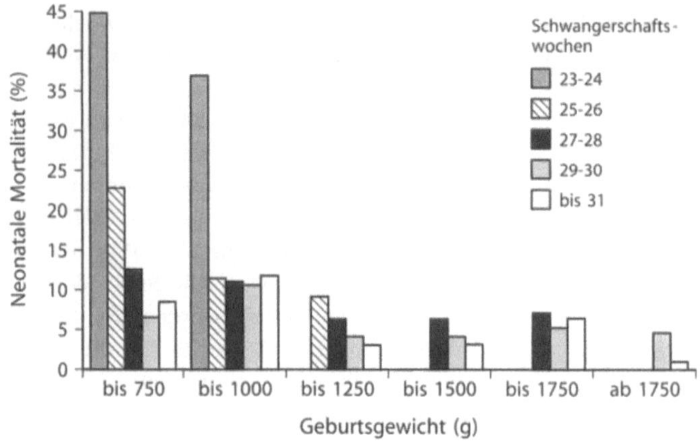

Abb. 5. Die Beziehung zwischen Geburtsgewicht, Schwangerschaftswoche und neonataler Mortalität der Hessischen Perinatalerhebung 1990–1997. Die neonatale Mortalität ist für ein gegebenes Schwangerschaftsalter am höchsten, wenn das Geburtsgewicht erniedrigt ist

Die Gießener Analyse von 1993–1997

Morbidität und Mortalität an der Grenze der Lebensfähigkeit

Die Perinatalstatistiken liefern keine systematischen Daten über Geburten und Fehlgeburten unterhalb der Gewichtsgrenze, die das Personenstandsgesetz vorgibt. Das Ziel der nun folgenden Betrachtung ist, alle Schwangerschaftsbeendigungen zwischen der 16. SSW als unterer Grenze und einem Geburtsgewicht von 1000 g als oberer Grenze am Kollektiv der Frauenklinik an der JLU Gießen näher zu analysieren. Dieser Analyse liegen die Daten von 333 Schwangerschaften der Jahre 1993–1997 zugrunde.

Das Gewicht der lebend- und totgeborenen Kinder in Relation zur Schwangerschaftswoche ist in Abb. 6 wiedergegeben. Wie bereits bei der Datenanalyse der HEPE nachgewiesen, so besteht auch in diesem Kollektiv ein enger Zusammenhang zwischen beiden Parametern. Das mittlere Gewicht beträgt in der 16/17. SSW etwa 100–120 g mit einem Minimum von 40 und einem Maximum von 280 g. Im weiteren Schwangerschaftsverlauf weicht das mittlere Gewicht der totgeborenen Kinder von dem der lebendgeborenen ab, so daß die Streuung des Geburtsgewichts für ein definiertes Schwangerschaftsalter zunehmend größer wird. So beträgt beispielsweise das Geburtsgewicht in der 24.–27. SSW 250–1000 g. Diese große Varianz erschwert geburtshilfliche Entscheidungen beträchtlich. Schwangerschaften bis zur 23. SSW endeten im Kollektiv der Gießener Frauenklinik immer mit der Geburt von toten Kindern. Ab der vollendeten 24. SSW, d.h. 25/1. SSW nimmt die Totgeburtenrate ab. Sie erreicht in der 26/27. SSW 21,9% und in der

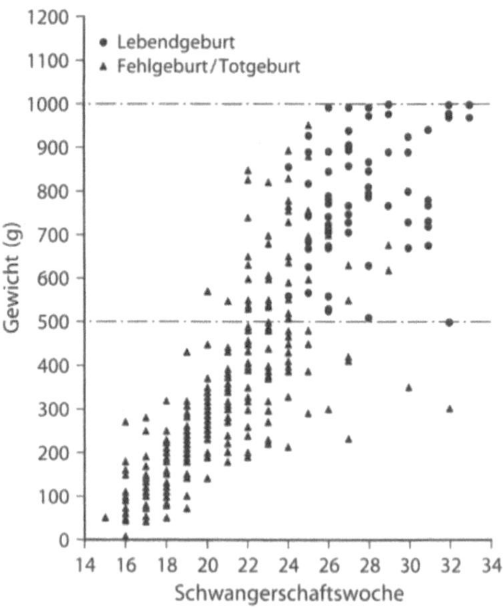

Abb. 6. Die Korrelation zwischen dem Geburtsgewicht und der Schwangerschaftswoche. Die Verteilung des Geburtsgewichtes demonstriert die Schwierigkeit geburtshilflicher Entscheidungen in der 22.–25. Schwangerschaftswoche (21.–24. vollendete SSW)

30. SSW 5,3% bei Kindern mit einem Gewicht unter 1000 g.

Die vorzeitige Beendigung der Schwangerschaft

Die Beendigung der Schwangerschaft vor dem errechneten Termin ist in der Regel die Folge maternaler oder fetaler Erkrankungen (Tabelle 1). Der intrauterine Fruchttod hat mit 24,6% im Kollektiv der Totgeburten einen hohen Anteil. Ihm folgen chromosomale Aberrationen (25%) und Fehlbildungen (20,5%). Aber auch Infektionen, die durch vorzeitigen Blasensprung, Zervixinsuffizienz oder vorzeitige Wehentätigkeit manifest werden, nehmen einen hohen Anteil ein (26,5%). Dieser Anteil an Infektionen ist höher bei den Lebendgeborenen (49,3%). Besonders häufig besteht eine Gestose (31,3%), weniger häufig chromosomale Aberrationen (7,5%). Die Zuordnung der einzelnen Störungen zum Schwangerschaftsalter gibt eine Information über die Indikation zur vorzeitigen Beendigung der Schwangerschaft. Der frühe Abbruch der Schwangerschaft bei chromosomalen Aberrationen, bei Fehlbildungen und beim intrauterinen Fruchttod ist das Ergebnis der gezielten pränatalen Diagnostik. Infektionen als Ursache der vorzeitigen Schwangerschaftsbeendigung treten mit gleicher Häufigkeit in allen Wochen auf. Die Gestose als Ursache des frühen Abbruchs manifestiert sich dagegen erst im späteren Schwangerschaftsalter.

Morbidität bei vorzeitiger Schwangerschaftsbeendigung

Die hohe Morbidität der sehr unreif geborenen Kinder veranlaßt viele Geburtshelfer, eine operative Intervention nicht zu früh vorzunehmen. Aufschlußreich ist die Analyse der Morbidität und Mortalität von Kindern der 24. SSW, die von Bottoms et al. vorgenommen wurde [2] (Tabelle 2). Der Erfolg geburtshilflicher Maßnahmen wurde am Zustand der Kinder bei der Geburt und deren weiterer Entwicklung gemessen. Verglichen wurden 2 Gruppen von Geburtshelfern: Geburtshelfer, die sich entschieden haben, keine Sectio aus fetaler Indikation in der

Tabelle 1. Die vorzeitige Beendigung der Schwangerschaft - Ursachen und Indikationen

	Lebendgeburten (n = 69) [%]	Totgeburten/Fehlgeburten (n = 264) [%]
Chromosomale Aberrationen	7,5	25,0
Fehlbildungen	-	20,5
Infektionen	49,3	26,5
Gestose	31,3	1,9
IFT	-	24,6
Varia	11,9	1,5

Tabelle 2. Neonatale Morbidität und Mortalität von Kindern der 24. Schwangerschaftswoche, wenn die Indikation zur Sectio aus fetaler Indikation gestellt wurde (Gruppe A), und wenn die Geburtshelfer nicht bereit waren, in dieser Schwangerschaftswoche eine Sectio durchzuführen (Gruppe B). (Nach Bottoms et al. 1997 [2])

	Gruppe A [%]	Gruppe B [%]
Schadenfreies Überleben	17	13
Schwere Erkrankungen	40	20
Neonatale Sterblichkeit	44	63
Totgeburten	0	5

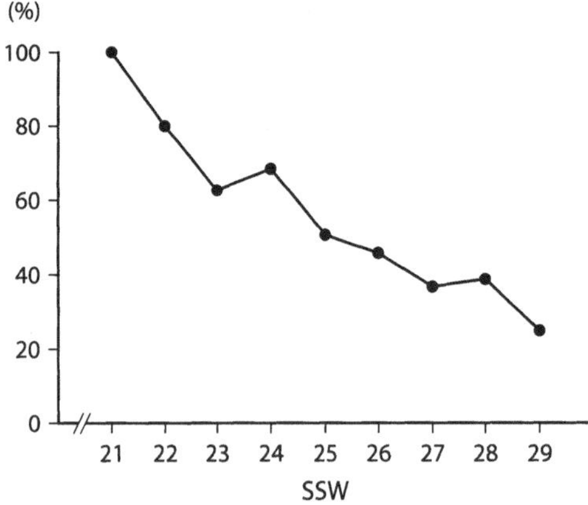

Abb. 7. Die Häufigkeit schwerer Erkrankungen: zerebrale Blutungen III. und IV. Grades, Reinopathie III. und IV. Grades, nekrotisierende Enterokolitis mit chirurgischem Eingriff und Sauerstoffbedarf bei der Entlassung - in Abhängigkeit zur Schwangerschaftswoche. (Nach Bottoms et al. 1997 [2])

24. SSW durchzuführen. Sie wurden mit einer zweiten Gruppe von Geburtshelfern verglichen, die aus fetaler Indikation in der 24. SSW eine Sectio vorgenommen haben. Das schadensfreie Überleben betrug in der ersten Gruppe 13 und in der zweiten Gruppe 17%. Besonders dramatisch war die Häufigkeit schwerer Morbidität: 20 gegenüber 40%. Diese schweren Erkrankungen: intrazerebrale Blutungen 3. und 4. Grades, Retinopathie 3. und 4. Grades, nekrotisierende Enterokolitis gefolgt von chirurgischem Eingriff und Sauerstoffbedarf bei der Entlassung, nehmen jedoch mit steigendem Schwangerschaftsalter ab [2] (Abb. 7). Zu gleichen Ergebnissen kommt auch die Grazer Arbeitsgruppe [8]. Auch bei dieser Analyse wird deutlich, daß mit Verlängerung der Schwangerschaftsdauer nicht nur die Mortalität, sondern auch die Morbidität signifikant zu reduzieren ist.

Schlußfolgerungen und Empfehlungen

Aus den Daten der Hessischen Perinatalerhebung, aus den Untersuchungen der frühen Schwangerschaftsbeendigung am Kollektiv der Frauenklinik der JLU Gießen und von den Ergebnissen anderer Autoren lassen sich folgende Empfehlungen ableiten:

- Die Maßnahmen, die sich aus der pränatalen Diagnostik ergeben, sind mit der 21. vollendeten (22/1-7.) Schwangerschaftswoche zu begrenzen. Kinder, die in der 22. vollendeten Schwangerschaftswoche geboren werden, wiegen in 30% mehr als 500 g.
- Bei Verdacht auf Infektionen, Zervixinsuffizienz und vorzeitiger Wehentätigkeit sind die antibiotische Therapie und die Tokolyse als schwangerschaftsverlängernde Maßnahmen die Methoden der Wahl. Sie sind vom Zervixbefund, vom CRP und von der Leukozytenzahl abhängig zu machen. Über den Abbruch die Schwangerschaft verlängernder Maßnahmen sollte bei ansteigendem CRP und Leukozyten möglichst zügig entschieden werden.
- Schwangerschaftsalter und Geburtsgewicht sind zusätzlich zu einer qualifizierten neonatologischen Versorgung bestimmende Faktoren für das schadensfreie Überleben der Kinder. Auch unter optimalen Bedingungen sind vor der 22. SSW aktive geburtshilfliche Maßnahmen mit dem Ziel lebenserhaltender Maßnahmen für das Kind nicht sinnvoll.
- Ab 22. vollendeter SSW (23/1) wird das geburtshilfliche Vorgehen im wesentlichen vom Zustand und vom Gewicht des Kindes bestimmt. Auch in dieser SSW ist mit aktiven geburtshilflichen Maßnahmen Zurückhaltung geboten. Wir entscheiden uns erst ab 24. vollendeter SSW (25/1. SSW) zu aktivem Handeln. Die Art des Eingriffs wird vom Zustand des Kindes, d.h. vom CTG, vom Dopplerfluß in den fetalen Gefäßen und von der Lage (Beckenendlage) des Kindes vorgegeben. Die Sectio erfolgt durch korporalen Längsschnitt unterhalb der 30. SSW, da dieser die Entwicklung des Kindes erleichtert.
- Es versteht sich von selbst, daß die besten Resultate im Hinblick auf das schadensfreie Überleben nur erreicht werden können, wenn die richtige Indikation für die Beendigung

der Schwangerschaft zum richtigen Zeitpunkt gestellt wird und der Neonatologe akzeptierter Partner im Team der Entscheidungsträger ist.

Diese Empfehlungen sind das Ergebnis der derzeitigen Erkenntnisse. Auch zukünftig wird es Grenzen geburtshilflichen Handelns geben. Sie werden sicher neu definiert werden müssen, um sie den Fortschritten der Medizin auf diesem speziellen Gebiet anzugleichen.

Literatur

1. Batton DG, DeWitte DB, Espinosa R, Swails TL (1998) The impact of fetal compromise on outcome at the border of viability. Am J Obstet Gynecol 178:909-915
2. Bottoms SF, Paul RH, Iams JD et al. and the National Institute of Child Health and Human Development Network of Maternal-Fetal Medicine Units (1997) Obstetric determinants of neonatal survival: influence of willingness to perform Cesarean delivery on survival of extremely low-birth-weight infants. Am J Obstet Gynecol 176: 960-966
3. Chauhan SP, Charania SF, McLaren RA, Devoe LD, Ross EL, Hendrix NW, Morrison J (1998) Ultrasonographic estimate of birth weight at 24 to 34 weeks: a mulicenter study. Am J Obstet Gynecol 179:909-916
4. Copper RL, Goldenberg RL, Creasy RK et al. (1993) A multicenter study of preterm birth weight and gestational age-specific neonatal mortality. Am J Obstet Gynecol 168:78-84
5. Gortmaker S, Sobol A, Clark C, Walker DK, Geronimus A (1985) The survival of very low-birth weight infants by level of hospital of birth: a population study of perinatal systems in four states. Am J Obstet Gynecol 152:517-524
6. Hepp H (1996) Pränatalmedizin und reformierter § 218 a StGB - oder: die „versteckte Indikation". Gynäkologe 29:1-5
7. Hepp H (1997) Zur Aporie der Perinatalmedizin. Gynäkologe 30:291-294
8. Hüttner U, Weiss PAM, Maurer U et al. (1998) Früh- und Spätprognose von extrem Frühgeborenen (EFG): Grazer Analyse. Geburtshilfe Frauenheilkd 58:475-482
9. Menard MK, Liu Q, Holgren EA, Sappenfield WM (1998) Neonatal mortality for very low birth weight deliveries in South Carolina by level of hospital perinatal service. Am J Obstet Gynecol 179:374-381
10. Pohlandt F (1998) Frühgeburt an der Grenze der Lebensfähigkeit des Kindes. Z Geburtsh Neonatol 202:261-263
11. Weise W (1998) Bedenken und Bedenkliches zur Neufassung des § 218 a. Geburtshilfe Frauenheilkd 58:M8-M12
12. Weiss PAM, Walcher W, Haas J, Winter R (1998) Grazer Frühgeborenenanalyse: Vorzeitiger Blasensprung (VBS) bei extremer Frühgeburt (EFG). Geburtshilfe Frauenheilkd 58:632-639
13. Weiss PAM, Walcher W, Rosegger H, Hüttner U, Haas J, Winter R (1998) Grazer Frühgeborenenanalyse: Vaginalgeburt versus Sektio. Geburtshilfe Frauenheilkd 58:483-490
14. Weiss PAM, Walcher W, Hüttner U, Winter R (1998) Grazer Frühgeborenenanalyse: Gewichtsperzentilen extrem Frühgeborener und prognostischer Wert des Geburtsgewichtes und sonographisch geschätzten Gewichtes. Geburtshilfe Frauenheilkd 58:491-496

Antiphospholipidsyndrom und Spätabort

B. Kemkes-Matthes

MERKE:

1. Ursache des Antiphospholipid-Syndroms ist eine heterogene Gruppe von Antikörpern, die gegen körpereigene Phospholipide gerichtet sind. Pathophysiologisch kommt es dadurch zu einer Störung der zellulären Hämostase, insbesondere der Thrombozyten-Endothel-Interaktion sowie des Protein C-Protein S-Systems.
2. Die Labordiagnostik des Antiphospholipid-Syndroms gestaltet sich aufgrund der Heterogenität der Antikörper schwierig. Es sollten in Speziallabors sowohl PTT-abhängige Suchteste als auch Bestätigungsteste in Form von ELISA-Testen durchgeführt werden.
3. Klinisch ist das Antiphospholipid-Syndrom durch das Auftreten venöser und/oder arterieller Thrombosen sowie rezidivierender Spontanaborte charakterisiert. Bei einzelnen Patienten wird darüber hinaus eine Thrombozytopenie beobachtet.
4. Bei schwangeren Frauen mit Antiphospholipid-Syndrom kommt es in 15–40% der Fälle zum intrauterinen Fruchttod, dem im allgemeinen eine Phase der Wachstumsretardierung vorausgeht. Meist tritt der Fruchttod um die 20. Schwangerschaftswoche ein.
5. Als Ursache der Wachstumsretardierung bzw. der Abortneigung werden placentare Infarkte beschrieben.
6. Durch effiziente gerinnungshemmende Therapie (ASS plus LWM-Heparin, evtl. ASS plus orale Antikoagulantien nach der 12. SSW) während der gesamten Schwangerschaft läßt sich die Anzahl der Lebendgeburten deutlich steigern.

Einleitung

Antiphospholipidantikörper wurden erstmals bei Patienten mit Lupus erythematodes beschrieben, bei denen eine Verlängerung phospholipidhaltiger Gerinnungstests auffiel. Aufgrund dieses Phänomens wurde 1972 von Feinstein und Rapaport [1] der Begriff „Lupusantikoagulans" geprägt, der jedoch gleich doppelt irreführend ist: zum einen ist das Auftreten von Lupusantikoagulanzien klinisch nur in Ausnahmefällen mit einer Blutungsneigung, meist jedoch mit thromboembolischen Komplikationen und Abortneigung vergesellschaftet; zum zweiten sind Lupusantikoagulanzien zwar gehäuft bei Patienten mit Autoimmunerkrankungen nachweisbar, in den meisten Fällen besteht jedoch kein Zusammenhang mit einer Systemerkrankung.

Heute wird unter dem Begriff Antiphospholipidantikörper eine heterogene Gruppe von Autoantikörpern subsummiert, die gegen gerinnungsaktive Phospholipide und Phospholipid-Protein-Komplexe gerichtet sind; dazu zählen Lupusantikoagulanzien wie auch Antikardiolipinantikörper.

Unter Antiphospholipidsyndrom versteht man das Auftreten mindestens eines klinischen Symptoms (thromboembolisches Geschehen, Abort) zusammen mit dem Nachweis von Antiphospholipidantikörpern bzw. Lupusantikoagulans.

Der Stellenwert des Antiphospholipidsyndroms bei thromboembolischen Komplikationen und speziell bei (rezidivierenden) Aborten ist erst im Lauf des letzten Jahrzehnts erkannt worden.

Klinik des Antiphospholipidsyndroms

Bei 20–40% aller Patienten mit nachgewiesenen Antiphospholipidantikörpern kommt es zu – meist rezidivierenden – *venösen und/oder arteriellen Thrombosen*. Klassisch dabei ist, daß sich die thrombotischen Verschlüsse häufig in ungewöhnlichen Gefäßarealen abspielen. So werden neben der „klassischen" Beinvenenthrombose auch Leber-, Nieren- und Hautvenenthrombosen beschrieben. In der arteriellen Strombahn betreffen die Gefäßverschlüsse meist zerebrale Gefäße, aber auch Myokardinfarkte, Mesenterialarterienverschlüsse, Komplikationen an peripheren Arterien und am Auge werden beobachtet.

Nilsson et al. [7] berichteten 1975 als erste über ein Zusammentreffen von Lupusantikoagulans und wiederholten Aborten im ersten Trimester bzw. intrauterinem Fruchttod im 2. und 3. Trimester. Heute ist bekannt, daß bei Frauen mit rezidivierenden Aborten in 8–17% der Fälle Lupusantikoagulanzien ursächlich sind.

Sind Lupusantikoagulanzien bzw. Antiphospholipidantikörper nachgewiesen, so muß in der Schwangerschaft – auch bei Frauen, die bisher keine thromboembolischen Komplikationen hatten – in 15–40% der Fälle (nach anderen Quellen bei bis zu 70%) mit *habituellen Aborten, Tot- oder Frühgeburten* gerechnet werden.

Erste Zahlen zum Thema Antiphospholipidantikörper und Schwangerschaft stammen von Lechner aus dem Jahr 1987 [6] und sind noch wesentlich dramatischer: er zeigte anhand einer Sammelstatistik, daß es bei 40 Patientinnen mit insgesamt 166 Schwangerschaften 151mal zum Abort oder intrauterinem Fruchttod und nur 15mal zur Lebendgeburt kam.

Ursächlich für die genannten Schwangerschaftskomplikationen beim Antiphospholipidsyndrom sind Plazentathrombosen mit konsekutiven Plazentainfarkten, die zunächst zu einer Wachstumsretardierung und in der Folge zum Absterben des Kindes führen. Der Fruchttod tritt häufig um die 20. Schwangerschaftswoche ein.

Bei einem Teil der Patienten mit Antiphospholipidsyndrom findet man eine, meist diskrete, Thrombopenie, die als Ausdruck von Thrombozytenverbrauch interpretiert wird.

Diagnostik

Der Nachweis von Antiphospholipidantikörpern gestaltet sich aufgrund der Heterogenität der Antikörper schwierig. Prinzipiell wird zwischen funktionellen und immunologischen Testverfahren unterschieden.

Das Prinzip der *funktionellen Tests* beruht darauf, daß die im Testansatz verfügbaren Phospholipide zur limitierenden Größe werden. Danach ist die Verlängerung der gemessenen Gerinnungszeiten direkt proportional zur Konzentration der vorhandenen Antikörper. Je mehr Phospholipide z.B. einem PTT-Reagenz zugesetzt sind, desto weniger empfindlich ist das entsprechende Reagenz zur Erkennung eines Antiphospholipidantikörpers. Dies erklärt die unterschiedliche Sensitivität der einzelnen funktionellen Testverfahren, die meist als Screeningtests eingesetzt werden.

Positive Screeningtests müssen durch sog. *Bestätigungstests* verifiziert werden. Hier stehen im wesentlichen ELISA-Tests zum quantitativen Antikörpernachweis zur Verfügung. Damit ist dann auch eine Differenzierung von IgG- und IgM-Antikörpern möglich.

Wichtig für die Qualität der Antiphospholipidantikörper-Bestimmung ist die präanalytische Behandlung der Proben. Eine möglichst schnelle Bearbeitung nach der Blutentnahme sollte garantiert sein. Darüber hinaus muß mit thrombozytenfreiem Plasma gearbeitet werden (2mal zentrifugieren!), um Thrombozyten als Phospholipidquelle auszuschließen.

Laboruntersuchungen auf Antiphospholipidantikörper sollten bei Patienten mit unklarer Thromboseneigung, bei Patienten mit nachgewiesenen Autoimmunerkrankungen sowie bei Frauen mit Abortneigung durchgeführt werden.

Therapie

Eine kausale Therapie des Antiphospholipidsyndroms ist nicht möglich. Die Behandlung zielt auf die Therapie thromboembolischer Komplikationen, für die verbindliche Richtlinien allerdings noch nicht existieren.

Nach *thromboembolischem Ereignis* wird im allgemeinen die orale Antikoagulanzienbehandlung so lange durchgeführt, bis ein Titerrückgang der Antiphospholipidantikörper nachgewiesen werden kann.

Bei Frauen mit *Abortneigung* und *erneuter Schwangerschaft* sollte – falls die Patientin nicht bereits unter gerinnungshemmender Therapie steht – frühestmöglich eine gerinnungshemmende Therapie eingeleitet werden. Eine laufende orale Antikoagulanzientherapie (Marcumar, Coumadin) muß wegen Gefahr von Mißbildungen bei nachgewiesener Schwangerschaft sofort abgesetzt und darf frühestens ab der 13. Schwangerschaftswoche wieder eingeleitet werden. Die Kombination aus niedermolekularem Heparin und ASS hat sich zur Behandlung des Antiphospholipidsyndroms in der Schwangerschaft als besonders wirksam erwiesen. Die Vorteile von niedermolekularem Heparin im Vergleich zum herkömmlichen Heparin bestehen darin, daß niedermolekulares Heparin nur 1- bis 2mal/Tag. verabreicht werden muß (bisher 3mal/Tag), und daß die Inzidenz der heparininduzierten Thrombozytopenie Typ II erheblich niedriger liegt. Darüber hinaus gibt es Hinweise, daß die Osteoporosegefährdung deutlich geringer ist als bei unfraktioniertem Heparin. Niedermolekulares Heparin sollte während der gesamten Schwangerschaft sowie im Wochenbett gewichtsadaptiert in therapeutischer Dosis verabreicht werden. ASS wird im allgemeinen in einer Dosierung von 50 mg/Tag zusätzlich gegeben.

Falls bei der Patientin keine thrombotischen Ereignisse aufgetreten sind, kann die gerinnungshemmende Therapie nach dem Wochenbett abgesetzt werden, andernfalls muß sie bis zum Titerabfall der Antiphospholipidantikörper fortgeführt werden.

Als Alternative zu Heparin bietet sich in der Phase zwischen der 13. und ca. 32. Schwangerschaftswoche die Gabe von oralen Antikoagulanzien (Marcumar, Coumadin) an. Vor dieser Phase sollte die Gabe von oralen Antikoagulanzien gemieden werden, da die Gefahr von Mißbildungen besteht. Nach der 32. SSW wird ganz allgemein die Heparingabe vorgezogen, da – im Falle einer unerwartet frühen Entbindung – der Heparineffekt schneller abklingt bzw. leichter antagonisiert werden kann.

Zu berücksichtigen ist dabei weiterhin, daß orale Antikoagulanzien diaplazentar auf das Kind übergehen, während Heparin diaplazentar nicht übertragen wird.

Falls es trotz suffizienter gerinnungshemmender Therapie erneut zum Abort kommt, kann eine Behandlung mit Immunsuppressiva in Form von Prednison 20–40 mg/Tag vor oder während der nächsten Schwangerschaft diskutiert werden. In Einzelfällen wurde auch ein positiver Effekt von hochdosierten Immunglobulinen (0,4 g/kg KG/Tag über 4 Tage) beschrieben.

Überwachung

Eine gefürchtete Komplikation beim Antiphospholipidsyndrom und Schwangerschaft ist der Abort nach Wachstumsretardierung des Feten. Es empfiehlt sich daher eine *engmaschige Wachstumskontrolle*, möglichst in wöchentlichen Abständen. Falls eine Wachstumsretardierung nachgewiesen wird, sollte die Patientin sofort stationär aufgenommen werden und die (gerinnungshemmende) Therapie weiter intensiviert werden.

Eine *Kontrolle* der *Antiphospholipidantikörper* in der Schwangerschaft wird in unserem Zentrum ca. alle 6 Wochen durchgeführt, zumal Titeranstiege in der Schwangerschaft beobachtet wurden. Es ist daher auch empfehlenswert, Patientinnen mit Abortneigung, bei denen im Intervall keine Antiphospholipidantikörper nachgewiesen werden konnten, im Falle einer erneuten Schwangerschaft nochmals zu testen.

Die Kontrolle der gerinnungshemmenden Therapie hängt davon ab, wie die Patientin behandelt wird. Die *orale Antikoagulanzientherapie* sollte in der Schwangerschaft in maximal 2wöchigen Abständen durch Quick- bzw. INR-Bestimmung überwacht werden. Bei Therapie mit *niedermolekularen Heparinen* sollte in den ersten 3 Behandlungswochen 2mal/Woche eine Thrombozytenzählung durchgeführt werden, um eine heparininduzierte Thrombozytopenie Typ II auszuschließen. Spiegelmessungen sind bei der Therapie mit niedermolekularen Heparinen nicht zwingend erforderlich, wir empfehlen jedoch zur Sicherheit Kontrollen der Anti-F.-Xa-Spiegel in größeren Abständen.

Literatur

1. Feinstein DJ, Rapaport SJ (1972) Acquired inhibitors of blood coagulation. In: Spaet TN (ed) Progress in hemostasis and thrombosis. Grune & 0 Straton, New York, pp 75–97
2. Galli M, Finazzi G, Barbui T (1997) Antiphospholipid antibodies: predictive value of laboratory tests. Thromb Haemost 78(1):75–78
3. Harris EN (1995) The antiphospholipid syndrome. Clin Rev Allerg Immunol 13:39–48
4. Hiller E (1998) Das Lupus-Antikoagulans. ellipse 14(1):11–14
5. Kandiah DA, Krills SA (1998) Heterogeneity of lupus anticoagulant (LA) antibodies: LA activity in dilute Russel's viper venom time and dilute kaolin clotting time detect different populations of antibodies in patients with the „antiphospholipid" syndrome. Thromb Haemost 60:250–257
6. Lechner K (1987) Lupus anticoagulants and thrombosis. In: Verstraete M, Vermylen J, Lijnen R, Arnoul J (eds) Thrombosis and Haemostasis. Leuven University Press, Leuven, pp 525–547
7. Nilsson IM, Astedt B, Hedner U, Berezin D (1975) Intrauterine death and circulating anticoagulant („antithromboplastin"). Acta Med Scand 197: 153–159
8. Ogasawara M, Sasa H, Katano K, Aoyama T, Aoki K, Suzumori K (1998) Recurrent abortion and moderate or strong antiphospholipid antibody production. Int J Gynecol Obstet 62:183–188
9. Pötzsch B, Madlener K (1995) Lupus-Antikoagulans: Klinik, Pathophysiologie, Diagnostik und Therapie. Hämostaseol 15:100–104
10. Somerset DA, Raine-Fenning N, Gordon C, Weaver JB, Kilby MD (1998) Intravenous immunoglobulin therapy in compromised pregnancies associated with antiphospholipid antibodies and systemic lupus erythematosus. Eur J Obstet Gynecol Reprod Biol 79:227–229
11. Triplett DA (1995) Protean clinical presentation of antiphospholipid-protein antibodies (APA). Thromb Haemost 74(1):329–337
12. Walker ID (1991) Management of thrombophilia in pregnancy. Blood Rev 5:227–233

Infektion und Spätabort – therapeutische Ansätze

M. Hermsteiner

MERKE:

1. Jede Schwangerschaft nach vorausgegangenem Spätabort stellt eine Risikogravidität dar, da in bis zu 60% mit einem erneuten Spätabort oder einer Frühgeburt zu rechnen ist.
2. Eine sorgfältige Klärung der Ursachen einer Fehlgeburt im 2. Trimenon ermöglicht eine bessere Abschätzung des Wiederholungsrisikos und eine gezieltere Überwachung weiterer Schwangerschaften.
3. In 50–80% der Spätaborte sind entzündlich-infektiöse Prozesse ursächlich beteiligt. Meist handelt es sich um aszendierende Infektionen von Dezidua und Eihäuten. Relevante Keime sind Chlamydia trachomatis (Serotyp D-K), Ureaplasma urealyticum, β-hämolysierende Gruppe B-Streptokokken, Gardnerella vaginalis und Neisseria gonorrhoeae.
4. Von entscheidender Bedeutung bei der Prävention des infektiös bedingten Spätaborts ist die frühzeitige Erkennung der gestörten Vaginalflora. Das Chlamydienscreening ist mittlerweile fester Bestandteil der Schwangerenvorsorge. Die (Selbst-)kontrolle der Scheidenazidität ein- bis zweimal/Woche, die gezielte zytologisch-mikrobiologische Diagnostik bei Auffälligkeiten und die regelmäßige vaginalsonographische Beurteilung der Cervix uteri sollten zumindest für das Risikokollektiv Eingang in die frauenärztliche Routine finden.

Kasuistik

Beispielhaft soll die Krankengeschichte der Patientin C. L., geboren 1962, vorgestellt werden. Frau L. hatte in ihrer ersten Ehe 3 Schwangerschaften: 1982 erlitt sie in der 12. Schwangerschaftswoche (SSW) einen Frühabort, 1987 folgte die Spontangeburt eines gesunden Mädchens in der 42. SSW. Aufgrund von Problemen in ihrer Partnerschaft, die wenig später zur Scheidung führten, entschloß sich Frau L. 1993 zur Abruptio. Diese wurde in der 6. SSW durchgeführt. Im gleichen Jahr unterzog sich die Patientin einer Konisatio, zu der ihr wegen eines auffälligen Zervixabstriches der zytologischen Gruppe IVa nach Papanicolaou geraten worden war.

Ebenfalls 1993 wurde sie von ihrem neuen Partner schwanger. Diese Schwangerschaft endete in der 20. Woche nach vorzeitigem Blasensprung in einer Abortinduktion bei Amnioninfektsyndrom. Ein Keimnachweis gelang nicht. Es fand sich jedoch eine partielle vorzeitige Plazentalösung und eine zuvor nicht diagnostizierte Gastroschisis des Feten. In den beiden folgenden Jahren erlitt die Patientin 3 weitere Spätaborte. 1994 kam es bei unaufhaltsamer Wehentätigkeit trotz tokolytischer Therapie in der 21. SSW zur Fehlgeburt. Klinisch hatte sich kein Infektionshinweis ergeben, histologisch fand sich jedoch eine Chorioamnionitis. Ein Erregernachweis gelang wiederum nicht. 1995 entschloß sich Frau L. nach entsprechender Beratung zur prophylaktischen Durchführung eines frühen totalen Muttermundverschlusses (TMV) in der 14. SSW. Perioperativ konnten im Scheiden- bzw. Zervixabstrich sowohl β-hämolysierende Gruppe-B-Streptokokken (GBS) als auch Chlamydien diagnostiziert werden. Eine entsprechende systemisch-antibiotische Therapie mit Ampicillin und Erythromycin schloß sich an. Dennoch trat in der 18. SSW ein Blasensprung auf. Erneut wurden Chlamydien nachgewiesen, erneut wurde mit Erythromycin behandelt. Nach intensiven Gesprächen zwischen dem Ehepaar L. und den behandelnden Ärzten vereinbarte man den Versuch des Re-TMV unter gleichzeitigem Anlegen einer Cerclage. Nach komplikationslosem Eingriff nahm die intrauterine Fruchtwassermenge zunächst zu, doch ab der 20. SSW war erneut verstärkter Abgang von Fruchtwasser zu verzeichnen. Wegen persistierender Oligohydramnie kam man in der 21. SSW schließlich überein, die Schwangerschaft mittels Prostaglandininduktion zu beenden. Bei der histologischen Aufarbeitung der Plazenta fand sich neben infektiös bedingten Veränderungen auch eine Zottenreifungsstörung.

Noch im gleichen Jahr ging Frau L. das Wagnis einer weiteren Schwangerschaft ein. Zu einem TMV konnte sie sich diesmal nicht entschließen. Bei Vorliegen einer Geminigravidität wurde ab der 13. SSW eine Dauerprophylaxe mit Erythromycin durchgeführt. Zusätzlich wurde eine Immuntherapie mit Leukozytenultrafiltrat versucht. Bereits in der 16. SSW manifestierte sich ein diätetisch schwer einzustellender Gestationsdiabetes, der im weiteren Verlauf einer Insulinbehandlung bedurfte. Trotz der genannten Maßnahmen kam es in der 19. SSW nach Fruchtblasenprolaps zum Abort. Im Anschluß an den stationären Aufenthalt in der Frauenklinik begab sich Frau L. in eine längerdauernde psychosomatische Behandlung. Zwei Jahre später gelang es endlich, eine weitere Schwangerschaft bis zur 39. SSW zu führen. Wiederum war wegen des Nachweises von Chlamydien eine orale Dauertherapie mit Erythromycin von der 14. bis zur 38. SSW erfolgt; wiederum lag ein insulinpflichtiger Gestationsdiabetes vor. Nach Geburtseinleitung wegen der zunehmend schlechter einstellbaren Stoffwechsellage kam ein gesundes Neugeborenes zur Welt.

Häufigkeit und Ursachen des Spätaborts

Mit einer Fehlgeburt nach der 16. SSW ist in Europa und Nordamerika lediglich in 1–2 % der Schwangerschaften zu rechnen. Der oben vorgestellte Fall macht jedoch die schwerwiegende menschliche und geburtshilfliche Problematik des Spätaborts deutlich: Nahezu immer handelt es sich um den Verlust eines geliebten Wesens. Untersuchungen zur Trauerreaktion nach einem solchen Ereignis belegen, daß sich diese in wesentlichen Aspekten nicht von der Verarbeitung des Todes eines zuvor lebenden Kindes oder des Todes eines anderen nahen Angehörigen unterscheidet. Zudem beträgt das generelle Wiederholungsrisiko bzw. das Risiko für eine Frühgeburt nach vorausgegangenem Spätabort ca. 60 %, abhängig von der Abortursache liegt es im Einzelfall noch deutlich darüber.

Die Krankengeschichte der Patientin C. L. demonstriert die ganze Bandbreite ätiologisch bedeutsamer Faktoren (Tabelle 1). Anamnestisch fallen 2 vorausgegangene Kurettagen auf; empirisch ein Risiko, ohne daß allerdings der Pathomechanismus geklärt wäre. Begünstigend für eine Zervixinsuffizienz kann sich, abhängig vom Volumen des entfernten Gewebes, eine Konisation auswirken. Gesichert ist auch der Zusammenhang zwischen erhöhtem Abortrisiko und Endokrinopathien wie dem Diabetes mellitus. Fetale Anomalien, beispielsweise des Magen-Darm-Trakts, können zu einem Polyhydramnion mit vorzeitiger Wehentätigkeit oder zum intrauterinen Fruchttod führen. Zunehmend wird die große Rolle immunologischer Faktoren bei der Genese von Aborten und Frühgeburten deutlich. Bemerkenswert ist im vorliegenden Fall, daß wiederholte Spätaborte erst

Tabelle 1. Mit Spätaborten assoziierte Merkmale

Faktoren	Ätiologie
Anamnestische	Vorausgegangener Spätabort, vorausgegangene Frühgeburt < 30. SSW, vorausgegangene Konisation, vorausgegangene Kürettagen (≥ 2)
Anatomische	Asherman-Syndrom, kongenitale Fehlbildungen des Uterus, uterine Leiomyome
Endokrine	Diabetes mellitus, Schilddrüsenfunktionsstörungen
Fetale	Chromosomale Aberrationen, Hydrops fetalis, Neuralrohrdefekte, Polyhydramnion, Mehrlingsschwangerschaften
Immunologische	Antiphospholipidsyndrom, Autoimmunvaskulitis der Dezidua, Autoimmunvillitis
Infektiöse	Hämatogene intrauterine Infektionen, aszendierende Genitalinfektionen

in der zweiten Partnerschaft der Patientin auftraten. Entscheidender für den Ausgang der Schwangerschaften dürfte jedoch die chronische Chlamydieninfektion gewesen sein. Ein infektiöses Geschehen läßt sich bei genauer Analyse in 50–80% aller Spätaborte belegen. Dies gilt insbesondere für Fehlgeburten ab der 19. SSW. Nur in der Hälfte der Fälle ist die Infektion klinisch apparent und kann über entsprechende Symptome, laborchemische oder mikrobiologische Parameter vor dem Auftreten des Spätaborts erfaßt werden.

Grundsätzlich ist zwischen hämatogen auf den Feten bzw. Eihäute und Dezidua übertragenen und aszendierenden Infektionen zu unterscheiden. Zur erstgenannten Gruppe gehören die Mehrzahl der viralen Erkrankungen wie Röteln, Ringelröteln und die Zytomegalievirusinfektion, ebenso Parasitosen wie Toxoplasmose und Malaria sowie spezielle bakterielle Infektionen wie Listeriose, Borreliose und Lues. Zwar können die Erreger all dieser Krankheiten im Rahmen einer intrauterinen Infektion einen Spätabort verursachen, dieser tritt aber meist infolge einer fetalen Schädigung und nach dem intrauterinen Fruchttod auf. Für weitere Schwangerschaften besteht, mit Ausnahme chronischer Verlaufsformen, eine gute Prognose, da mit Ausheilen der Erkrankung in der Regel eine ausreichende Immunität vorliegt.

Das größere Problem für die Pränatalmedizin stellen aufgrund der Häufigkeit, der Rezidivgefahr und der begrenzten Möglichkeiten zur Prävention und Früherkennung die aszendierenden Genitalinfektionen dar. Ihre Erreger stammen aus zervikovaginalen Reservoirs. Es handelt sich überwiegend um Bakterien der Darmflora oder sexuell übertragbare Keime. Klinisch manifestieren sich derartige Fälle durch einen frühen vorzeitigen Blasensprung, tokolytisch kaum therapierbare vorzeitige Wehentätigkeit oder rasch fortschreitende Muttermundseröffnung bei noch lebendem Kind.

Pathomechanismen der aszendierenden Infektion

Offensichtlich vollzieht sich die Keimaszension zunächst über Dezidua und Eihäute, bevor es zum Befall von Fruchtwasser und Fet kommt. Charakteristisch ist eine massive Aktivierung der Arachidonsäurekaskade mit konsekutiver Freisetzung der Prostaglandine E_2 und $F_{2\alpha}$ sowie der Leukotriene B_4, C_4, D_4 und E_4. Die Fruchtwasserkonzentrationen der genannten Prostaglandine erreichen ein Mehrfaches der Spiegel, die bei spontaner Wehentätigkeit ohne Infektion anzutreffen sind. Insbesondere der Keimbefall der Dezidua führt zur Desintegration der lysosomalen Membranen und zur Mobilisation der endogenen Phospholipase A_2, die über Hydrolyse Arachidonsäure aus Membranphospholipiden liberiert. Die Zerstörung von Zellen der Eihäute reduziert außerdem das Potential prostaglandininaktivierender Enzyme wie der Prostaglandindehydrogenase.

Vor allem gramnegative Anaerobier sind in der Lage, größere Mengen an Phospholipase A_2 zu sezernieren und so direkt die Prostaglandin- und Leukotrienproduktion zu steigern. Andere gramnegative Bakterien setzen Endotoxine frei. Diese Lipopolysaccharide (LPS) aktivieren die Epithelien von Amnion, Chorion und Dezidua oder interagieren mit Zellen des Immunsystems. Insbesondere Makrophagen schütten unter LPS-Stimulation verschiedene Zytokine aus. Bakterielle Exotoxine, die beispielsweise von Streptokokken der Gruppe B synthetisiert werden, provozieren im Tierexperiment ebenfalls erhöhte Zytokinkonzentrationen im Fruchtwasser.

Aber auch unabhängig von einer meßbaren Toxinbildung kommt es im Rahmen einer bakteriellen Infektion zur Aktivierung von Makrophagen. Diese pluripotenten Zellen besiedeln sowohl das Myometrium als auch die Dezidua und das mesenchymale Stroma der Plazenta und der Eihäute. Im Rahmen des Entzündungsprozesses sezernieren sie zunächst Interleukin-1 (IL-1) und Tumornekrosefaktor α (TNFα). Direkt, vermutlich über die Stimulation der induzierbaren Zyklooxygenase, initiieren diese Zytokine eine unphysiologische Prostaglandinproduktion in den fetalen Membranen. Geichzeitig stoßen sie die vermehrte Bildung von Interleukin-6 (IL-6) und Interleukin-8 (IL-8) in Amnion, Chorion und Dezidua an. IL-6 wiederum potenziert die Freisetzung von Prostaglandinen, Leukotrienen und Endothelin in diesen Geweben. IL-8 scheint neben IL-1 und TNFα wesentlich an der Einwanderung von polymorphkernigen Granulozyten in die Grenzschicht zwischen Chorion und Amnion und in das zervikale Stroma beteiligt zu sein. Ebenfalls zytokinvermittelt kommt es bevorzugt in diesen Bereichen zur Ausschüttung von granulozytären Elastasen und Kollagenasen mit der Folge einer weiteren Schwächung der Aszensionsbarriere und letztendlich der Ruptur der Eihäute.

Die beschriebenen Mechanismen sind Teil eines wesentlich komplexeren Systems, das auch auf nichtinfektiösem Wege aktiviert werden kann. Inflammatorische Prozesse an den kleinen Gefäßen von Dezidua, Chorion und Plazenta sind in einem Circulus vitiosus zugleich Ursache wie Folge einer Gewebshypoxie. Der chronische hypoxische Stimulus bedingt unter anderem eine vermehrte Expression von CRH (corticotropin releasing hormone) in Dezidua und Plazenta. Neben seiner direkten gefäßdilatierenden Wirkung fördert CRH, vermittelt durch IL-6, die Produktion von Endothelin und die Freisetzung von Prostaglandin E_2 in der Plazenta. Der gleichzeitig reduzierte Einfluß von Progesteron erhöht die Exzitabilität des Myometriums und verringert das deziduale hämostatische Potential, so daß im Hinblick auf uterine Blutungen und vorzeitige Wehen offenbar ein positiver Rückkopplungsprozeß vorliegt.

Ob sich eine Störung der zervikovaginalen Flora im Einzelfall zu einer bedrohlichen Erkrankung für Mutter und Kind entwickelt, hängt nicht nur vom infektiösen Agens, sondern auch von der Immunantwort des befallenen Organismus ab. Neuere Untersuchungen zeigen, daß eine genetische Prädisposition für die überschießende Freisetzung bestimmter Zytokine existiert. Einer dänischen Studie zufolge wiesen 90% der Frauen mit mindestens einem Spätabort in der Anamnese den HLA-DR-Phänotyp DR1 und/oder DR3 auf. Diese Merkmale gehen mit einer exzessiven Bildung von TNFα durch Leukozyten einher und sind im Durchschnitt der weiblichen Bevölkerung nur in 37% anzutreffen.

Therapie des Spätaborts

Bei den o.g. hämatogen übertragenen, viralen und parasitären intrauterinen Infektionen haben sich in den letzten Jahren Fortschritte durch den differenzierten Einsatz der invasiven pränatalen Diagnostik (Chorionzottenbiopsie, Amniozentese, Nabelvenenpunktion) in Verbindung mit neuen Methoden des Erregernachweises (z.B. Polymerasekettenreaktion) erzielen lassen. Die frühe und sichere Diagnostik ermöglicht die Einschätzung der fetalen Gefährdung, liefert die Grundlage für Entscheidungen über den Erhalt der Schwangerschaft und dient der rechtzeitigen und gezielten antimikrobiellen Therapie. Früher für den Feten letal verlaufende Erkrankungen wie der durch Parvovirus B 19 hervorgerufene nichtimmunologische Hydrops fetalis können heute durch intrauterine Transfusionen behandelt werden. Einzelheiten sind der einschlägigen Literatur zu entnehmen.

Klinisch relevante Erreger aszendierender Infektionen sind Chlamydien (Chlamydia trachomatis Serotyp D-K), β-hämolysierende Gruppe-B-Streptokokken (GBS), Gardnerella vaginalis und Neisseria gonorrhoeae. Für alle genannten Keime ist ein Zusammenhang mit Spätaborten gesichert, für alle stehen sichere Nachweisverfahren und eine spezifische antibiotische Therapie zur Verfügung (Tabelle 2). Auch Mykoplasmeninfektionen, insbesondere mit Ureaplasma urealyticum, wurden bei Fehlgeburten im 2. Trimenon beobachtet, jedoch ist eine signifikante Assoziation nur bei positiver Fruchtwasserkultur gesichert. Aus einem positiven Scheiden- oder Zervixabstrich allein ergibt sich noch keine Therapienotwendigkeit.

Die Effektivität einer antibiotischen Behandlung bei drohendem Spätabort ist mittlerweile umfangreich dokumentiert. Die gezielte Behandlung vaginaler Infektionen im Risikokollektiv verringert seine Inzidenz. Außerdem wirkt eine Antibiotikagabe bei Infektionsverdacht und vorzeitiger Wehentätigkeit, Zervixinsuffizienz, Fruchtblasenprolaps oder vorzeitigem Blasensprung im 2. Trimenon schwangerschaftsver-

Tabelle 2. Antibiotische Therapie zervikovaginaler Infektionen in der Schwangerschaft

Erkrankung/Erreger	Einsetzbare Antibiotika	Anwendungsbeispiele	Therapiedauer
Chlamydia trachomatis (Serotyp D-K)	Ab 13. SSW: Erythromycin oral	4 Tbl. Erythrocin 500 Neo tgl.	Mindestens 10 Tage
	Ab 13. SSW: Erythromycin i. v.	2mal 1 g Erythrocin i. v. tgl.	Mindestens 10 Tage
	Ab 13. SSW: Roxithromycin oral	2 Tbl. Rulid 150 tgl.	Mindestens 10 Tage
	Ab 13. SSW: Azithromycin oral	4 Kps. Zithromax Uno	Einmaltherapie
Bakterielle Vaginose/ Gardnerella vaginalis	Ab 13. SSW: Metronidazol oral	2 Tbl. Clont 400 tgl.	5–10 Tage
	Ab 13. SSW: Metronidazol i. v.	2mal 0,5 g Clont tgl.	5–10 Tage
	Ab 13. SSW: Clindamycin oral	3 Kps. Sobelin 300 tgl.	5–10 Tage
	Ab 13. SSW: Clindamycin i. v.	2 Amp. Sobelin solubile 600 tgl.	5–10 Tage
	Bis 13. SSW: Clindamycin vaginal	1mal Sobelin Vaginalcr. tgl.	7 Tage
Gruppe-B-Streptokokken (β-hämolysierend)	Amoxicillin oral	3 Tbl. Augmentan tgl.	5–10 Tage
	Ampicillin i. v.	2mal 2,2 g Augmentan tgl.	5–10 Tage
	Cefalexin	2 Tbl. Ceporexin 1000 tgl.	5–10 Tage
	Cefuroxim	2mal 1,5 g Zinacef i. v. tgl.	5–10 Tage
	Bei Allergien: Erythromycin		
Gonorrhö/Neisseria gonorrhoeae	Je nach Antibiogramm; z. B.: Ceftriaxon	1mal 1 g Rocephin i. m.	Einmaltherapie
	Bei Allergien: Spektinomycin	1mal 2 g Stanilo i. m.	Einmaltherapie

längernd. Gleichzeitig wird das Risiko schwerer mütterlicher und neonataler Infektionen gesenkt. Dennoch kann der Einsatz von Antibiotika die beim Auftreten klinischer Symptome bereits erfolgte Aktivierung der Arachidonsäurekaskade und des Zytokinnetzwerks nicht rückgängig machen. Eine spezifische antiinflammatorische Therapie existiert weiterhin nicht, der Einsatz von Antiproteasen und Zytokin- (Rezeptor-)antikörpern ist experimenteller Natur.

Der Nutzen einer tokolytischen Behandlung bei drohendem Spätabort läßt sich anhand bisheriger Studien nicht belegen. Vertretbar ist sicherlich eine kurzfristige Wehenhemmung bis zum erhofften Einsetzen der Antibiotikawirkung, sofern nicht bereits deutliche Zeichen eines Amnioninfektsyndroms feststellbar sind. Eine Lungenreifeinduktion mit Kortikoiden ist vor der 24. SSW ohne nachweisbaren Effekt, danach trägt sie wesentlich zu einer Reduktion der kindlichen Mortalität und Morbidität bei.

Der Erfolg chirurgischer Maßnahmen wie der Cerclage oder des TMV nach dem Auftreten klinischer Symptome ist zweifelhaft. Die wenigen vergleichenden Studien zwischen konservativem und operativen Management zeigen im Hinblick auf das Ausmaß der Schwangerschaftsverlängerung keine signifikanten Unterschiede. Nach Cerclage sind jedoch mütterliche Infektionen häufiger zu beobachten.

Bei ausgeprägter Zervixinsuffizienz mit Fruchtblasenprolaps oder bereits erfolgtem Blasensprung muß in enger Absprache mit den betroffenen Eltern zwischen Beendigung der Schwangerschaft und abwartendem Management entschieden werden. Dabei sollte die Situation im weiteren Verlauf immer wieder neu überdacht werden. Die mittlere Latenzzeit vom Blasensprung bis zur Entbindung beträgt in diesem Kollektiv 6–10 Tage, bei ca. einem Viertel der Patientinnen kann eine Tragzeitverlängerung von mehr als 2 Wochen erreicht werden. Die perinatale Überlebensrate liegt zwischen 35 % bei Blasensprung vor der 24. SSW und 65 % danach; bei länger bestehendem Oligohydramnion beträgt sie aufgrund der Lungenhypoplasie unter 10 %. Von den überlebenden Kindern trägt $^{1}/_{3}$ schwere neurologische Schäden davon. Diese vergleichsweise hohe Rate im Zusammenhang mit infektiösen Prozessen läßt sich möglicherweise durch negative Effekte hoher Zytokinspiegel auf die Regulation der zerebralen Durchblutung und die Integrität der fetalen Hirngefäße erklären.

Prävention des Spätaborts

Von entscheidender Bedeutung bei der Prävention des infektiös bedingten Spätaborts ist die frühzeitige Erkennung der gestörten zervikovaginalen Flora. Das Chlamydienscreening ist mittlerweile fester Bestandteil der Schwangerenvorsorge und sollte bei Erstvorstellung der Schwangeren durchgeführt werden. Auch bei unbelasteter Anamnese ist eine Kontrolle des vaginalen pH-Werts bei jeder Vorsorgeuntersuchung sinnvoll. Bei anamnestischen oder befundeten Risiken sollte die Scheidenazidität 1- bis 2mal/Woche überprüft werden. Inzwischen sind Untersuchungshandschuhe mit integriertem pH-Teststreifen kommerziell verfügbar, so daß Risikoschwangere auch zur Selbstuntersuchung angeleitet werden können. Ein pH-Wert 34,5 im Introitus vaginae sollte stets Anlaß für eine gezielte mikrobiologische Diagnostik mittels Nativpräparat und Kultur sein. Erst dann kann eine Entscheidung darüber fallen, ob die reine Laktobazillustherapie zur Wiederherstellung des physiologischen Vaginalmilieus ausreichend oder eine antimikrobielle Therapie erforderlich ist.

Zusätzlich sollte, zumindest für das Risikokollektiv, die regelmäßige vaginalsonographische Beurteilung der Cervix uteri Eingang in die frauenärztliche Routine finden. Die sonographisch gemessene Länge einer suffizienten Zervix beträgt bis zur 20. SSW mindestens 40 mm. Mit wachsendem Gestationsalter nimmt sie ab, sollte aber vor der 30. SSW eine Länge von 30 mm nicht unterschreiten. Kritisch sind Werte unter 25 mm, eine Verkürzung von mehr als 5 mm/Woche und eine Trichterbildung am inneren Muttermund. Gerade letztere kann mit keiner anderen Methode so frühzeitig erfaßt werden.

Die Verhinderung aszendierender Infektionen ist auch das Ziel des totalen Muttermundverschlusses (TMV). Inzwischen kann als gesichert gelten, daß diese Methode ihre höchste Wirksamkeit erzielt, wenn sie prophylaktisch, also vor dem Auftreten von Alterationen der Zervix, eingesetzt wird. Der geeignete Zeitpunkt ist die 13.–15. SSW. Als Indikation wird mindestens ein vorausgegangener Spätabort oder eine Frühgeburt vor der 30. SSW angesehen, wenn eine infektiöse Genese aufgrund objektiver Befunde oder aufgrund des klinischen Verlaufs wahrscheinlich ist. Möglicherweise ist bei diesem frühzeitigen Vorgehen eine reduzierte Variante, der sog. „kleine" TMV, bei dem auf die Deepithelialisierung der Portio verzichtet wird, ausreichend. Im Gießener Kollektiv endeten ca. 50% der Schwangerschaften ohne TMV in einem Abort bis zur 26. SSW. Bei der gleichen Gruppe von Patientinnen waren es mit TMV nur 13%. Ähnliche Zahlen liegen aus anderen Zentren vor. Bisher fehlen jedoch randomisierte Studien, die operatives Vorgehen und konservatives Managemen in der oben beschriebenen Form gegenüberstellen. Somit ist der TMV als Option zu werten, die unter Darstellung der Alternativen ausführlich mit in Frage kommenden Patientinnen diskutiert werden sollte.

Literatur

1. Flint S, Gibb DMF (1996) Recurrent second trimester miscarriage. Curr Opin Obstet Gynecol 8: 449–453
2. Friese K, Kachel W (Hrsg) (1998) Infektionserkrankungen der Schwangeren und des Neugeborenen. Springer, Berlin Heidelberg New York
3. Gaillard DA, Paradis P, Lallemand AV, Vernet VM, Carquin JS, Chippaux CG, Visseaux-Coletto BJ (1993) Spontaneous abortions during the second trimester of gestation. Arch Pathol Lab Med 117: 1022–1026
4. Goldenberg RL, Mayberry SK, Copper RL, Dubard MB, Hauth JC (1993) Pregnancy outcome following a second-trimester loss. Obstet Gynecol 81: 444–446
5. Guzman ER, Mellon C, Vintzileos AM, Ananth CV, Walters C, Gipson K (1998) Longitudinal assessment of endocervical canal length between 15 and 24 weeks' gestation in women at risk for pregnancy loss or preterm birth. Obstet Gynecol 92: 31–37
6. Hermsteiner M, Künzel W (1997) Vorzeitiger Blasensprung und Leitung der Frühgeburt. In: Künzel W, Wulf KH (Hrsg) Frühgeburt. Urban & Schwarzenberg, München, Wien, Baltimore, S 116–130
7. Hormel K, Künzel W (1995) Der totale Muttermundsverschluß. Prävention von Spätaborten und Frühgeburten. Gynäkologe 28:181–186
8. Kilbride HW, Yeast J, Thibeault DW (1996) Defining the limits of survival: lethal pulmonary hypoplasia after midtrimester premature rupture of membranes. Am J Obstet Gynecol 175: 675–681
9. Lindberg CE (1992) The grief response to mid-trimester fetal loss. J Perinatol 12:158–163
10. Martius J (1997) Infektionen. In: Künzel W, Wulf KH (Hrsg) Frühgeburt. Urban & Schwarzenberg, München, Wien, Baltimore, S 98–115
11. Mohapeloa H, Christiansen OB, Grunnet N (1998) HLA-DR typing of women with recurrent late spontaneous abortion and unsuccessful cervical cerclage. Hum Reprod 13:1079–1082
12. Nourse CB, Steer PA (1997) Perinatal outcome following conservative management of mid-trimester pre-labour rupture of the membranes. J Paediatr Child Health 33:125–130
13. Saling E (1993) Infektiologische Spätabortursachen und operativer Muttermundverschluß. Arch Gynecol Obstet 254:1265–1271
14. Saling E, Schumacher E (1996) Der operative Totale Muttermund-Verschluß (TMV). Z Geburtsh Neonat 200:82–87

Infektions- und Frühgeburtsprävention durch vaginale Vitamin-C-Applikation

E. E. Petersen

MERKE:

1. Die Rate der Frühgeburten hat sich trotz aller Fortschritte in den letzten Jahren kaum verringert und liegt mit knapp 8% immer noch zu hoch.
2. Bei mindestens der Hälfte der Frühgeburten wird heute vermutet, daß Mikroorganismen als Auslöser beteiligt sind.
3. Vaginale Infektionen bzw. Keimstörungen und aszendierende Erreger sind ein häufiger Auslöser eines vorzeitigen Blasensprunges und vorzeitiger Wehen.
4. Trotz aller Bemühungen können wir auch heute noch nicht alle Erreger frühzeitig bzw. überhaupt nachweisen.
5. Die Unterstützung einer protektiven Lactobazillenflora ist die wichtigste prophylaktische Maßnahme und wird ergänzt durch eine frühzeitige im Intervall gegebene Antibiotikatherapie.
6. Vagi-C, eine Retardform von Vitamin C zur vaginalen Anwendung, senkt den pH Wert und stabilisiert Fibroblasten- und Immunsysteme des Körpers.
7. Mit einer Kombinations-Prophylaxe/Therapie von Vagi-C, Antibiotika im Intervall und mechanischer Stabilisierung der Zervix konnte in über 90% der Hochrisiko-Patientinnen (infektionsverursachte Spätaborte in der Anamnese) die Schwangerschaft bis zur Geburt eines Kindes erhalten werden.

Einleitung

Etwa 5% der Schwangerschaften enden als Frühgeburt, ein kleiner Teil schon als Spätabort. Mindestens die Hälfte dieser Komplikationen wird heute auf eine Infektion zurückgeführt, die Mehrzahl davon aszendierend aus dem Vaginal- und Zervixbereich. Obwohl sich unsere Kenntnis über die Vaginalflora in den letzten 20 Jahren enorm verbessert hat, lassen die prophylaktischen und therapeutischen Konsequenzen noch zu wünschen übrig. Inzwischen existiert eine Fülle von Arbeiten, die belegen, daß eine gestörte Vaginalflora zur Frühgeburtlichkeit führen kann [4, 6, 9, 10, 13, 14]. Es gibt aber noch wenige therapeutische Studien, die den Nutzen bestimmter therapeutischer Maßnahmen belegen [5, 15].

In Einzelfällen kommt es bereits so früh in der Schwangerschaft zu einer aszendierenden Infektion, daß die Schwangerschaft in einem Abort endet. Nur in wenigen Fällen ist hierfür eine bekannte Infektion mit einem pathogenen Erreger (Listerien, Neisseria gonorrhoeae, Campylobacter jejuni) verantwortlich zu machen. In der Mehrzahl der Fälle wird die Infektion durch Darmbakterien ausgelöst, die in hoher Konzentration bei zusätzlich begünstigenden Verhältnissen im Zervixbereich zu einer symptomatischen Infektion führen.

Das hohe Wiederholungsrisiko bei infektiösen Spätaborten von bis zu 60% [2] läßt besondere persistierende Risikofaktoren bei einzelnen Patientinnen vermuten. Die Hoffnung, durch eine engmaschige bakteriologische Kontrolle das Infektionsrisiko frühzeitig zu erkennen und den Spätabort zu vermeiden, hat sich leider bis heute nicht erfüllt. Ursachen hierfür sind auch die Grenzen der bakteriologischen Möglichkeiten, denn es ist bekannt, daß in der Routinebakteriologie manche Erreger aufgrund ihrer Labilität und ihrer teilweise schwierigen Anzüchtung nicht nachgewiesen werden können. Auch kann die Vaginalflora lange Zeit unauffällig bleiben und doch kommt es plötzlich zum infektiösen Geschehen, ohne daß sich dies vorher klinisch oder bakteriologisch angekündigt hätte.

Die vaginale Laktobazillenflora hat eine wichtige Präventionsaufgabe. Durch Absenkung des pH-Wertes ist das Wachstum von unerwünschten Bakterien in der Vagina erheblich erschwert, so daß sie bei einer gut ausgebildeten Laktobazillenflora nur in sehr geringer Konzentration vorkommen. Da es sich bei den unerwünschten Bakterien im allgemeinen um fakultativ pathogene Keime handelt, die nur in hoher Konzentration zu einer Infektion fähig sind, bedeuten diese niedrigen Konzentrationen kaum ein bzw. kein Infektionsrisiko.

Nun gibt es auch bei den Laktobazillen sehr unterschiedliche Stämme. Erwünscht sind in der Vagina diejenigen, die reichlich Peroxidase bilden und die zusätzlich bakterizide Stoffe produzieren.

Versuche, durch langfristige Antitiotikagaben den infektiösen Wiederholungsabort zu verhindern, verlaufen nicht in allen Fällen erfolgreich. Langfristige Antibiotikatherapie führt zu einer Selektion kaum noch antibiotisch zu beeinflussender Bakterienstämme, z. B. Pseudomonaden.

Es müssen somit andere Wege gegangen werden, um das Infektionsrisiko in der Schwangerschaft weiter zu senken.

Infektionsprophylaxe in der Schwangerschaft

Eine Normalisierung der Laktobazillenflora zu Beginn der Schwangerschaft und eine Erhaltung der Normalflora während der Schwangerschaft ist die einfachste und am wenigstens eingreifende und auch die wichtigste Maßnahme während der Schwangerschaft.

Hierfür stehen folgende Möglichkeiten zur Verfügung:

- Ansäuerung des Vaginalmilieus,
- Desinfektiva zur Beseitigung unerwünschter Bakterien,
- lokale Antibiotikagabe,
- systemische Antibiotikatherapie.

Je früher in der Schwangerschaft mit einer Verbesserung der Vaginalverhältnisse begonnen wird, desto einfacher können die Maßnahmen sein. Für die Ansäuerung des Vaginalmilieus stehen Milchsäurepräparate und das Vitamin-C-Präparat Vagi-C zur Verfügung [12] (Tabelle 1). Der Vorteil von Vitamin C ist, daß es hier neben der Ansäuerung zusätzlich zu Vitamin-C-spezifischen Wirkungen im Genitalbereich kommt wie u. a. positive Wirkung auf das Immunsystem und das Fibroblastensystem [1] (s. Übersicht). Auch kann Vitamin C über Monate hinweg gegeben werden, was bei manchen Frauen, besonders denen mit atypischen Laktobazillen, notwendig sein kann.

Zusätzlich stehen Laktobazillenpräparate wie Gynoflor und Vagiflor zur Verfügung. Desinfektionspräparate (Fluomycin, Vagihex, Polyvidon-Jod-Ovula) haben den Vorteil der schnelleren Wirkung auf unerwünschte Bakterien, jedoch hemmen sie in unterschiedlicher Weise auch sehr stark die erwünschte Laktobazillenflora [11].

Bei den lokalen Antibiotika steht das Metronidazol, das es jetzt in verschiedenen Konzentrationen und Applikationsformen gibt, an erster Stelle [3, 7]. Der große Vorteil hier ist die sichere Beseitigung von Anaerobiern und auch Gardnerella vaginalis, was zu einer raschen Normalisierung der Vaginalflora führt. Es ist jedoch

Tabelle 1. Vagi-C-Anwendungsmöglichkeiten

Ätiologie	Anwendungen
Aminvaginose (Aminkolpitis, Bakterielle Vaginose)	Vagi-C allein bei leichten/mittelschweren Fällen Erst Metronidazol, dann Vagi-C bei schweren Fällen Erst Vagihex, dann Vagi-C bei mittelschweren Fällen
Schwangerschaft	Therapie der Aminvaginose Normalisierung der gestörten Vaginalflora Prophylaxe Frühgeburtlichkeit
Dysplasie	HPV-Infektion der Vagina Dysplasie der Zervix

Gesicherte und vermutete Eigenschaften von Vitamin C

- Lebensnotwendiges Vitamin
- Kofaktor bei zahlreichen Stoffwechselvorgängen
  - Abbau von zyklischen Aminosäuren
  - Ascorbinsäure und Glutathionsystem
  - Hydroxylierung und Förderung der Biosynthese der Steroide
  - Umwandlung (Reduktion) der Folsäure in körperwirksame Hydrofolsäure
  - Hydroxylierung von Prolin und Lysin
- Antioxidans und Radikalenfänger (Schutz vor Zellschädigung)
- Verbesserung der phagozytären Aktivität von Leukozyten
- Unterstützung der Antikörperbildung
- Stimulation des Fibroblastensystems
- Keine Mutagenität und Kanzerogenität bis 10 g/kg Körpergewicht bekannt

nicht für die langfristige Dauerbehandlung geeignet. Als weiteres Lokalantibiotikum steht Clindamycin als Sobelin-Vaginalcreme zur Verfügung, das leider auch zu einer Reduktion der Laktobazillen führt.

Systemische Antibiotika sind immer dann erforderlich, wenn es sich nicht mehr nur um eine Störung der Vaginalflora handelt, sondern bereits Erreger aszendiert sind. Durch geschickte Kombination der oben genannten Möglichkeiten kann die Belastung für die Patientin und für die Schwangerschaft so gering wie möglich gehalten werden.

Neben dem Infektionsrisiko spielt der Zustand der Zervix bei der Frühgeburtlichkeit und ebenfalls beim infektiösen Abort eine Rolle. Bindegewebsschwäche mit Eröffnung der Zervix erleichtert die Keimaszension. Auch hormonelle und immunologische Einflüsse auf die Zervix verändern die Schutzfunktion in diesem Bereich. Weitere Risikofaktoren sind Zervixpolypen, die durch Blutung und erhöhte Sekretion und gelegentlich auch Zerfallserscheinungen Keimvermehrung und Keimaszension begünstigen.

Bei anamnestischem Risiko ist daher auch eine Stabilisierung der mechanischen Verhältnisse durch ein Arabinpessar oder, wenn nötig, durch eine operative Cerclage oder sogar durch den totalen Muttermundsverschluß angezeigt.

Hier sei ein Fallbeispiel wiederholter infektionsbedingter Aborte nach Konisation angefügt. Es handelt sich um eine 28jährige Patientin mit 4 Schwangerschaften ohne lebendes Kind:

- 1988 3mal Konisation wegen Ca. in situ,
- 1994 30. SSW Totgeburt bei Amnioninfektion,
- 1995 15. SSW Spätabort nach Blasensprung bei Amnioninfektion,
- 1996 12. SSW Totaler Muttermundverschluß, wiederholte Antibiotikatherapie,
- 1996 19. SSW Amnioninfektion und Spätabort. Kultureller Nachweis beim Kind: Pseudomonas und E. coli,
- 1997 Diskussion über Immuntherapie, Vaginalflora unauffällig.

Eigenes Behandlungsgut

Da die Wirksamkeit einer Methode am besten an Hochrisikopatienten demonstriert werden kann, wo ein hohes Wiederholungsrisiko besteht, haben wir das Konzept: Vagi-C-Behandlung über Wochen, Antibiotika im Intervall, ggf. Zervixcerclage (Cerclagepessar oder operativ), Magnesium oral bei insgesamt 18 Patientinnen eingesetzt, die über die gesamte Schwangerschaft hinweg engmaschig betreut werden konnten. Alle hatten bereits 1–3 infektiöse Aborte bzw. Frühgeburten mit nachfolgendem Kindstod durchgemacht.

Von diesen 18 Schwangeren haben 17 ein lebensfähiges Kind geboren, deren weitere Entwicklung bis heute unauffällig ist. 16 Kinder wurden nach der 34. Woche geboren. Nur in einem Fall, bei dem eine Zervizitis ohne Erregernachweis im Vordergrund stand und der sich trotz Antibiotika nicht besserte, kam es in der 22. SSW erneut zum Abort. Wegen unauffälliger Zervixlänge war eine Cerclage nicht durchgeführt worden.

Besonders eindrucksvoll ist das Fallbeispiel wiederholter Aborte nach vorausgegangenen Abrasionen der 33jährigen Patientin A. F. (geb. 24.8.65) mit 5 Schwangerschaften:

- Anamnese
  - 1995: 21. SSW Abruptio mit Abrasio wegen Nierenaplasie des Kindes,
  - 1996: 10. SSW missed abortion mit Abrasio,
  - 1996: 11. SSW missed abortion mit Abrasio,
  - 1997: 19. SSW FB-Prolaps bei infektionsbedingtem Abort.
- Letzte Gravidität 1998
  - ab 11. SSW jeden 2. Tag Vagi-C, da Vaginalflora unauffällig,
  - 15+1: mikroskopisch und kulturell nur Laktobazillen, im Vaginalsono: Zervixlänge 45 mm,
  - 18+1: im Vaginalsono: leichte Trichterbildung,
  - 20+1: im Vaginalsono: starke Trichterbildung, Einlage eines Arabincerclagepessars,
  - 22+0: Fruchtblasenprolaps durch das Arabincerclagepessar hindurch,
  - 22+1: Op: Cerclage, Antibiotika, weiter jetzt täglich Vagi-C,
  - 27+4: Spontanpartus am Cerclagefaden vorbei: Kind männlich mit 1240 g, Apgar 5/5/7, unauffällige Entwicklung.

Dieses Beispiel hat uns gezeigt, daß eine Zervixschwäche ein nicht zu unterschätzender Risikofaktor ist: Ab der 12. SSW erhielt die Patientin täglich Vagi-C. Die Vaginalflora zeigte hierunter mikroskopisch schönste Laktobazillen und kulturell konnten weder pathogene noch fakultativ pathogene Bakterien angezüchtet werden. In der 20. SSW wurde im Vaginalsono eine Trichterbildung gesehen. Die Einlage eines Arabinpessars konnte den Fruchtblasenprolaps nicht verhindern, der 2 Wochen später durch das Arabinpessar hindurchtrat. Durch die rasche operative Cerclage, weiterhin konsequente Vagi-C-Lokalbehandlung und Antibiotika im Intervall konnte die Schwangerschaft bis in die 28. SSW gehalten werden, wo es nach heftigen Wehen zu einer raschen vaginalen Geburt an der Cerclage vorbei kam. Die Entwicklung des 1220 g schweren Knabens, der von Anfang an kaum Probleme gemacht hat, ist hervorragend.

Es sei hier ein weiteres Fallbeispiel (Patientin M. E., geb. 16.3.65) mit Berücksichtigung der Erfahrungen des Fallbeispiels Patientin A. F. angeführt:

- 1996: 8. SSW Abort, Molengravidität mit Abrasio;
- 1996: 23. SSW vorz. Wehen, FB-Prolaps, Leukozyten 15.200/µl, CRP 2,3 mg/dl. Nach 1 h Geburt eines 580 g schweren Kindes, das nach 30 min verstirbt; Mikrobiologie: keine Lakto, massenhaft Streptokokken der Gruppe G (ähnlich A); Histologie: Chorioamnionitis, Kind: Pneumonie;
- 1997: 17+1 SSW FB-Prolaps, vorzeitige Wehen, Leuko 12.700, CRP 0,4 mg/dl; Antibiotika (Spizef + Clont), n. 5 Tagen VBS-Abort, 200 g; Lakto +, pos Kokken +++, neg St. +. Histologie: Chorioamnionitis, Kind: Pneumonie;
- 1998: 4. Grav., Beginn 21.5.98, ab 8. SSW jeden 2. Tag Vagi-C. 13+4 operative Cerclage

+ Arabin-Cerclage-Pessar unter Spizef + Clont für 3 Tage; 17 + 1 Lakto +++, CRP 0,4 mg/dl, Rulid 300 mg/Tag 5 Tage wegen Anamnese; 22+6 leichte Wehen, CRP 1,3, daher Amoxicillin 3mal 750 für 5 Tage; 24 + 6 Lakto +++, CRP 0,4 mg/dl; 28 + 4 bei Bedarf 5 mg Valium; 35 + 4 Lakto +++, Zervixlänge 39 mm;

- 1999: 39 + 5 Sekundäre Sektio wegen Herztonabfall; Knabe 2650 g, unauffällige Entwicklung.

Diskussion

Die hier dargestellten Ergebnisse sind sehr ermutigend. Sie geben denjenigen Frauen Hoffnung, die schon mehrere infektiöse Spätaborte oder Frühgeburten erlebt haben. Das eigentliche Ziel unserer Bemühungen ist die Vermeidung schon des ersten infektionsbedingten Aborts bzw. Frühgeburt. Hierzu muß eine viel intensivere Beurteilung der Vaginalflora in der Schwangerschaft erfolgen. Dafür muß die Ärzteschaft aber ausgebildet sein. Die von Saling [15] propagierte pH-Selbstmessung der Patientin ist ein erster Anfang, kann aber nicht die Gesamtbeurteilung der Vaginalflora (Fluor, pH, Mikroskopie) durch den Gynäkologen bei jedem Vorsorgetermin in der Schwangerschaft ersetzen. Die Frühgeburtenvermeidungsstudien [5] sind ermutigend und zeigen, daß wir auf dem richtigen Weg sind. Wünschenswert sind auch hier randomisierte prospektive Studien ohne Selektionsverzerrung, der eintritt, wenn als Kontrolle Schwangere gewertet werden, die nicht am Programm teilgenommen haben.

Die Patientinnen mit wiederholten infektiösen Aborten sind ein risikoreiches und zugleich heterogenes Krankengut, bei denen verschiedene Ursachen zu den Aborten geführt haben. So kann auch hier die Vaginalflora immer unauffällig erscheinen, und trotzdem kommt es zum infektionsbedingten Abort mit Infektion des Kindes.

Besonders spektakulär sind Fälle nach ausgedehnter Konisation oder im Zustand nach wiederholten Abrasiones, da hier der Verdacht naheliegt, daß die Zervix beschädigt wurde. Aber auch ohne diese Anamnese kommen infektionsbedingte Aborte und Frühgeburten vor, wobei hier Patientin und Arzt oft unvorbereitet von diesem Ereignis überrascht werden. Zahlenmäßig dürften diese Fälle häufiger sein. Das bedeutet, will man die Zahl der infektionsbedingten Aborte und Frühgeburten reduzieren, muß frühzeitige Beachtung und Normalisierung der Vaginalflora auf breiter Ebene erfolgen, insbesondere bei Patientinnen mit entsprechender Anamnese. Aber auch bei scheinbar normaler Vaginalflora kann in diesen Fällen die vaginale Zufuhr von Vitamin C und eine gelegentliche orale Antibiotikatherapie das Ergebnis verbessern.

Da bei diesen Hochrisikofällen keine Maßnahme allein den gewünschten Erfolg bringt, verspricht nach unseren Ergebnissen die Kombination aus Ansäuerung, Antibiotika insbesondere bei CRP-Anstieg, vorzeitigen Wehen, Zervixverkürzung – zur Erholung der Vaginalflora im Intervall gegeben – zusammen mit einer Zervixstabilisierung (Cerclagepessar oder operative Cerclage) und engmaschiger Betreuung unter Magnesiumschutz etc. die besten Erfolge.

Inzwischen wurden Studien begonnen, bei denen die prophylaktische Vagi-C-Gabe je nach Störung der Vaginalflora zwischen einmal täglich bei gestörter Vaginalflora bis zu jedem dritten Tag bei normaler Vaginalflora gegeben wird. Da die Frühgeburtenrate nur bei ca. 5% liegt, sind Ergebnisse erst dann zu erwarten, wenn entsprechende Patientenzahlen in die Studie eingeschlossen sind. Die bisherigen ersten Ergebnisse sind ermutigend.

Literatur

1. Gutmann G (1993) Vitamin C in der Therapie gynäkologischer Infektionen und seine Wirkung auf Bakterien in vitro. Dissertation, Freiburg
2. Hemsteiner M (1999) Infektion und Spätabort – therapeutische Ansätze. GGF, 20.–23.1.1999
3. Hillier S, Lilpinski C, Briselden AM, Eschenbach DA (1993) Efficacy of intravaginal 0,75% metronidazole gel for the treatment of bacterial vaginosis. Obstet Gynecol 81:963–967

4. Holst E, Goffeng AR, Andersch B (1994) Bacterial vaginosis and vaginal microorganisms in idiopathic premature labor and association with pregnancy outcome. J Clin Microbiol 32/1:176-186
5. Hoyme UB, Grosch A, Roemer VM, Saling E (1998) Erste Resultate der Erfurter Frühgeburten-Vermeidungs-Aktion. Z Geburtsh Neonatol 202: 247-250
6. Krohn MA, Hillier SL, Lee ML, Rabe LK, Eschenbach DA (1991) Vaginal bacteroides species are associated with an increased rate of preterm delivery among women in preterm labor. J Inf Dis 164:88-93
7. Livengood III GH, McGregor JA, Soper DE, Newton E, Thomason JL (1994) Bacterial vaginosis: efficacy and safety of intravaginal metronidazole treatment. Am J Obstet Gynecol 170: 759-764
8. Lugo-Miro V, Green M, Mazur L (1992) Comparison of different metronidazole therapeutic regimens for bacterial vaginosis: a meta-analysis. JAMA (268) 258:92-95
9. Minkoff H, Grunebaum AN, Schwarz RH et al. (1984) Risk factors for prematurity and premature rupture of membranes: a prospective study of the vaginal flora in pregnancy. Am J Obstet Gynecol 150:965-972
10. McDonald HM et al. (1992) Prenatal microbiological risk factors associated with preterm birth. Br J Gynecol 99:190-196
11. Petersen EE (1997) Infektionen in Gynäkologie und Geburtshilfe, 3. Aufl. Thieme, Stuttgart
12. Petersen EE (1999) Der Einsatz von Vitamin C (Vagi-C) zur Normalisierung der Vaginalflora. Gyne 19:65-69
13. Petersen EE, de Isele TS, Pelz K, Hillemanns HG (1985) Die Aminkolpitis, nicht nur ein ästhetisches Problem: Erhöhtes Infektionsrisiko bei Geburt. Geburtshilfe Frauenheilkd 45:43-47
14. Petersen EE, Sanabria de Isele T, Pelz K (1986) Disturbed vaginal flora as risk factor in pregnancy. J Obstet Gynaecol 6 S:16-18
15. Saling E, Al-Taie T, Schumacher E, Placht A (1997) Läßt sich die Frügeborenenrate durch Vermeidung bzw. Behandlung der aszendierenden Infektion senken? Perinat Med 9:26-30

Brauchen wir einen neuen § 218?

F. U. Montgomery

MERKE:

1. Die Neufassung des § 218 hat die frühere „embryopathische" Indikation zum Abbruch einer Schwangerschaft mit der medizinischen verknüpft. Eine Frist, nach der der Abruch nicht mehr erfolgen darf, ist nicht vorgesehen.
2. Zugleich ist das Kriterium der Zumutbarkeit in das Abbruchsrecht mit eingeführt worden.
3. Fortschritte der pränatalen Diagnostik auf der einen Seite, aber auch die Ergebnisse von Fehlverhalten von Schwangeren und Ärzten führen - wenn auch selten - zu sehr späten Indikationsstellungen von Abbrüchen.
4. Um das lebendig geboren werden des abzutreibenden Kindes sicher zu verhindern, wird deshalb zum Instrument des intrauterinen Fetozids gegriffen, um hiermit den Tod des Kindes sicherzustellen.
5. In Verbindung mit dem Kriterium „Zumutbarkeit" für die Schwangere entsteht eine Grauzone, die uns auf den direkten Weg zur aktiven Euthanasie führt.
6. Wir wollen daher keine generelle Neufassung des § 218, wohl aber eine Beschränkung des Abbruchs (unter Inkaufnahme des Fetozids?) von dem Zeitpunkt an, wo das Risiko eines lebendig geborenen abzutreibenden Kindes besteht.

Nein, eine vollständige *Neufassung* der §§ 218, 218a und 219 brauchen wir nicht - und doch: das seit der Urteilsfindung durch das Bundesverfassungsgericht veränderte Recht zum Schwangerschaftsabbruch muß in einigen Punkten auf seine ethische Dimension hin durchleuchtet und, wie ich meine und begründen will, geändert werden.

Ich darf klar feststellen, daß ich den von Justiz und Politik nach der deutschen Vereinigung gefundenen Kompromiß zum § 218 für vernünftig und sinnvoll halte, es geht mir nicht darum, das Konzept der Beratungslösung hier zu diskutieren. Damit sind über 99% der legal vorgenommenen Schwangerschaftsabbrüche nicht Gegenstand meiner Debatte.

Es geht mir ausschließlich um das Problem des sehr späten Schwangerschaftsabbruchs und der daraus von manchen abgeleiteten Notwendigkeit des intrauterinen Fetozids. Ich will klar feststellen, daß ich dieses Verfahren ablehne, ja für barbarisch halte, und insbesondere seine Abgrenzung zur aktiven Euthanasie egal in welchem Lebensalter für nicht möglich halte.

Mit der Änderung des § 218 ist die frühere „eugenische" - zwischenzeitlich euphemistisch auch „embryopathisch" genannte - Indikation zum Schwangerschaftsabbruch weggefallen.

Dieses geschah in dem politisch nachvollziehbaren Wunsch, eine Diskriminierung von behindertem und unbehindertem Leben zu vermeiden und hier für eine Gleichstellung zu sorgen. Zugleich aber entfernte der Gesetzgeber die absolute „Schallgrenze" der 22. Schwangerschaftswoche p.c., nach der überhaupt kein Schwangerschaftsabbruch mehr zulässig war.

Im Ergebnis wurde also die frühere embryopathische Indikation nunmehr der allgemein medizinischen Indikation subsummiert und der Schwangerschaftsabbruch bis kurz vor den Eröffnungswehen zulässig. Nach dem aktuellen Abtreibungsrecht ist es also möglich, daß aufgrund der pränatalen Diagnose einer fetalen Behinderung die Indikation für einen Abbruch zu einem Zeitpunkt in der Schwangerschaft gestellt wird, zu dem der Fetus extrauterin prinzipiell schon lebensfähig ist.

Die Gesetzesänderung des Jahres 1995 hat aber noch 2 weitere uns in diesem Kontext berührende Änderungen mit sich gebracht:

- Die Beratungspflicht nach § 219 StGB, die im Rahmen der alten embryopathischen Indikation bestand, ist weggefallen. Damit ist auch die Frist von 3 Tagen entfallen, die nach der Beratung vor der Durchführung des Abbruchs eingehalten werden mußte.
- Die spezielle statistische Erfassung von Schwangerschaftsabbrüchen, bei denen eine fetale Erkrankung, Entwicklungsstörung oder Anlageträgerschaft für eine Erkrankung für die Indikationsstellung zum Schwangerschaftsabbruch ausschlaggebend war, ist weggefallen. Uns fehlen daher heute valide statistische Daten über den Umfang des hier von mir diskutierten Problems.

Um jede Verwirrung zu vermeiden, möchte ich noch einmal auf die Datenlage hinweisen. Im Jahre 1997 wurden in der Bundesrepublik 131000 Schwangerschaftsabbrüche registriert. Lediglich 190 hiervon, also weniger als 1,5 Promille, fanden nach der 23. Schwangerschaftswoche statt. Soweit die offizielle Statistik. Nach Aussage von Prof. Hackelöer aus dem Allgemeinen Krankenhaus Barmbek in Hamburg, mit dem ich schon mehrfach über diese Problematik sprechen konnte, besteht nach seiner Auffassung diese Indikation bei maximal 800 Fällen/Jahr bundesweit. Ich will also nochmal betonen, wir haben es angesichts der großen Zahl von Schwangerschaftsabbrüchen mit einem statistisch marginalen, ethisch aber sehr gravierenden Problem zu tun. Eine grundsätzliche Neufassung des Schwangerschaftsrechts und damit ein Neuaufrollen der Diskussion nach der Vereinigung beider Teile Deutschlands ist überhaupt nicht vorgesehen und geplant.

Der Begriff des Schwangerschaftsabbruches beinhaltet in juristischer Hinsicht definitionsgemäß die Absicht, das Ungeborene zu töten. Dieses mag aus juristischer Sicht immer dann unkompliziert sein, wenn wegen der fehlenden Lebensfähigkeit des abgetriebenen Fötus der „gewünschte Erfolg" der ergriffenen Maßnahme immer automatisch eintritt. Problematisch jedoch wird der Schwangerschaftsabbruch dann, wenn er zu einem Zeitpunkt erfolgt, wenn extrauterine Lebensfähigkeit bereits gegeben ist. Dann erleben wir eine klassische Rationalitätenfalle der modernen Medizin, die es auf der einen Seite möglich macht, extrem Frühgeborene etwa ab der 24./25. Schwangerschaftswoche überleben zu lassen, zugleich aber Methoden ersinnt, lebensfähige Feten intrauterin abzutöten.

Daher muß ethisch eine weitere Differenzierung bedacht werden. Es können im konkreten Fall – abgeleitet aus der allgemeinmedizinischen Indikation – 2 völlig unterschiedliche Ziele verfolgt werden. Zum einen soll der Abbruch der Schwangerschaft einen akut bedrohlichen Zustand für die Schwangere beenden. Der Tod des ungeborenen Kindes ist nicht primär beabsichtigt und wird lediglich als unvermeidbare Folge in Kauf genommen.

Zum anderen ist der Tod des ungeborenen Kindes Ziel des Abbruchs, da eine pränataldiagnostisch festgestellte Erkrankung, Entwicklungsstörung oder Anlageträgerschaft des Kindes für eine Erkrankung als eine Gefahr für den körperlichen oder seelischen Gesundheitszustand der Schwangeren akzeptiert werden.

Eine direkte Gefährdung der Schwangeren aus der Fortführung der Schwangerschaft besteht nicht; oder überspitzt formuliert: Wüßte die Schwangere nichts vom Zustand ihres ungeborenen Kindes, würde sie die Schwangerschaft wahrscheinlich unkompliziert und unproblematisch zu Ende führen.

Das Recht zum Schwangerschaftsabbruch hat hier also neben die „knallharte" somatische Gefährdung der Schwangeren auch den Begriff der Zumutbarkeit des Austragens der Schwangerschaft gesetzt, hergeleitet aus dem pränatal diagnostizierten Zustand des Fötusses.

Dabei ist sicherlich die Interpretation unzulässig, daß allein die pränatale Diagnose einer schweren Anlagestörung den Schwangerschaftsabbruch rechtfertigt. Es kommt vielmehr auf die Zumutbarkeit des Austragens der Schwangerschaft für die Schwangere an. Insofern entspringt es dem Verantwortungsbewußtsein der beteiligten Fachleute und Fachgesellschaften, daß sie sich bemüht haben, durch die sog. Stufe-III-Resolution der DEGUM/ÖGUM/SGUMB festzulegen, wie in diesem besonders gravierenden Fall eines späten Schwangerschaftsabbruchs vorzugehen ist. Hierin drückt sich das sicher überall vorhandene große Unbehagen im Umgang mit dem unbestimmten Begriff der „Zumutbarkeit" aus.

Für den Geburtshelfer, der nun die Schwangerschaft abbrechen soll, tritt in dieser Situation jedoch ein schwer lösbares Dilemma auf: Der ungewollt lebendgeborene abgetriebene Fötus! Exemplarisch läßt sich das sicherlich an einem Fall ableiten, der sich unlängst in Norddeutschland ereignete und unter der Überschrift „Oldenburger Baby" durch die Presse ging. Dort soll – und ich benutze hier bewußt den Konjunktiv und möchte auch keinerlei rechtliche Bewertung dieses Falles abgeben noch den betroffenen Kollegen die Chance zu einer Gegenäußerung nehmen, ich möchte vielmehr alleine aus dem Kenntnisstand, wie er in der Presse wiedergegeben wurde, das Dilemma aufzeigen – dort soll bei einer sehr späten Abtreibung der abgetriebene Fötus lebendig geboren sein. Angeblich sei er dann sogar einige Stunden unversorgt geblieben – was von der Klinik heftig bestritten wird –, so daß am Ende weitere Schädigungen zu dem den Abbruch begründenden Down-Syndrom hinzugekommen sein sollen. Juristisch besteht jetzt die groteske Situation, daß auf der einen Seite strafrechtlich gegen die Klinik vorgegangen wurde, um zu ermitteln, ob im Nichtversorgen des lebenden Kindes ein Fall unterlassener Hilfeleistung vorliegt. Zugleich haben sich die Eltern zivilrechtlich an die Klinik gewendet, um Haftungsansprüche aus der Nichterfüllung des gewünschten Behandlungsvertrages, nämlich der Tötung des ungeborenen Kindes, abzuleiten. Grotesker als in diesem Fall kann die Situation wohl kaum werden!

Es nimmt in dieser Situation also nicht wunder, daß Ärzte, überzeugt von der Unzumutbarkeit der Fortführung der Schwangerschaft, nun auch den Behandlungserfolg ihres Vorgehens sichern wollen. Sie greifen zum Mittel des intrauterinen Fetozids.

Dieser aber ist in meinen Augen als aktiv herbeigeführte Tötung eines zwar schwerkranken, aber potentiell lebensfähigen menschlichen Individuums, nicht von der aktiven Euthanasie in allen anderen Lebensaltersstufen zu unterscheiden. Die körperliche oder seelische Unzumutbarkeit des Fortführens der Schwangerschaft für einen anderen – nämlich die Schwangere – begründet den tödlichen Eingriff für den Fötus. Zugleich verbieten wir aber die Euthanasie – und zwar wie ich finde zu Recht – des mit einem apallischen Syndrom vor sich hinvegetierenden Kindes, des präfinal Krebskranken oder aber des langsam in die geistige Umnachtung des Alzheimers fallenden alten Menschen. In allen diesen Fällen haben wir gerade das Kriterium der Zumutbarkeit des Leidenszustandes eliminiert und jede Form der aktiven Tötung verboten.

Daß wir das getan haben und tun ist gut, wie die Vorgänge in unserem Nachbarland Holland belegen, wo ja heute bereits eine 4- bis 5stellige Zahl, vor allem alter Menschen von der Hand der Ärzte sterben. Selbst in Holland wird daher eine heftige Debatte um die Abgrenzung medizinischen und sozialen Drucks auf Schwerstkranke und Leidende geführt.

Ich erkenne an, daß die in Deutschland handelnden Fachleute sich bisher verantwortungsbewußt dieser Problematik genähert haben und, anders als dies in anderen Industrieländern bereits heute der Fall ist, sehr selten und sehr gezielt an die Frage des späten Schwangerschaftsabbruchs und des intrauterinen Fetozids herangehen. Sie sind sich der ethischen Dimensionen durchaus bewußt – das belegen Gespräche, Publikationen, Resolutionen, ja auch das aktive Handeln.

Dennoch glaube ich, daß wir eine strikte Einhaltung ethisch klar begründeter Kriterien, die Einschaltung hochqualifizierter Ethikkommissionen und die Durchführung an wenigen hochqualifizierten Zentren auf die Dauer in einem zunehmend – teils auch gegen unseren Willen – wettbewerblich orientierten Gesundheitswesen nicht werden durchhalten können. Die Zumutbarkeit – als ein weiches Kriterium, als subjektiv interpretierbarer Leidensdruck – wird zunehmend extensiver interpretiert werden und die Zahl später Schwangerschaftsabbrüche und die Durchführung des damit verbundenen Fetozids wird zunehmen.

Wir kommen darüber hinaus in die schizophrene Situation, daß wir schwerstkranken Menschen am Ende ihres Lebens, ohne die Frage einer Zumutbarkeit ihres Leides zu prüfen, jedwede aktive Euthanasie verweigern, während wir zugleich Schwangeren, abgeleitet aus einer Anlagestörung ihres Fötus heraus, das Recht zugestehen, eine Tötung dieses menschlichen Individuums zu verlangen und zu erhalten.

Ich meine, daß wir uns dieser Debatte stellen müssen und plädiere dafür, den späten Schwangerschaftsabbruch aus diesen weichen Kriterien einer Zumutbarkeitsregelung wieder herauszulösen und ausschließlich auf die wenigen, die Mutter akut und dramatisch bedrohenden Krankheitszustände zu begrenzen. Dieses gelingt in meinen Augen am besten, wenn man in den Paragraphen 218a des Strafgesetzbuches wiederum eine Frist aufnähme, nach der ein Schwangerschaftsabbruch grundsätzlich nicht mehr möglich sein darf. Die einzige Ausnahme darf die akute und hochdramatische Gefährdung der Schwangeren sein.

Mir ist natürlich bewußt, daß ich hier einigen wenigen -zig bis -hundert Schwangeren in der Bundesrepublik alljährlich eine besondere Härte abverlange, indem ich ihnen zumute, eine Schwangerschaft auszutragen. Vergessen wir aber nicht, daß wir einige -zig bis -hunderttausend Menschen darauf verweisen, daß aktive Euthanasie nicht möglich und nicht zulässig ist, und wir uns mit großer Mühe und großem Einsatz aller Beteiligten – Pfleger, Ärzte und Seelsorger – bemühen, diesen Menschen gleichwohl einen würdigen Tod zu ermöglichen. In meinen Augen ist die Einführung und Akzeptanz des Kriteriums der „Zumutbarkeit" eine pseudoaltruistische Verkennung der wahren Problematik. Wir weichen vor der Frage aus, ob das potentiell schon lebensfähige, wenn auch schwerstgeschädigte Individuum nun von uns wie ein Mensch oder – wie vom Juristen – wie eine Sache angesehen wird. Allein durch den Akt der Geburt erfährt jeder Fötus bei uns einen Wandel seines Rechtscharakters, er wird von der Sache zum Menschen. Wir sind verpflichtet, beinahe alles zu tun, um sein Leben zu erhalten oder zu retten. Müssen wir aber diese juristische Transformation auch in unsere ethischen Prinzipien mitübernehmen? Ich meine: Nein.

Dieses Problem können wir daher nur auf zwei Wegen lösen:

1. Es bedarf dringend der ethischen Selbstbindung der in diesem Bereich tätigen medizinisch handelnden Personen. Dieses ist teilweise durch die Stufe-III-Resolution der betroffenen Fachgesellschaften geschehen. Wir brauchen aber auch – solange das momentan vorhandene Recht gilt – in jedem Zentrum, das sich mit diesen Fragen befaßt, klare Handlungs- und Entscheidungsrichtlinien, die von „zentrumseigenen Ethikkommissionen" geprüft werden müssen, in denen alle handelnden Personen unter Einbeziehung von Juristen und Theologen grundsätzliche Handlungsmaximen festlegen, nach-

prüfbar dokumentieren und „justitiabel" machen und auch jeden Einzelfall beurteilen.

2. Wir müssen durch eine behutsam geführte Debatte den Gesetzgeber auf die ethischen Konsequenzen und Probleme hinweisen und auf die Wiedereinführung einer Frist in den § 218a des StGB dringen. Diese Frist sollte die Schnittstelle zwischen der Lebensfähigkeit und Nichtlebensfähigkeit darstellen. Es ist in meinen Augen Aufgabe der beteiligten Fachleute, hier diesen Zeitpunkt zur Hilfestellung des Gesetzgebers klar zu benennen.

Grenzgebiete und Besonderheiten in der Gynäkologie und Geburtshilfe

Qualitätssicherung in der operativen Gynäkologie

C. Kugler, R. Stillger

MERKE:

1. In der Verbesserung klinischer Versorgungsabläufe und struktureller Gegebenheiten als beste Garanten einer möglichst guten – im individuellen Falle nur schwierig zu bestimmenden – Ergebnisqualität liegen die Schwerpunkte moderner Qualitätssicherungsprogramme.
2. Das Qualitätssicherungsprogramm der Deutschen Gesellschaft für Gynäkologie und Geburtshilfe DGGG fokussiert drei Problembereiche der klinischen Regelversorgung:
   - Die Angemessenheit der Indikationsstellung.
   - Die Variabilität der Leistungserbringung d.h. die Analyse der tatsächlich bestehenden Unterschiede in der Vorgehensweise und im Behandlungsergebnis zwischen verschiedenen Einrichtungen.
   - Der Umgang mit den Vorgaben der eigenen wissenschaftlichen Fachgesellschaft: haben dort aufgestellte Richtlinien, Leitlinien oder besser Behandlungskorridore tatsächlich Bestand im klinischen Alltag der Regelversorgung?
3. Ziel des Programmes ist es, alle Teilnehmer in die Lage zu versetzen, die ihnen zur Verfügung gestellten Vergleichsdaten effektiv zur Verbesserung ihrer Versorgung nutzen zu können (Benchmarking).
4. Die Vergleichbarkeit der Qualität der ambulant und der stationär durchgeführten Eingriffe muß gewährleistet sein. Sämtliche im Fachgebiet vorgenommenen Eingriffe müssen daher einer einheitlichen Bewertung unterzogen werden.
5. Die Auswahl von Versorgungseinrichtungen durch Patientinnen und betreuende Gynäkologen werden zunehmend von einer ergebnisorientierten transparenten Darstellung der stationären klinischen Vorgehensweise bestimmt.

Orientiert am Beispiel der seit vielen Jahren etablierten Perinatalerhebungen, den Qualitätssicherungsmaßnahmen in der Allgemein- und der Herzchirurgie, entwickelte die Kommission „Qualitätssicherung in der operativen Gynäkologie" der Deutschen Gesellschaft für Gynäkologie und Geburtshilfe (DGGG) in den Jahren 1992–1996 in Zusammenarbeit mit dem Institut für Medizinische Informationsverarbeitung der Universität Tübingen das Projekt „Qualitätssicherung in der operativen Gynäkologie (QSGyn.)".

Den Rahmen bildeten der § 137 des 5. Sozialgesetzbuches sowie die einschlägigen Regelungen zur Qualitätssicherung bei Fallpauschalen und Sonderentgelten, die von den Krankenhäusern die Beteiligung an qualitätssichernden Maßnahmen verlangen.

Diese Studie, die auf der Erhebung sämtlicher gynäkologischer Eingriffe einer Abteilung basiert, wurde durch ein Modellprogramm des BMG ermöglicht und nach gewissen formalen Anpassungen (Integration des Prozedurenkataloges ICPM/OPS 301, Entwicklung EDV-gestützter Erfassungsysteme) erstmalig in der Bundesrepublik seit Januar 1997 in der Regelversorgung in Hessen eingeführt. Zur Zeit sind 52 gynäkologische Arbeitsstätten daran beteiligt [1].

Als Konzept für die Qualitätssicherung in der operativen Gynäkologie wurde diesem Projekt das Prinzip des internen Qualitätsmanagements mit externer Unterstützung zugrundegelegt.

Voraussetzung jeder qualitätssichernden, -verbessernden und -managenden Maßnahme in der Gesundheitsversorgung ist die Operationalisierung des zunächst unmeßbaren Konstruktes „Qualität der Versorgung". Üblicherweise werden dazu Qualitätsindikatoren definiert, die jeweils Teilaspekte der Gesamtqualität meßbar machen.

Hauptziel war also die Entwicklung von Qualitätsindikatoren, anhand derer den teilnehmenden Kliniken die eigene Qualität der Versorgung und der Qualitätsstandpunkt im Vergleich zu anderen Leistungserbringern deutlich gemacht werden sollte. Letztlich sollen die Teilnehmer damit zur Einleitung von qualitätsverbessernden Maßnahmen angeregt werden [2].

Ergebnisorientierte Qualitätsmerkmale in der Medizin sind bei den jeweils individuell ganz unterschiedlichen persönlichen Voraussetzungen der Patienten schwierig zu messen und nur selten kausal zu bestimmen. In der Entwicklung von Qualitätssicherungsprogrammen ist man von der starren retrospektiven Qualitätsprüfung des Einzelfalles abgekommen und zur Erkenntnis gelangt, daß die stetige Optimierung von Prozeßabläufen der beste Garant für eine möglichst gute Behandlung ist.

Moderne Qualitätssicherungsprogramme – z.B. TQM (Total Quality Management), EFQM (European Foundation for Quality Management) oder UQM (umfassendes Qualitätsmanagement) – basieren auf theoretisch-methodischen Grundlagen (Case-Mix-Analysen, reliable, valide, reproduzierbare Messung der Patientenzufriedenheit) und legen ihre Schwerpunkte in die Verbesserung von strukturellen Gegebenheiten und Versorungsabläufen, also in die Prozeßqualität.

Anhand von 3 Beispielen soll das Programm „Qualitätssicherung in der operativen Gynäkologie" näher vorgestellt werden:

1. Die angemessene Indikationsstellung als „gewissenhafte und überlegte Anwendung des besten derzeitigen Wissensstandes (Evidenz) aus der klinischen Forschung" gilt als Gradmesser der Kooperation, des gegenseitigen Austausches mit dem zuweisenden niedergelassenen Partner. Auf dem Prüfstand steht die Auseinandersetzung, inwieweit sich auf der Ebene von Fachgesellschaften formulierte Vorstellungen in der Realität der Alltagsversorgung bewähren bzw. angepaßt werden müssen.
2. Der umfangreiche prozeßorientierte Datensatz dieses Programmes eignet sich hervorragend für die Darstellung der Leistungsfähigkeit der eigenen Klinik, nicht nur in quantitativer Hinsicht, sondern explizit auch unter Einbeziehung von qualitativen Zusammenhängen.
3. Ergebnisse von Qualitätssicherungmaßnahmen aus der medizinischen Regelversorgung vermitteln Anregungen zu weiterführenden, auch wissenschaftlichen Fragestellungen. Darin zeigt sich in besonderem Maße die Verantwortung für das Fach als Ganzes – die Begründung, weshalb Qualitätssicherung eine ärztliche Aufgabe ist.

Indikationsstellung

Den Vorwurf der unnötigen Indikationsausweitung – insbesondere bei elektiven Eingriffen – möchte ich anhand der Rate operierter funktioneller Ovarialzysten erläutern und mögliche

Schlußfolgerungen aufzeigen. Mit dem Prozeß „Abklärung der Dignität und der Notwendigkeit eines operativen Eingriffes" werden sämtliche interessierende Aspekte der Leistungsfähigkeit erfaßt: die Kompetenz des Klinikers, der möglichst effiziente Ressourceneinsatz im Rahmen der Diagnostik und die Minimierung von Patientenrisiken. Die Rate der unauffälligen Ovarialhistologie ist gedacht als Gradmesser des Managements von Ovarialtumoren.

Wie stellt sich die Situation nun bei uns dar? Die hier vorgestellten Daten aus den Jahren 1997 und 1998 (n = 2250 isolierte Ovarialeingriffe) weichen stark von den Angaben der aktuellen deutschsprachigen Literatur ab (Tabelle 1).

Zum Ausdruck kommt also die Problematik des Transfers einer angewandten klinischen Studienmedizin - Evidence based Medicine - in die Alltagspraxis des Klinikers sowie des zuweisenden Frauenarztes.

Unter dem Gesichtspunkt eines umfassenden Qualitätsmanagements erschöpft sich das Programm nicht in der Dokumentation von Daten und Kenngrößen, sondern sollte Anlaß zur sektorenübergreifenden Initiative sein.

Dreh- und Angelpunkt wäre dabei die Einrichtung einer ambulanten Schwerpunktpraxis, in der Kliniksärzte und interessierte niedergelassene Frauenärzte im Rahmen einer Fallkonferenz zusammenarbeiten. Dieses zunächst einfache Kommunikationssystem kann - entsprechend der fortschreitenden Akzeptanz - über den Betrieb eines gemeinsamen leistungsfähigen Ultraschalldienstes bis hin zur Durchführung von ambulanten Operationen institutionell ausgebaut werden (Abb. 1).

Der gewünschte patientenbezogene Effekt der Betreuung auf einer dem individuellen Befund angemessenen Ebene gewährleistet die enge kollegiale Kooperation zwischen niedergelassenem Frauenarzt und Kliniker unter Einbeziehung des Patienteninteresses. Aus den wenigen relevanten Untersuchungen zur Frage „Was erwarten die gynäkologischen Einweiser vom Krankenhaus ihrer Wahl?" lassen sich als wichtigste Determinanten benennen:

- medizinische Kompetenz,
- Kommunikation zwischen Einweiser und Frauenklinik,
- Weiterbetreuung der Patientin in der Praxis.

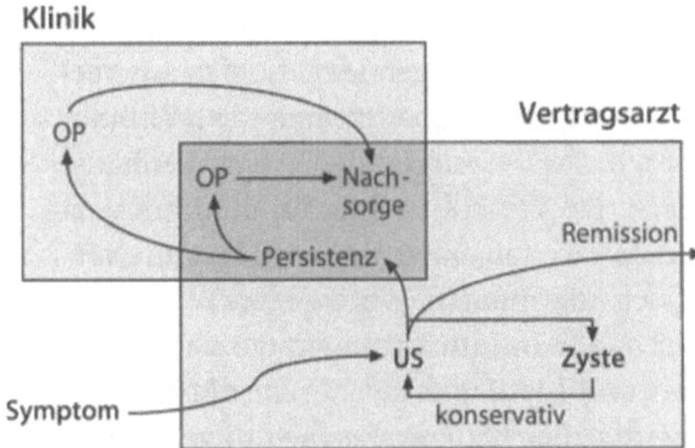

Abb. 1. Schematischer Ansatz zur Einrichtung einer ambulanten Schwerpunktpraxis: institutionelle Verknüpfung Vertragsarzt-Kliniker

Tabelle 1. Angaben zur Häufigkeit operierter funktioneller Zysten aus Literatur und Qualitätssicherungsmaßnahmen. Der Anteil operierter funktioneller Zysten sollte 10–15% nicht übersteigen

Datenbasis	Rate op. funkt. Zysten [%]	Quelle
Eigenes Patientenkollektiv	11,8	Gerber 1995
	22	Korell 1997
	13,3	Osmers 1996
Projektphase	29,5	DGGG 1994
Qualitätssicherungsmaßnahme in Hessen	31,9	GQH 1998

Qualitativer Betriebsvergleich

Die immer mehr auch in ökonomischer Verantwortung stehenden Kliniker benötigen Analysen ihres Leistungsgeschehens. Sowohl aus ökonomischer Sicht als auch unter Berücksichtigung der Ergebnisqualität ist die Aufgliederung der stationären Verweildauer im Krankenhaus ein wichtiger Parameter in dieser Betrachtung. In der Tat rückt die Nutzung des QS-Programmes als Steuerungsinstrument - intern wie auch extern - immer mehr in den Vordergrund.

Die Betrachtung der rohen Verweildauer bei hysterektomierten Patientinnen (FP 15.02, insgesamt 80% aller Hysterektomien) ergibt wenig neue Erkentnisse; sie liegt im Median bei 11 Tagen (n = 2500).

Nutzt man aber die Möglichkeiten einer differenzierten Analyse des Datensatzes, lassen sich für den klinischen Ablauf relevante Erkenntnisse entwickeln. Mittels Stratifizierung werden Untergruppen gebildet, die sich aus vergleichbaren Kliniken zusammensetzen (Einteilung nach Versorgungsstufen); krankenhausbezogene Effekte sollen hierdurch minimiert werden. Mit ansteigender Versorgungsstufe verkürzt sich die mediane Verweildauer. Sie liegt bei 11,8 Tagen in Einrichtungen der Grundversorgung und 10,0 Tagen in Häusern der Zentralversorgung. Bei näherer Betrachtung der Kliniken einer Versorgungsstufe zeigt sich aber ein stark heterogenes Bild; in Versorgungsstufe 4 finden sich Unterschiede bis zu 3 Tagen. Der Umfang des Datensatzes läßt die Identifikation harter Einflußfaktoren zu, z.B. operativer Zugangsweg, Komorbidität, Komplikationen oder spezielle präoperative Ablauforganisation. Mit Hilfe des biometrischen Verfahrens der Varianzanalyse lassen sich die aufgezeigten Unterschiede jedoch nur zu einem Drittel erklären. Eine große Rolle spielt also die spezielle Klinikskultur: Ein Ansatzpunkt für die Verwirklichung von Strategien zur Optimierung abteilungsinterner Prozeßabläufe.

Die Relevanz dieser Fragestellungen zeigt u.a. die Beteiligung der DGGG am Modellversuch der Ersatzkassenverbände zur Entwicklung von Fallpauschalen und Sonderentgelten für die gesamte operative Gynäkologie [3]. Hierbei wurde für die elektive Hysterektomie eine Katalogverweildauer von 7,5 Tagen angesetzt.

Qualitätssicherung berührt wissenschaftliches Denken

Die histopathologische Diagnose mit Darstellung des Wachstumsverhaltens des Tumors nach der pTNM-Klassifikation ist eine grundlegende Anforderung bei der Behandlung des Mammakarzinoms.

Die hier dargestellte Verteilung der Karzinomformen stützt sich auf Angaben von ca.

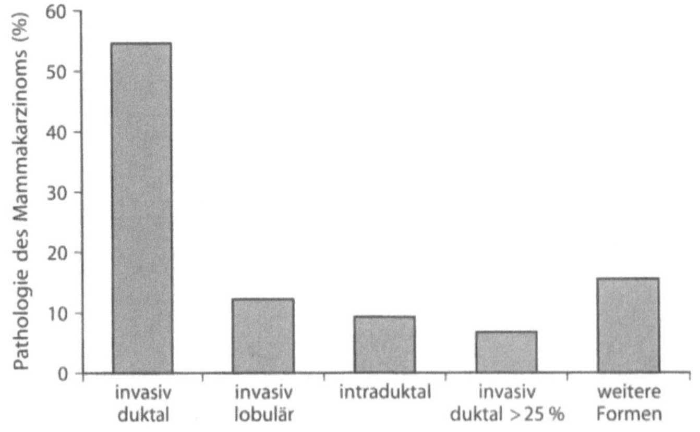

Abb. 2. Prozentuale Aufteilung der verschiedenen histologischen Typen des Mammakarzinoms. Daten der hessischen Qualitätssicherungsmaßnahme 1997–1998

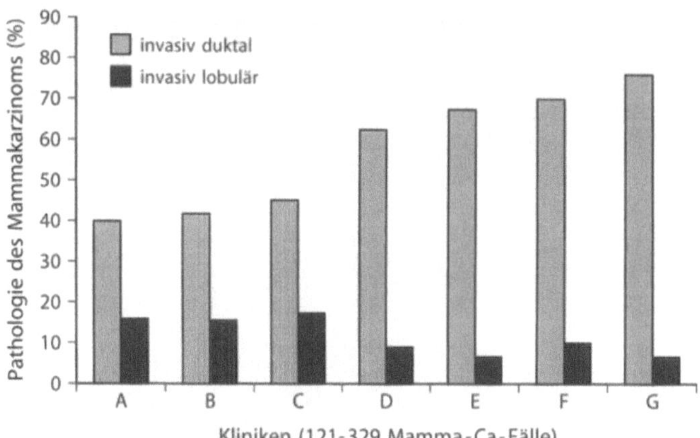

Abb. 3. Prozentuales Verhältnis invasiv-duktaler und invasiv-lobulärer Mammakarzinome verschiedener hessischer gynäkologischer Abteilungen

2500 Mammakarzinomen unseres Qualitätssicherungsprogrammes und entspricht den beschriebenen Verteilungen großer Tumorregister [4] (Abb. 2).

In der folgenden Darstellung finden Sie die „Interobserver Variation" der histopathologischen Klassifizierung beim Mammakarzinom. Ausgewertet wurden invasiv-duktale und invasiv-lobuläre Karzinomtypen in Kliniken mit mehr als 100 behandelten Patientinnen (range 121-329). Die Spannbreite des invasiv-duktalen Tumors liegt zwischen 40,0 und 76,3%; mit steigender Rate fällt der Anteil des invasiv-lobulären Tumors ab. Diese Abweichungen bei der histologischen Klassifizierung lassen sich nicht durch Patientenselektion erklären (Abb. 3).

Mittels eines regional angesiedelten Qualitätssicherungsprogrammes und einer überschaubaren Anzahl von beteiligten pathologischen Instituten sollte eine einheitliche Klassifizierung angestrebt werden. Gerade dieses Beispiel legt überzeugend dar, wie wichtig ein funktionsfähiges und valides Qualitätssicherungsprogramm für das Fachgebiet als Ganzes ist und daher auch in Verantwortung des Faches aktiv genutzt werden sollte.

Qualitätssicherung – was bleibt?

Qualitätssicherungsprogramme werden dann akzeptiert, wenn sie einen nachgewiesenen Nutzen für die langfristige Verbesserung der Patientenversorgung haben. Lediglich informell im Krankenhaus festgelegte Vorgehensweisen haben den Nachteil, daß sie für Dritte (in der eigenen Abteilung und besonders außerhalb) nicht nachvollziehbar sind und damit uneinsichtig bleiben. Gerade in der Anwendung von Standards und Leitlinien werden möglichst genaue Prozeßanalysen benötigt, um die eigene Vorgehensweise zu optimieren und Verbesserungspotentiale durch die Gegenüberstellung vergleichbarer Arbeitsstätten zu erkennen (Benchmarking-Prozeß). Operative Therapien müssen eine einheitliche Bewertung erfahren – unabhängig vom Ort der Leistungserbringung. Voraussetzung hierfür ist die Teilnahme aller operierender Einrichtungen an einem einheitlichen validen Qualitätssicherungsprogramm.

Literatur

1. Geraedts M, Kugler C (1997) Die Qualitätssicherungsmaßnahme in der operativen Gynäkologie. Z Arztl Fortbild Qualsich 91:461-468
   Internet-Adresse: http:/www.med-qs-hessen.de
2. Bundesministerium für Gesundheit (Hrsg) (1998) Qualitätssicherung in der operativen Gynäkologie. Schriftenreihe des Bundesministerium für Gesundheit, Bd 98. Nomos, Baden-Baden
3. Berg D, Scheinert HD (1998) Neufassung aller gynäkologisch operativen Leistungen als Fallpauschalen und Sonderentgelte als Modellversuch. Frauenarzt 39/1:30-32
4. Internet-Adresse: http://www.krebsinfo.de

Genetisch bedingte und erworbene Gerinnungsstörungen

A. Matzdorff, B. Kemkes-Matthes

MERKE:

Das Thromboserisiko ist bei folgenden angeborenen Gerinnungsdefekten erhöht:

1. Verminderte Aktivität der Gerinnungsinhibitoren Protein C, S und AT III. Prävalenz dieser Defekte bei Patienten mit spontaner Thrombose 1–7%. Prävalenz bei gesunden Probanden sehr niedrig. Deutliche Erhöhung des Thromboserisikos in der Schwangerschaft und bei Einnahme von Hormonpräparaten.
2. Resistenz gegen aktiviertes Protein C = Faktor-V-Leiden-Mutation. Häufigkeit heterozygoter Mutationsträger 3–7% der gesunden Bevölkerung; Risikoerhöhung für heterozygote Patienten 6- bis 9mal, für homozygote Patienten 50- bis 90mal.
3. Prothrombinmutation: Häufigkeit heterozygoter Mutationsträger 1–2%.
4. Hyperhomozyst(e)inämie und die thermolabile Variante der Methyl-Tetrahydrofolat-Reduktase (MTHFR). Häufigkeit heterozygoter Mutationsträger: 10% der gesunden Bevölkerung; Prothrombinmutation und Hyperhomozyst(e)inämie erhöhen wohl nicht alleine, sondern in Kombination mit anderen Gerinnungsdefekten (aPC-Resistenz, etc., s.o.) das Risiko für venöse Thrombosen und Embolien. Wenn bei bisher gesunden Frauen ein Protein-C-, Protein-S-, AT-III-Mangel oder eine Faktor-V-Leiden-Mutation nachgewiesen wurden, dann sollte auf die Möglichkeit einer prophylaktischen Antikogulation mit niedermolekularen Heparinen in der Schwangerschaft hingewiesen werden. Auf eine Hormontherapie sollte – wenn möglich – verzichtet werden. Bei Zustand nach thromboembolischem Ereignis und nachgewiesenem Gerinnungsdefekt ist eine gerinnungshemmende Behandlung sowohl während der gesamten Schwangerschaft als auch im Wochenbett anzustreben.

Epidemiologie

Eine große Statistik zur Inzidenz von Thrombosen und Embolien aus den Vereinigten Staaten zählt 2 Mio Thrombosen/Jahr, das ist ca. 1/130 Personen [1]. Jährlich erleiden 600000 Amerikaner eine Lungenembolie (d.h. 1 von 430), 60000 (1:4300) versterben an diesem Ereignis. Damit liegt die Mortalität von Thrombosen und Embolien über der des Brustkrebses.

Diese Zahlen sind deshalb so hoch, weil alle Personengruppen, vom Gesunden mit einer Spontanthrombose bis zum Hochrisikopatienten mit Fraktur, Gips und sekundärer Thrombose, in die Statistik einbezogen wurden. Die jährliche Inzidenz spontaner Thrombosen bei bisher gesunden Personen, ohne bekannte Risikofaktoren, liegt wesentlich niedriger; die Angaben schwanken zwischen 1:4000 und 1:12000 [2, 3].

In der Schwangerschaft ist das Thromboserisiko im Vergleich zu nichtschwangeren, gesunden Frauen 5fach erhöht. Es ist im 3. Trimenon und bis zur. 6. Woche post partum am höchsten. Dies erklärt sich zum Teil aus Veränderungen der Gerinnungsfaktoren: die Konzentration der Faktoren VII, VIII, X steigt im Verlauf der Schwangerschaft an, das antikoagulatorisch wirksame Protein S fällt ab. Auch die Konzentration des Plasminogen-Aktivator-Inhibitors 1 steigt an, entsprechend vermindert sich das fibrinolytische Potential. Die Plasmaspiegel von Antithrombin III und Protein C bleiben dagegen während der Schwangerschaft unverändert. Als Zeichen des erhöhten Fibrinumsatzes können D-Dimere und Fibrinmonomere bei gesunden schwangeren Frauen nachgewiesen werden. Dazu kommen weitere schwangerschaftsspezifische Umstände, die das thrombogene Risiko erhöhen:

- venöse Gefäßerweiterung und Stase,
- vermehrte Bettruhe,
- ggf. Operationen (Sectio), Infektionen.

Nicht nur eine Schwangerschaft, auch Kontrazeptiva erhöhen die Inzidenz von Thrombosen und Embolien; man geht von einem etwa 4fach erhöhten Risiko aus. Es ist bisher nicht entschieden, ob Kontrazeptiva der 3. Generation (Mikropille) möglicherweise ein noch höheres Risiko tragen [4]. Auch das Schlaganfallrisiko wird durch orale Kontrazeptiva deutlich erhöht [5]. Es gibt bisher keine Daten, die den Schluß zulassen, daß die postmenopausale Hormonsubstitution - selbst wenn sie auf transdermale Östrogenpräparate beschränkt wird - bezüglich des Thromboserisikos anders zu beurteilen ist.

Aus dem oben Genannten wird deutlich, daß Thrombosen und Embolien für den Gynäkologen ein klinisches Problem ersten Ranges darstellen. In den letzten Jahren wurde eine Reihe von neuen Gerinnungsdefekten beschrieben, die das Thrombose- und Embolierisiko während der Schwangerschaft oder im Rahmen einer Hormonbehandlung erhöhen. Die präventive Erkennung dieser angeborenen oder erworbenen Faktoren hat heute größte Bedeutung.

Etablierte und neue Faktoren der Thrombophilie

Eine Statistik aus dem Jahr 1997 findet bei Patienten, *die bereits eine Thrombose erlitten haben*, folgende Häufigkeiten von Gerinnungsdefekten [6]:

- AT-III-Mangel/Defekt: 0,5 %,
- Protein-C-Mangel/Defekt: 3,2 %,
- Protein-S-Mangel/Defekt: 7,3 %,
- Kombinationen: 0,8 %,
- Antiphospholipidantikörper: 4,0 %,
- andere: 0,7 %.

Man kann postulieren, daß bei *gesunden* Probanden (d.h. bei Personen, die noch keine Thrombose und Embolie hatten und keine entsprechende Familienanamnese) die Prävalenz dieser Defekte wesentlich niedriger ausfällt. Deshalb konnte man bisher davon absehen, ein Thrombophiliescreening für gesunde Personen zu empfehlen. Die vorgenannte Studie berücksichtigte leider noch nicht die Risikofaktoren Faktor-V-Leiden (aPC-Resistenz), Hyperhomozyst(e)inämie und die Prothrombinmutation. Man weiß heute, daß diese Faktoren bei 10-15 % der gesunden Bevölkerung vorhanden sind. Entsprechend häufig stellt sich die Frage, wie das Thromboserisiko bei gesunden Frauen, die jetzt schwanger geworden sind, oder die die Einnahme oraler Kontrazeptiva planen, beurteilt werden muß.

Faktor-V-Leiden, aPC-Resistenz

Bei diesem Defekt handelt es sich um eine Mutation im Gen für den Gerinnungsfaktor V. Thrombin wandelt Fibrinogen in Fibrin um, so daß ein Gerinnsel entsteht. Andererseits aktiviert Thrombin das antikoagulatorisch wirksame Protein C. Protein C wiederum inaktiviert zusammen mit Protein S die Faktoren VIIIa und Va, und damit wird die Bildung neuen Thrombins wieder gebremst. Diese Rückkopplungshemmung verhindert, daß ein kleines Gerinnsel, das eine Gefäßverletzung physiologisch verschließt, ungebremst zu einem großen Gerinnsel und schließlich zu einer Thrombose heranwächst. Der mutierte Faktor V ist gegen aktiviertes Protein C „resistent" (aPC-Resistenz). Träger der Mutation haben ein erhöhtes Risiko, Thrombosen und Embolien zu entwickeln.

Die Prävalenz in der gesunden Normalbevölkerung liegt bei 3–7%, bei Patienten mit durchgemachter Thrombose beträgt sie 20–40%. Die Mutation erhöht das Risiko für venöse Ereignisse (heterozygote Träger ca. 6 -bis 9fach, homozygote Träger ca. 50- bis 90fach), nicht aber für arterielle Verschlüsse [7]. Die Mutation kann durch einen funktionellen Gerinnungstest, der der PTT-Bestimmung ähnelt und als aPC-Resistenztest bezeichnet wird, oder direkt durch Untersuchung des Gens mittels Polymerase-Ketten-Reaktion (PCR) nachgewiesen werden. Die funktionellen Tests erkennen 90–95% der betroffenen Mutationsträger, es gibt jedoch auch falsch-positive Befunde (bei erhöhtem Faktor VIII in der Schwangerschaft unter oralen Antikoagulanzien). Deshalb sollte ein positiver Funktionstest immer durch eine genetische Untersuchung verifiziert werden.

Prothrombinmutation

1996 wurde erstmals diese Mutation im Gen des Prothrombins beschrieben [8]. Da diese Mutation in einem Intron sitzt, führt sie nicht zu einem veränderten Prothrombinmolekül. Man findet aber um ca. 10% erhöhte Plasmaspiegel des regelrechten Prothrombinmoleküls. Der Überlappungsbereich zwischen Prothrombinplasmaspiegeln von Normalpersonen, heterozygoten und homozygoten Mutationsträgern ist groß. Die Mutation ist mittels PCR schnell und einfach nachweisbar. Die Prävalenz heterozygoter Träger bei gesunden Blutspendern wird mit 1,7% angegeben; bei Patienten, die bereits eine Thrombose oder Embolie erlitten haben, findet man 6–10% meist heterozygote Mutationsträger [9]. Homozygote Mutationsträger sind sehr selten.

Mutation der Methylen-Tetrahydrofolat-Reduktase

Hyperhomozyst(e)inämie bezeichnet erhöhte Blutspiegel für Homozystein, Homozystin und andere Disulfide, die Homozystein und Homozystin enthalten [10]. Normale Plasmaspiegel für Homozyst(e)in, frei oder proteingebunden, liegen nüchtern bei 5–15 μmol/l. Von leicht erhöhten Spiegeln spricht man bei 30–100 μmol/l, von stark erhöhten Spiegeln ab 100 μmol/l. Homozyst(e)in fördert nach den bisherigen Erkenntnissen die Oxidation von Cholesterin und Lipoproteinen, wirkt endotheltoxisch, erhöht die Plättchenaggregation, hemmt die antikoagulatorisch wirksamen Faktoren Thrombomodulin und Protein C. Aus dieser Konstellation leitet man eine prokoagulatorische Wirkung erhöhter Homozyst(e)inspiegel ab. Die seltenen Formen der Hyperhomozyst(e)inämie beruhen auf einem angeborenen Mangel der Cystathionine-β-Synthase, der N5, N10-Methylen-Tetrahydrofolat-Reduktase oder der Methioninsynthase. Viel häufiger ist jedoch eine Mutation der N5,N10-Methylen-Tetrahydrofolat-Reduktase (MTHFR-C677 T-Mutation), bei der man biochemisch eine temperaturabhängig stark variable Aktivität des Enzyms findet. Man spricht deshalb auch von der „thermolabilen Variante" der Methylen-Tetrahydrofolat-Reduktase. Die Mutation kann mittels PCR einfach nachgewiesen werden. Sie ist sehr häufig und findet sich bei 5–10% der westeuropäischen Bevölkerung.

Die klinische Bedeutung der Mutation ist noch Gegenstand der Diskussion. Hetero- und homozygote Träger der Mutation scheinen nach Methioninbelastung oder bei Mangel der Vitamine B6, B12 und Folsäure erhöhte Homozyst(e)inspiegel zu entwickeln. Die Mutation spielt bei der Pathogenese der arteriellen Verschlußkrankheit eine Rolle, der Einfluß auf die Inzidenz von venösen Thrombosen und Embolien ist weniger klar definiert, aber nicht auszuschließen.

Protein-C- und Protein-S-Mangel oder -Defekt

Protein C und S sind seit vielen Jahren bereits als antikoagulatorisch wirksame Gerinnungsfaktoren bekannt. Protein C wird durch Thrombin aktiviert und hemmt zusammen mit Protein S in einer Art „Rückkopplungsschleife" die Faktoren VIII und V, daß insgesamt die Thrombinbildung wieder gebremst werden kann.

Vom Protein C wurden bisher 160 spezifische Mutationen (Stand 1996) beschrieben. Auch für das Protein S sind verschiedenste Mutationen bekannt. Deshalb ist die PCR-Diagnostik wenig praktikabel. Mehrere funktionelle Gerinnungstests und ELISAs werden zur Bestimmung der Plasmaspiegel und Aktivitäten angeboten. Wenn Protein C oder S unter 70% der regulären Aktivität vermindert sind, erhöht sich das Risiko, eine spontane Thrombose zu erleiden, 8- bis 10fach. Frauen mit einem Protein-C-Mangel haben ein 12 -bis 19%iges Risiko, während der Schwangerschaft eine Thrombose zu entwickeln, bei Protein-S-Mangel ist das Risiko wohl etwas geringer. Darüber hinaus findet man bei Patientinnen mit Protein S-, C- und aPC-Defekten gehäuft Thrombophlebitiden; die sind bei AT-III-Mangel ungewöhnlich. Es muß beachtet werden, daß gerade die Bestimmung von Protein S sehr anfällig für Artefakte ist. Probleme bei der Blutentnahme oder längere Transportzeiten können zu einer geringgradigen Gerinnungsaktivierung in der Probe führen, zum Verbrauch von Protein S und zu falsch-erniedrigten Werten. Die Diagnose des Protein-S-Mangels darf nur bei wiederholt niedrigen Werten gestellt werden. Auch während der Schwangerschaft und unter oralen Kontrazeptiva kann die Protein-S-Aktivität vermindert sein.

Antithrombin-III-Mangel- oder -Defekt

Über 100 Mutationen wurden bisher beschrieben, deshalb bleibt die Gentestung wissenschaftlichen Fragestellungen überlassen. Die funktionale Bestimmung von AT-III-Spiegeln ist dagegen sehr zuverlässig. Ein AT-III-Mangel trägt von allen beschriebenen Gerinnungsdefekten wohl das höchste Thromboserisiko. Spiegel unter 70% werden bereits als erniedrigt angesehen.

Antiphospholipidantikörper/ Lupus Antikoagulans

Mit dem Begriff „Antiphospholipidantikörper" bezeichnet man nicht einen, sondern eine ganze Gruppe von Antikörpern. Einerseits kann man sie mit Gerinnungstests erkennen, die sich von der PTT-Bestimmung ableiten. Dann spricht man traditionell von „Lupusantikoagulanzien". Andererseits kann man sie im ELISA nachweisen. Je nachdem welches Antigen im ELISA verwendet wird, spricht man von „Antikardiolipin-" oder von „Anti-β2-Glykoprotein I-Antikörpern". Im Gerinnungstest führen die Antikörper zu einer Verlängerung der Gerinnungszeit, weil sie Thrombin binden. In vivo erhöhen sie jedoch – das erscheint zunächst widersprüchlich – die Thromboseneigung. Die Thrombophilie in vivo begründet sich aus der Pathophysiologie der Antikörper. Sie fixieren Thrombin an Phospholipidstrukturen (Zellmembranen) und verstärken so lokal die Gerinnselbildung. Eine Hemmung des antikoagulatorisch wirksamen Annexin V (Synonyme: „placental anticoagulant protein I, vascular anticoagulant α") wird auch beschrieben. Wahrscheinlich bestehen, da es sich um eine heterogene Gruppe von Antikörpern handelt, verschiedene Wirkmechanismen.

Ein weiterer Vortrag dieses Kongresses wird auf die Bedeutung und Therapie des Antiphospholipidsyndroms eingehen.

Weitere thrombogene Faktoren

Weitere *angeborene* Gerinnungsdefekte, die eine Thrombophilie verursachen können, sind sehr selten. Man kennt Veränderungen des Fibrinogens (Dysfibrinogenämien), des Thrombomodulins, des Plasminogens, des Plasminogen-

Aktivator-Inhibitors, des Tissue Factor Pathway Inhibitors, von Heparin-Kofactor-II, Faktor XII und von Thrombozytenmembranrezeptoren. Die klinische Bedeutung dieser Veränderungen ist bisher nur in Ansätzen erkennbar, therapeutische Empfehlungen können nicht gegeben werden.

Erworbene Faktoren, die ein erhöhtes Thromboserisiko bedingen, sind Operationen (z.B. Hüftoperationen, viele gynäkologische Eingriffe), Immobilisation (z.B. Gips), bestimmte Erkrankungen (z.B. Malignome) und Medikamente (z.B. PPSB), auf die hier nicht im Einzelnen eingegangen werden soll.

Über die Bedeutung der Kombination mehrerer Risikofaktoren

In den letzten Jahren mußte man erkennen, daß nicht der Nachweis eines einzelnen Gerinnungsdefektes, sondern die Kombination von Defekten eine Rolle spielt. Es erscheint nicht mehr vertretbar, einer jungen, bisher gesunden Frau allein aufgrund einer heterozygoten Faktor-V-Leiden-Mutation, die Einnahme von Hormonpräparaten zu verwehren. Wenn die Frau aber raucht, wenn in der Familie bereits mehrere Thrombosen vorgekommen sind, oder wenn ein weiterer Gerinnungsdefekt vorliegt (z.B. eine Prothrombinmutation + Faktor-V-Leiden-Mutation), dann wird man von einer Hormontherapie abraten.

Prophylaxe und Therapie

Patientinnen mit einem Gerinnungsdefekt, die bisher keine Thrombose hatten, sollten nicht prophylaktisch antikoaguliert werden.

Wenn eine Patientin - auch vor längerer Zeit - eine Thrombose hatte oder eine entsprechende Familienanamnese, sollte die Indikation zur Thrombophilietestung gestellt werden. Schwieriger ist die Entscheidung bei bisher gesunden Frauen ohne familiäre Belastung. Vom Standpunkt des kostenbewußten Gesundheitspolitikers erscheint es nicht sinnvoll, bei diesen Patientinnen ein generelles Thrombosescreening, z. B. vor Verordnung der „Pille" zu empfehlen. Da durch die Vermeidung der hormonellen Kontrazeption bei den dann diagnostizierten Thrombophiliepatientinnen eine Zunahme der Häufigkeit von Schwangerschaften und damit auch der schwangerschaftsassoziierten Thrombosen/Embolien erwartet werden kann, dürft sich der Nettoeffekt insgesamt ausgleichen. Dagegen steht der Wunsch der einzelnen Patientin, „ihr" individuelles Risiko zu kennen. Genauso verständlich ist, daß sich der verordnende Arzt vor dem Vorwurf schützen muß - nicht zuletzt mit dem Blick auf mögliche juristische Konsequenzen - daß nicht alle Risikofaktoren vor der Verordnung oraler Kontrazeptiva berücksichtigt worden sind. Die Entscheidung, eine Testung durchzuführen oder nicht, kann dann nicht schematisch vorgegeben werden, sondern muß individuell und ggf. unter Hinzuziehung eines entsprechend erfahrenen Kollegen gefunden werden.

Wenn Patientinnen mit nachgewiesener Thrombophilie schwanger werden, dann stellt sich immer wieder die Frage, ob Gerinnungshemmer eingesetzt werden sollten. Da die beschriebenen Faktoren das Thromboserisiko verschieden stark beeinflussen, da die Familienanamnese, eine evtl. früher durchgemachte Thrombose oder andere individuelle Faktoren eine weitere wichtige Rolle spielen, ist es auch hier nicht möglich, ein „Standardrezept" zur Prophylaxe und Therapie anzubieten. Auch hier sollte ein hämostaseologisch erfahrener Kollege in die Beratung und Betreuung der Patientinnen miteingebunden werden.

Literatur

1. Dalen JE, Alpert JS (1975) Natural history of pulmonary embolism. Prog Cardiovasc Dis 17: 259-270
2. Schulman S, Rhedin A-S et al. (1995) A comparison of six weeks with six months of oral anticoagulant therapy after a first episode of venous thromboembolism. N Engl J Med 332:1661-1665

3. Witt I (1998) APC-Resistenz (Faktor-V-Mutation). Dtsch Ärztebl 95:B1815-B1820
4. Spitzer WO, Lewis MA, Heinemann LA, Thorogood M, MacRae KD (1996) Third generation oral contraceptives and risk of venous thromboembolic disorders: an international case-control study. Transnational Research Group on oral contraceptives and the health of young women. BMJ 312: 88-90
5. Kittner SJ, SternBJ et al. (1996) Pregnancy and the risk of stroke. N Engl J Med 335:768-774
6. Mateo J, Oliver A et al. (EMET Studie) (1997) Laboratory evaluation and clinical characteristics of 2132 patients. Thromb Haemost 77:444-451
7. Ridker PM, Hennekens CH, Lindpainter K et al. (1995) Mutation in the gene coding for coagulation factor V and the risk of myocardial infarction, stroke, and venous thormbosis in apparently healthy men. N Engl J Med 332:912-917
8. Poort SR, Rosendaal FR, Reitsma PH, Bertina RM (1996) A common genetic variation in the 3′-untranslated region of the prothrombin gene is associated with elevated plasma prothrombin levels and an increase in venous thrombosis. Blood 88:3698-3703
9. von Depka Prondzinski M, Eisert R, Aschermann G, Wermes C, Sykora KW, Barthels M, Ganser A (1999) Stellenwert und Prävalenz der Prothrombin-G20210A-Mutation bei Patienten mit hereditärer Thrombophilie. In: Scharrer I, Schramm W (Hrsg) 28. Hämophilie-Symposion Hamburg 1997. Springer, Berlin Heidelberg New York, S 50-54
10. Welch GN, Loscalzo J (1998) Homocysteine and atherothrombosis. N Engl J Med 338:1042-1050

Welchen Platz hat das TVT (Tension-free Vaginal Tape) in der Therapie der Streßharninkontinenz?

M. Kirschbaum

MERKE:

1. Der Goldstandard der Therapie der weiblichen Streßharninkontinenz ist die Operation nach Burch (in der Modifikation nach Cowan und Morgan).
2. Das „Tension free vaginal tape" (TVT) nach Ulmsten ist eine Methode zur Therapie der Streßharninkontinenz, die in Lokalanästhesie durchgeführt wird.
3. Die exakte Plazierung des TVT erfolgt durch Interaktion mit der Patientin (Husten, bis eine minimale Harninkontinenz gerade noch besteht).
4. Ergebnisse des TVT liegen im Bereich der Ergebnisse der Burch-Operation: ca. 85%.
5. Komplikationen:

Blasenverletzungen	$<1\%$ (N = 1)
Wundinfektionen	$<1\%$ (N = 1)
Hämatome	$<1\%$ (N = 1)
Blasenentleerungsstörungen	3% (N = 4)
Abstoßung des Prolenebandes	0%

   OP-Versager wurden innerhalb der ersten 2–3 Monaten offensichtlich.
6. Die Hauptindikation liegt bei Patientinnen mir Streßharninkontinenz ohne abdominalen Zusatzeingriff.

Einleitung

Die weibliche Streßharninkontinenz wird gewöhnlich der Dranginkontinenz (Urge) und der neurogenen Inkontinenz gegenübergestellt. Die Streßharninkontinenz wird durch die Urethrozystotonometrie in Ruhe und abdominaler Drucksteigerung gegenüber der Urgeinkontinenz diagnostisch abgegrenzt. Die Streßharninkontinenz kann mittels Vorlagewiegetest (Pad-Test) quantifiziert werden. Während die Dranginkontinenz blasenbedingt ist, hat die Streßharninkontinenz ihre Ursache in einer Inkompetenz des urethralen Verschlußmechanismus.

Die schwach ausgebildete glatte und quergestreifte Urethralmuskulatur wird zum sicheren Harnblasenverschluß vom fibromuskulären System des Beckenbodens unterstützt. Der enge anatomische Bezug zwischen dem vesikourethralen Übergang und der Symphysenhinterwand ist für den sicheren urethralen Verschluß erforderlich. Vor diesem Hintergrund wird deutlich, daß die operativen Suspensionsmethoden sowohl kurzfristig als auch langfristig die besten Resultate bei der operativen Therapie der Streßharninkontinenz erbringen. Der Goldstandard der operativen Therapie der Streßharninkontinenz ist das Kolposuspensionsverfahren nach

Marshall-Machetti-Kranz in seiner Modifikation nach Burch [1-3,6-9], bei der durch nichtresorbierbare Fäden die paraurethralen Anteile der Scheidenvorderwand den Cooper-Ligamenten genähert werden. Die Heilungsraten nach der Kolposuspension nach Burch in bezug auf den postoperativen Beobachtungszeitraum zeigt Tabelle 1.

Die Kolposuspension nach Burch ist ein operativer Eingriff, der in Allgemeinanästhesie durchgeführt wird. Postoperativ wird eine suprasymphysäre Harnableitung für eine Woche erforderlich. Der stationäre Aufenthalt liegt im gleichen Zeitrahmen.

TVT

Mit der Einführung des TVT wurde das Spektrum operativer Techniken zur Therapie der weiblichen Streßharninkontinenz um einen Eingriff erweitert. Seit der Erstbeschreibung durch Ulmsten u. Petros 1995 [14] ist der Eingriff weltweit ca. 16000mal (Stand April 1999) durchgeführt worden. Veröffentlichungen über Nachbeobachtungszeiträume von 2 Jahren liegen vor, so daß eine Bewertung vor dem Hintergrund der derzeit veröffentlichten Daten und der eigenen Erfahrungen möglich ist [14-17].

Das Instrumentarium besteht aus einem 1,1 cm breiten und 40 cm langen Polypropylenband (Prolene), das an beiden Enden an je einer Edelstahlnadel befestigt ist und durch eine Kunststoffumhüllung geschützt wird. Die Edelstahlnadeln können an einen wiederverwendbaren Handgriff adaptiert werden. Weiterhin wird für den Eingriff eine starre Führungssonde benötigt, die in das Lumen eines Foley-Blasenkatheters Stärke 16 eingeführt werden kann.

Der operative Eingriff

Die operativen Schritte der Einlage des TVT-Bandes sind aus der Originalpublikation [14] stichwortartig aufgeführt:

- Einführung eines Katheters in die Urethra zur Blasenentleerung,
- externe lokale Anästhesie auf beiden Seiten der Mittellinie. 5 ml knapp über der Symphyse, 10 ml in die Muskeln und Faszien der Bauchwand, 20 ml in den retropubischen Raum,
- interne lokale Anästhesie 10 ml suburethral, 20 ml beidseits der Urethra in den retropubischen Raum,
- Anästhesie 3-4 Min wirken lassen,
- ein Hautschnitt auf beiden Seiten der Mittellinie, knapp über der Symphyse, Länge je 1 cm,
- eine sagittale Inzision in der Vaginalwand, etwa 1 cm proximal vom Ostium urethrae externum, Länge ca. 1,5 cm,
- Freipräparieren der Vaginalhaut von der Urethra,
- stumpfe Präparation des paraurethralen Raums bis zum Unterrand der Symphyse mittels Präparierschere,

Tabelle 1. Burch-Heilungsraten

Quelle	Patientenzahl	Follow-up [Monate]	Erfolg [%]
Kinn 1995 [8]	153	2	88
		24	87
		60	76
Athanassopoulos 1994 [2]	29	8-28	90
Kjolhede 1994 [9]	232	72	90
Feyereisl 1994 [6]	87	60-120	81,6
Robert 1994 [13]	40	85	80
Alcalay 1995 [1]	109	120-142	69

- Plazieren der Führungssonde in den Katheter,
- Verschieben der Blase zur kontralateralen Seite,
- Arretieren einer Nadel am Handgriff des Einführungsinstruments,
- Plazierung eines Fingers unter der Vaginalwand auf dem Beckenrand,
- die zweite Hand hält das Einführungsinstrument,
- Einführung der Nadel in den vorpräparierten paraurethralen Raum bis in den retropubischen Raum unter Führung des Fingers,
- Widerstand bei Penetration des Diaphragma urogenitale,
- Aufwärtsführen der Nadel im retropubischen Raum,
- Widerstand bei Penetration der Muskelschicht der Bauchwand,
- Führen der Nadel durch die entsprechende abdominale Inzision,
- Entfernen des Einführungsinstrumentes,
- Füllen der Harnblase mit 250 ml Kochsalzlösung,
- Durchführen einer Zystoskopie und Sicherung der Intaktheit des Blase,
- Entleeren der Harnblase,
- Herausziehen und Ablegen der Nadel,
- gleiche Vorgehensweise auf der anderen Seite mit der zweiten Nadel,
- Plazierung einer geschlossenen Schere zwischen dem umhüllten Proleneband und der Urethra,
- Hochziehen der abdominalen Enden,
- Abschneiden der Nadeln,
- Auffüllen der Blase mit 300 ml Kochsalzlösung,
- Entfernen aller Instrumente aus der Scheide,
- Justierung des Bandes mittels „Hustentest" (so, daß gerade noch ein Tropfen Urin beim Husten austritt),
- erneute Plazierung einer Schere zwischen Proleneband und Urethra,
- Entfernen der Kunststoffhülle beidseits,
- Verschluß der vaginalen Inzision durch Einzelknopfnähte,
- subkutanes Abschneiden der abdominalen Enden des Bandes im Hautniveau,
- Verschluß der abdominalen Inzisionen durch Subchorialnaht,
- Entleeren der Harnblase,
- Ende der Operation.

Wirkprinzip

Zur Erklärung des Wirkprinzips der Operation nach Burch wird die Drucktransmissionstheorie nach Enhörning [4] herangezogen. Hiernach dient die Übertragung des intraabdominalen Druckes auf die proximale Urethra der Unterstützung des (schwachen) glattmuskulären und quergestreiften Sphinkters der Urethra. Die Operation nach Burch soll nach dieser Theorie die aus dem intraabdominalen Druckraum abgesunkene proximale Urethra wieder in den intraabdominalen Druckraum zurückführen.

Für den Wirkmechanismus des TVT wird die Integritätstheorie des Beckenbodens [12] herangezogen. Demnach erhält die Urethra in ihrem mittleren Teil durch das komplexe bindegewebig-muskuläre System des Beckenbodens ihre Unterstützung. In der mittleren Urethra wird auch bei Messung des Urethradruckprofils der höchste urethrale Verschlußdruck aufgebaut. Bei einem symphysennahen Bindegewebsdefekt, der als Insuffizienz des Lig. pubourethrale beschreibbar ist, hat der M. pubococcygeus (ein

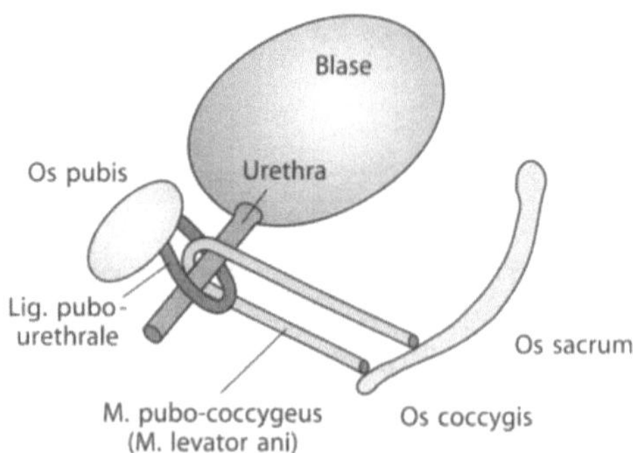

Abb. 1. Vereinfachtes Funktionsschema des Lig. pubourethrale als Widerlager für den M. pubococcygeus als „Hilfsmuskel" für den Sphincter urethrae. Das TVT imitiert die Wirkung eines insuffizienten Pubourethralbandes beim Blasenverschluß

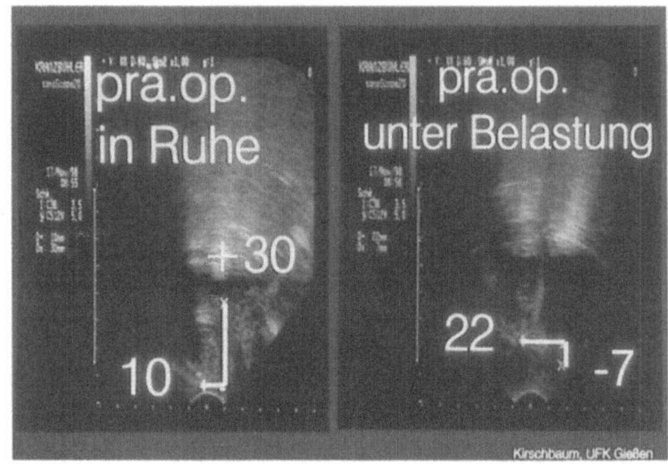

Abb. 2. Introitussonographie vor TVT. Linkes Bild: Symphysen-Blasenhals-Abstand in Ruhe (horizontaler Abstand 10 mm, vertikaler Abstand +30 mm). Rechtes Bild: Symphysen-Blasenhals-Abstand unter maximaler Betätigung der Bauchpresse (horizontaler Abstand 22 mm, vertikaler Abstand -7 mm)

Teil des M. levator ani) kein Widerlager, um zum Verschluß der Urethra beizutragen, sondern zieht die Urethra lediglich nach unten und hinten (Abb. 1). Das TVT imitiert die Funktion des insuffizienten Lig. pubourethrale, so daß der M. pubococcygeus wieder seinen Beitrag zum Verschlußmechanismus der Urethra leisten kann. Nach dieser Theorie ist es völlig ausreichend, daß die Urethra „wie auf einer Hängematte" auf dem Proleneband ruht. Das Band eleviert nicht die Urethra, sondern verhindert lediglich das dorsokaudale Abweichen beim Betätigen der Bauchpresse.

Ergebnisse

Der anatomische Effekt der Operation zeigt sich sehr deutlich an der Stabilität des vesikourethralen Übergangs postoperativ im Vergleich zum Absinken des vesikourethralen Übergangs präoperativ (Abb. 2 und 3). Die Symptomatik wird nach einer 1998 veröffentlichten Multizenterstudie [16] mit 131 Patientinnen in 92,4% der Fälle deutlich gebessert oder geheilt (Tabelle 2). Auch die mittels Pad-Test quantifizierbare Inkontinenz wird deutlich gebessert (Tabelle 3). Die Restharnmenge bleibt durch den Eingriff unbeeinflußt (Tabelle 4).

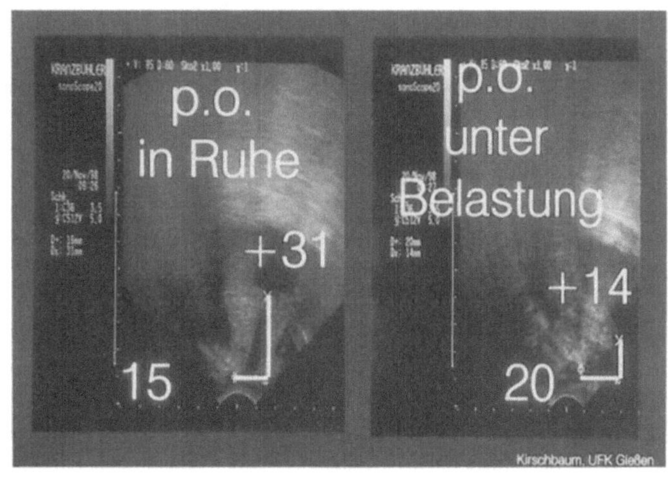

Abb. 3. Introitussonographie nach TVT. Linkes Bild: Symphysen-Blasenhals-Abstand in Ruhe (horizontaler Abstand 15 mm, vertikaler Abstand +31 mm). Rechtes Bild: Symphysen-Blasenhals-Abstand unter maximaler Betätigung der Bauchpresse (horizontaler Abstand 20 mm, vertikaler Abstand +14 mm)

Tabelle 2. TVT-Ergebnisse. N = 131. (Nach Ulmsten 1998 [16])

Ergebnis	Anzahl [n]	%	% gesamt
Geheilt	112	85,5	92,4
Deutlich gebessert	9	6,9	92,4
Wenig oder nicht gebessert	10	7,6	-
Follow up (n = 93) > 1 Jahr			
Geheilt	82	-	89

Tabelle 3. Inkontinenzsymptome. (Nach Nilsson 1998 [11])

Methode	Präop. MW (range)	Postop. MW (range)
Pad-Test (g/24 h)	61 (11-200)	3 (0-7)
Visual analogue scale	65 (35-98)	2 (0-8)
Subjektiver Eindruck (Score)	11 (3-19)	0,5 (0-5)

Tabelle 4. Restharn. (Nach Nilsson 1998 [11])

Zeitpunkt	Volumen, MW (Intervall) [ml]
Präoperativ	16 (0-75)
Postoperativ	-
Am gleichen Tag	43 (0-175)
Nach 2 Monaten	10 (0-80)

Tabelle 5. TVT-Kosten in DM. (Nach Kranzfelder 1998 [10])

	Burch	TVT
Personalkosten		
Ärztliches Personal	504,20	312,95
Funktionsdienst	361,62	203,84
Sachkosten		
Anästhesie	204	45
OP	240	1190
Summe	1309,82	1751,79
Erlöse SE 13.08	1672,61	1672,61
Ergebnis	+362,79	-79,18

Zwölf Vorteile der Methode:

- keine Allgemeinnarkose,
- kurze Operationszeit,
- geringe Ansprüche an postoperative Überwachung,
- geringe Inzidenz von Harnentleerungsstörungen,
- Heilungsrate gleich dem etablierten Standard,
- keine Abstoßungsreaktionen,
- kein Dauerkatheter,
- unmittelbar postoperativ „Sicherheitsgefühl" der Patientin,
- postoperative Mobilisation innerhalb der ersten 4 h,
- kürzerer Klinikaufenthalt,
- normale körperliche Aktivitäten sofort postoperativ möglich,
- körperliche Belastung nach 14 Tagen.

Über einen Vergleich der Gesamtkosten bei einer Kolposuspension nach Burch und der Einlage eines TVT gibt eine Aufstellung von Kranzfelder [10] Auskunft (Tabelle 5).

Diskussion

Die Schlingenmethode „TVT nach Ulmsten" ist eine neue, effektive Methode zur Therapie der genuinen weiblichen Streßharninkontinenz und Rezidivstreßharninkontinenz. Die klinischen Ergebnisse nach derzeit naturgemäß kurzer Beobachtungszeit reichen an die der Kolposuspension nach Burch heran. Durch Einsprossung von neugebildetem körpereigenem Bindegewebe wird die Funktion des Prolenebandes sogar unterstützt und möglicherweise verstärkt [5]. Hinzu kommen die Vorteile des Eingriffs in Lokalanästhesie, die hinsichtlich der internistisch-anästhesiologischen OP-Fähigkeit geringere Anforderungen an die Patientin stellt und somit auch bei internistischen Risikopatientinnen indiziert sein kann.

Gleichzeitig ist die Lokalanästhesie zur exakten Justierung des Bandes zwingend, so daß sich die Einlage eines TVT nach der Originalmethode nicht ohne weiteres mit Eingriffen in Allgemeinnarkose (Uterusexstirpation, Kolporrhaphia anterior, Kolporrhaphia posterior, Vaginaefixatio) kombinieren läßt. Deshalb kann die Einlage eines TVT derzeit die Kolposuspension nach Burch bei Fällen von Streßharninkontinenz dann ersetzen, wenn keine größere Zusatzpathologie besteht.

Literatur

1. Alcalay M, Monga A, Stanton SL (1995) Burch colposuspension: a 10-20 year follow up. Br J Obstet Gynaecol 102:740-745
2. Athanassopoulos A, Melekos M, Perimenis P, Markou S, Speakman M, Barbalias G (1994) Evaluation of urodynamic parameters following Burch colposuspension. Urol Int 53:150-154
3. Chu CC, Welch L (1985) Characterisation of morphologic and mechanical properties of surgical mesh fabrics. J Biomed Mater Res 19:903-916
4. Enhörning G (1960) Closing mechanism of the female urethra. Lancet I:1414
5. Falconer C, Ekman-Ordeberg G, Malmström A, Ulmsten U (1996) Clinical outcome and changes in connective tissue metabolism after intravaginal slingplasty in stress incontinent women. Int Urogynecol J 7:133-137
6. Feyereisl J, Dreher E, Haenggi W, Zikmund J, Schneider H (1994) Long term results after Burch colposuspension. Am J Obstet Gynecol 171:647-652
7. Kammerer-Doak DN, Dorin MH, Rogers RG, Cousin MO (1993) A randomized trial of Burch retropubic urethroexy and anterior colporrhaphy for stress urinary incontinence. Obstet Gynecol 1: 75-78
8. Kinn AC (1995) Burch colposuspension for stress urinary incontinence. 5-year-results in 153 women. Scand J Urol Nephrol 29:449-455
9. Kjolhede P, Ryden G (1994) Prognostic factors and long-term results of the Burch colposuspension. A retrospective study. Acta Obstet Gynecol Scand 73:642-647
10. Kranzfelder D (1998) Umsetzung der TVT-Technik in einer deutschen Klinik. Missionsärztliche Klinik Würzburg
11. Nilsson CG (1998) The tensionfree vaginal tape procedure (TVT) for treatment of female urinary incontinence - a minimal invasive surgical procedure. Acta Obstet Gynecol Scand 77:34-37
12. Petros PP, Ulmsten U (1998) An anatomical classification - a new paradigm for management of female lower urinary tract dysfunction. Eur J Obstet Gynecol Reprod Biol 80:87-94
13. Robert M, Souaiby N, Guiter J, Averous M, Grasset D (1994) Long-term results of Burch's cervico-cystopexy. Apropos of 40 cases. Progr Urol 4:555-560
14. Ulmsten U, Petros P ((1995) Intravaginal slingplasty (IVS): an ambulatory surgical procedure for treatment of female urinary incontinence. Scand J Urol Nephrol 29:75-82
15. Ulmsten U, Henriksson L, Johnson P, Varhos G (1996) An ambulatory surgical procedure under local anesthesia for treatment of female urinary incontinence. Int Urogynecol J 7:81-86
16. Ulmsten U (1997) TVT - tension-free vaginal tape. An ambulatory surgical procedure under local anesthesia for treatment of female stress urinary incontinence. Riv It Biol Med 17 [Suppl 4/1]:40-43
17. Ulmsten U (1998) A multicentre study of TVT - tension free vaginal tape. An ambulatory surgical procedure for treatment of female stress urinary incontinence. Department of Obstetrics and Gynaecology, Akademiska sjukhuset. Uppsala University, Sweden

Management des HELLP-Syndroms

W. Rath

MERKE:

1. Schwangere mit schwerer Präeklampsie/Verdacht auf HELLP-Syndrom sollten unverzüglich in ein Perinatalzentrum eingewiesen werden.
2. Bei allen Schwangeren mit Oberbauchschmerzen und/oder klinischen Zeichen der Präeklampsie sollte sofort nach Klinikaufnahme ein laborchemisches Screening zur schnellstmöglichen Diagnose des HELLP-Syndroms durchgeführt werden.
3. Unverzüglich hat zu erfolgen: die Stabilisierung des mütterlichen Zustandes durch eine schonende Blutdrucksenkung (i.v.-Dihydralazin), die Einleitung antikonvulsiver Maßnahmen (Magnesiumsulfat i.v.) und der Beginn einer gut kontrollierten Volumenexpansion (HAES 10%) unter intensivmedizinischer Überwachung von Mutter und Kind.
4. Bei reifem Kind (≥34. SSW) sollte die Schwangerschaft möglichst rasch beendet werden, ggf. durch Sectio caesarea.
5. Bei unreifem Kind (≤32. [34.] SSW) ist eine Prolongation der Schwangerschaft mit Induktion der fetalen Lungenreife durch Kortikosteroide nur zu rechtfertigen nach sorgfältiger Prüfung der klinikspezifischen Überwachungs- und Therapiemöglichkeiten für Mutter und Kind, in dem vollen Bewußtsein des Risikos unvorhersehbarer Komplikationen und in der Bereitschaft zur jederzeitigen Schwangerschaftsbeendigung durch Sectio caesarea.
6. Unabhängig vom Gestationsalter ist aus mütterlicher Indikation die sofortige Schwangerschaftsbeendigung indiziert: nach Behebung eines eklamptischen Anfalls, bei schwerer, therapierefraktärer Präeklampsie, bei drohender Eklampsie und beim HELLP-Syndrom mit progredientem Thrombozytenabfall, Entwicklung einer DIG und Auftreten mütterlicher Komplikationen.
7. Unabhängig vom Schwangerschaftsalter ist aus kindlicher Indikation die sofortige Schwangerschaftsbeendigung indiziert bei Hinweisen auf eine intrauterine Asphyxie (CTG) sowie Kombinationen aus schwerer intrauteriner Wachstumsretardierung, ausgeprägtem Oligohydramnion und hoch pathologischen Dopplerbefunden (z.B. „Zentralisation").
8. Als therapeutisch experimentell anzusehen ist derzeit die wiederholte Gabe von Kortikosteroiden in höherer Dosierung, die Plasmapherese sowie die Anwendung endothelial wirksamer Substanzen (z.B. NO-Donatoren).

Einleitung

Das HELLP-Syndrom stellt eine schwere, lebensbedrohliche Verlaufsform der Präeklampsie mit typischer laborchemischer Konstellation dar.

Dabei steht H für eine durch mechanisch-hypoxische Schädigung der Erythrozyten in der terminalen Strombahn verursache Hämolyse, EL für eine Erhöhung der Transaminasen und der LDH infolge von Leberzellnekrosen und LP für eine Thrombozytopenie unter 100000/µl als Folge eines Verbrauches der Plättchen nach intravaskulärer Gerinnungsaktivierung. An geburtshilflichen Zentren beträgt die Frequenz der Erkrankung 1:150-300 Geburten, an unserer Klinik - bedingt durch die risikobezogene Zuweisungspraxis–sogar 1:70 Geburten.

Bis vor kurzem war das HELLP-Syndrom weltweit mit einer mütterlichen Letalität zwischen 3 und 3,5% und einer perinatalen Mortalität von 22,6-24,2% belastet; hinzu kommen schwere mütterliche Komplikationen in 12,5-65% der Fälle [10].

So betrug in der bisher größten Studie von Sibai et al. [15] die Rate mütterlicher Komplikationen 46,4%, bezieht man die Fälle mit DIG nicht mit ein. Dabei sind Komplikationen wie Abruptio placentae, akutes Nierenversagen, Lungenödem usw. zwar nicht HELLP-spezifisch, sondern können in Abhängigkeit vom Schweregrad für jede Präeklampsie zutreffen. Sie sind jedoch beim HELLP-Syndrom in Korrelation zum Zeitintervall zwischen Diagnosestellung und Entbindung häufiger und unkalkulierbarer, zumal bisher zuverlässige prädiktive Parameter fehlen, um den fluktuierenden Verlauf und die Prognose der Erkrankung abzuschätzen, ebenso wie klar definierte laborchemische Grenzwerte, die der Geburtshelfer richtungsweisend in seine Entscheidung miteinbeziehen könnte [11].

Die extreme peripartale Gefährdung des Kindes geht aus der hohen Frequenz vorzeitiger Plazentalösungen sowie intrauteriner Asphyxien hervor, in 30-58% der Fälle auf dem Boden einer chronischen Plazentainsuffizienz mit intrauteriner Wachstumretardierung [14].

Allgemeine Vorgehensweise

Ein erfolgversprechendes Management des HELLP-Syndroms sollte daher folgende Leitlinien beachten:

- Rechtzeitiges Denken an das HELLP-Syndrom in der Niedergelassenenpraxis und in der kleinen geburtshilflichen Abteilung mit rascher Zuweisung in ein Perinatalzentrum. Es steht außer Frage, daß eine Fehleinschätzung (Fehldiagnose) der Erkrankung bei initial meist gesunderscheinender Mutter, zeitraubende differentialdiagnostische Irrwege und eine verzögerte Zuweisung die Prognose für Mutter und Kind entscheidend verschlechtern. Zumindest in Regionen mit intensiver Fortbildungstätigkeit hat sich seit 1990 die Rate an korrekten Zuweisungsdiagnosen verzehnfacht [12].
- Nach Kliniksaufnahme: Sofortiges laborchemisches Screening bei allen Schwangeren mit Oberbauchschmerzen, unabhängig davon, ob die Zeichen einer Präeklampsie nachweisbar sind; bei Hinweisen auf ein HELLP-Syndrom: Intensive Überwachung von Mutter und Kind!
- Initiale Stabilisierung des mütterlichen Zustandes durch medikamentöse Maßnahmen und, sofern indiziert, in Abhängigkeit vom Schweregrad der Erkrankung und der fetalen Reife Beginn einer Lungenreifeinduktion mit Kortikosteroiden.
- Beendigung der Schwangerschaft zu einem für Mutter und Kind optimalen Zeitpunkt.
- Intensivmedizinische Behandlung der Mutter für mindestens 48-72 h einschließlich engmaschiger Laborkontrollen und Betreuung des Kindes in einer neonatologischen Spezialeinheit.

Die Weichen für den Erfolg oder Mißerfolg im Management eines HELLP-Syndroms werden vor allem beim Erstkontakt mit diesen Risikoschwangeren in Praxis und Klinik gestellt: Bei verspäteter Zuweisung z.B. nach vorzeitiger Lösung, bei einer zu spät erkannten Leberruptur und vor allem bei einer schweren manifesten Verbrauchskoagulopathie sind jedem noch so spezialisierten und erfahrenen Kliniker enge Grenzen gesetzt, das Leben von Mutter und Kind zu retten.

Im Sinne der Früherkennung ist daher folgendes zu beachten:

- Bei jeder Schwangeren mit Oberbauchschmerzen sollte unabhängig vom Schweregrad der Präeklampsie an ein HELLP-Syndrom gedacht werden.
- Oberbauchschmerzen können auch ohne Vorliegen klassischer Präeklampsiezeichen auf ein HELLP-Syndrom hinweisen und der laborchemischen Manifestation der Erkrankung in 20–40% der Fälle um Tage vorausgehen [13]!

Dabei muß jedem in der Schwangerenvorsorge tätigen Arzt bewußt sein, daß beim HELLP-Syndrom in 15–20% der Fälle keine Hypertonie und bei 5–10% der Schwangeren keine Proteinurie vorliegt [14]. Dabei macht es keinen Sinn, die Diagnose HELLP-Syndrom durch ein häufig zeitaufwendiges laborchemisches Screening bereits in der Praxis stellen zu wollen, zumal die Laborparameter nur in Ausnahmefällen innerhalb eines adäquaten Zeitraumes zur Verfügung stehen dürften. Zu beachten ist auch, daß das Wiederholungsrisiko für ein erneutes HELLP-Syndrom bis zu 25% betragen kann [7],vor allem, wenn die Erkrankung in der vorangegangenen Schwangerschaft vor der 30. Woche aufgetreten ist.

Nicht zuletzt ist die verspätete Klinikseinweisung bei Präeklampsie generell zunehmend Gegenstand forensischer Auseinandersetzungen, auch gegen niedergelassene Frauenärzte.

Daher gilt: Bei Verdacht auf HELLP-Syndrom rechtzeitige Einweisung am besten in ein Perinatalzentrum mit allen logistischen Voraussetzungen für eine Intensivüberwachung und -therapie von Mutter und Kind.

Vorgehen in der Klinik

In der Klinik steht zunächst die Diagnose des HELLP-Syndroms durch ein sofortiges laborchemisches Screening bei der Aufnahme im Vordergrund, außerdem ein für jede schwere hypertensive Schwangerschaftserkrankung unerläßliches Überwachungsprogramm mit folgenden Schwerpunkten (s. Übersicht): gezielte Anamneseerhebung, kontinuierliche Blutdruckmessung, Eiweißbestimmung im Urin, engmaschige Kontrolle der Nierenfunktion und des HELLP-Labors, vor allem dann, wenn in der Initialphase der Erkrankung die Laborparameter nur diskret oder aber inkomplett verändert sind; dabei ist vor allem der progrediente Abfall der Thrombozyten und des Akutphasenproteins Haptoglobin sowie ein rascher Anstieg der D-Dimere prognostisch richtungsweisend für einen sich anbahnenden schweren Krankheitsverlauf; unerläßlich ist selbstverständlich auch eine intensive kardiotokographische Überwachung des Feten.

Dabei sind die zeitlichen Intervalle dieser Untersuchungen individuell festzulegen, nicht zuletzt in Abhängigkeit davon, ob eine Prolongation oder eine rasche Beendigung der Schwangerschaft geplant ist.

Überwachungsmethoden bei schweren HES

- Gezielte Fahndung nach Prodromalsymptomen (Oberbauchschmerzen, Kopfschmerzen, Augenflimmern)
- Kontinuierliche RR-Messung (24 h-RR-Monitoring)
- Eiweißbestimmung im 24 h-Urin
- Tägliche Gewichtskontrollen
- Nierenfunktion prüfen: Urinflow/h (Oligurie – Anurie), Harnsäure, Kreatinin, Elektrolyte
- „HELLP-Labor“ (Blutbild, TZ, Transaminasen, LDH, Haptoglobin), Gerinnungsstatus (evtl. D-Dimere, AT III): *initial* alle 6–8 h
- Zustandsdiagnostik des Feten: u.a. 3- bis 4mal CTG/Tag

Medikamentöse Maßnahmen

Ungeachtet kontroverser Auffassungen zum geburtshilflichen Vorgehen besteht Einigkeit darüber, zunächst den mütterlichen Zustand durch medikamentöse Maßnahmen zu stabilisieren mit dem Ziel der Prävention zerebrovaskulärer Komplikationen bei der Mutter. Die Stabilisierung oder Stabilisierbarkeit des mütterlichen Zustandes ist aber auch und vor allem die entscheidende Voraussetzung für eine Schwangerschaftsprolongation bei fetaler Unreife. Sie hat sich nach den bei schweren hypertensiven Schwangerschaftserkrankungen üblichen therapeutischen Leitlinien zu richten [1]:

- Vermeidung des eklamptischen Anfalls, vor allem bei zentralnervösen Symptomen, durch die intravenöse Applikation von Magnesiumsulfat in einer Initialdosis von 2–4 g, gefolgt von einer Erhaltungsdosis von 1–2 g/h.
- Schonende Blutdrucksenkung auf Werte von 140/160 mm Hg systolisch und auf 90–100 mm Hg diastolisch, wobei der mittlere arterielle Druck um nicht mehr als 20% des Ausgangswertes innerhalb einer Stunde gesenkt werden sollte, da ansonsten vor allem bei mangelentwickelten Kindern mit einer akuten Minderperfusion der fetoplazentaren Einheit gerechnet werden muß (CTG). Die Blutdrucksenkung hat daher zumindest in der ersten Stunde unter kontinuierlicher CTG- und Blutdruckkontrolle zu erfolgen. Weltweit anerkannt ist die intravenöse Applikation von Dihydralazin entweder als intermittierende Bolusgabe von 5 mg alle 20 Min oder als perfusorgesteuerte Infusion in einer initialen Dosierung von 1,2–4,5 mg/h. Als alternatives Antihypertensivum, vor allem bei Therapieresistenz auf Dihydralazin, steht die perfusorgesteuerte Anwendung von Urapidil in einer Anfangsdosierung von 6 mg/h bis maximal 24 mg/h zur Verfügung. Im Gegensatz zu Dihydralazin senkt Urapidil den peripheren Gefäßwiderstand ohne signifikante Beeinflussung des Herz-Zeit-Volumens, dementsprechend muß nicht mit einer Reflextachykardie und quälenden Kopfschmerzen gerechnet werden [18].
- Vorsichtige Volumenexpansion durch intravenöse Gabe von 500 bis maximal 1000 ml kolloidaler Lösung (z. B. HAES 10%), vor allem bei ausgeprägter Hämokonzentration vor parenteraler Dihydralazintherapie und bei Entwicklung einer Oligurie am besten unter pulsoxymetrischer Kontrolle.
- Aufgrund des Risikos unvorhersehbarer Blutungskomplikationen wie zerebraler Blutungen, vorzeitiger Lösung, der hohen Wahrscheinlichkeit einer abdominalen Schnittentbindung, der zweifelhaften Wirkung bei foudroyant verlaufender DIG und dem im Gegensatz zu internistischen Erkrankungen offenen mütterlichen Strombett sollte auf die Gabe von Heparin verzichtet werden, solange es blutet oder eine erhöhte Blutungsgefahr besteht [14]. Post partum ist im Hinblick auf das erhöhte Thromboembolierisiko dieser Patientinnen (Zustand nach Sectio, reaktive Thrombozytose) nach Konsolidierung der Gerinnungssituation (z. B. Fibrinogen >200 mg%, Thrombozyten >100000/µl) eine Low-dose-Medikation mit niedermolekularem Heparin indiziert. Bei defizitärer Hämostase infolge einer DIG (z. B. Fibrinogen <100 mg%) empfiehlt sich die Gabe von blutgruppengleichem FFP, bei Thrombozytenzahlen <50000/µl – vor allem vor operativen Revisionen – die Verabreichung von Thrombozytenkonzentraten, wobei allerdings zu berücksichtigen ist, daß erst bei einer Thrombozytopenie <20000/µl Spontanblutungen zu befürchten sind.

Unter der Vielzahl bei Präeklampsie geprüfter zusätzlicher Therapiemodalitäten wie z. B. Aspirin stehen derzeit die präpartale Anwendung der Plasmapherese, die Gabe von das Endothel direkt beeinflussenden Pharmaka wie NO-Donatoren und Thromboxan-AII-Synthetasehemmern und vor allem die systemische Applikation von Kortikosteroiden im Mittelpunkt des Interesses.

Die Rationale für die Verabreichung von Kortikosteroiden liegt zum einen in der immer wieder publizierten klinisch-empirischen Mitteilung einer Remission des HELLP-Syndroms unter Lungenreifeinduktion mit Betamethason [2, 5], zum anderen in einer Beeinflussung der Thrombozytenfunktion und des Immunsystems durch Kortikosteroide, vornehmlich einer Erhöhung der peripheren Thrombozytenzahl, einer Suppression des Immunsystems durch Synthesehemmung verschiedener Zytokine und schließlich einem protektiven Effekt auf das Endothel vor allem der Lebergefäße durch Hemmung der TFN-α- und TGF-β-Wirkungen und deren Folgen (Abb. 1).

Interessant in diesem Zusammenhang ist eine vor kurzem veröffentlichte randomisierte Studie, in der nach intravenöser Applikation von 10 mg Dexamethason alle 12 h ein Thrombozytenanstieg, ein Abfall der LDH und der Transaminasen sowie eine Verbesserung der Nierenfunktion bei Patientinnen mit HELLP-Syndrom erreicht wurde [5]. Über den postpartalen Einsatz von Kortikosteroiden nach HELLP-Syndrom mit rascher Erholung der Laborwerte liegen bereits einige Beobachtungen vor [3, 6], wobei allerdings der Sinn dieser Maßnahme diskussionswürdig erscheint.

Unabhängig davon ist der Wert einer Lungenreifeinduktion mit Kortikosteroiden für das Kind auch beim HELLP-Syndrom unumstritten.

Geburtshilfliches Vorgehen

Wohl am schwierigsten zu entscheiden und derzeit kontrovers diskutiert ist das geburtshilfliche Vorgehen beim HELLP-Syndrom nach initialer Stabilisierung der Mutter, eine bemerkenswerte Diskussion, die sich vordergründig

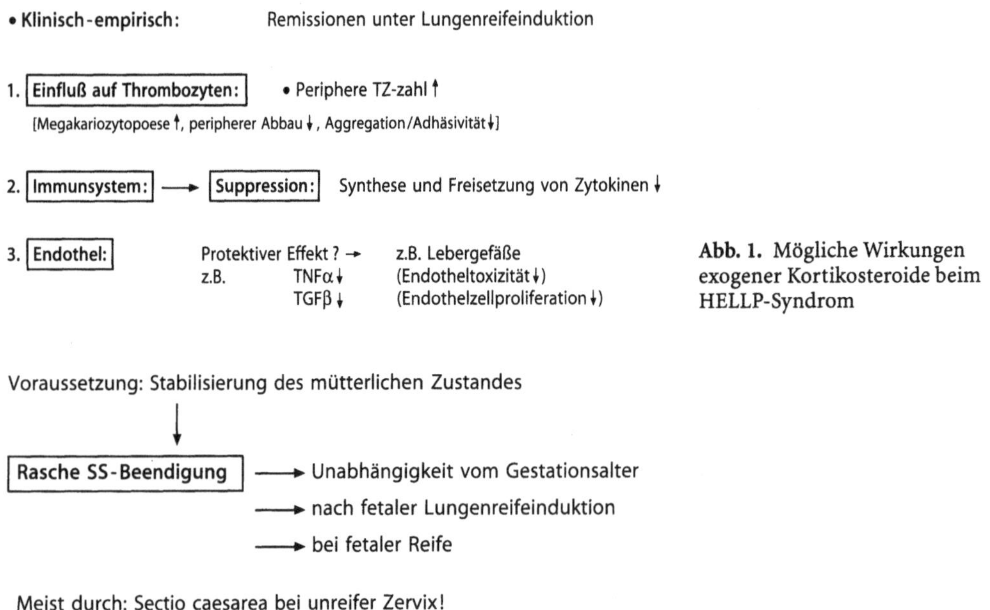

Abb. 1. Mögliche Wirkungen exogener Kortikosteroide beim HELLP-Syndrom

Abb. 2. Aktives (aggressives) geburtshilfliches Vorgehen beim HELLP-Syndrom

zwar am Beispiel des HELLP-Syndroms entzündet, letztlich aber eine grundlegende Debatte über die Vor- und Nachteile einer vorzeitigen Schwangerschaftsbeendigung vs. Schwangerschaftsprolongation generell darstellt.

Dabei bedeutet aggressives oder aktives Vorgehen (Abb. 2): rasche Schwangerschaftsbeendigung entweder unabhängig vom Gestationsalter und von der fetalen Reife oder unmittelbar nach Abschluß der Lungenreifeinduktion, vorzugsweise durch Sectio caesarea bei Schwangeren mit unreifer Zervix, bei denen eine vaginale Geburtsbeendigung zeitlich nicht abschätzbar ist mit dem vorrangigen Ziel, unvorhersehbar auftretende, lebensbedrohliche Komplikationen bei der Mutter zu vermeiden.

Dabei ist daran zu erinnern, daß das HELLP-Syndrom im Median in der 34. SSW auftritt, also in der Regel unreife Muttermundsverhältnisse vorliegen [10].

Einigkeit im geburtshilflichen Vorgehen besteht bei Schwangeren mit HELLP-Syndrom ab der vollendeten 34. SSW, bei denen eine rasche Schwangerschaftsbeendigung vorzugsweise durch Geburtseinleitung oder bei unreifen Muttermundsverhältnissen und progredientem Krankheitsverlauf durch Kaiserschnitt empfohlen wurde [11].

Dieses aktive Management des HELLP-Syndroms hat unbestrittenermaßen seit Beginn der 90er Jahre zu einer Verminderung der mütterlichen Letalität und der perinatalen Mortalität entscheidend beigetragen [11]; andererseits war unübersehbar, daß mit der raschen Schwangerschaftsbeendigung, unabhängig vom Gestationsalter, annähernd 50% der Kinder nach HELLP-Syndrom vor der 34. Woche geboren wurden und damit das „induzierte Frühgeburtenproblem" mit Erhöhung der neonatalen Frühmorbidität in die Diskussion kam, abgesehen von einer extrem hohen Kaiserschnittrate, die nicht in das seit längerem propagierte Bemühen von Sektiosparprogrammen paßte und abgesehen von einer zumindest zeitlich limitierten Remission des HELLP-Syndroms in bis zu 43% der Fälle [11].

Konservatives Vorgehen bedeutet (Abb. 3): Schwangerschaftsprolongation vor der 34. bzw. 32. SSW mit Stabilisierung des mütterlichen Zustandes, Lungenreifeinduktion und rechtzeitiger Indikationsstellung zur Schwangerschaftsbeendigung vor allem in Abhängigkeit vom fetalen Befinden in utero (CTG), den Ausschluß einer klinisch relevanten DIG vorausgesetzt.

Logistische Voraussetzungen für das konservative Vorgehen sind: die sorgfältige Prüfung der jeweiligen klinikspezifischen Überwachungs- und Therapiemöglichkeiten für Mutter und Kind mit optimalem Intensivmonitoring, die Möglichkeit zur jederzeitigen Schwangerschaftsbeendigung durch Sectio caesarea, vor allem bei unvorhersehbaren Komplikationen, und schließlich umfangreiche eigene Erfahrungen im Umgang mit schweren hypertensiven Schwangerschaftskomplikationen.

SS-Prolongation: Medikamentöse Behandlung der Mutter: Stabilisierung
Lungenreifeinduktion durch Kortikosteroide
rechtzeitige Indikationsstellung zur SS-Beendigung

Klinische Voraussetzungen	Logistische Voraussetzungen
• Mutter stabilisiert (stabilisierbar) • Unauffällige Gerinnung (keine DIG) • Unauffälliges CTG	• Optimale Infrastruktur der Klinik (z.B. Neonatologie) • Intensiv Monitoring für Mutter und Kind (Intensiv-Kreißsaal) • Möglichkeit zur jederzeitigen SS-Beendigung durch Sectio caesarea • Klinische Erfahrung im Umgang mit schweren HES

Ziel: Vermeidung einer erhöhten neonatalen Frühmorbidität

Abb. 3. Konservatives geburtshilfliches Vorgehen beim HELLP-Syndrom <34. (32.) SSW

Ziele dieses konservativen Vorgehens sind die Vermeidung einer erhöhten neonatalen Frühmorbidität und eine Verbesserung des „intact survivals", das bekanntermaßen - wie aus einer Studie von Magann et al. [4] hervorgeht - ab der 26. SSW. deutlich ansteigt (26. SSW 75% survival, 65% intact survival).

Dieses konservative Vorgehen beinhaltet aber auch und vor allem die Festlegung klar definierter Richtlinien zur vorzeitigen Schwangerschaftsbeendigung aus mütterlicher und/oder kindlicher Indikation.

Unabhängig ob HELLP-Syndrom oder schwere Präeklampsie ist bei folgenden Situationen eine Beendigung der Schwangerschaft unabdingbar [1]:

- aus mütterlicher Indikation:
  - nach Durchbrechung eines eklamptischen Anfalls;
  - schwere therapierefraktäre Präeklampsie (Anurie >4-6 h, [refraktär auf Volumengabe], therapeutisch nicht [schwer] beherrschbare Hypertonie, Hinweise auf respiratorische Insuffienz [Lungenödem, BGA!], progrediente Thrombozytopenie;
  - drohende Eklampsie (u.a. persistierende neurologische Symptome);
  - HELLP-Syndrom (reifes Kind ≥34. SSW, unreifes Kind: progredienter Thrombozytenabfall, Entwicklung einer DIG, z.B. D-Dimere ↑, mütterliche Komplikationen;
- aus kindlicher Indikation:
  - Hinweis auf intrauterine Asphyxie (CTG: wiederholte variable oder späte Dezelerationen;
  - intrauterine Wachstumsretardierung <5. (10.) Perzentile;
  - ausgeprägtes Oligohydramnion (<2);
  - hochpathologischer Dopplerbefund (z.B. „Zentralisation", A. cerebri media). Die letzten 3 Zusatzkriterien: einzeln oder in Kombination.

Faßt man die bisherigen klinischen Studien zum Vorgehen beim HELLP-Syndrom zusammen, so ergeben sich folgende Ergebnisse [11] (Abb. 4):

Hinsichtlich der mütterlichen Letalität zeigen sich keine entscheidenden Unterschiede zwischen aktivem und konservativem Vorgehen. Bei rascher Diagnosesicherung und Entbindung muß trotz der höheren Sectiofrequenz nicht mit einer Erhöhung der Rate mütterlicher Komplikationen gerechnet werden, eher das Gegenteil ist der Fall. Dies betrifft auch die Häufigkeit an vorzeitigen Plazentalösungen. Ungeachtet der im Einzelfall nicht anzuzweifelnden Vorteile einer Prolongation der Schwangerschaft für das Kind ist die perinatale Mortalität beim aktiven Vorgehen deutlich niedriger als beim exspektativen Management. Zur neonatalen Frühmorbidität liegen beim HELLP-Syndrom bisher keine aussagekräftigen Vergleichsstudien zwischen aktivem und abwartendem Verhalten vor, allerdings zeigen prospektive Untersuchungen bei schwerer Präeklampsie eindeutige Vorteile zugunsten eines exspektativen Vorgehens [8, 9, 16], die mit hoher Wahrscheinlichkeit auch für das HELLP-Syndrom zutreffen.

Unabhängig von der Vorgehensweise dürfte die Kunst des Geburtshelfers in der individuellen, am Zustand der Mutter und des Kindes

Keine Unterschiede:	Mütterliche Letalität
Vorteile des aktiven Vorgehens:	• Niedrigere mütterliche Morbidität (trotz Sectio-Rate↑) • Niedrigere Rate vorz. Plazentalösungen • Niedrigere perinatale Mortalität
Vorteile des konservativen Vorgehens:	• Niedrigere neonatale Frühmorbidität • (Niedrigere neonatale Letalität)?
Ziel:	Erarbeitung von Selektionskriterien für konservatives Vorgehen

Abb. 4. Aktives vs. konservatives Management beim HELLP-Syndrom - eine vorläufige Bilanz

orientierten Beurteilung des Krankheitsverlaufes und daraus resultierend in der für beide optimalen Festlegung des Entbindungszeitpunktes liegen. Dabei sollten unsere gemeinsamen künftigen Bemühungen beim HELLP-Syndrom darin liegen, einerseits konsensusfähige Selektionskriterien für ein sichereres, konservatives Vorgehen zu erarbeiten und andererseits neue, mehr kausale, am Endothel selbst angreifende Therapiemodalitäten zu entwickeln.

Literatur

1. Heller CS, Elliot JP (1997) High order multiple pregnancies complicated by HELLP syndrome: a report of four cases with corticosteroid therapy to prolong gestation. J Reprod Med 42:743-746
2. Heilmann L, Rath W, Wacker J (1998) Diagnostik, Therapie und geburtshilfliches Vorgehen bei schweren hypertensiven Schwangerschaftserkrankungen. Frauenarzt 39:1706-1716
3. Magann EF, Perry KG, Meydrech EF, Harris RL, Chauhan SP, Martin JN (1994) Postpartum corticosteroids: accelerated recovery for the syndrome of HELLP. Am J Obstet Gynecol 171: 1154-1158
4. Magann EF, Bass D, Chauhan SP, Sullivan DL, Martin RW, Martin JN (1994) Antepartum corticosteroids: diseases stabilization in patients with a syndrome of hemolysis, elevated liver enzymes, and low platelets (HELLP). Am J Obstet Gynecol 171:1148-1153
5. Magann EF, Perry KG, Chauhan SP, Graves GR, Blake PG, Martin JN (1994) Neonatal salvage by weeks' gestation in pregnancies complicated by HELLP-syndrome, J Soc Gynecol Invest 1: 206-209
6. Martin JN, Perry KG, Blake PG, May WA, Moore A, Robinette L (1997) Better maternal outcomes are achieved with dexamethasone therapy for postpartum HELLP syndrome. Am J Obstet Gynecol 177:1011-1017
7. Niesert S (1996) Geburtshilfliche Prognose nach Präeklampsie, Eklampsie und HELLP-Syndrom. Geburtshilfe Frauenheilkd 56:93-96
8. Odendaal HJ, Pattinson RC, Baum R, Grove D, Kotze TJW (1990) Aggressive or expectant management for patients with severe preeclampsia between 28-34 weeks' gestation: a randomized controlled trial. Obstet Gynecol 76:1070-1075
9. Olah KS, Redman CWG, Gee H (1993) Management of severe, early preeclampsia: is conservative management justified? Eur J Obstet Gynec Reprod Biol 51:175-180
10. Rath W (1992) Diagnostische und therapeutische Probleme beim HELLP-Syndrom. Z Geburtsh Perinatol 196:185-192
11. Rath W, Loos W, Kuhn W, Graeff H (1992) Das HELLP-Syndrom. Gynäkologe 25:430-440
12. Rath W (1994) Das HELLP-Syndrom. Zentralbl Gynäkol 116:195-201
13. Rath W (1996) Aggressives versus konservatives Vorgehen beim HELLP-Syndrom: eine Standortbestimmung. Geburtshilfe Frauenheilkd 56:265-271
14. Rath W (1998) Das geburtshilfliche Vorgehen beim HELLP-Syndrom - eine aktuelle klinische Kontroverse. Frauenarzt 39:79-80
15. Sibai BM, Mercer BM, Schiff E, Friedman SA (1994) Aggressive versus expectant management of severe preeclampsia at 28 to 32 weeks' gestation: a randomized controlled trial. Am J Obstet Gynecol 171:818-822
16. Sibai BM, Ramadan MK, Usta J, Salama M, Mercer BM, Friedman SA (1993) Maternal morbidity and mortality in 442 pregnancies with hemolysis, elevated liver enzymes and low platelets (HELLP-syndrome). Am J Obstet Gynecol 169:1000-1006
17. Visser W Wallenburg HCS (1995) Temporising management of severe preeclampsia with and without the HELLP syndrome. Br J Obstet Gynaecol 102:111-117
18. Wacker J, Werner P, Walter-Sack J, Bastert G (1998) Treatment of hypertension in patients with preeclampsia: a prospective parallel-group study comparing dihydralazine with urapidil. Nephrol Dial Transplant 13:318-325

Fertilitätschirurgie – verdrängt durch andere Fertilitätstechniken?

J. KLEINSTEIN

MERKE:

1. Die Basis für eine optimale Beratung eines Kinderwunschpaares ist die Sterilitätsdiagnostik unter Einschluß der Hormonanalyse, Vaginalsonographie, Chromolaparoskopie mit Hysteroskopie und des Spermiogramms.
2. Das Alter der Frau und die Fertilität des Mannes sind die beiden Determinanten, die die Entscheidung zur Fertilitätschirurgie bzw. zur assistierten Reproduktion am stärksten beeinflussen. Dabei haben Frauen >40 Jahre niedrige Schwangerschaftsraten (<10%) zu erwarten, ob sie die natürliche Fortpflanzung oder die assistierte Reproduktion anstreben. Entscheidender Vorteil der assistierten Fertilitätstechniken ist die Verkürzung des Zeitintervalls bis zum Eintritt einer Schwangerschaft. Jede Einschränkung der Fertilität des Mannes indiziert eine der Maßnahmen der assistierten Reproduktion als Primärtherapie.
3. Aufgrund höherer Schwangerschaftsraten sollte die Aufhebung einer Tubensterilisation (Refertilisierung) und die Lyse von Adhäsionen zwischen Tube und Ovar (Salpingo- und Ovariolyse) gegenüber der assistierten Reproduktion präferiert werden. Eine differenzierte Indikationsstellung bezüglich Fertilitätschirurgie versus assistierter Reproduktion ist beim proximalen Tubenverschluß und der Fimbrienphimose empfehlenswert. Die assistierte Reproduktion ist wegen der höheren Schwangerschafts- und geringeren EUG-Rate bei peripheren Tubenverschlüssen, dem Status nach EUG und bei kombiniert proximalen und peripheren Verschlüssen indiziert.
4. Die Fertilitätschancen können bei fortgeschrittener Endometriose durch eine Kombination aus mikrochirurgischer Sanierung und anschließender GnRH-Analoga-Therapie im ultralangen Protokoll (4–6 Monate) verbessert werden. Diese Aussage gilt für die natürliche Fortpflanzung als auch für die assistierte Reproduktion im Anschluß an die Kombinationstherapie.
5. Zwischen Fertilitätschirurgie und assistierter Reproduktion besteht kein Verdrängungswettbewerb. Beide Methoden ergänzen sich beim Erreichend es angestrebten Zieles, dem Eintritt einer Schwangerschaft. Prinzipiell haben auch IVF-Patienten eine bessere Chance auf den Eintritt und die Fortentwicklung einer Schwangerschaft und vice versa geringere Gefahr für eine Tubargravidität und ein Abortgeschehen, wenn das innere Genitale vorher operativ von Myomen und der Endometriose saniert und Hydrosalpingen korrigiert wurden.

Fertilitätschirurgie und assistierte Reproduktion sind keine konkurrierenden Maßnahmen. Die Historie der Reproduktionsmedizin der letzten 50 Jahre beweist, daß es gerade die Mikrochirurgie war, die dafür gesorgt hat, daß sich die assistierte Reproduktion in Form der In-vitro-Fertilisation (IVF) vor mehr als 20 Jahren etabliert hat. Die In-vitro-Fertilisation war die logische Konsequenz aus der Erkenntnis, daß trotz aller Verbesserungen innerhalb der mikrochirurgischen Technik der Erfolg limitiert war und bestenfalls 50% aller mikrochirurgisch operierten Patienten von dem Eingriff profitierten, indem sich Nachkommen einstellten. Dabei variiert die Erfolgsrate der verschiedenen mikrochirurgischen Eingriffe in einem weiten Bereich. So steht der günstigen Schwangerschaftsrate von ca. 90% nach mikrochirurgischer Refertilisierung eine limitierte Erfolgsrate von ca. 20% nach Eröffnung peripher verschlossener Eileiter durch eine mikrochirurgische Salpingostomie gegenüber.

Meilensteine in der Mikrochirurgie und assistierten Reproduktion

Die *Mikrochirurgie* nahm ihren Auftakt im Jahre 1959, als der deutsche Gynäkologe Walz erstmals den Einsatz eines Mikroskops – es handelte sich um ein Kolposkop – für Eingriffe am inneren Genitale beschrieb [8]. Die Arbeiten von Swolin aus den Jahren 1967 [6] und 1997 [7] waren bahnbrechend für die Verbreitung mikrochirurgischer Operationstechniken. Die Goldstandards in der Mikrochirurgie wurden 1983 von Gomel [2] definiert. Victor Gomel konnte seine Ergebnisse anhand einer großen Fallzahl belegen. So lag die intrauterine Schwangerschaftsrate nach Refertilisierung bei 81 und nach Salpingostomie bei 29%. Die letztgenannte Technik geht aber mit einer relativ hohen Rate an Extrauteringraviditäten (EUG) von 9, in Sammelstatistiken von 1–18%, einher. Diese Zahlen geben ein ungelöstes Problem bei der mikrochirurgischen Korrektur postinflammatorischer Eileiterschäden wieder.

Allzu oft werden diesen Eileitern Partialfunktionen wie die Eizellaufnahme und die Fertilisation von Eizellen durch die mikrochirurgische Korrektur ermöglicht, ein regelrechter Embryotransport ist aber nicht immer gewährleistet und bedingt die hohe EUG-Rate.

In der noch andauernden Dekade von 1990–1999 trat eine Stagnation, wenn man von den Innovationen im Bereich der minimal-invasiven Chirurgie absieht, in der Fertilitätschirurgie ein.

Die *assistierten Reproduktionstechniken (ART)* haben dagegen ihre Grenzen noch nicht erreicht. Dem historischen Erfolg des Gynäkologen Steptoe und des Physiologen Edwards mit der Geburt des ersten IVF-Kindes im Jahre 1978 folgten weitere Meilensteine in der Entwicklung moderner Fortpflanzungstechniken: Die erste erfolgreich abgeschlossene Präimplantationsdiagnostik (1990), die intrazytoplasmatische Spermainjektion (ICSI) im Jahr 1992 und die testikuläre Spermaextraktion (TESE) in Verbindung mit der ICSI-Technik (1993). Mittlerweile sind Reproduktionsmediziner gefordert, sich mit dem Sinn oder Unsinn des Klonierens auseinandersetzen zu müssen.

Dieser nicht Vollständigkeit beanspruchende historische Überblick dokumentiert, daß sich die Fertilitätschirurgie und die ART zum Wohle der Patienten entwickelt haben.

Die Mikrochirurgie als Primärtherapie

Die Mikrochirurgie kann mit großem Erfolg als Primärtherapie in der Kinderwunschbehandlung eingesetzt werden. Dabei gleicht die Indikationsstellung zur Mikrochirurgie einer „Rosinenpickerei". Prinzipiell wird nur dasjenige mikrochirurgisch operiert, was bessere Ergebnisse als die Umgehung der Eileiter durch IVF-ET zeitigt. Der Parameter des Erfolges ist dabei eine möglichst hohe intrauterine Schwangerschaftsrate bei niedriger EUG-Rate. Die Analyse des eigenen Patientengutes der Jahre 1994–1998 ist anhand der Ratio von intrauteriner (IUG) zu extrauteriner Gravidität (EUG) in Tabelle 1 dargestellt. Demnach führen mikrochirurgische Adhäsiolysen (Salpingolysen) bei offenen Eileitern zu günstigen Resultaten mit einer IUG/EUG-Ratio von 16,5. In gleicher Weise günstig schneiden Refertilisierungen nach vorausgegangener Tubensterilisation mit einer Ratio von 11,1 ab.

Diese beiden Techniken sind bezüglich der IUG/EUG-Ratio den Ergebnissen der IVF-Behandlung überlegen und deshalb Bestandteil der Primärtherapie. Andere mikrochirurgische Eingriffe wie die Fimbrioplastik bei Fimbrienphimosen und die Tubenanastomose bei proximalen Tubenverschlüssen schneiden im Vergleich zur IVF-Behandlung schlechter ab, weil sie mit einer zu hohen EUG-Rate einhergehen. Besonders ungünstig fallen die Resultate nach mikrochirurgischen Salpingostomien aus. Hier übersteigt die IUG- die EUG-Rate nur um das 1,6fache. Leider ist der periphere Tubenverschluß auch noch der häufigste, postinflammatorische Tubenschaden, so daß in diesen Fällen primär zur IVF-Therapie geraten wird. Allerdings ergeben sich für Patienten mit Hydrosalpingen besondere Probleme im IVF-Programm. Auf diese Eigenheiten soll im nächsten Kapitel eingegangen werden.

Grundsätzlich finden die Daten der Tabelle 1 Berücksichtigung bei der Beratung von betroffenen Patienten, in dem die effektivste Therapie empfohlen wird. Nur wenn zu erwarten ist, daß die Erfolgsrate günstiger als die der IVF-Ergebnisse ist, wird zur Mikrochirurgie geraten. Demnach werden Fimbrienphimosen, proximale und periphere Tubenverschlüsse nicht primär mikrochirurgisch korrigiert, sondern durch IVF-ET überbrückt.

Die Mikrochirurgie als adjunktive Therapie

Die Mikrochirurgie und die minimal-invasive Chirurgie können effektvoll zur Beseitigung von *Dysmenorrhöen* eingesetzt werden. Im gleichen Sinne kann die Mikrochirurgie helfen, Frauen bessere Erfolgschancen bei der assistierten Reproduktion zu sichern. Myome, die Endometriose und Hydrosalpingen führen bei der IVF-Behandlung zu schlechteren Schwangerschaftsraten oder gehen mit einer erhöhten Abortrate einher. Der negative Einfluß von präexistenten *Hydrosalpingen* auf die IVF-Behandlungsergebnisse ist besonders gut belegt. In einer 1998 publizierten Metaanalyse [9] konnte nachgewiesen werden, daß Patienten mit Hydrosalpingen eine um 50% verminderte Schwangerschaftsrate im IVF-Programm im Vergleich zu Frauen ohne Hydrosalpingen aufweisen. Analog dazu war die Implantationsrate (implantierte/transferierte Embryonen) um die Hälfte reduziert.

Der negative Effekt von Hydrosalpingen wurde durch eine 2,3fach höhere Abortrate und eine 1,3fach höhere EUG-Rate weiter dokumentiert. Die Wahrscheinlichkeit für eine weitergehende Schwangerschaft ist demnach für Frauen mit Hydrosalpingen im IVF-Programm um die Hälfte vermindert. Über die pathophysiologische Bedeutung von Hydrosalpingen im Rahmen der IVF-Behandlung kann bislang nur spekuliert werden. Es ist eine bekannte Tatsache, daß durch die ovarielle Überstimulation die Akkumulation von Flüssigkeit in Hydrosalpingen zunimmt. Auf rein mechanischem Wege könnte es zu einem Ausschwemmen der Em-

Tabelle 1. Ratio intrauteriner (IUG) zu extrauterinen (EUG) Graviditäten nach Mikrochirurgie und IVF-ET

	IUG [%]	EUG [%]	Ergebnis
Salpingolyse	33	2	16,5
Refertilisierung	89	8	11,1
IVF-ET	35	5	7,0
Fimbrioplastik	49	13	3,8
Anastomose	58	20	2,9
Salpingostomie	27	16	1,6

bryonen durch Überfluten der Flüssigkeit aus den Eileitern in das Cavum uteri kommen. Typischerweise ist in diesen Fällen zum Zeitpunkt des Embryotransfers sonographisch eine Serometra nachweisbar. Bisweilen erreicht die Flüssigkeitsansammlung im Cavum uteri extreme Ausmaße und kann auch nicht durch eine Aspiration beseitigt werden [1]. Ein weiterer Hinweis stammt von Meyer et al. [4]. Diese Arbeitsgruppe konnte zeigen, daß Hydrosalpingen eine verminderte Expression von $\alpha v\beta 3$-Integrin im Endometrium verursachen und damit die endometriale Rezeptivität negativ beeinflussen. Die Integrinexpression normalisierte sich bei 70% der Patienten nach der operativen Korrektur der Hydrosalpingen. Es bleibt in zukünftigen Studien zu klären, ob die operative Korrektur in einer Salpingektomie oder in einer tubenerhaltenden Salpingostomie bestehen sollte. Im letzteren Fall sollte durch eine mikrochirurgische Salpingostomie per laparotomiam oder laparoskopiam gewährleistet werden, daß eine Reokklusion ausgeschlossen ist.

Analoge Überlegungen bezüglich einer operativen Korrektur vor IVF sind bei der *Endometriose* anzustellen, obwohl die Literaturangaben bezüglich des Einflusses der Endometriose auf die IVF-Ergebnisse nicht einheitlich sind. Den Studien mit eindeutig negativem Effekt stehen Studien mit dem Ergebnis, daß die Endometriose ohne nachteiligen Effekt ist, gegenüber [5]. Hier spielen sicher Probleme mit der Studieneinteilung und dem Aktivitätsgrad der Endometriose eine Rolle. Ob durch eine operative Sanierung einer Endometriose die nachfolgenden IVF-Ergebnisse verbessert werden können, steht noch nicht fest und bedarf noch kontrollierter Studien zur Klärung.

Auf jeden Fall sollten ovarielle Endometriome vor einer Stimulationstherapie mikrochirurgisch saniert werden, weil bekanntlich diese Ovarien schlechter ansprechen.

Günstige Resultate wurden für eine ultralange GnRH-Analoga-Therapie über 4–6 Monate vor einer IVF-Behandlung in Fällen von Endometriosestadien III und IV berichtet [3]. Durch diese Vorbehandlung konnte eine signifikant höhere (42,8 vs. 12,7%, $p < 0{,}001$) Schwangerschaftsrate/Embryotransfer im Vergleich zum Verzicht auf diese Maßnahmen erzielt werden. Auch dieses Ergebnis muß noch in kontrollierten, streng prospektiven Studien verifiziert werden.

Zusammenfassung

Die Fertilitätschirurgie und die assistierte Reproduktion ergänzen sich in idealer Weise in der Kinderwunschbehandlung. Es gibt eine Priorität für die Mikrochirurgie, wenn es darum geht, peritubare und periovarielle Verwachsungen zu lösen, so lange es sich um offene Eileiter handelt. Die Mikrochirurgie tritt ebenfalls an die erste Stelle, wenn eine Refertilisierung ansteht. Alle anderen Eileiterschäden, insbesondere wenn zusätzlich eine Subfertilität des Mannes besteht, sollten durch die verschiedenen Maßnahmen der assistierten Reproduktion therapiert werden.

Es gibt sichere Hinweise, daß die Korrektur von Hydrosalpingen vor der IVF-Therapie bessere Ergebnisse erwarten läßt. Vieles spricht dafür, daß dieser Benefit auch für die Beseitigung von Myomen und der Endometriose gilt.

Literatur

1. Bloechle M, Schreiner T, Lisse K (1997) Recurrence of hydrosalpinges after transvaginal aspiration of tubal fluid in an IVF cycle with development of serometra. Hum Reprod 12:703–705
2. Gomel V (1983) Results of reconstructive infertility surgery. In: Gomel V (ed) Microsurgery in female infertility. Little & Brown, Boston, pp 225–244
3. Marcus SF, Edward RG (1994) High rates of pregnancy after long-term down-regulation of women with severe endometriosis. Am J Obstet Gynecol 171:812–817
4. Meyer WR, Castelbaum AJ, Somkuti S et al. (1997) Hydrosalpinges adversely affect markers of endometrial receptivity. Hum Reprod 12:1393–1398

5. Ng SC, Chew S (1996) The role of assisted reproductive techniques in endometriosis. In: Minaguchi H, Sugimoto O (eds) Endometriosis today. Advances in research and practice. The proceedings of the Vth world congress on endometriosis. The Parthenon Publishing Group, New York, pp 467-474
6. Swolin K (1975) Electromicrosurgery and salpingostomy: long term results. Am J Obstet Gynecol 121:418-419
7. Swolin K (1967) Fertilitätsoperationen. Acta Obstet Gynecol Scand 46:234
8. Walz W (1959) Sterilitätsoperationen an der Tube mit Hilfe eines Operationsmikroskops. Geburtshilfe Gynäkol 153:49-55
9. Zeyneloglu HB, Arici A, Olive DL (1998) Adverse effects of hydrosalpinx on pregnancy rates after in vitro fertilization-embryo transfer. Fertil Steril 70: 492-499

Venenleiden in der gynäkologischen Praxis

M. Hohmann, U. Quellmalz

MERKE:

Eine operative Korrektur von Varizen ist indiziert

1. **vor Eintritt der ersten Schwangerschaft** bei ausgeprägter Varicosis, bei Stauungssymptomatik in den Beinen und bei rezidivierenden Phlebitiden;
2. **während der Schwangerschaft** bei aszendierender Phlebitis;
3. **zwischen einzelnen Schwangerschaften** bei ausgeprägter Varicosis, bei Stauungssymptomatik in den Beinen, bei rezidivierenden Phlebitiden und bei ausbleibender Rückbildungstendenz;
4. **nach Abschluß der Familienplanung** bei vorhandenem klinischen Erscheinungsbild, bei anhaltender Beschwerdesymptomatik und auch gemäß den kosmetischen Vorstellungen der Patientin.

Bedeutung der Varicosis

Die Varicosis (Krampfaderleiden) ist die am häufigsten vorkommende Gefäßerkrankung in der Schwangerschaft. Die Morbiditätsrate beträgt bei Erstgebärenden etwa 30% und bei Mehrgebärenden ungefähr 60% (Tabelle 1). In 70% der Fälle treten Varizen schon zu Beginn der Gravidität auf. Vor Einführung der großzügigen Thrombembolieprophylaxe mit Heparin und der gezielten Kompressionstherapie der Beine sahen eine Reihe von Gynäkologen größere Varizen in der Gravidität als einen potentiellen Thromboseherd an, die einer Sklerosierungstherapie zugeführt werden sollten. Dieses Vorgehen wurde angestrebt, weil die Inzidenz der Thrombose bei schwangeren Frauen um den Faktor 10 im Vergleich zu nichtschwangeren Frauen gleichen Alters und im Wochenbett sogar um den Faktor 100 erhöht war. Zusätzlich erlitten schwangere Varizenträgerinnen 12mal häufiger Thrombosen als Gravide mit gesunden Beinen. Im Mittel führte bei Schwangeren in $^1/_5$ der Fälle eine tiefe Beinvenenthrombose zu einer lebensbedrohlichen Lungenembolie [2, 5, 12]. Eine Indikation zur Sklerosierung von Varizen in der Schwangerschaft wird heute nicht mehr gesehen. Die Venenverödung findet ihre Anwendung außerhalb der Gravidität bei der

Tabelle 1. Literaturübersicht über Varicosishäufigkeit in der Schwangerschaft

		Erstgebärende [%]	Mehrgebärende [%]
Tournay	1948	30	55
Sigg	1963	30	50
Ludwig	1964	34	65
Florian	1969	23	76
Göltner	1975	33	56

Beseitigung kleiner Besenreiservarizen und retikulärer Varizen, hier geht es vornehmlich um kosmetische Verbesserungen [1].

Hämodynamische Folgen der Varicosis

Das Herz pumpt das Blut durch die Arterien in die Peripherie, von wo es durch die Venen gegen die Schwerkraft zurück zum Herzen transportiert wird. Der Rücktransport des Blutes aus den Beinen wird von der Muskelpumpe übernommen. Bei jeder Muskelkontraktion werden die tiefen Beinvenen komprimiert, wodurch das Blut herzwärts fließt. Um einen retrograden venösen Blutfluß zu verhindern, müssen funktionstüchtige Venenklappen vorhanden sein, die einen vollständigen Verschluß gewährleisten. Die anschließende Muskelerschlaffung bewirkt eine Sogwirkung, wodurch das Blut aus oberflächlichen Venen in tiefe Beinvenen fließt. Varizen haben allerdings infolge Überdehnung oder früherer Erkrankungen häufig schließunfähige Klappen, wodurch ein retrograder Blutfluß und eine vermehrte Blutfülle im Bein entstehen (venöses Pooling). Dieses venöse Pooling führt zur Verringerung der Blutflußgeschwindigkeit (Stase) in den betroffenen Gefäßen und zu einer erhöhten venösen Transportkapazität der tiefen Venen. Diese Veränderungen haben besonders für die Kreislaufreaktion der Patientin beim Übergang vom Liegen zum Stehen und beim langen Stehen selbst Bedeutung.

In horizontaler Körperlage unterscheidet sich der Blutdruck beim Menschen in den Gefäßen des Kopfes und der Füße kaum. Wird dagegen eine stehende Position eingenommen (Orthostase), fällt der mittlere arterielle Blutdruck im Kopf um ca. 50 mm Hg ab und nimmt, bedingt durch die hydrostatische Komponente, im Bereich der Füße um etwa 90 mm Hg zu. Gleichzeitig strömen beim schnellen Übergang vom Liegen zum Stehen aufgrund der Schwerkraft der Erde 400-600 ml Blut aus den intrathorakalen Gefäßen und den Gefäßen des Rumpfes in die unteren Extremitäten. Bei varikösen Beinen kann die versackende Blutmenge noch größer sein. Dadurch kommt es zur Verringerung des venösen Rückstroms zum Herzen und zu einer zunächst kurzfristigen Abnahme von Schlagvolumen und mittlerem arteriellen Blutdruck.

Diese Veränderungen aktivieren das sympathisch Nervensystem zum Zweck der Gegenregulation. Im Rahmen der Sofortregulation wird aus dem venösen System, welches 85% der Gesamtblutmenge speichert, v.a. aus dem Rumpfgebiet und dem Thoraxbereich Blut mobilisiert und dem Herzen zugeführt. Der resultierende Anstieg von Herzfrequenz und peripherem Gefäßwiderstand reicht in den meisten Fällen aus, den mittleren arteriellen Blutdruck wieder auf sein Ausgangsniveau anzuheben, obwohl das Herzminutenvolumen gegenüber den Ausgangswerten noch reduziert ist. Da die Beinvenen gering innerviert sind, kann erst zeitlich versetzt durch Muskelkontraktionen zusätzlich Blut aus der unteren Extremität mobilisiert werden. Gelingt die Aufrechterhaltung des mittleren arteriellen Blutdrucks nicht und kommt es statt dessen zum Blutdruckabfall, spricht man von orthostatischer Hypotonie. Hieraus kann eine zerebrale und/oder periphere Mangeldurchblutung resultieren, die subjektive Symptome wie Kollapsneigung, Müdigkeit, Kopfschmerzen, kalte Hände und Füße, Parästhesien, Doppeltsehen, Augenflimmern, Schwarzwerden vor Augen und Schwindelanfälle verursacht [8].

Besonderheiten in der Schwangerschaft

Die aufgrund der Schwerkraft ausgelösten kardiovaskulären Reaktionen im Stehen sind während der Schwangerschaft ausgeprägter, da der periphere vaskuläre Widerstand verringert und die venöse Kapazität vergrößert sind. Weiterhin ist der venöse Rückstrom in den Beckenvenen durch die Kompression des vergrößerten Uterus behindert. Der erhöhte venöse Abflußdruck verstärkt die Auswirkungen bestehender Venenklappenschwächen mit der Folge, daß Varizen gehäuft auftreten. Unter diesen Bedingungen kann vermehrt Blut in die Venen der unteren Extremität strömen und dort verbleiben. Der konsekutive Abfall des Schlagvolumens und des mittleren arteriellen Blutdrucks ist während der Gravidität noch stärker ausgeprägt.

Unter der Voraussetzung, daß die uterine Durchblutung aufgrund der fehlenden Autoregulation direkt von Veränderungen des mittleren arteriellen Blutdrucks abhängig ist, sollte eine Zunahme der hypotensiven Reaktion im Stehen während der linearen Phase des fetalen Wachstums zu einer Wachstumsretardierung führen. Tatsächlich steht das Geburtsgewicht in linearer Beziehung zur Veränderung des mittleren arteriellen Blutdrucks in Orthostase, d.h. Mütter, die ab der 34. Schwangerschaftswoche einen Abfall des Blutdrucks im Stehen zeigten, hatten Neugeborene mit einem geringeren Geburtsgewicht [6].

Ab der zweiten Schwangerschaftshälfte werden im Liegen (Vena-cava-Okklusionssyndrom), besonders aber beim längeren Stehen (uterovaskuläres Syndrom), die Beckengefäße und die untere Hohlvene durch die immer größer werdende Gebärmutter okkludiert. Die Folge ist eine weitere Ursache für eine Abnahme des venösen Rückflusses und ein Rückstau in den Venen der unteren Extremität. Hierzu gibt es eine neue Beobachtung. Im dritten Trimenon treten in 70% der Fälle beim längeren Stehen regelmäßige Uteruskontraktionen auf. Dabei hebt sich die Gebärmutter von den komprimierten Gefäßen ab und gibt den venösen Rückfluß auf Zeit frei. Der übliche kompensatorische maternale Herzfrequenzanstieg im Stehen normalisiert sich daraufhin parallel zu den auftretenden Uteruskontraktionen. Der zugrundeliegende Mechanismus ist hierfür noch unbekannt, jedoch können die ausgeprägten Herzfrequenzveränderungen im Stehen wie auch die Uteruskontraktionen durch Kompressionsstrümpfe deutlich reduziert werden [11].

Prädisposition für Varicosis

Eine Reihe von Faktoren begünstigen das Entstehen von Varizen an den unteren Extremitäten. Für die primäre Varikose steht an erster Stelle die familiäre Disposition, ohne daß deren Ursachen genau bekannt sind. Diskutiert wird seit langem eine Bindegewebsschwäche, wobei das Verhältnis von Elastin zu Kollagen und die Vernetzung beider Anteile untereinander gestört sein sollen. Bei Multiparae findet sich 4mal häufiger ein variköses Venenleiden als bei Nulliparae oder bei Männern, wofür hormonale Ursachen abgeleitet werden können. Die ausgeprägtesten Varizenbefunde finden sich in der Schwangerschaft. Kausal tragen hormonale Faktoren als auch druckmechanische Ursachen (Uterus) zu diesem Beschwerdebild bei. Mit zunehmendem Alter verschlimmert sich das Leiden. Gehäuft tritt die Varicosis auch bei Übergewicht, bei Bewegungsmangel, insbesondere bei stehender Tätigkeit, und bei anamnestisch bekannten tiefen Bein- bzw. Beckenvenenthrombosen auf. Letztere gehört zum Formenkreis der sekundären Varikose.

Varicosis der Beine

Im wesentlichen werden 4 Formen der Beinvaricosis unterschieden. Die Besenreiser- bzw. retikuläre Varicosis bildet feinnetzige sub- bzw. intrakutane Venengeflechte und hat in dem meisten Fällen nur kosmetische Bedeutung. Der Seitenastvarikose bzw. der Stammvarikose muß klinisch die größte Aufmerksamkeit geschenkt werden. Ausgeprägte variköse Veränderungen können im Einzugsbereich der V. magna accesoria bzw. den V. saphenae magnae und parvae auftreten. Die Verbindung zwischen diesen oberflächlichen Venen und den tiefen Beinvenen bilden die Perforansvenen. Diese Venen können ebenfalls varikös verändert sein und in schweren Fällen eine Mündungsklappeninsuffizienz im Bereich der Stammvenen (blow out) hervorrufen (Abb. 1).

Beschwerden bei Varicosis

Das akute Beschwerdebild der Varicosis zeigt sich unterschiedlich. Die am häufigsten beklagten Beschwerden sind Schmerzen in den unte-

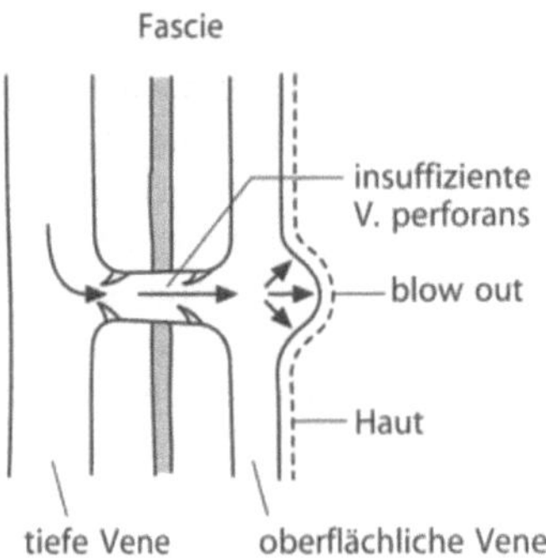

Abb. 1. Klappeninsuffizient von Varizen mit „blow out" [10]

ren Extremitäten, Schweregefühl der Beine, bis hin zu Krämpfen, Schwellung der Füße, welche aber auch auf das gesamte Bein ausgedehnt sein können, und unterschiedliche Hautverfärbungen entsprechend den jeweiligen Ursachen. Liegen Besenreiservarizen vor, zeigt sich eine Blauverfärbung im betroffenen Hautareal. Geht die Varicosis mit einer Phlebitis einher, findet sich eine Rötung im umliegenden Gebiet. Hat bereits eine tiefe Beinvenenthrombose vorgelegen, kann die Haut im Sinne eines postthrombotischen Syndroms braun bis schwarz verfärbt sein. Auf der Grundlage eines postthrombotischen Syndroms zeigt sich in manchen Fällen als besondere Komplikation ein Ulcus cruris (offenes Bein) [1].

Welche Venentherapie ist sinnvoll?

Frauen mit varikösen Beschweren ist zu raten, langes Stehen und Sitzen zu vermeiden sowie eine gezielte Venengymnastik anzustreben, die neben Kneipp-Anwendungen ein leichtes körperliches Training (Laufen, Schwimmen, Gymnastik) beinhaltet.

Eine medikamentöse Therapie ist nicht sinnvoll. Dies gilt sowohl für Roßkastanienextrakte, deren tatsächliche Wirkung nicht ausreichend gesichert ist, als auch im speziellen für das Präparat Dihydroergotamin. Dihydroergotamin wird häufig als selektiv venentonisierendes Präparat bezeichnet und manchmal mit dem Attribut „medikamentöser Kompressionsstrumpf" belegt. Tatsächlich wirkt Dihydroergotamin auch auf die arteriellen uterinen Gefäße und kann damit eine Verminderung der uterinen Durchblutung bewirken. Die möglichen Folgen sind eine chronische Reduktion der uterinen Durchblutung, Hypoxämie des Feten und eine Einschränkung des fetalen Wachstums [7].

Therapie mit Kompressionsstrümpfen

Eine frühzeitige und konsequente Therapie mit Kompressionsstrümpfen bewirkt bei Risikopatientinnen insbesondere bei Vorhandensein von Symptomen eine rasche Besserung der Beschwerden und einen Anstieg des venösen Rückstroms. Damit sind auch eine Reduktion der orthostatischen Kreislaufschwankungen und eine Stabilisierung des Gesamtkreislaufs der Schwangeren sowie eine deutliche Verbesserung der fetalen Blutversorgung verbunden. Gleichzeitig wirkt die Kompressionstherapie als Thrombembolieprophylaxe und beugt insgesamt einer Verschlechterung des Krankheitsbildes vor. Liegt eine lokal begrenzte oberflächliche Phlebitis vor, ist eine Kompressionsbehandlung einschließlich der Anwendung heparinhaltiger Salben sowie Bewegung Therapie der Wahl.

Zusammenfassend läßt sich festhalten: Während der Schwangerschaft uand auch später im Wochenbett erfolgt die Behandlung der Varikose fast ausschließlich konservativ mit Kompressionsstrümpfen der Klasse II, die einen Kompressionsdruck von 30 mm Hg aufweisen. Mit einer frühzeitigen und konsequenten Kompressionstherapie können die Beschwerden wesentlich reduziert, rechtzeitig mögliche Komplikationen vorgebeugt und eine Progredienz des Leidens vielfach verhindert werden.

Indikationen für eine operative Therapie

Vor Eintritt der ersten Schwangerschaft. Zur Reduzierung gesundheitlicher Probleme in der

Schwangerschaft sollte bei gezielter Familienplanung eine operative Sanierung von varikösen Veränderungen erfolgen, wenn schon *anamnestisch bei ausgeprägter Varicosis* Beschwerden im Sinne von *Schwellneigung der Beine* und *rezidivierenden Phlebitiden* bestehen. Bei jeder symptomatischen Varicosis muß davon ausgegangen werden, daß durch Verschlechterung des venösen Abflusses aufgrund erhöhten Drucks auf die Beckenvenen in der Schwangerschaft eine Zunahme des Beschwerdebildes und eine Häufung von Komplikationen auftreten.

Während der Schwangerschaft. Operative Eingriffe bei Varizen während der Schwangerschaft müssen, wie jegliche Operation oder medikamentöse Behandlung, unter strengste Indikation gestellt werden. Hier ergibt sich lediglich eine Indikation zu einer Operation bei einer *aszendierenden Phlebitis*, die den proximalen Oberschenkel erreicht hat und hier im Bereich der *Crosse* (Einmündung der V. saphena magna in die V. femoralis) auf das tiefe Venensystem überzugreifen droht und dann eine Thrombose auslösen würde. Hier ist eine Crossektomie in örtlicher Betäubung indiziert. Bei massiven Phlebitiden kann über kleine Stichinzisionen auch während der Schwangerschaft eine Entfernung venöser Thromben zur Beschleunigung einer Abheilung durchgeführt werden.

Zwischen einzelnen Schwangerschaften. Die Entscheidung bezüglich einer operativen Therapie sollte von *venösen Beschwerden* und der *Zunahme von äußerlich sichtbaren Varizen* während der Schwangerschaft abhängig gemacht werden, wenn *keine Rückbildungstendenz* nach Entbindung und entsprechender Venengymnastik erfolgte. Um einer erneuten Befund- und Beschwerdezunahme bei einer gewünschten weiteren Schwangerschaft vorzubeugen, sollte ein solches variköses Zustandsbild operativ saniert werden, sinnvollerweise erst nach Beendigung der Stillzeit, wobei in Abhängigkeit vom Ausmaß des Befundes und der häuslichen Versorgungssituation verstärkt die Möglichkeit der ambulanten Operation wahrgenommen werden sollte.

Nach Abschluß der Familienplanung. Hier tritt zusätzlich zu funktionellen Erwägungen auch der kosmetische Anspruch der Patientin in den Vordergrund. Zusätzliche Belastungen des venösen Abflusses sind bei nicht mehr geplanter Schwangerschaft nicht zu erwarten, so daß hier vom *klinischen Erscheinungsbild der Varicosis* hinsichtlich der *Beschwerdesymptomatik* und den *kosmetischen Vorstellungen* der Patientin die Entscheidung für oder gegen ein operatives Vorgehen beeinflußt wird.

Grundsätzlich sollte jedoch allen Patientinnen, die im Laufe ihrer gynäkologischen Betreuung während und nach Schwangerschaften über eine *Stauungssymptomatik in den Beinen* und eine *Zunahme von varikösen Veränderungen* berichtet haben, eine *phlebologisch/gefäßchirurgische Untersuchung* nahegelegt werden, da eine rechtzeitige Korrektur von varikösen Veränderungen der *Entwicklung einer schweren chronisch-venösen Insuffizienz* bis hin zur Ausbildung von Ulzerationen entgegenwirken kann.

Varicosis und Hämorrhoidalleiden

Es besteht eine enge Beziehung zwischen dem Auftreten einer Varikose und einer Hämorrhoidalerkrankung. Beide Erkrankungen nehmen mit dem Alter und der individuellen Geburtenzahl zu (Abb. 2). In der gynäkologischen Sprechstunde haben etwa $^1/_5$ der Frauen Hämorrhoiden. Bei Patientinnen in der Schwangerschaft verdoppelt sich die Anzahl auf über 40%. In 78% der Fälle konnte neben der Diagnose eines Hämorrhoidalleidens auch eine Varikosis festgestellt werden. Die Hämorrhoidalbeschwerden traten v.a. im zweiten Trimenon der Gravidität auf. Bei $^2/_3$ der Patientinnen waren es Neuerkrankungen. Hatten Frauen präkonzeptionell bereits Hämorrhoiden, verschlechterte sich ihr Zustand während der Schwangerschaft in über $^4/_5$ der Fälle [9].

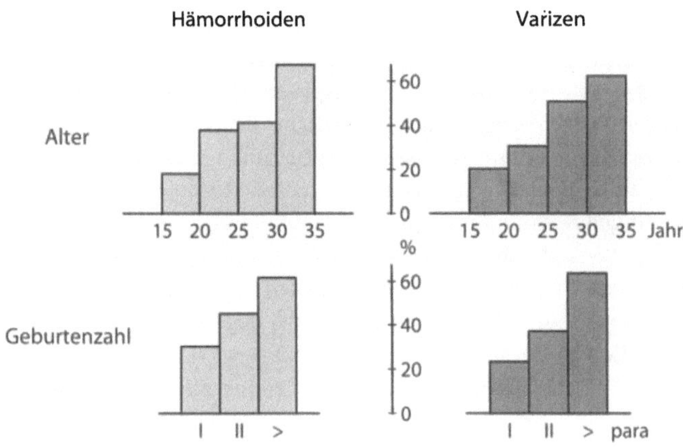

Abb. 2. Häufigkeit von Varizen und Hämorrhoiden im Wochenbett [9]

Was sind Hämorrhoiden?

Hämorrhoiden sind knotenförmige Erweiterungen der Äste der A. bzw. V. rectalis superior im Bereich der arteriell und venös durchbluteten Corpora cavernosa recti. Es sind Blutgefäße unter der Schleimhaut, die als arteriovenöse Gefäßschwämme das obere Drittel des Analkanals ringförmig auskleiden. Sie werden auch als innere Hämorrhoiden bezeichnet und liegen bei jedem Menschen vor. Wenn sie sich im Analkanal vergrößern und langsam nach außen gedrückt werden, können Beschwerden auftreten. Man spricht dann von erkrankten Hämorrhoiden, dem Hämorrhoidalleiden, das in 4 Schweregrade unterschieden wird (Abb. 3):

1. leichte äußerlich nicht sicht- und tastbare Vorwölbung,
2. beim Pressen prolabierende Hämorrhoide mit spontaner Reposition,
3. permanenter Hämorrhoidalprolaps, der jedoch digital reponiert werden kann,
4. digital nicht reponibler dauerhaft großer Hämorrhoidalknoten.

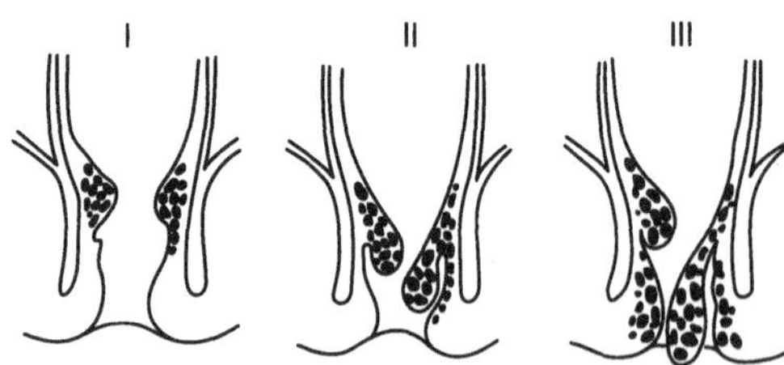

Abb. 3. Stadieneinteilung der Hämorrhoiden [9]

Prädisposition für das Hämorrhoidalleiden

Ein Hämorrhoidalleiden ist in die Gruppe von Zivilisationserkrankungen einzuordnen und entsteht durch chronische Verstopfung, harten Stuhlgang und langes Pressen als Folge einer falschen ballaststoffarmen Ernährung einerseits und einer falschen, oft anerzogenen Angewohnheit, beispielsweise einer morgendlichen Stuhlentleerung ohne entsprechenden starken Stuhldrang. Chronischer Abführmittelgebrauch wie auch durchfallartiger Stuhl können ebenfalls zur Erkrankung beitragen. Ähnlich den Risikofaktoren für Varicosis wird das Hämorrhoidalleiden im besonderen durch Übergewicht, sitzende Lebensweise und Bewegungsmangel, Schwangerschaft sowie Geburt und hereditäre Bindegewebsschwäche begünstigt.

Beschwerden beim Hämorrhoidalleiden

Das Beschwerdebild bei erkrankten Hämorrhoiden ist vielgestaltig. Es reicht von Darmblutungen (helles Blut), Juckreiz bis hin zu schleimiger Sekretion. Besonders unangenehm sind Fremdkörpergefühl sowie Brennen und Schmerzen im Rektum. Vorfallende Knoten beim Stuhlgang können zusätzliche Probleme bereiten. Gefürchtet ist ein Sphinkterspasmus, der zur chronischen Überdehnung der Hämorrhoidalgefäße führt. Begleitend einhergehen können perianale Exzeme, Rhagaden, Fissuren, Proktitis und teilweise sogar Abszesse und Fisteln. Der Endzustand ist häufig eine Sphinkterfibrose mit einem stenosierten Analring.

Unterschiedliche Therapieansätze können helfen

Die Patientin kann selbst mit einer ballaststoffreichen Ernährung für voluminösen und weichen, geformten Stuhl sorgen. Hilfreich können hierbei Weizenkleiepräparate sein. Wesentlich ist, daß keine Abführmittel genommen werden und Pressen beim Stuhlgang immer vermieden wird. Aus diesem Grunde soll die Toilette nur dann aufgesucht werden, wenn ein maximaler Stuhldrang besteht. Neben einer sorgfältigen Analhygiene können bei Bedarf spezielle Salben, Suppositorien oder Analtampons verwendet werden, die mit oder ohne Kortisonzusatz angeboten werden. Ein Rektumkarzinom muß jedoch in jedem Falle vorher vom Arzt durch sorgfältige Befunderhebung ausgeschlossen werden.

Hämorrhoidalknoten ohne Beschwerden bedürfen keiner Therapie. Die Frage einer Behandlung ergibt sich aufgrund der beklagten Beschwerden. Vor jeder Behandlung sollte ein eingehendes Gespräch über Stuhlgewohnheiten sowie über die Ernährung geführt werden. Das Behandlungsziel des Proktologen ist die Verkleinerung und die Arretierung der Hämorrhoiden im Analkanal. Das läßt sich fast immer ohne operative Therapie erreichen, beispielsweise durch Verödung, Verschorfung mit Laser oder Abbinden mit kleinen Gummiringen. In der Schwangerschaft steht die konservative Therapie im Vordergrund, da post partum das Leiden in vielen Fällen rückläufig ist. Eine operative Behandlungsbedürftigkeit besteht in der Schwangerschaft nur bei schmerzhaften thrombosierten äußeren Varizen. In diesen Fällen ist eine Inzision sinnvoll, um den Thrombus zu exprimieren [3, 9].

Zusammenfassung

Für die *Behandlung der Varikose in der Schwangerschaft* stehen die Kompressionsbehandlung und die Venengymnastik an erster Stelle. Eine operative Korrektur von Varizen ist bei Frauen nur in bestimmten Lebensabschnitten sinnvoll und indiziert:

- *vor Eintritt der ersten Schwangerschaft* bei ausgeprägter Varicosis, bei Stauungssymptomatik in den Beinen und bei rezidivierenden Phlebitiden;
- *während der Schwangerschaft* ausschließlich bei aszendierender Phlebitis;
- *zwischen einzelnen Schwangerschaften* bei ausgeprägter Varicosis, bei Stauungssymptomatik in den Beinen, bei rezidivierenden Phlebitiden und bei ausbleibender Rückbildungstendenz;
- *nach Abschluß der Familienplanung* bei entsprechendem klinischen Erscheinungsbild, bei anhaltender Beschwerdesymptomatik und natürlich auch gemäß den kosmetischen Vorstellungen der Patientin.

Literatur

1. Altenkämper H (1980) Die phlebologische Sprechstunde. Fortschr Med 41:3
2. Altenkämpfer H (1985) Varizen in der Gravidität. gyne 9:1
3. Brühl W (1998) Haemorrhoiden-Atlas für Patienten. Edition Universa, Bad Salzuflen
4. Göltner E (1985) Physiologie und Pathophysiologie des venösen Gefäßsystems in der Schwangerschaft. Erg Ang 31:47
5. Güß H (1981) Die Behandlung der Varikosis in der Schwangerschaft. Fortschr Med 3:62
6. Hohmann M, Künzel W (1991) Orthostatic hypotension and birthweight. Arch Gynecol Obstet 248:181
7. Hohmann M, Künzel W (1992) Dihydroergotamine causes fetal growth retardation in guinea pigs. Arch Gynecol Obstet 251:187

8. Hohmann M, Heimann C, Kamali P, Künzel W (1993) Das Verhalten des Blutdrucks und der Herzfrequenz in Ruhe und Orthostase während der Schwangerschaft. Z. Geburtsh Perinat 197: 250
9. Lurz KH, Göltner E (1978) Die Bedeutung des Hämorrhoidalleidens in Gynäkologie und Geburtshilfe. Geburtshilfe Frauenheilkd 38:1014
10. Pschyrembel W (1994) Klinisches Wörterbuch. de Gruyter, Berlin
11. Weber S, Schneider KTM, Bung P, Fallenstein F, Huch A, Huch R (1987) Kreislaufwirkung von Kompressionsstrümpfen in der Schwangerschaft. Geburtshilfe Frauenheilkd 47:395
12. Wienert V (1985) Phlebologische Erkrankungen in der Schwangerschaft. Z Hautkr 60:1835

Auswahl von Ansprechpartnern für die Behandlung von Venenleiden

- Klinikum Berlin-Buch
  Gefäßchirurgische Klinik
  PD Dr. med. Georg Heyn
  D-13125 Berlin-Buch,
  Hobrechtsfelder Chaussee 96
  Tel. 030-9401-0 -6560, -6561
  Fax 030-9401-6569

- Klinikum Kreis Herford
  Gefäßchirurgische Klinik
  Dr. med. Ulrich Quellmalz
  D-32049 Herford, Schwarzenmoorstr. 70
  Tel. 05221-94-0 -2228, -2229
  Fax 05221-9411-2228

- Klinik Oberwald KG
  Chirurg/Gefäßchirurg
  Dr. med. Uwe Ehresmann
  D-36352 Grebenhain, Postfach 1149
  Tel. 06644-89-0 -308, -309 · Fax 06644-89-397

- Evangelisches Krankenhaus
  Gefäßchirurgische Klinik
  Dr. med. Klaus Balzer
  D-45468 Mühlheim/Ruhr, Wertgasse 30
  Tel. 0208-309-1/-2440
  Fax 0208-309-2443

- Mosel-Eifel-Klinik GmbH
  Venenfachklinik
  Dr. med. Norbert Frings
  D-56864 Bad Bertrich, Kurfürstenstr. 40
  Tel. 02674-940-0
  Fax 02674-940-177

- William-Harvey-Klinik
  Gefäßchirurgische Abteilung
  Dr. med. Gerhard Salzmann
  D-61231 Bad Nauheim, Am Kaiserberg 6
  Tel. 06032-707-0 -910
  Fax 06032-707-989

- Gefäßklinik Dr. Berg
  Ärztin für Chirurgie/Plebographie
  Dr. med. Dagmar Berg
  D-89134 Blaustein, Erhard-Grözinger-Str. 102
  Tel. 0731-9535-0 -34, -95
  Fax 0731-9535-35

- Südharz-Krankenhaus gGmbH
  Gefäßchirurgische Abteilung
  Dr. med. Friedrich Kray
  D-99734 Nordhausen, Dr.-Robert-Koch-Str. 39
  Tel. 03631-41-0 -2181
  Fax 03631-41-2180

Hormontherapie im Kreuzfeuer der Kritik

Neurobiologische, kardiovaskuläre und kardiale Wirkung natürlicher Östrogene

H. Gips

MERKE:

1. Natürliche Östrogene fördern die spezifisch weibliche Fähigkeit der Verbalisation, sozialer Interaktion und Verarbeitung emotionaler Ereignisse.
2. Östrogene fördern die physiologische Abfolge von Tiefschlaf- und REM-Schlafphasen.
3. Östrogene senken das relative Risiko für Alzheimer-Demenz auf 0,33–0,65, was für die gestiegene Lebenserwartung der Frau von immenser Bedeutung ist.
4. Natürliche Östrogene senken das Gesamtcholesterin, die LDL-Cholesterinfraktion, die LDL-Oxidation und die LDL-Gefäßwandkumulation; gleichzeitig erhöhen sie die HDL-Cholesterinfraktion und die Insulinsensitivität.
5. Zusätzlich leisten Östrogene einen protektiven Effekt am Endothel durch Hemmung von Leukozytenadhäsionsmolekülen und Förderung der Produktion und Freisetzung von NO.
6. Am Herzen wirken Östrogene negativ chronotrop bei Steigerung des Herzzeitvolumens, der periphere arterielle Widerstand wird vermindert. Hierauf beruhen die protektiven Effekte bei kardiovaskulären Erkrankungen.

Neurobiologische Wirkung

Sexualsteroide (Östrogene und Testosteron) bewirken einen pränatal organisatorischen Effekt mit geschlechtsspezifischer ZNS-Struktur, trophem Effekt an den Neuronen und Modulation der Neurotransmitterbiosynthese.

Beim männlichen Feten bewirkt das Testosteron eine Lateralisierung der Kortex mit rechtsseitig vermehrter Ausprägung. Bei der Frau zeigen sich dagegen eine Symmetrie der Hemisphären und eine ausgeprägte Hemisphärenverbindung.

Postpubertär bewirken die Sexualsteroide dann einen aktivierenden Effekt am spezifisch fetal präformierten ZNS mit der Entwicklung des geschlechtsspezifischen Verhaltens, wobei dieses Verhalten abhängig von der vorausgegangenen fetalen organisatorischen ZNS-Modulation ist. Hieraus resultieren dann die Verhaltensvarianten der Sexualität und Aggressivität, auch des Eß-, Spiel- und Sozialverhaltens.

Kognitive Funktionen zeigen eine Lateralisierung, wobei in der linken Hemisphäre primär verbale Prozesse ablaufen, in der rechten Hemisphäre dagegen nonverbale Prozesse [5].

Die beim Mann ausgeprägte rechtsseitige Lateralisierung führt zu einer gesteigerten Fähigkeit des räumlichen Denkens, auch der rechnerischen Fähigkeit, während bei der Frau die verminderte Lateralisation in Kombination mit der verbesserten Hemisphärenverbindung zu einer Verbesserung der verbalen Fähigkeiten, der sozialen Interaktionen, der feinmotorischen Geschicklichkeit und Verarbeitung emotionaler Ereignisse führt.

Die neurobiologische Wirkung von Östrogenen auf die kognitiven Funktionen der Frau zeigen sich unter anderem zu den verschiedenen Zeitpunkten des Menstruationszyklus, hervorgerufen durch die differenten Östrogenkonzentrationen.

In der frühen Follikelreifungsphase, bei niedrigem Estradiol-17β, läßt sich eine Steigerung des räumlichen Denkens nachweisen, wobei die Feinmotorik, Auffassungsgeschwindigkeit und verbale Fähigkeit zu diesem Zeitpunkt im Vergleich zu den Zeitpunkten mit höherer Östrogenkonzentration vermindert sind. Mit steigenden Östrogenkonzentrationen, insbesondere präovulatorisch, kommt es zu einer Steigerung der typisch östrogenabhängigen weiblichen kognitiven Fähigkeiten. Hierbei zeigen sich eine ausgeprägte Fähigkeit der Feinmotorik, eine gesteigerte Auffassungsgeschwindigkeit und Fähigkeit der verbalen Kommunikation, auch eine erhöhte motorische Aktivität, eine verbesserte Bewegungskoordination und Hörfähigkeit. Im Kontrast hierzu zeigt sich ein vermindertes räumliches Denken.

In der Corpus-luteum-Phase, bei hohem Progesteron und hoher Konzentration des Estradiol-17β, zeigt sich eine Verbesserung des visuellen Gedächtnisses, ebenso der manuellen Geschwindigkeit und Koordination [8].

Im Kontrast hierzu zeigt sich beim Mann eine negative Korrelation der Serumkonzentrationen des Testosterons mit der Fähigkeit der verbalen Kommunikation [1].

Untersuchungen an postmenopausalen Frauen mit beidseitiger Ovarektomie und Hysterektomie zeigen mit beginnender Östrogensubstitutionstherapie eine Verbesserung der Erfassung neuer Ereignisse, 2 Monate nach Ovarektomie zusätzlich eine Steigerung im Wortgedächtnistest im Vergleich zur Plazebogruppe [9].

Die neurobiologische Wirkung natürlicher Östrogene läßt sich zum einen durch eine Aktivierung der Neurotransmitter erklären, zusätzlich jedoch auch durch eine direkte neuronale Wirkung.

Östrogene bewirken im ZNS eine Erhöhung des Serotonins über eine erhöhte Freisetzung des Tryptophans aus der Albuminbindung, zusätzlich auch durch eine Konversion zu Katecholöstrogen mit folgender Hemmung der Monoaminoxidase (MAO) und hierdurch bedingtem verminderten Abbau des Serotonins.

Die Induktion der Azetylcholintransferaseaktivität (ACHT) führt zu einer Erhöhung des Azetylcholins mit einer Zunahme der Lern- und Speicherfähigkeit sowie Förderung des komplexen Denkens.

An den Neuronen fördern Östrogene die Synapsenplastizität, Formation und Vernetzung, induzieren dort die Produktion des *Nerve-Growth-Factors* mit folgender Neuronenregeneration, wirken als Antioxidanzien und vermindern die oxidative Neuronenschädigung.

Zusätzlich bewirken sie eine Vasodilatation zerebraler Gefäße und eine vermehrte Perfusion. Die Folge ist eine verminderte senile und vaskuläre Demenz.

Östrogene fördern zusätzlich das Gleichgewicht und Koordinationsverhalten, vermindern die Sturzhäufigkeit im Alter und reduzieren auf diesem Wege ebenfalls das Frakturrisiko.

Bisherige klinische Untersuchungen über den protektiven Effekt durch Östrogene beim Morbus Alzheimer weisen auf eine Senkung des relativen Risikos auf 0,33–0,65. Die zuletzt vorgestellte Baltimore Longitudinal Study of Aging zeigte eine Senkung des relativen Risikos auf 0,46 [4].

Die Senkung der senilen- und Alzheimer-Demenz ist von außerordentlicher Bedeutung. Im Jahr 2020 wird in den EU-Staaten eine Lebenserwartung bei der Frau von 83, beim Mann von 78 Jahren angenommen, wobei jedoch im Mittel eine funktionale Behinderung bei den Frauen von 6,9 Jahren vorliegt, bei den Männern von 3,9.

Eine Verzögerung der Demenz um 5 Jahre führt zu einer Senkung der Inzidenz um 50%. Zu erwähnen ist, daß bei Frauen das Risiko für eine Alzheimer-Demenz zwischen 1,5- bis 3mal höher liegt als bei Männern.

Die primäre Pathogenese der Alzheimer-Demenz liegt in einer gestörten Metabolisierung des Amyloid-β-Precursor-Protein (APP). Dieses Protein induziert physiologisch das Wachstum der Neuriten, verstärkt die Synapsendichte und Zelladhäsion, zusätzlich verhindert es die hypoxische Neuronendestruktion.

Insgesamt hierdurch bedingt zeigt sich eine positive Beeinflussung des Speichergedächtnisses, auch der kognitiven Funktionen. Eine gestörte Metabolisierung des APP führt zu einer Ausfällung des Amyloidproteins, wobei zusätzlich TAU-Proteine (Neurofibrilläre Tangles) hier mit die Ursache der Plaquebildung sind. Eine genetische Disposition für die Alzheimer-Demenz wird in 5–10% der Fälle angenommen, wobei die Trisomie 21 häufig einhergeht mit einer vorzeitigen Alzheimer-Demenz, aufgrund einer wohl vermehrten Produktion des APP oder einer Mutation dieses Proteins. Eine vermehrte Produktion des Apolipoproteins (Allel E4) auf dem Chromosom 19 kann die Disposition zur Plaquebildung verstärken. Zusätzlich produziert das Chromosom 14 das Präsenilin 1, das Chromosom 1 das Präsenilin 2 als Bestandteile der Amyloidplaques.

Im Endstadium der Alzheimer-Demenz zeigt sich eine Reduktion der Gehirnmasse temporal, parietal und frontal, eine Atrophie des Hippocampus, eine Reduktion der kortikalen Synapsen bis zu 50% und eine Reduktion der Neuronen (cholinerg, serotoninerg, adrenerg und dopaminerg).

Protektiver Effekt der Östrogene – Wirkmechanismus

Östrogene bewirken eine Induktion der ACHT mit Erhöhung des Azetylcholins und führen hierdurch zu einer Verbesserung des Lernverhaltens, auch des Speichergedächtnisses. Sie stimulieren den Nerve-Growth-Factor (NGF), fördern das Wachstum der Neuriten und Synapsenformation, bilden lösliche APP-Fragmente, verhindern den oxidativen Streß an den Neuronen, vermindern die APO-E4-Produktion. Insgesamt führt dieser Mechanismus zu einer Verminderung der Plaquebildung, zusätzlich deutet der Abfall des Interleukin 6 auf eine Verminderung entzündlicher Reaktionen.

Ein weiterer positiver Effekt ist die Erhöhung der zerebralen Glukoseutilisation und Vasodilatation.

Die Summe dieser positiven Mechanismen führt zumindest zu einer Verzögerung der Entwicklung einer Alzheimer-Demenz. Auch bei einer bereits vorhandenen Alzheimer-Demenz läßt sich eine Verbesserung der kognitiven Funktionen erreichen.

Kardiovaskuläre Wirkung der natürlichen Östrogene

Bisherige epidemiologische Studien und Metaanalysen weisen auf eine Senkung kardiovaskulären Erkrankung unter der Einnahme von natürlichen Östrogenen ein mittleres relatives Risiko von 0,49.

Auch bei bereits manifester kardiovaskulärer Erkrankung wird das Risiko für den Myokardinfarkt verringert, ebenso das Risiko des kardiovaskulären Todes.

Untersuchungen von Sullivan et al. [10] bei 1091 Frauen nach Bypassoperation zeigen 10 Jahre nach der Operation eine Überlebensrate der Frauen ohne Östrogensubstitutionstherapie von 46%, dagegen lag die Überlebensrate bei Frauen, die natürliche Östrogene einnahmen, bei 69%.

Ähnliche Untersuchungsergebnisse zeigten sich auch nach Angioplastik. Auch hier war das relative Risiko für einen Myokardinfarkt oder für den kardiovaskulären Tod im Vergleich zu den Frauen, die keine Östrogene einnahmen, nach 7 Jahren auf 0,38 gesenkt [6].

In Frage gestellt wurde die kardiovaskulärprotektive Wirkung durch die Ergebnisse der Heart- und Estrogen-/Progestin-Replacement-Studie (HERS) [2].

An dieser Studie nahmen insgesamt 2763 Frauen mit koronarer Herzerkrankung teil. 1383 dieser Frauen nahmen ein Plazebo ein, 1380 Frauen konjugierte Östrogene, zusätzlich 2,5 mg

MPA (Medroxyprogesteronazetat) als Kombinationstherapie. Das mittlere Alter der Frauen lag bei 66,7 Jahren, die Untersuchungsdauer betrug 4,1 Jahre.

In dieser Studie zeigte sich bei der Myokardinfarktrate, auch bei der Rezidivrate kein Unterschied.

In der Östrogengruppe wurde ein erhöhtes Thromboserisiko, ebenso ein erhöhtes Risiko für Gallensteine nachgewiesen.

Zu kritisieren an dieser Studie ist zum einen das hohe Durchschnittsalter der Patientinnen, zusätzlich die Variabilität zusätzlicher Medikamente wie β-Blocker, Statine, Kalziumkanalblocker und ACE-Blocker, wodurch die alleinige Gruppierung von Frauen mit Östrogeneinnahme im Vergleich zu Frauen ohne Östrogeneinnahme problematisch ist.

Auffällig war, daß im ersten Jahr dieser Untersuchung das relative Risiko für einen Myokardinfarkt oder kardiovaskulären Tod unter Östrogeneinnahme mit 1,52 höher lag als bei Frauen ohne Östrogeneinnahme. Im zweiten Jahr lag der Vergleich bei 1,0, im dritten bei 0,87 und im vierten Jahr bei 0,67.

Insgesamt zeigt sich somit ein Trend zu einer zunehmenden kardiovaskulären und kardialen Protektion unter der Einnahme von Östrogenen.

Einen ähnlichen Verlauf konnten Rosenberg et al. [7] zeigen, wobei auch hier im ersten Jahr das relative Risiko unter Östrogeneinnahme bei 1,5 lag, nach 5–9 Jahren bei 0,6, bei einer Einnahme von über 10 Jahren bei 0,5.

Insgesamt mögen die Östrogene in der Frühphase der Einnahme einen thrombogenetischen Effekt entwickeln, mit einer passageren Steigerung des Risikos, wobei in der HERS-Studie der Gestagenanteil noch verstärkend wirken mag. Bei der Langzeiteinnahme überwiegt dann der kardioprotektive Effekt der Östrogene.

Über einen langen Zeitraum wurde der kardiovaskuläre protektive Mechanismus der Östrogene primär der positiven Beeinflussung des Lipidmetabolismus zugeschrieben, der positiven Beeinflussung der Fibrinolyse, ebenfalls auch der Erhöhung der Insulinsensitivität.

Bekannt ist, daß natürliche Östrogene das Gesamtcholesterin senken, ebenso die LDL-Cholesterinfraktion, die LDL-Oxidation vermindern, auch die LDL-Gefäßwandkumulation. Zusätzlich zeigen sich eine Senkung des Lipoprotein (a) als ebenfalls unabhängiger Faktor der Arteriosklerose, ein Anstieg der HDL-Cholesterinfraktion und eine Zunahme der Insulinsensitivität.

Es wird jedoch angenommen, daß diese Mechanismen lediglich 30–50% des protektiven Effekts natürlicher Östrogene bei den kardiovaskulären Erkrankungen ausmachen.

Die weiteren protektiven Mechanismen zeigen sich direkt vaskulär zum einen an der Wirkung der Östrogene am Endothel und zusätzlich an der glatten Gefäßmuskulatur.

Natürliche Östrogene hemmen an den Endothelien die Produktion von Leukozytenadhäsionsmolekülen, fördern die Produktion von Stickstoffmonoxid (NO), stimulieren die Stickstoffmonoxidsynthetase (NOS), fördern die Prostazyklinbildung, senken die Endothelin-1-Produktion und vermindern die PAI-1-Aktivität.

An der Gefäßmuskulatur zeigt sich ein Kalziumantagonismus, eine Hemmung des ACE mit Senkung des Angiotensin II sowie eine Verminderung der Myointimaproliferation.

Auf die Wirkung der aufgezählten Faktoren und deren Modulation durch natürliche Östrogene soll im folgenden eingegangen werden.

Leukozytenadhäsionsmoleküle

Leukozytenadhäsionsmoleküle werden am Endothel produziert (P-Selektin, E-Selektin, Interzelladhäsionsmolekül (ICAM-1 + 2).

Bei Eintritt eines Endotheldefekts kommt es zu einer vermehrten Produktion dieser Adhäsionsmoleküle mit Leukozytenadhärenz und Diapedese, ebenfalls zu einer Thrombozytenadhärenz.

Sinn dieses Mechanismus ist die Förderung der Leukozytendiapedese durch die Gefäßwand zur Erreichung von Entzündungsherden.

Der Adhäsionseffekt mit folgender Entzündungsreaktion, bei gleichzeitig erhöhter Thrombozytenadhärenz und intravasaler Koagulation, stellt jedoch auch die frühe Phase der Arteriosklerose dar.

Natürliche Östrogene inhibieren die zytokininduzierte Produktion der Adhäsionsmoleküle und verhindern bzw. vermindern an der Gefäßwand die Initialphase der Arteriosklerose.

Stickstoffmonoxid (NO) und Stickstoffmonoxidsynthetase (NOS)

Über die Konversion von L-Argenin und Sauerstoff zu L-Citrullin unter dem Einfluß der NO-Synthetase produzieren die Gefäßendothelien Stickstoffmonoxid (NO). Dieses bewirkt eine Vasodilation an der Gefäßmuskulatur, wirkt zusätzlich antiadhäsiv und antiaggregativ. Aufgrund der nur sehr kurzen Halbwertzeit von wenigen Sekunden zeigt sich diese Wirkung lediglich lokal auf parakrinem Wege. Die Produktion des Stickstoffmonoxids erfolgt zum einen physikalisch über einen Dehnungsreiz an den Gefäßen, über eine Veränderung des Blutflusses und bei körperlicher Belastung. Biochemisch modulieren Azetylcholin, Histamin, Bradykinin und Serotonin die Produktion des Stickstoffmonoxids.

Östrogene bewirken eine Aktivierung der NO-Synthetase mit folgender vermehrter NO-Produktion und entsprechender Vasodilation. Diese Wirkung läßt sich in vitro an Aortenringen nachweisen, ebenso in der humanen Endothelzellkultur.

Während des Menstruationszyklus zeigt sich eine positive Korrelation zwischen der Höhe der Serumkonzentration des Estradiol-17β und NO, auch in der Schwangerschaft läßt sich bei ansteigenden Östrogenen die Erhöhung des NO nachweisen.

Unter einer Substitutionstherapie mit 2 mg Estradiolvalerat ließ sich diese Erhöhung der NO-Produktion nach 12 Monaten nachweisen, nach 6 Monaten zeigte sich noch kein signifikanter Anstieg. Zu erwähnen ist, daß 50% der Probandinnen Nonresponder waren, während 50% mit einer Erhöhung der NO-Produktion reagierten. Während sich in der Respondergruppe gleichzeitig ein Anstieg des HDL und ein Abfall des LDL zeigte, war in der Nonrespondergruppe lediglich ein Anstieg der HDL-Fraktion nachzuweisen, jedoch keine signifikante Veränderung der LDL-Fraktion [3].

Der Zusatz von Gestagenen wie Medroxyprogesteronazetat, Cyproteronazetat und Noretisteronazetat antagonisiert den positiven Effekt der NO-Produktion.

Endothelin-1 (ET-1)

Endothelin-1 wird ebenfalls von den Gefäßendothelien produziert, es handelt sich um ein Peptid mit 21 Aminosäuren. Es ist der stärkste bisher nachgewiesene Vasokonstriktor. Seine Wirkung ist 10mal höher als die des Angiotensin II. Bei einer Halbwertzeit von 4–7 min läuft die Wirkung ebenfalls parakrin ab, wobei 2 differente Rezeptoren nachgewiesen wurden.

Der an der Gefäßmuskulatur nachgewiesene ET-Rezeptor A fördert den zellulären Kalziuminflux, zusätzlich auch die Aktivierung des Angiotensin-Converting-Enzyme (ACE) mit Erhöhung des Angiotensin II. Hieraus resultiert dann der ausgeprägte vasokonstriktorische Effekt.

An den Gefäßendothelien wurde ein differenter Rezeptor B nachgewiesen, wobei hier die Produktion des NO und des Prostazyklin erhöht wird, mit dann wiederum folgender Vasodilatation.

Insgesamt zeigt sich ein sinnvoller antagonistischer Effekt, um eine dauerhafte Vasokonstriktion mit Gewebeschädigung zu verhindern.

Östrogene hemmen die Produktion des Endothelin-1 an den Gefäßendothelien und verhindern somit einen unphysiologischen vasokonstriktiven Effekt.

In der Prämenopause lassen sich niedrigere Konzentrationen des ET-1 als in der Postmenopause nachweisen. Bei der Frau liegen die Konzentrationen niedriger als beim Mann. In der Schwangerschaft fallen die Konzentrationen des ET-1 ab.

Der Wirkmechanismus der Östrogene mit Hemmung der ET-1-Biosynthese führt zum einen zur Blockade des Kalziuminflux sowie zur Steigerung des Kalziumreflux, zusätzlich auch zur Hemmung der Angiotensin-II-Produktion, wobei der Abfall des Angiotensin-II wiederum zu einem Abfall des ET-1 führt.

Gestagene zeigen auch hier wiederum einen antagonisierenden Effekt und heben partiell die Wirkung der Östrogene auf, wobei insbesondere bei Frauen mit Hypertonus dieser negative Effekt der Gestagene in Betracht gezogen werden muß.

Plasminogenaktivatorinhibitor-1 (PAI-1)

Der Gewebeplasminogenaktivator (tPA) wird durch das Endothel produziert und führt über eine Aktivierung des Plasminogens zum Plasmin zur Fibrinolyse.

Der gleichzeitig vom Endothel produzierte Plasminogenaktivatorinhibitor-1 (PAI-1) verhindert oder reduziert die Aktivität des tPA und kann bei erhöhter Produktion die lokale fibrinolytische Endothelaktivität hemmen, mit Förderung der Arteriosklerose.

Natürliche Östrogene vermindern die Produktion des PAI-1 an den Gefäßendothelien und steigern somit die lokale Fibrinolyse mit entsprechender Verhinderung bzw. Verminderung der Arteriosklerose. Physiologisch liegen die Konzentrationen in der Prämenopause niedriger als in der Postmenopause. Auch dieses unterstreicht noch einmal den regulierenden Effekt der Östrogene.

Kardiale Wirkung natürlicher Östrogene

Natürliche Östrogene wirken am Herzen negativ chronotrop, vermindern somit die Herzfrequenz bei gleichzeitig positiv inotroper Wirkung mit Steigerung des Herzzeitvolumens.

Über die Verminderung des peripheren arteriellen Widerstandes der Stabilisierung der Haut und Muskelperfusion vermindert sich der Sauerstoffbedarf, zusätzlich zeigt sich eine erhöhte Kontraktilität der Myozyten.

Durch die Blockade des Ca^{++}-Influx verhindern die natürlichen Östrogene bei Hypoxie zusätzlich eine Myokardschädigung.

Literatur

1. Christiansen K, Knussmann R (1987) Androgen levels and components of aggressive behavior in men. Horm Behav 21:170-180
2. Hulley S, Grady D, Bush T, Furberg C, Herrington D, Riggs B, Vittinghoff E (1998) Randomized trial of estrogen plus progestin for secondary prevention of coronary heart disease in postmenopausal women. JAMA 280:605-613
3. Imthurn B, Rosseli M, Jaeger AW, Keller PJ, Dubey RK (1997) Differential effects of hormone-replacement therapy on endogenous nitric oxide (nitrite/nitrate) levels in postmenopausal women substituted with 17β-estradiol valerate and cyproterone acetate or medroxyprogesterone acetate. J Clin Endocrinol Metab 82:388-394
4. Kawas C, Resnick S, Morrison A et al. (1997) A prospective study of estrogen replacement therapy and the risk of developing Alzheimer's disease. The Baltimore Longitudinal Study of Aging. Neurology 48:1517-1521
5. Marsh L, Casper RC (1998) Gender differences in brain morphology and in psychiatric disorders. In: Casper RC (ed) Women's health: hormones, emotions, and behavior. Cambridge Univ Press: 53-82
6. O'Keefe JH Jr, Kim SC, Hall RR, Cochran VC, Lawhorn SL, McCallister BD (1997) Estrogen replacement therapy after coronary angioplasty in women. J Am Coll Cardiol 29:1-5
7. Rosenberg L, Palmer JR, Shapiro S (1993) A case control study of myocardial infarction in relation to use of estrogen supplements. Am J Epidemiol 137:54-63
8. Sherwin BB (1994) Estrogenic effects on memory in women. Ann NY Acad Sci 743:213-231
9. Sherwin BB, Phillips S (1990) Estrogen and cognitive functioning in surgically menopausal women. Ann NY Akad Sci 592:474-475
10. Sullivan JM, El-Zeky F, Vander Zwaag R, Ramanathan KB (1994) Oestrogen replacement therapy after coronary artery bypass surgery: effect on survival. J Am Coll Cardiol 23:49A

Sind Bisphosphonate eine Alternative zur Östrogentherapie bei Osteoporose?

H. Stracke

MERKE:

1. Bisphosphonate sind indiziert, wenn es sich um eine High-turn-over Osteoporose handelt.
2. In Deutschland sind z.Z. zwei Bisphosphonate, nämlich das Etidronat und das Alendronat zur Osteoporosetherapie zugelassen.
3. Den oralen Bisphosphonaten gemeinsam ist eine unzureichende Resorption von etwa 3-5%.
4. Die Langzeit-Therapie mit Bisphosphonaten wurde bisher in internationalen Studien bei einer Studienlänge von 5 Jahren untersucht.
5. Bisphosphonate stellen eine Therapie-Indikation bei Kontraindikation einer Östrogengabe dar.
6. In Zukunft werden wahrscheinlich die i.v. zu applizierenden Bisphosphonate die oralen Bisphosphonate ablösen.

Prävention und Therapie der Osteoporose durch Östrogene

Die Östrogene sind wichtig, um einen vermehrten Knochenabbau zu bremsen. Der Östrogenmangel führt über eine Beeinflussung von Calcitonin, Parathormon, Somatomedin C und Wachstumshormon sowie Vitamin-D-Resorption und -stoffwechsel zu einer Zunahme der Tätigkeit der Osteoklasten und zu einem Ungleichgewicht gegenüber der Tätigkeit der Osteoblasten. Ist der Knochenverlust nach der Menopause einmal eingetreten, weil eine Substitution mit Östrogenen nicht vorgenommen wurde, so ist dieser im allgemeinen so gut wie irreversibel.

Eine Stellungnahme der Deutschen Gesellschaft für Endokrinologie zur Östrogen-/Gestagensubstitution hält fest: Die z.Z. zur Verfügung stehenden Erkenntnisse sprechen dafür, daß die Gesamtheit der Frauen von einer solchen Östrogensubstitution profitieren kann. Inwieweit hieraus eine Empfehlung für eine allgemeine und zeitlich unbegrenzte Östrogensubstitution bis ins hohe Alter abgeleitet werden kann, wird uneinheitlich diskutiert. Uns stehen nämlich – wie oben aufgeführt – keine biochemischen Methoden und auch keine radiologischen praxisnahen Verfahren zur Verfügung, mit denen die Risikopatientinnen, denen eine Östrogensubstitution zukommen müßte, aus den beschwerdefreien Frauen herausgefiltert werden können.

Als *absolute Indikation* aus osteologischer Sicht sind zu nennen (Empfehlung der Deutschen Gesellschaft für Endokrinologie):

- Auftreten einer primären Ovarialinsuffizienz durch vorzeitiges Erlöschen der Ovarialfunktion oder Ausschaltung der Eierstöcke vor dem Eintritt des 50. Lebensjahres,
- Osteoporose zum Zeitpunkt der Menopause.

Als *relative Indikation* gelten:

- familiäre Osteoporosehäufigkeit,
- relatives Untergewicht als Risikofaktor,
- Haut- und Schleimhautatrophie.

Als *Kontraindikation* gelten:

- schwere Leberschädigung, bei der auch sonstige lebergängige Medikamente nicht oder nur mit Zurückhaltung verordnet werden,
- bestehendes thromboembolisches Krankheitsbild; eine länger zurückliegende Thrombophlebitis oder Venenthrombose ist *keine* Kontraindikation,
- Mammakarzinom und Korpuskarzinom (Ausnahmen können klinisch begründet sein),
- die übrigen, potentiell östrogenabhängig wachsenden Tumoren des Genitaltraktes und Endometriose.

Keine Kontraindikation besteht beim Plattenepithelkarzinom der Zervix, beim Ovarial- und beim Vulvakarzinom. Keine Kontraindikation besteht beim Hypertonus, der Hyperlipidämie, Diabetes mellitus und der Varikosis.

Als *Präparate* sind *geeignet*:

- 17β-Estradiol bzw. Estradiol-Valerat 1 - 2 mg/Tag,
- konjugierte Östrogene 0,65 - 1,25 mg/Tag.

Diese Östrogene werden zyklusgerecht mit Gestagen kombiniert. Es liegen für die genannten Östrogene fixe Kombinationspräparate vor. Unter der Behandlung pflegen Entzugsblutungen aufzutreten. Transkutan verabreichtes 17β-Estradiol (50 mg/Tag) hat den gleichen osteotropen Effekt wie das oral verabreichte Östrogen.

Nicht wirksam zur Osteoporoseprophylaxe ist Estriol; das Medikament kann jedoch psychovegetative Symptome und lokale Befunde im Genitalbereich beheben.

Dauer einer Östrogensubstitution

Die Dauer der Behandlung muß, damit auch eine wirksame Prophylaxe der Osteoporose resultiert, mindestens 10 Jahre erreichen. Darüber hinausgehend ist die Behandlung individuell zu entscheiden. Eine längere Behandlung ist vertretbar.

Neben dem osteoprotektiven Effekt der Östrogene ist auch die Kardioprotektion durch Beeinflussung auf den Lipoproteinmetabolismus zu beachten. Die Östrogenwirkung führt zu einer Erhöhung der HDL2-Serumkonzentration und zu einer Verringerung der LDL-Serumkonzentration.

Bisphosphonate

Die Bisphosphonate, auch bekannt als Diphosphonate, sind Analoge des Pyrophosphats. Ihre therapeutische Anwendung fanden sie bisher bei verschiedenen metabolischen Erkrankungen, so dem Morbus Paget, der Behandlung der Hyperkalzämie sowie bei der Behandlung der heterotropen Ossifikationen. Da der Hauptwirkungsmechanismus dieser Präparate eine Hemmung der Knochenresorption darstellt, finden sie auch Anwendung bei der Osteoporose. Von pharmakokinetischer Seite zeigen sie keine Metabolisierung, nach oraler Gabe werden ca. 4% resorbiert, 96% werden unverändert mit den Fäzes ausgeschieden, und maximale Blutspiegel werden nach 1 - 1,5 h erreicht. Fünfzig Prozent der resorbierten Substanz werden unmetabolisiert über die Niere ausgeschieden. Die übrigen 50% werden an Hydroxylapatit des Knochens gebunden.

Inzwischen sind auch 2 Bisphosphonate in Deutschland zur Therapie der Osteoporose zugelassen worden: das Etidronat sowie das Alendronat. Mehrere europäische wie auch amerikanische Studien konnten eine Knochenmassezunahme, aber insbesondere auch eine Reduktion der vertebralen Frakturrate bei den Bisphosphonaten nachweisen. Es konnte ein signifikanter Aufbau der Knochenmasse bei gleichzeitigem Erhalt der Knochenqualität dokumentiert werden. Das Nebenwirkungspotential, insbesondere die gastrointestinalen Nebenwirkungen, so vor allem Ösophagitis und ösophageale Ulzerationen, werden z.Z. teilweise noch kontrovers diskutiert. Der Einnahmemodus hat hierbei möglicherweise eine große Bedeutung. Weitere klinische Studien auch mit neuen Bisphosphonaten werden z. Z. durchgeführt. Hier wird u. a. auch der Einsatz der Bisphosphonate bei der kortikoidinduzierten Osteoporose untersucht, sowie der Ersatz der Bisphosphonattherapie bei Patientinnen mit Kontraindikation einer durchzuführenden Hormontherapie.

Ebenso werden z. Z. Studien durchgeführt, welche die intravenöse Gabe von Bisphophonaten beinhalten, dies insbesondere, da die Bioverfügbarkeit der Bisphosphonate bei oraler Medikation bei 0,5 % liegt. Ein weiterer Vorteil wäre die Bisphosphonattherapie im 3monatigen Abstand bei mangelnder Compliance bei durchgeführter Hormontherapie.

Zusammenfassend werden sich durch die neuen Bisphosphonate und auch die neuen Applikationsformen Alternativen zur bisher durchgeführten Hormontherapie bei der Osteoporose ergeben.

Literatur beim Verfasser.

Nutzen und Risiken der Östrogene und Lebensqualität

H. P. G. Schneider

MERKE:

1. Gesicherter Nutzen der Oestrogene bei vasumotorischer und urogenitaler Symptomatik des Klimakteriums sowie in der primären kardiovaskulären und Osteoporose-Prävention.
2. Potentieller Nutzen in der sekundären kardiovaskulären Prävention. Behandlung der Osteoporose einschließlich Wirbel-, Oberschenkelhals- und Radiusfraktur, Osteoarthritis, zerebrale Degeneration. e. g. M. Alzheimer, Alterung der Haut, Kolon- und Rektum-Karzinom.
3. Ein von Dauer und Dosis der Oestrogenanwendung abhängiges etabliertes Risiko besteht für das Endometrium-Karzinom; von Dauer (≥12 Tage pro Monat) der Gestagenanwendung abhängige Reduktion offenbar auf Ausgangsrisiko.
4. Potentielle Risiken betreffen die venöse Thrombose vergleichbar der Pilleneinnahme und bei disponierten Individuen; die Progression des Mammakarzinoms offenbar in seinen Frühstadien (Ca. in situ); die Gallenblasenerkrankung (orale Applikation).
5. Die Lebensqualität (QOL) nach den Kriterien der SF-36-Evaluation betrifft allgemeine und körperliche Gesundheit, körperlichen Schmerz, Vitalität, soziale und emotionale Funktionen sowie Gesundheit. QOL ist deutlich abhängig von der Ausprägung der klimakterischen Symptome (Menopause Rating Scale) und wesentlich geringer vom Alterungsprozeß. Oestrogene erhöhen die Lebensqualität.

Einleitung

Im Jahre 1999 stehen wir kurz vor Abschluß des 20. Jahrhunderts. Dieses Jahrhundert hat sehr viele Katastrophen auf der einen Seite und politische sowie soziale Fortschritte auf der anderen Seite hervorgebracht. Zu den herausragenden Wohltaten dieses Jahrhunderts gehört die Entwicklung des Gesundheitswesens. Die zweite Hälfte des vergangenen Jahrhunderts hat mehr Fortschritte hinsichtlich menschlicher Existenzbedingungen erbracht als alle Jahrhunderte zuvor. Frauen und Männer verschiedener Rassen und ethnischer Herkünfte, Kulturen, Altersgruppen und sozioökonomischer Entwicklung haben an diesem revolutionären Prozeß teilgehabt. Es besteht der allgemeine Eindruck, daß sich die Lebensspanne des Menschen verlängert hat. Die Lebensspanne ist die biologische Lebensgrenze, das Maximum des für eine Spezies erreichbaren Lebensalters. Es gibt individuelle statistische Varianten, insgesamt jedoch ist die Lebensspanne begrenzt. In diesem Sinne hat sich also nicht die Lebensspanne verlängert, sondern wir beobachten ein Wachstum der Lebenserwartung. Eine Analyse der allgemeinen Lebenserwartung deutet auf eine Konvergenz hin auf ein gewisses maximales Alter. Während also die Zahl älterer Menschen zunimmt, wird diese ein fixiertes Limit erreichen. Die höhere Altersperiode wird zunehmen in dem Maße, wie es uns gelungen ist, den unzeitgemäßen Tod erfolgreich zu verhindern, insbesondere mit einer nahezu vollständigen Ausmerzung der früher fatalen Infektionserkrankungen.

Entsprechend hat der Weltgesundheitsbericht 1997 der WHO darauf verwiesen, daß die jetzt auf der Welt lebenden 380 Mio. über 65jährigen bis zum Jahre 2020 einen Zuwachs auf 690 Mio. erfahren werden, was einem 82%igen Anstieg in der Bevölkerungsgruppe entspricht; aufgeschlüsselt bedeutet dies 110 in den weniger entwickelten und 40% in den entwickelten Ländern. Während sich 1996 die Lebenserwartung zum Zeitpunkt der Geburt auf 65 Jahre errechnete, entsprach dies einem globalen Zuwachs von 4,6 Jahren Lebenserwartung zwischen 1980 und 1995 (4,4 Jahre für Männer und 4,9 Jahre für Frauen). Von den 52 Mio. Todesfällen im Jahre 1996 weltweit waren 17 Mio. auf Infektionen und Parasitenerkrankungen zurückzuführen, 15 auf Herz-Kreislauf-Erkrankungen, über 6 Mio. auf Krebserkrankungen. Neue Krebserkrankungen wurden 1996 bei 10 Mio. Menschen beobachtet, während 6 Mio. bereits erkrankt waren oder daran starben. Die Ausmerzung anderer fataler Erkrankungen sowie die zunehmende Lebenserwartung bedeutet also eine ständige Zunahme der Krebserkrankungen als einem der größten Probleme in Verbindung mit der zunehmenden Lebenserwartung.

Akzeptanz der Hormonsubstitution

Der Alterungsprozeß der Ovarien führt zu einer erheblichen Veränderung körperlicher Befindlichkeit, die sich in dem Familienleben und dem sozialen Umfeld einer Frau niederschlagen und einen erheblichen Einfluß auf psychosoziale Funktionen haben. Die Hormonersatztherapie folgt medizinischen Erfahrungen bei Ausfall anderer endokriner Drüsen wie z.B. der Schilddrüse oder der Speicheldrüse. Eine deutsche repräsentative Untersuchung der menopausalen Symptomatik, ihrer medikamentösen Beeinflussung, der Faktoren des allgemeinen Wohlbefindens und des Lebensstils sowie sozioökonomischer Strukturen der Altersgruppe 45- bis 60jähriger wurde zwischen Januar und Februar 1996 im Rahmen einer Befragungswelle von Infratest München durchgeführt. Unter 4910 Interviews ergaben sich schließlich 479 mit Hilfe der Menopause Rating Scale auswertbare Antwortbögen [6].

Etwa $^1/_3$ der Frauen gehörte zur Altersgruppe der 45- bis 49jährigen (32%), $^1/_5$ zur Gruppe der 50- bis 54jährigen (26%) und die Mehrheit zur Altersgruppe der 55- bis 60jährigen (42%). Perimenopausal waren 38% dieser Frauen und 58% postmenopausal, bei den verbliebenen 4% war der Menopausestatus nicht bekannt. Bei 24% dieser Frauen war eine Hysterektomie durchgeführt worden, bei 12% eine Ovarektomie.

Unter den interviewten Frauen wurden 23% wegen menopausaler Symptome behandelt. Die Hormonsubstitution war am häufigsten unter den 50- bis 54jährigen. Alternative Behandlungsmethoden betrafen andere Pharmakotherapien wie Sedativa, Analgetika oder Phytotherapeutika, mit 10% am häufigsten in der Altersgruppe der 45- bis 49jährigen.

Unter den postmenopausalen Frauen wurden 24% aktuell mit Hormonen behandelt, frühere Nutzerinnen fanden sich in 7%; auf der anderen Seite hatten 49% aller postmenopausalen Frauen zu keiner Zeit Hormone eingenommen. Unter den Hormonsubstituierten fanden sich 5mal häufiger hysterektomierte Frauen als bei den Nichteinnehmerinnen. Frauen, die früher orale Kontrazeptiva eingenommen hatten, waren in der Gruppe der Hormonsubstituierten überrepräsentiert. In der Gruppe gegenwärtiger HRT fanden sich 59% mit früherer Pilleneinnahme, im Vergleich dazu nur 44% bei denen, die nie hormonsubstituiert waren.

Hinsichtlich der Dauer der Einnahme gaben 20% der Frauen 1–2 Jahre an, 23% 3–5 Jahre und jede vierte mehr als 5 Jahre. Kürzere Einnahmefristen von weniger als einem Jahr fanden sich bei 21% der Interviewten.

Eine internationale Marktanalyse, die wir mit Hilfe der Schering Deutschland GmbH, Market Research, durchführen konnten [8], konnte folgende Zusammenhänge aufklären:

Berechnet man die Akzeptanz der Hormonsubstitution auf der Basis der über die Apotheken abgegebenen Präparate und bezieht dies auf die Altersgruppe der 45- bis 64jährigen, so ergibt sich für das Jahr 1988 in den alten Bundesländern eine Akzeptanz von 13,1%, für 1991 in Gesamt-Deutschland eine von 22,5%, die sich dann über 1994 mit 31,1% bis 1997 mit 31,8% steigerte. Dabei haben 1988 68,8% der Frauen die reine Östrogensubstitution bevorzugt und 29,2% eine sequentielle Kombination mit Gestagenen sowie 2% eine kontinuierliche Östrogen-Gestagen-Kombination. Bis 1997 haben sich diese Therapieschemata erheblich gewandelt mit nunmehr einer Dominanz der sequentiellen Therapie von 46,3% und der kontinuierlich-kombinierten mit 11,6% gegenüber verbliebenen 42,1% für die Östrogenmonotherapie. Dabei war die orale Applikationsform von 67% im Jahre 1988 auf 77,6% im Jahr 1997 angestiegen bei etwa konstanten 18% transdermaler Anwendung und deutlich sich rückentwickelnder Marktanteile der injizierbaren Präparate von 14,2 auf 4,4%. Unter den zur Kombinationsbehandlung genutzten Gestagenen befinden sich in $^1/_3$ der Fälle Norethisteron und in jeweils $^1/_4$ Medrogeston und Levonorgestrel, während auf der anderen Seite Desogestrel und Cyproteronazetat auf einem Niveau von etwa 5% schwanken.

Indikationen für eine symptomatische Hormonbehandlung

Therapie von Symptomen

Vasomotorische Symptome

Hitzewallungen und Schweißausbrüche, die wir in unserer europäischen Population bei 50–75% aller peri- und postmenopausalen Frauen beobachten konnten, gelten als Indikation für eine Hormonsubstitution. Zu den unspezifischen Beschwerden gehören Schlafstörungen, Agitation, Nervosität, Stimmungsschwankungen, Ängstlichkeit, Reizbarkeit, Gedächtnisschwäche und nachlassende Konzentrationsfähigkeit, Müdigkeit, Libidoverlust, Kopfschmerzen sowie Muskel- und Gelenkbeschwerden. Nach Östrogenanwendung schlafen Frauen besser, und die genannten Beschwerden werden erfolgreich zurückgedrängt. Außer der Anwendung von konjugierten Östrogenen oder natürlichen Östrogenpräparaten mit Estradiol oder Estradiolvalerat stehen auch Progestogene zur Verfügung (z.B. MPA 2,5–10 mg, Dydrogesteron 10 mg u.a.), dann Tibolone 2,5 mg/Tag kontinuierlich mit einem deutlichen Effekt auf vasomotorische Symptome; SERMs vom Typ des Tamoxifen oder in der zweiten Generation als Raloxifen sind nicht wirksam und können im Gegenteil dosisabhängig Hitzewallungen und Schweißausbrüche induzieren.

Urogenitale Atrophie

Durch die Alterung des urogenitalen Systems bedingt, beobachten wir eine Trockenheit der Vagina, den vulvovaginalen Pruritus, die Colpitis senilis, die Dyspareunie, postkoitale Blutungen und den vaginalen Prolaps, auf seiten der Miktion die Dysurie, Pollakisurie, Nykturie, die Urge- und Streßinkontinenz sowie rezidivierende Harnwegsinfekte. Eine Östrogenbehandlung reduziert die Häufigkeit urogenitaler Infektionen und von Inkontinenzepisoden älterer Frauen deutlich; Beeinflussung der Vaginalflora und Wiederherstellung der atrophischen Mukosa sind innerhalb Wochen zu erwarten, eine Beeinflussung des bindegewebigen Turgors und der Mikrozirkulation eher langfristig.

Effekte werden gesehen über eine vaginale Anwendung eines Estradiol-Vaginalringes (7,5 µg Estradiol/24 h für 3 Monate) oder von Vaginaltabletten mit 25 µg 17β-Estradiol; darüber hinaus über Estriol-Vaginaltabletten (0,5 mg/Tbl.), Vaginalcremes (0,1%) oder Dienestrol-Vaginalcremes (0,01%), transdermal über ein Pflaster mit 12,5 µg 17β-Estradiol oder oral mit Estrioltabletten (0,25 mg; 1 mg; 2 mg) oder standardisierte systemische HRT [4].

Die empirische Grundlage für eine Beeinflussung der Harninkontinenz durch Östrogene bleibt kontrovers. Es sind jedoch eindeutige Östrogenwirkungen gegenüber Plazebo auf alle Typen der Inkontinenz nachgewiesen worden. Eine Verbesserung des urethralen Druckprofils bei Streßinkontinenz kann bereits nach 4–6 Wochen einer Östrogenbehandlung beobachtet werden. Wenn einmal ein solcher Erfolg eingetreten ist, sollte die Therapie langfristig fortgeführt werden. Zusätzliche alpha-adrenerge Pharmaka in Verbindung mit Östrogenen können zu einer weiteren Verbesserung der Streßinkontinenz führen.

Perimenopausale Blutungsstörungen

Nur 5% aller Frauen haben bis zum Zeitpunkt der Menopause einen regelmäßigen Zyklus. Irreguläre Blutungsepisoden im Sinne von Zyklusstörungen wie Polymenorrhö, Oligomenorrhö, amenorrhöische Episoden und Metrorrhagien sowie Blutungsstörungen wie Menorrhagien, intermenstruelles Spotting und Durchbruchsblutungen sowie Kontaktblutungen veranlassen zur Abklärung. Unter den organischen Ursachen abnormer perimenopausaler Blutungen finden sich neben den gutartigen und bösartigen Erkrankungen des Genitaltraktes schwangerschaftsbedingte Blutungsstörungen, systemische Erkrankungen der Nebenniere, der Schilddrüse, der Leber oder der Nieren, Blutungsübel wie bei der Von-Willebrand-Erkrankung, Defekten im Gerinnungssystem, Leukämien und Thrombozytopenien und medikamentenabhängige oder iatrogene Störungen von der Behandlung mit Antikoagulanzien und der Steroidtherapie bis zu Antiepileptika und zur Hämodialyse. Unabhängig von der spezifischen Therapie dieser Blutungsursachen bleibt für die dysfunktionellen Blutungsstörungen die Behandlung mit oralen Kontrazeptiva der dritten Generation, dem gezielten Einsatz von Progestogenen in der Lutealphase oder kontinuierlich, der Behandlung mit Prostaglandinsyntheseinhibitoren wie Mefenaminsäure, Naproxen, Ibuprofen oder Dichlorfenac, mit Antifibrinolytika vom Typ der Tranexaminsäure, mit Danazol, GnRH-Analoga oder eines progestogenbeladenen IUDs vom Typ des Mirena. Eine Östrogen-Gestagen-Substitution in dem Übergangsalter bevorzugt den sequentiellen Modus; dabei reduziert eine mindestens 12tägige Gestagenapplikation das Risiko der Endometriumhyperplasie unter 1% und das östrogenabhängig erhöhte Endometriumkarzinomrisiko weitgehend auf das Ausgangsrisiko.

Andere klimakterische Beschwerden

Das Übergangsalter, aber nicht notwendigerweise das Klimakterium, ist assoziiert mit einer Vielfalt physiologischer und psychologischer Symptome, die das allgemeine Wohlbefinden der Frauen beeinflussen. Zu diesen Faktoren gehört unabhängig vom Menopausestatus der Alterungsprozeß, die äußeren Lebensumstände, Partnerschaft und das berufliche Umfeld. Die soziale Bindung des Menschen wird durch solche zusätzlichen Faktoren erheblich beeinflußt.

Depression und dysphorische Verstimmungszustände werden immer wieder als östrogenabhängig zitiert. Der von Östrogenen abhängige Tryptophan- und Katecholaminstoffwechsel weist in der Tat auf solche Zusammenhänge hin. Echte Depressionszustände werden jedoch in langfristigen Verlaufsuntersuchungen auf Veranlagungen zurückgeführt, die bereits vor der Perimenopause erkennbar sind. Eine Hormonsubstitution wird nicht selten von einer Verbesserung der Stimmungslage auch bei vorher symptomlosen Frauen begleitet. Der Begriff des „zentralen tonischen Effektes" der Östrogene hat sich hierfür eingebürgert.

Typische Gelenk- und Muskelbeschwerden sind keine seltenen Begleitumstände im klimakterischen Alter. Die Gelenke zeigen gewöhnlich keine röntgendiagnostischen Abnormalitäten.

Häufig sind diese Beschwerden mit einem allgemeinen hohen Niveau an körperlicher und psychischer Belastung gekoppelt. Es gibt wenige Untersuchungen über den Einfluß der Östrogene auf die Arthralgie. In unkontrollierten Studien bestritten diese Symptome in 23% der Fälle innerhalb von 12 Wochen nach Beginn einer HRT, Verbesserungen werden in 48% beobachtet, wohingegen in 29% der Fälle kein Einfluß erkennbar ist.

Auch atrophische Erscheinungen der Haut und an den mukokutanen Übergängen wie Mund und Auge können durch Östrogene günstig beeinflußt werden. Hierzu gehört neben der Abnahme der Hautdicke und -elastizität auch eine Beeinflussung von Zuständen wie trockener Mund, Zungenbrennen oder Geschmacksstörungen bis zur Keratoconjunctivitis sicca. Die Dystrophie der Vulva ist keine Indikation für HRT. Hier haben sich 2%tige Testosteronsalben besonders bewährt.

Hormonelle Prävention

Primär und sekundär bei KHK

Epidemiologische Untersuchungen des letzten Jahrzehntes ergeben eindeutige Zusammenhänge zwischen Postmenopause oder Ovarektomie in der Prämenopause mit einem erhöhten Risiko einer kardiovaskulären Erkrankung und der Osteoporose.

Es gibt heute eindeutige experimentelle Belege für günstige Effekte einer Hormonsubstitution auf kardiovaskuläre Erkrankungen. Dies betrifft sowohl den Lipid- und Lipoproteinstoffwechsel, den Homozysteinstoffwechsel, die myokardiale Funktion wie auch die Interaktionen des 17β-Estradiols mit der arteriellen Gefäßwand.

Populationsstudien haben eine Konkordanz mit einem Nutzen der Östrogene in der primären Prävention sowohl für aktuelle als auch frühere HRT-Nutzer gegenüber Nichtnutzern nachweisen können; die Absenkung des koronaren Herzerkrankungsrisikos beträgt zwischen 35 und 50%; der Effekt ist bei gegenwärtigen Nutzern stärker ausgeprägt. Die Mortalität von Frauen mit angiographisch nachgewiesener Koronararterienerkrankung ist bei postmenopausaler Östrogenanwendung ebenfalls herabgesetzt; dies spricht für den sekundären präventiven Effekt der HRT [2]. Die überwiegende Zahl klinischer Studien stützt sich auf den Einsatz konjugierter Östrogene. Die Kombination mit Gestagenen ist nicht gleich gut dokumentiert; es gibt jedoch viele Hinweise, daß die Risikoabsenkung sich ähnlich verhält wie unter reiner Östrogentherapie. Dementsprechend bestehen genügend Erfahrungen für den Einsatz der Hormonsubstitution bei kardiovaskulären Erkrankungen im primär und sekundär präventiven Sinne [1].

Primär und sekundär bei Osteoporose

Eine Östrogenbehandlung kann den durch den Östrogenmangel bedingten Knochenmasseverlust sowohl bei bilateral ovarektomierten jungen Frauen als auch in der Peri- und Postmenopause verhindern. Die außerordentlich umfangreiche Literatur mit retrospektiven und prospektiven Untersuchungen zeigt eindeutig, daß die Östrogenbehandlung die Häufigkeit nachfolgender osteoporoseabhängiger Frakturen nach mindestens 5jähriger Anwendung um etwa 30–60% absenkt. Progestogene, insbesondere 19-Nortestosteron-Abkömmlinge, haben einen zusätzlichen östrogenunabhängigen Effekt auf die Knochendichte im Sinne einer Förderung des Knochenanbaus [5]. In-vitro-Studien ergaben für Progesteron einen anregenden Effekt auf die Proliferation normaler menschlicher Osteoblasten über deren Rezeptoren, während Estradiol die Differenzierung induziert. Therapeutische Alternativen sind durch die Bisphosphonate Alendronat und Risedronat gegeben sowie als SERM der zweiten Generation durch das Raloxifen.

Bei bestehender Osteoporose haben kurzfristige amerikanische und europäische Untersuchungen Hinweise auf eine Absenkung der

Frakturinzidenz durch Östrogen oder kombinierte Östrogen-Progestogen-Behandlung ergeben. Langfristige Studien werden z.Z. durchgeführt. Als therapeutische Optionen, die auch von der FDE mit dem Ziel der Abnahme der Frakturrate empfohlen werden, gelten Östrogene, Alendronat, Kalzitonin und Raloxifen. Kalzium ist nur bei Kalziummangel wirksam, der Effekt der Fluoride auf die Knochenfestigkeit ist nicht gesichert.

Als Beispiel für die primäre Prävention der Osteoporose gelten junge Frauen, die eine normale Knochenspitzenmasse infolge inadäquater Östrogensekretion nicht erreichen (Amenorrhö, schwere Oligomenorrhö, Turner-Syndrom). Für die sekundäre Prävention gelten als besondere Beispiele Frauen mit erhöhtem Osteoporosefrakturrisiko nach prämaturer Menopause (Operationsfolge, Chemotherapie, Radiatio, prämatures Ovarialversagen) oder Frauen mit einer Knochenmasse >1 SD unterhalb des Niveaus junger Erwachsener unabhängig von der Meßtechnik und der Lokalisation; als Beispiel für tertiäre Prävention gelten Frauen, die bereits osteoporosebedingte Frakturen gehabt haben, wobei hier auch therapeutische Alternativen oder die Kombination in Betracht gezogen werden, besonders die von Östrogenen und Bisphosphonaten.

Effekte im zentralen Nervensystem

Während des reproduktiven Lebens findet sich bei Frauen eine stärkere zerebrale Blutzirkulation als bei Männern; dieses Verhältnis ebnet sich nach der Menopause wieder ein. Soweit bisher nachgewiesen, können Östrogene die zerebrale Vaskularisation nach der Menopause wieder deutlich verbessern; aus diesem Grunde spielen sie unabhängig von dem direkten kardiovaskulären Effekt eine Rolle hinsichtlich der Prävention und Behandlung einer vaskulären Demenz.

Etwa 20 Studien weltweit haben den Einfluß der Östrogene auf den Schlaganfall bei Frauen untersucht. Diese Studien korrigieren das Risiko nach Alter, systolischem Blutdruck, Diabetes und Rauchgewohnheiten. In den besser kontrollierten Studien ist eine Absenkung des Schlaganfallrisikos um etwa 20% nach 5- bis 10jähriger Östrogenanwendung errechnet worden.

Die kognitive Funktion älterer Frauen wurde in einem prospektiven Design nach chirurgischer oder natürlicher Menopause untersucht; Barbara Sherwin [9] hat einen deutlichen Effekt in mehreren Testsituationen auf Gedächtnis und logische Gedankenführung nach Östrogeneinnahme gegenüber Plazebo nachgewiesen. Bei bestehender zerebrovaskulärer Erkrankung mit transienten ischämischen Attacken führt die Östrogeneinnahme zu einer Verbesserung des zerebralen Blutflusses und zu besseren Scores in kognitiven Testbatterien.

Als Beispiel der degenerativen zerebralen Alterserkrankung hat der Morbus Alzheimer einen enormen Impact auf die Lebensqualität. Nach dem 65. Lebensjahr verdoppelt sich die Inzidenz der Alzheimer-Erkrankung bei Frauen alle 5 Jahre. Unter den 85jährigen älteren Frauen sind bis zu 50% von der Altersdemenz betroffen. Grundsätzlich sind Frauen doppelt so häufig betroffen wie Männer. Östrogene schützen Neurone gegen den oxidativen Zellschaden und beeinflussen die neuronale Integrität auch über Reparatursignale an Nerven-Wachstumsfaktoren. Östrogene können die neuronale Funktion durch Modulation entweder des Neurotransmittersystems oder der Glukoseutilisation beeinflussen. Östrogene reduzieren auch die Serumspiegel des Amyloidpräcursors Apolipoprotein E, der die Ablagerung von Beta-Proteinen in den senilen Plaques bei Morbus Alzheimer beschleunigt. Der präventive Effekt der Östrogene auf die klinische Manifestation des Morbus Alzheimer ist in mehreren Studien dokumentiert worden. Insbesondere haben Tang et al. [10] in einer Feldstudie an 11024 Frauen nachgewiesen, daß das Alter der Alzheimer-Erkrankung bereits nach weniger als einjährigem Östrogengebrauch verzögert wurde, nach längerem Gebrauch noch deutlicher mit einer Absenkung des relativen

Risikos auf 5,8% im Vergleich zu 16,3% bei unbehandelten Kontrollen. Kawas et al. [3] haben unter 472 postmenopausalen Frauen in einem Follow-up über 16 Jahre das relative Alzheimer-Erkrankungsrisiko bei Östrogenbenutzerinnen auf über die Hälfte absenken können (RR 0,46).

Kontraindikationen für die Hormonsubstitution

Die Vorgeschichte eines Endometriumkarzinoms und ein ausbehandeltes Endometriumkarzinom werden traditionell als Kontraindikationen der Östrogenbehandlung angesehen unter der Annahme, daß Mikrometastasen durch Östrogen stimuliert werden könnten und damit eine Aktivierung und Akzeleration oder ein Rezidiv resultieren. Es gibt jedoch wenige Literaturhinweise, die eine solche Überzeugung unterstützen. Eine geringe Zahl nichtrandomisierter retrospektiver Studien weist auf das geringe Rezidivrisiko bei postmenopausaler Hormonsubstitution zumindest in Gegenwart eines Endometriumkarzinoms der Stadien I und II hin. Das amerikanische College of Obstetricians and Gynecologists wie auch die Europäische Menopausegesellschaft haben in Konsensusbeschlüssen auf die Möglichkeit hingewiesen, bei Vorgeschichte eines Endometriumkarzinoms oder nach ausbehandeltem Endometriumkarzinom in ausgewählten Fällen und bei Einverständnis der Betroffenen eine Substitution durchzuführen. Hierbei sollte eine Kombination mit Progestogenen, vorzugsweise in kontinuierlichem Modus, durchgeführt werden.

Unter dem Einfluß der Östrogene wird die Proliferation von In-situ-Tumoren der Mamma gefördert, während dies offenbar nicht für invasiv wachsende Tumoren gilt. Deshalb gilt die Vorgeschichte eines Mammakarzinoms und der Zustand nach ausbehandeltem Mammakarzinom ebenfalls grundsätzlich als Kontraindikation. Diese Regel kann jedoch gebrochen werden bei Gründen von besonderer Bedeutung wie schwerwiegende Menopausesymptomatik, Osteoporose und kardiovaskuläre Risiken. Auch hier gilt die Absicherung einer regelmäßigen Vorsorgeuntersuchung und des Patienteneinverständnisses.

Tumorbedingte Kontraindikationen gelten heute als Anzeigen für die adjuvante Behandlung mit SERMs und Tamoxifen. Die Ergebnisse mit Raloxifen sind sehr vielversprechend, wird doch das Brustkrebsrisiko in europäischen und amerikanischen prospektiven Analysen innerhalb von 3 Jahren um 70% abgesenkt; eine Zulassung des Raloxifen für die Indikation Mammakarzinom besteht bisher nicht.

Frauen mit einer schweren Leberdysfunktion sollten nicht mit Substanzen behandelt werden, die spezifisch in der Leber verstoffwechselt werden. Sämtliche Einflüsse auf den Leberstoffwechsel sollten ausgeschaltet werden. Östrogene und Progestogene sind daher bei schwerer Leberdysfunktion zu vermeiden. Die transdermale Anwendung unter Umgehung der Leberpassage bietet sich ggf. als zu überprüfende Alternative an.

Eine Porphyrie, verursacht durch Enzymdefekte der Haem-Biosynthese, kann durch Östrogene advers beeinflußt werden. Die Interferenz der Östrogene mit dem Porphyrinstoffwechsel ist an die Aktivität der P-450-Cytochromoxidasen der Leber gebunden. Untersuchungen über nichtorale HRT-Anwendungen bei Porphyrie sind nicht bekannt.

Als spezielle Kontraindikation für Progestogene gelten die Meningiome wegen ihres hohen Anteils an Progesteronrezeptoren. Das Meningiomwachstum kann durch Antiprogestogene gebremst werden. Es gibt jedoch keine Kontraindikation für eine reine Östrogensubstitution. Östrogene sollten nur verschrieben werden, wenn die Situation sich langfristig stabilisiert hat ohne neuerliches Meningiomwachstum; und auch in dieser Situation sind Dosis und Dauer zu minimieren.

Lebensqualität im Alter und Hormonsubstitution

Nach dem 5. Lebensjahrzehnt erleben Frauen einen Verlust der Lebensqualität. Eines der bestetablierten Meßinstrumente für die Lebensqualität ist der SF-36 Health Survey, der generelle Gesundheitskonzepte beschreibt bezogen auf Alter, Erkrankung und Behandlungsgruppen. Dieser stellt eine psychometrisch gesicherte, kompakte und effiziente Meßmethode dar mit einem Bewertungssystem standardisierter Antworten. Der SF-36 wurde konstruiert für 8 wesentliche Gesundheitskonzepte, die jeweils 2-10 Aspekte berücksichtigen. Diese 8 sog. multi-item scales der SF-36 betreffen allgemeine und körperliche Gesundheit, körperlichen Schmerz, Vitalität, soziale und emotionale Funktionen sowie mentale Gesundheit. Die von uns entwickelte Menopause Rating Scale (MRS) stellt eine modernisierte Form des Kupperman-Index dar und übertrifft diesen in ihrer psychometrischen Qualität. Der mit Hilfe der MRS erfaßte Menopausestatus wurde in einer repräsentativen Wiederholungsuntersuchung in Bezug gesetzt zur SF-36 [7]. Die untersuchten Altersgruppen betreffen Frauen von 40-49 und 50-59 Jahren. Wir konnten einen Trend für eine geringere Lebensqualität bei älteren Frauen nachweisen, insbesondere im Segment der körperlichen Funktionen. Auf der anderen Seite wurden Vitalität, soziale und emotionale Funktionen sowie mentale Gesundheit nur sehr geringfügig durch das Alter beeinflußt. Beeinflussen menopausale Beschwerden die Lebensqualität? Zur Beantwortung dieser Frage haben wir die 3 Schweregrade menopausaler Beschwerden in der MRS in Beziehung gesetzt zu den SF-36-Scores. Es ergaben sich erstaunliche Unterschiede der Lebensqualität, abhängig vom Ausprägungsgrad menopausaler Beschwerden und im Vergleich zu den Altersgruppen [8]. Der Verlust an Lebensqualität ist am ausgeprägtesten in der Gruppe mit schweren menopausalen Symptomen, weniger ausgeprägt bei moderaten und am geringsten erkennbar bei leichten MRS-Scores. Diese Unterschiede sind am deutlichsten erkennbar bei den SF-36-Konzepten körperliche Gesundheit, körperlicher Schmerz, Vitalität und soziale und emotionale Funktion.

Mit dieser Untersuchung wird erstmals der Beweis geführt für eine Abhängigkeit der Lebensqualität vom Ausprägungsgrad menopausaler Symptome. In dem Maße, in dem Östrogene menopausale Beschwerden zügeln, erhöhen sie zugleich die Lebensqualität der alternden Frau.

Literatur

1. Grodstein F, Stampfer MJ, Colditz GA, Willett WC, Manson JE, Jaffe M et al. (1997) Postmenopausal hormone therapy and mortality. N Engl J Med 336:1769-1775
2. Herrington DM, Fong J, Sempos CT et al. (1998) Comparison of the HERS cohort with women with coronary disease from the NHANES III Survey. Am Heart J 136:115-124
3. Kawas C, Resnick S, Morrison A et al. (1997) A prospective study of estrogen replacement therapy and the risk of developing Alzheimer's disease: the Baltimore Longitudinal Study of Aging. Neurology 48:1517-1521
4. Kenemans P, Barentsen R, de Weijer P (1996) Practical HRT. Medical Forum International, 2. Ausgabe. P. O. Box 655, Zeist, Niederlande
5. Pors Nielsen S, Bärenholdt O, Hermansen F, Munk-Jensen N (1994) Magnitude of pattern of skeletal response to long-term continuous and cyclic sequential estrogen/progestin treatment. Br J Obstet Gynaecol 101:319-324
6. Schneider HPG, Dören M (1996) Traits for long-term acceptance of hormone replacement therapy - results of a representative German survey. Eur Menopause J 3 (Suppl 2):94-98
7. Schneider HPG, Heinemann LAJ, Rosemeier H-P, Potthoff P, Behre HM (1999) The Menopause Rating Scale (MRS): Stability of scores of menopausal complaints. Climacteric, submitted
8. Schneider HPG (1999) General aspects of world-wide HRT use. Springer, Berlin Heidelberg New York, in press
9. Sherwin BB (1994) Estrogenic effects on memory in women. Ann NY Acad Sci 734:213-230
10. Tang MX, Jacobs D, Stern Y et al. (1996) Effect of estrogen during menopause on risk and age at onset of Alzheimer's disease. Lancet 348:429-432

Sport und Hormone

P. Schmidt-Rhode, P. Biel

MERKE:

- In der juvenilen Phase sollte bei exzessiver sportlicher Betätigung auf eine ausreichende Östrogenisierung geachtet werden (Peak-Bone-Density).
- Die Hormonsubstitution bei Hypoöstrogenämie kann in Form einer Mikropille, bzw. durch natürliche oder konjugierte Hormone mit sequentiellem Gestagenzusatz erfolgen.
- Sportliche Betätigung kann in der Krebstherapie (z. B. Mammakarzinom) einen aktiven Beitrag zur Gesundung und Vermeidung einer Rezidivsituation leisten.

Das Thema in seiner kurzen Formulierung täuscht leicht über die Vielschichtigkeit der enthaltenden Fragestellung hinweg. Wenn Churchill auf die Frage, welche besonderen Maßnahmen ihm ein hohes Lebensalter bei guter Gesundheit beschert hätten, antwortete „Defenitly no sports", brachte er damit nicht zum Ausdruck, daß er etwas gegen körperliche Betätigung hätte, sondern nur gegen übertriebene Belastung im Sinne des Leistungssports. Die englische Sprache ermöglicht die feine Differenzierung durch die Worte „sports" und „exercise". Diese subtile Unterscheidung trifft die sonst so differenzierte deutsche Sprache nicht. Deshalb muß man darauf hinweisen, daß sich unter dem Begriff „Sport" im Sinne des Themas einerseits die Problematik des Leistungssports verbirgt, andererseits durchaus aber auch sportliche Betätigungen wie die des Breitensportes mit einer hohen Variabilität von Belastung. Weiterhin muß unterschieden werden zwischen Sport für gesunde Menschen zur Gesunderhaltung und Verbesserung der Fitness und Sport für kranke Menschen, um durch derartige Betätigung einen Beitrag zur Gesundung oder zur körperlichen Stabilisierung zu leisten.

Auch die Thematik der Hormone ist sehr komplex. Unter dem Gesichtspunkt der sportlichen Aktivität betrifft sie nicht nur die Regelkreise der generativen Funktion, sondern ebenso die Ebene der Nebennierenrinde, der Schilddrüse sowie die Vielzahl der auf Organebene funktionierenden Regelkreise, die da zunächst im Gehirn primär in ihrer Funktion erkannt als Neurotransmitter bezeichnet werden. Darüber hinaus sind die Hormone des generativen Regelkreises der Frau gekennzeichnet durch verschiedene endokrine Phasen wie Menarche und juvenile Zyklusphase, Geschlechtsreife und stabile Zyklusphase, Perimenopause, Postmenopause und Senium, die ihrerseits völlig unterschiedliche Bedeutung für die Abläufe beispielsweise des Stoffwechsels und der Psyche haben. In der Geschlechtsreife ist die hormonelle Kontrazeption in Diskussion, einen positiven oder negativen Einfluß auf die Karzinogenese gynäkologischer Malignome einschließlich des Mammakarzinoms zu haben.

In der Postmenopause kann eine hormonelle Substitutionstherapie Herz-Kreislauf-Erkrankungen und eine Osteoporose verhindern, dafür ist unklar, ob sie die Rate der Mammakarzinominzidenz erhöht. Bezüglich einer hormonellen Substitutionstherapie bei Patientinnen, die an einem Mammakarzinom erkrankt sind, ist die Datenlage ebenfalls unklar.

Schaut man sich nun die Literatur zu dem gestellten Thema an, so findet man überwiegend sportmedizinische Publikationen, die sich mit hormonellen Veränderungen bei Leistungssportlerinnen beschäftigen. Publikationen aus unserem Fach untersuchen Fragestellungen zu den Hormonen, berücksichtigen die Problematik der sportlichen Betätigung bei ihren Untersuchungen aber überhaupt nicht. Insofern fehlt hier, und dies mag eine Perspektive für die Zukunft sein, ein Bereich der Kongruenz beider Forschungsgebiete. Diese Möglichkeit wird nach meiner Auffassung durch die sich seit einiger Zeit etablierende wissenschaftliche Richtung der „Lebensqualitätsforschung" gegeben. In der Bundesrepublik Deutschland und anderen westlichen Industrienationen hat es in den letzten 10–20 Jahren geradezu einen euphorischen Aufschwung sportlicher Betätigung in allen Bereichen gegeben unter der Argumentation, durch Fitness bessere Lebensbedingungen für sich zu schaffen, also Lebensqualität. Der gleichen Argumentation bedient sich die Gynäkologie bei der Anwendung der Substitutionstherapie, nämlich durch die Behebung klimakterischer Beschwerden und die Vorsorge von Herz-Kreislauf-Erkrankung bzw. einer Osteoporose eine Verbesserung der Lebensqualität zu erreichen.

Der Begriff der Lebensqualität sollte jedoch nicht einer eindimensionalen medizinischen Betrachtungsweise unterliegen. Lebensqualität stellt ein multidimensionales Konzept dar, das die subjektive Bewertung körperlichen, seelischen und sozialen Erlebens als Kernpunkt des Prozesses begreift (Konsensuskonferenz Heidelberg 1990). Lebensqualität ist im wesentlichen durch 3 Dimensionen bestimmt:

- die somatische Dimension,
- die psychische Dimension und
- die soziale Dimension.

Abbildung 1 beschreibt beispielhaft die Folgen der Mammakarzinomerkrankung für die Lebensqualität. Die somatische Dimension wird charakterisiert durch das *Impairment* und die *Disability*. Das *Handicap* beschreibt die psychische Dimension (Punkte A und C) sowie den sozialen Bereich (Punkte B und D).

Über die bereits genannten Hormone mit überwiegend generativer Funktion (Estradiol, FSH, LH) mit ihrem Impulsgenerator GnRH, dem Prolaktin sowie den Nebennierenrinden- und den Schilddrüsenhormonen sind im weiblichen Endokrinium weitere Hormone wie das Melatonin und die Katecholöstrogene von Interesse.

Das *Melatonin*, Hauptsekretionsprodukt der Epiphyse, ist ein Zwischenprodukt des zentralen Tryptophan-Serotonin-Metabolismus. Es unterliegt einer zirkadianen Rhythmik und beeinflußt den GnRH-Pulsgenerator. Dieser Mechanismus bedingt beispielsweise bei Stewardessen im internationalen Flugverkehr, die sehr häufig wechselnde Zeitzonen überfliegen, die ausgeprägten Zyklusstörungen bis hin zur Amenorrhö.

Bei den *Katecholöstrogenen* ist nach vorliegenden Forschungsergebnissen insbesondere das 4-Hydroxiöstrogen von hohem Interesse. Epidemiologische Studien bei asiatischen und ostindischen Frauen, die bekanntlich ein sehr niedriges Brustkrebsrisiko haben, zeigen, daß die Urinausscheidung der nichtmethylierten Katecholöstrogene bei diesen Frauen um $^1/_3$ niedriger ist als in der niedrigsten Risikogruppe weißhäutiger Frauen. Weißhäutige Frauen mit hohem Brustkrebsrisiko haben 3mal höhere Katecholöstrogenurinspiegel als die eben genannte Niedrigrisikogruppe. In Tierversuchen konnte nachgewiesen werden, daß die Erhöhung der Turn-over-Rate von Estradiol zu 4-Hydroxiöstrogen die Inzidenz hormonell induzierter Tumoren deutlich steigerte.

Gleichzeitig konnte nachgewiesen werden, daß durch moderate sportliche Belastung zwar ein verstärkter Abbau des Estradiols zu 4-Hy-

Schaden (impairment)

Amputation
- Radikaloperation (mit Entfernung des großen und kleinen Brustmuskels)
- Teiloperation (mit Entfernung des kleinen Brustmuskels)
- Brustoperation (mit Erhaltung der Brustmuskeln)
- Brusterhaltend (nur Entfernung des Tumors oder des tumortragenden Segments bzw. Quadranten)

Aufbauplastik
- ca. 10 %

Lymphödem
- ca. 10-30 %

↓

Funktionelle Einschränkungen (disability)

- Bewegungseinschränkungen im Arm/Schulter-Bereich
- Haltungsabweichung
- Einschränkungen im Tragen von Lasten
- ADL
  - Ankleiden, Kämmen
  - Haushalt
  - Freizeit

↓

Soziale Auswirkungen (handicap)

A) Persönlicher Bereich
- Schlafstörungen
- Depressionen
- Angst
- Störungen des Körperbereichs
- Selbstwert
- Beeinträchtigung der Leistungsfähigkeit
- Sexuelle Identität

B) Beruflicher Bereich
- Berufswechsel/-versetzung
- Berentung

C) Familärer Bereich
- Qualität der Partnerbeziehung
- Sexuelle Probleme
- Scham und Schuldgefühle

D) Sozialer Bereich
- Abwehr von Freundschaften
- Vermeidungshaltung
- Kommunikationsstörungen
- Abnahme von sozialen und Freizeitaktivitäten
- Isolation

Abb. 1. Auswirkungen des Mammakarzinoms auf die Lebensqualität (nach der WHO-Klassifikation) über Behinderung. (Mod. nach Schüle 1980)

droxiöstrogen stattfindet, gleichzeitig aber die Methylierung ebenfalls deutlich erhöht ist, so daß insgesamt eine deutliche Reduktion des Östrogenangebotes stattfindet. Folgt man der These, daß eine Hyperöstrogenämie ursächlich mit einer Brustkrebserkrankung in Zusammenhang steht, ergeben sich durch diese Untersuchungen Argumente für die prophylaktische Qualität sportlicher Betätigung.

Ein weiteres zu diskutierendes hormonelles System ist das sog. „endogene Opoidsystem" (EPO, z.B. β-Endorphin, Leu-Eukephalin), das unter die sog. Neurotransmitter subsummiert wird. Das Vorkommen der Hormone des EOP-Systems sind aber nicht nur auf das ZNS begrenzt, sondern kommen ebenfalls in Strukturen wie der Plazenta, den Follikeln und den Epithelzellen des Genitaltraktes vor. Letztendlich handelt es sich um ein hochdifferenziertes System unterschiedlicher Substanzen mit offensichtlich vielfältigen Funktionen und einem hochdifferenzierten Komplex von Bindungsstrukturen (Rezeptoren). Die endgültige Bedeutung des endogenen Opoidsystems ist bis heute nicht absehbar. Es spielt jedoch eine Rolle im Bereich der Analgesie (warum Schmerz individuell unterschiedlich empfunden wird) sowie beispielsweise im Bereich des limbischen Systems, in dem überwiegend die Gefühlswelt des Menschen angesiedelt ist und letztendlich die Basis von Zufriedenheit, Glück und Unglück auf biochemischer Grundlage definiert wird.

Auch hier ist bekannt, daß durch sportliche Betätigung der β-Endorphinstoffwechsel maßgeblich beeinflußt wird, was sich einerseits in metabolischen Veränderungen (Glukosestoffwechsel) in Abhängigkeit vom Trainingszustand bemerkbar macht, andererseits aber auch zu deutlichen psychischen Phänomenen führt wie den häufig von Leistungssportlern beschriebenen „Peak" (Zwang zur Höchstleistung, um Zufriedenheit zu erlangen).

Aus sportmedizinischen Untersuchungen ist hinreichend bekannt, daß Leistungssport gehäuft mit Störungen im Ablauf des weiblichen Zyklus verbunden ist. Der Umfang der Störungsgrade steht in Korrelation zu den unterschiedlichen Belastungsformen verschiedener Sportarten und reicht von normalen Zyklen über Lutealinsuffizienzen und anovulatorischen Zyklen bis hin zur Amenorrhö. Insgesamt repräsentiert sich ein hypoöstrogener Zustand. Endokrin ist diese Situation trainingsabhängig sowohl durch eine Hyperprolaktinämie als auch durch eine hypogonadotrope Situation gekennzeichnet, wobei die quantitative Ausprägung bei amenorrhöischen Patientinnen am größten ist. Der hypogonadotrope Zustand ist

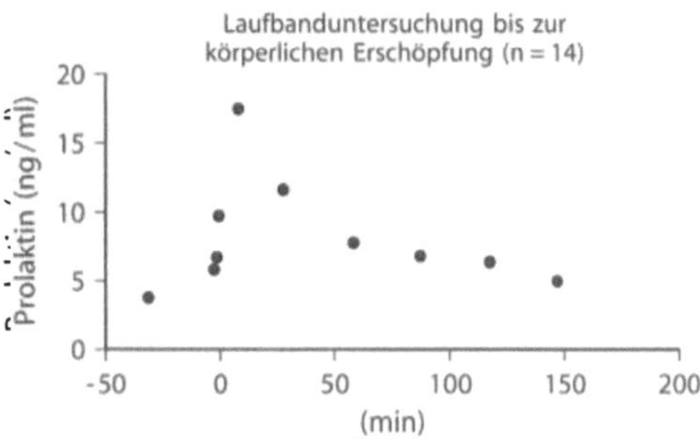

Abb. 2. Prolaktin unter standardisierter Belastung. (Nach Wurster et al. 1991)

einerseits durch die direkte körperliche Anstrengung bedingt, andererseits in einer zweiten Phase indirekt durch die hemmende Wirkung des Prolaktins, das exessiv erst nach der Belastung ansteigt (Post-exercise-Hyperprolaktinämie) (Abb. 2). Ausgelöst wird dieses Prolaktinprofil offensichtlich durch den Einfluß von Cortisol, Katecholaminen, aber auch von β-Endorphinen. Abhängig nicht nur von der Schwere, sondern auch der Dauer der Belastung kommt es zu einer langfristigen Supression sowohl der Steroid- als auch der Peptidhormonsekretion, wodurch Östrogen- und Gestagenkonzentrationen auf dem Niveau postmenopausaler Frauen resultieren und Gonadotropinspiegel, wie sie bei Frauen im Senium bekannt sind. Ähnliche Phänomene, wenn auch in geringerer Ausprägung, sind durch psychischen Streß auslösbar (Abb. 3).

Im Ausdauertraining kommt es in Abhängigkeit von der Belastung bei etwa 40% der Athletinnen zu einer Amenorrhoe (Abb. 4). Eine re-

(Nach 9 monatigem Training mit 30 Meilen und weiteren 5 Monaten Training mit 50 Meilen pro Woche)

(n = 15)	Ausgangswert	30 Meilen pro Woche	50 Meilen pro Woche
E2 (pg/ml)	70,6 ± 13,9	53,6 ± 8,7	33,6 ± 4,8
E1 (pg/dl)	52,6 ± 3,2	48,8 ± 2,8	44,7 ± 3,4
T (pg/dl)	242,0 ± 20,8	206,3 ± 20,8	222,5 ± 32,6
Freies T (%)	1,1 ± 0,1	1,2 ± 0,1	1,2 ± 0,1

Abb. 3. Hormonspiegel und Trainingszustand. (Nach Boyden et al. 1983)

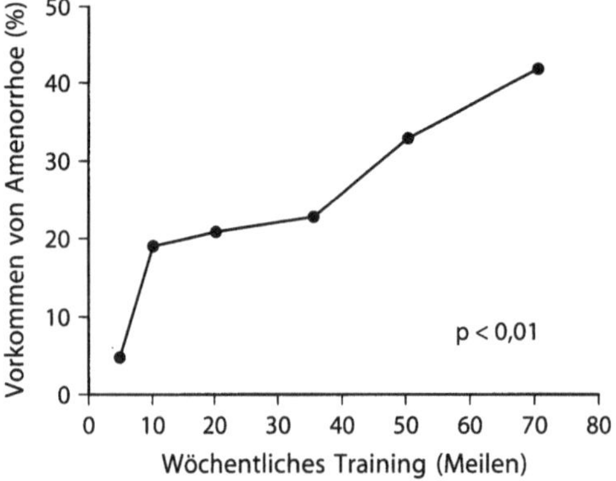

Abb. 4. Induktion von Zyklusstörungen durch Leistungssport. (Nach Feicht et al. 1983)

Zyklus \ E2 (pg/ml)	**<30***	30-70	>70
Regelmäßige Periode	**9**	14	14
Unregelmäßige Periode/Amenorrhoe	**23**	18	3
Gesamt	**32**	32	17

Abb. 5. Estradiol bei Leichtathletinnen mit unterschiedlicher Zyklusstabilität ohne hormonelle Kontrazeptiva (n = 81; * unterschreitet den für den Knochenerhalt notwendigen Spiegel). (Nach Wurster et al. 1991)

gelmäßige Menstruation bei verkürzter Lutealphase oder anovulatorischen Zyklen muß sich nicht in jedem Fall klinisch manifestieren, sondern kann letztendlich nur durch eine Hormonanalyse nachgewiesen werden (Abb. 5).

Von Interesse ist dieser Tatbestand dadurch, daß die Östrogene direkten Einfluß auf den Knochenmetabolismus ausüben, indem sie den Knochenaufbau stimulieren. Eine längerfristige Hypoöstrogenämie kann deshalb schon bei jungen Sportlerinnen zu einer sog. „juvenilen Osteoporose" führen. Als Mindestkonzentration zur Verhinderung eines Knochenabbaus wird ein Estradiolspiegel von 30 pg/ml angenommen.

Da in der heutigen Zeit bereits 5- und 6jährige Mädchen an den Leistungssport herangebracht werden, muß aus medizinischer Sicht schon frühzeitig eine endokrine Überwachung eingeleitet werden, damit eine ausreichende östrogene Versorgung, insbesondere auch in der Pubertät, für den Aufbau der Knochendichte gewährleistet ist. Zwischen dem 20. und 30. Lebensjahr wird die maximale Knochendichte (sog. Peak-Bone-Density) erreicht. Danach erfolgt ein stetiger Abfall der Knochenmasse von 0,5–1%/Jahr bis zum Erreichen der Menopause. Wenn in den frühen Jahren des Knochenaufbaus durch Östrogenmangel die Peak-Bone-Density deutlich unter den angesetzten Normwerten der Normalpopulation zurückbleiben, ist bereits bei jungen Frauen die Gefahr einer Osteoporose um ein Vielfaches gesteigert, weil bereits primär eine reduzierte Knochendichte vorliegt.

Bei Leistungssportlerinnen wurde bei Auftreten von Zyklusstörungen unabhängig vom Alter eine deutliche reduzierte Knochendichte gemessen. In den ersten Jahren betrug der Dichteverlust 4%/Jahr. Eine amerikanische Studie belegt, daß im amenorrhöischen Zustand ein kontinuierlicher Knochendichteverlust stattfand (Ermüdungsfrakturen z.B. bei Tennispielerinnen). Nach Einsetzen regelmäßiger Zyklen ließ sich wieder eine 6%ige Knochendichtezunahme feststellen, wobei die Normwerte nach 4 Jahren noch deutlich unter denen der Normalpopulation lagen.

Darüber hinaus ist bei amenorrhöischen Leistungssportlerinnen bekannt, daß durch die Hypoöstrogenämie die intestinale Kalziumresorption deutlich vermindert ist, was eine Erhöhung des täglichen Kalziumbedarfs notwendig macht.

Unter dem Gesichtspunkt des Knochenstoffwechsels wäre also die Grenze der maximalen sportlichen Belastung in dem Bereich anzusiedeln, in dem die Funktionsfähigkeit der ovariellen Steroidsynthese noch nicht beeinträchtigt ist.

Parallel zu den beschriebenen Einflüssen auf das generative System zeigt sich ebenfalls hormonbedingt (Cortisol, Adrenalin, POS) unter körperlicher Belastung eine deutliche Stimulation des Immunsystems, was sich an einem deutlichen Anstieg immunkompetenter zyto-

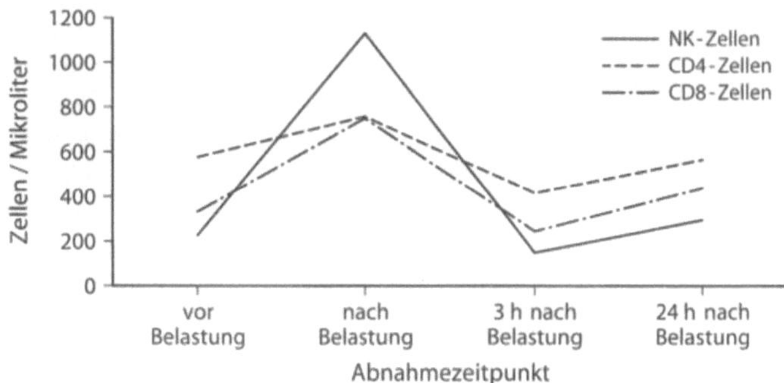

Abb. 6. Belastung und Immunsystem. Lymphozytenpopulation vor und nach 45minütiger intensiver Intervallbelastung. (Nach Baum 1993)

toxischer Zellen messen läßt. In der Erholungsphase kommt es dann zu einem deutlichen Abfall unter die ursprünglichen Ausgangswerte (post exercise decrease) was mit einer passageren Immunsuppression gleichzusetzen ist. Hierbei ist nicht nur die Anzahl der immunkompetenten Zellen vermindert, sondern auch deren Funktionalität (Abb. 6). Bei Leistungssportlern im Übertraining kann dieses immunsuppressive Phänomen kontinuierlich sein und führt zur deutlich vermehrter Infektanfälligkeit. In diesem Zusammenhang ist besonders langanhaltende, hochlaktizide Belastung mit nicht ausreichender Regeneration besonders ungünstig zu bewerten. Diese Tatbestände sind uns über die Medien von zahlreichen Leistungssportlerinnen, aber auch Sportlern, hinreichend bekannt (Ausfälle durch rezidivierende, komplizierte Virusinfekte, z.B. Tennisportlerinnen). Aus epidemiologischen Studien gibt es Hinweise dafür, daß es eine V-förmige Abhängigkeit zwischen körperlicher Aktivität und Immunsuppression (Infektion) gibt (Abb. 7).

Auf der anderen Seite liegen ausreichende Erfahrungen epidemiologischer Studien vor, die beweisen, daß moderater Ausdauersport durch Stimulation des Immunsystems signifikant die Infektrate im Verhältnis zu inaktiven Kontrollgruppen senkt. Hohe Trainingsumfänge sind dabei nicht erforderlich. Der Energierahmen, von dem man in diesem Zusammenhang spricht, umfaßt etwa 150–450 k/Tag. Dies entspricht in etwa einer Joggingdistanz von 2,5–6 km/Tag bzw. 15–25 km/Woche. Dabei sollte je nach Alter und Sportart eine mittlere Herzfrequenz zwischen 110 und 140 Schlägen/min nicht überschritten werden.

Bezüglich der eingangs gestellten Frage, inwieweit sportliche Betätigung zur Verhinderung maligner Erkrankungen, insbesondere des Brustkrebses oder aber nach erlittener und therapierter Krankheit, zur Gesundung bzw. Vermeidung eines Rezidivs beitragen kann, liegen bisher wenige endgültige Daten vor. Untersuchungen laufen zu dieser Problematik gerade an der Deutschen Sporthochschule in Köln sowie am Sportmedizinischen Institut in Hamburg. In einer von Blair et al. 1989 publizierten prospektiven Studie, in der die Leistungsfähigkeit mittels eines ergometrischen Fitnesstests bestimmt

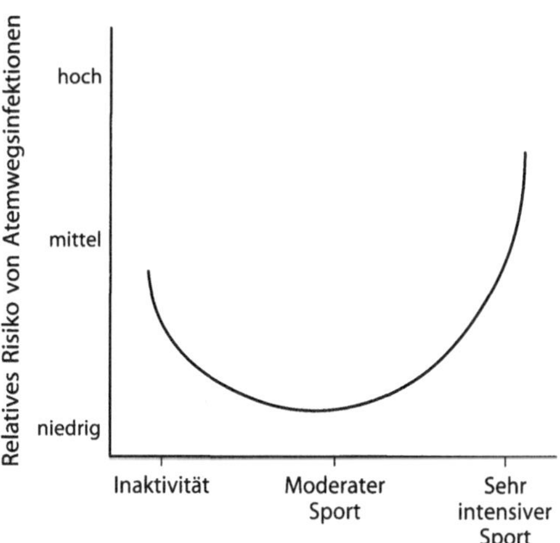

Abb. 7. Risiko des Auftretens von Infektionen (Atemwegsinfektion) bei verschiedenen körperlichen Belastungsstufen

Moderate Belastung im Tierversuch

- verzögert oder verhindert das Anwachsen experimenteller Tumoren
- hemmt das Größenwachstum von Tumoren signifikant
- reduziert den Metastasierungsprozeß beträchtlich

Abb. 8. Abhängigkeit des Tumorwachstums experimenteller Tumoren in Abhängigkeit von der Ausdauerbelastung auf dem Laufband im Tiermodell. (Mod. nach Uhlenbruck u. Order 1987)

wurde, traten Krebserkrankungen bei leistungsschwachen Probanden im Vergleich zu leistungsstarken 4mal häufiger auf.

Tierexperimentelle Untersuchungen mit Mäusemodellen von Uhlenbruck et al., in denen Tieren nach Überimpfung von Tumorzellen bestimmte meßbare Belastungen auf dem Laufband zugemutet wurden, zeigten eindeutig, daß bei moderater Belastung im Verhältnis zur Kontrollpopulation deutliche Benifite bzgl. der Tumorwachstumsrate und Metastasierungsrate auftraten (Abb. 8). Bei Überbelastung verlief die Erkrankung fulminanter.

Aus diesen Daten läßt sich ableiten, daß eine moderate sportliche Betätigung einen aktiven Beitrag in der Behandlung maligner Erkrankungen, insbesondere des Brustkrebses, leisten kann. In diesem Zusammenhang möchte ich auf das schon seit Jahren bestehende Projekt „Sport in der Brustkrebsnachsorge" hinweisen, das von den jeweiligen Landeskrebsgesellschaften mit dem zuständigen Landessportbund organisiert wird und die Etablierung von Nachsorgesportgruppen am Wohnort zum Ziel hat (Abb. 9). Die Elemente der gewünschten sportlichen Betätigung stellen in erster Linie Gymnastik und Spiel dar und sind mit dem Begriff „Sport in der Brustkrebsnachsorge" etwas hart umschrieben. Erst in zweiter Linie ist nach Durchschreiten der ersten Stufe an ein moderates Ausdauertraining gedacht (Abb. 10). Während Gymnastik und Spiel sich vorwiegend über funktionelle und psychosoziale Effekte positiv auf das Immunsystem auswirken (Glücksgefühl: endokrin vermittelt durch Endorphine), geht man beim Ausdauertraining von komplexeren gesundheitsfördernden und fitnesstabilisierenden Effekten aus. Neben dem Training des Herz-Kreislauf-Systems soll ggf. eine sportbedingte Umstellung auf gesündere Ernährungsweise sowie eine psychische Stabilisierung erreicht werden, die zu einer harmonischen Ausgeglichenheit zwischen Körper und Geist (vermehrte Hirndurchblutung) und Seele führt, wobei eine gewisse Zufriedenheit den Menschen aufgeschlossener

Ziele
Gesundheitsaspekte
Verbesserung / Beseitigung funktioneller Einschränkungen
Verbesserung der Herz-Kreislauf-Belastung
Haltungs- und Koordinationsschulung
Finden eines neuen Körperschemas
Entspannungstechniken
Atemübungen
Sport in der Krebs-nachsorge
Geselligkeitsaspekte
Gruppendynamische Prozesse
Spaß, Freude und Erleben
Kommunikation
Interaktion
Rhythmik und Tanz
Gemeinsame Spiele
Partnerübungen
Psycho-soziale Aspekte
Aufhebung der Isolation
Angstabbau, Erfahrungsaustausch
Positives Erleben der eigenen Körperlichkeit
Gewinnung neuen Selbstvertrauens
Hilfe zur Selbsthilfe
Stammtisch
Gemeinsame Unternehmungen

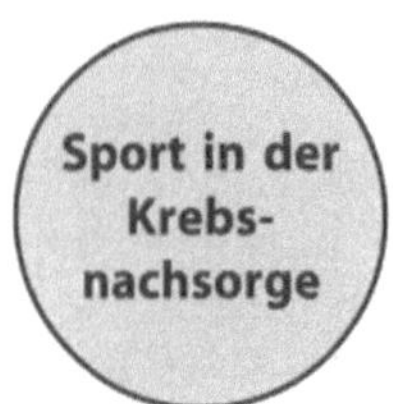

Abb. 9. Sport in der Krebsnachsorge. (Mod. nach Reinhardt 1990)

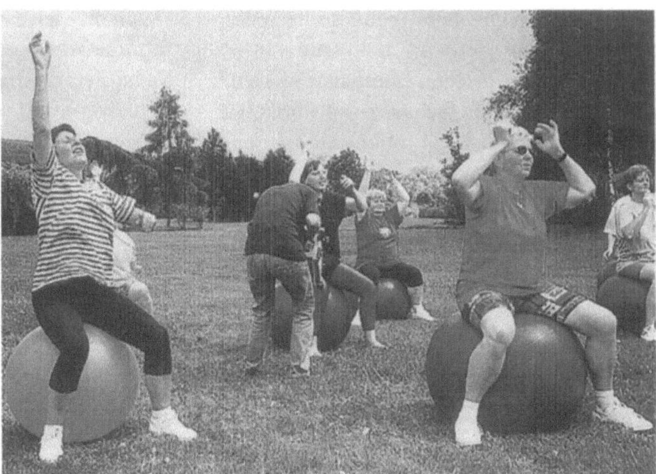

Abb. 10. Beispiel sportlicher Betätigung (Spiel und gymnastische Übungen im Rahmen des Projektes „Sport in der Brustkrebsnachsorge")

für kreative Leistungen und Glücksempfindungen in anderen Bereichen des Lebens macht (Endorphine s. o.) (Uhlenbruck 1994).

Die Thematik „Sport und Hormone" läßt sich somit für die Gynäkologie als ein gesamtmedizinischer Ansatz unter dem Gesichtspunkt „Lebensqualität" subsummieren, wie eingangs des Artikels beschrieben und in der Abb. 1 exemplarisch am „Sport in der Krebsnachsorge" dargestellt. Extreme sportliche Belastung auf dem Weg zum Leistungssport beeinträchtigen das weibliche Endokrinium negativ mit erheblichen psychischen und körperlichen Folgen. Gleichermaßen parallel zu diesen Veränderungen ergeben sich Immundefizienzen. Im Gegensatz dazu ist eine moderate sportliche Betätigung von nachgewiesenem positivem Einfluß auf die Gesamtabläufe im weiblichen Körper.

Wesentliche Elemente der neuen Forschungsrichtung der Lebensqualität sollten in die gynäkologische Forschung integriert werden, um den durch die gesellschaftlichen Veränderungsprozesse bedingten stetigen neuen Aspekten unseres Faches auch in Zukunft adäquat begegnen zu können.

Praktische Hinweise für die gynäkologische Praxis, die sich aus den Ausführungen ergeben:

1. Bei der Erhebung der Anamnese im Rahmen der gynäkologischen Untersuchung sollte zumindest bei vorhandenen Zyklusstörungen nach psychischen oder somatischen Streßfaktoren (Sport) gefragt werden. Im Falle erheblicher sportlicher Betätigung können hier negative Folgezustände diagnostiziert und therapiert werden (ggf. läßt sich durch minimale Änderung des Trainingsprogrammes eine hormonelle Dysregulation korrigieren).
2. Insbesondere wenn bei jungen Mädchen vor, in oder nach der Pubertät eine exzessive sportliche Betätigung bekannt ist, sollte unter dem Gesichtspunkt der Peak-Bone-Density auf eine ausreichende Östrogenesierung geachtet werden. Hier wird die Zyklusanamnese allein nicht ausreichen, sondern zusätzliche hormonelle Analysen werden notwendig sein.
3. Im Fall einer hypoöstrogenen Situation sollte eine Hormonsubstitution erfolgen, wobei neben der Mikropille natürliche Östrogene (2–4 mg) oder konjugierte Östrogene (0,612 mg) jeweils mit sequenziellem Gestagenzusatz zum Einsatz kommen sollten. Allerdings ist bis heute unklar, ob der endogene Östrogenmangel in der juvenilen Phase bzgl. seiner Auswirkungen auf den Mineralgehalt des Knochens durch eine Substitutionstherapie langfristig beeinflußt werden kann.

4. Moderate sportliche Betätigung sollte jeder Frau empfohlen werden; nicht nur unter allgemein medizinischen Gesichtspunkten, sondern auch unter fachspezifisch onkologischem Blickwinkel, da offensichtlich ein Beitrag zur Prophylaxe maligner gynäkologischer Erkrankungen (Krebs) geleistet wird.
5. Auch in der Nachsorge von Mammakarzinompatientinnen sollte eine moderate sportliche Betätigung im Rahmen der geschilderten Programme empfohlen werden, um einen aktiven Beitrag zur Gesundung und zur Vermeidung einer Rezidivsituation zu leisten.

Literatur beim Verfasser.

Knochendensitometrie – eine verzichtbare diagnostische Methode?

E.-G. Loch

MERKE:

1. Die Osteoporose ist ein multifaktorelles Geschehen und kann nicht nur durch gemessene Knochendichtewerte beschrieben werden.
2. Auch Anamnese oder labormedizinische Verfahren können keine bindenden Aussagen über die individuelle Situation der Stabilität und Elastizität des Knochens geben.
3. Keine der genannten Faktoren kann für sich alleine in Anspruch nehmen, als prädiktiver Wert für das Osteoporose-Risiko zu gelten.
4. Trotzdem haben sich Meßverfahren etabliert, die sich unterschiedlicher Aussagen bedienen. Dies sind strahlenbelastende Methoden (DXA und Osteo-CT) und nieder- oder hochfrequente Ultraschallmethoden.
5. Indikationen sind:
   - Frakturen ohne adäquates Trauma oder Wirbeldeformierungen,
   - Östrogenmangel,
   - anamnestische Faktoren z.B. Oberschenkelhals- oder Wirbelbruch der Mutter (oder BMI <20),
   - chronische Glukokortikoidtherapie (>7,5 Prednison/tgl. >6 Monate),
   - asymptomatischer primärer Hyperparathyreoidismus,
   - Anorexia nervosa.
6. Nur für einzelne Fälle ist die Osteodensitometrie auch zur Therapiekontrolle geeignet.
7. Die Knochendichtemessung ist als Routine verzichtbar, im Einzelfall geeignet.

Die epidemiologische Aussage der Zunahme der individuellen Lebenserwartung hat wie jede Münze 2 Seiten. Die eine, der Wunsch eines jeden, länger leben zu können, die andere, daß Älterwerden nicht unbedingt Lebensqualität voraussetzt. Um eine Annäherung dieser Überlegungen zu erreichen, müssen Krankheitszustände möglichst früh erkannt und beseitigt werden. Deshalb ist der Ruf nach Früherkennung verständlich, und sinnvolle präventive Leistungen müssen in vielen Gebieten der Medizin den kurativen Vortritt lassen (Abb. 1). In diese Betrachtung zählt besonders die Osteopenie. Sie führt bei der Frau, wegen des Östrogenmangels und ihrer gegenüber den Männern höheren Lebenserwartung, in $^1/_3$ der Fälle zu einer Osteoporose mit ihren Folgen [2, 5, 7, 8]. Aus diesem Grunde war es verständlich, daß der Knochen-

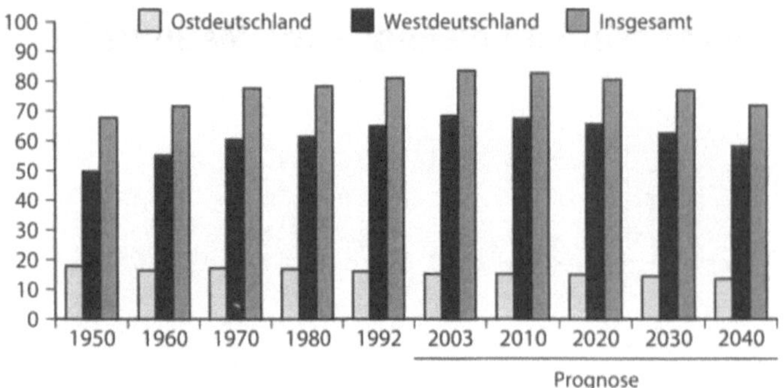

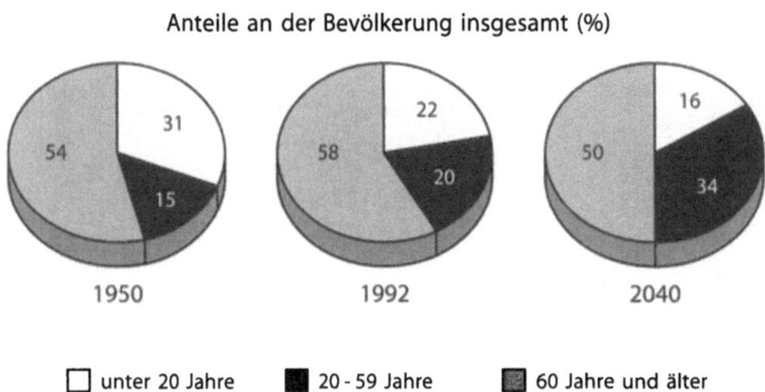

Abb. 1. Deutsche Lebenskurven. Bevölkerung in Millionen am Jahresende. (Quelle: Stat. Bundesamt)

schwund die früher aufgestellten Kriterien, um sinnvolle Früherkennungsmaßnahmen anzuwenden, erfüllte. Es entstanden die 3 Säulen der Osteoporosediagnostik, die neben den klinischen Aussagen – wie Anamnese und Untersuchungen – sich auf die Labordaten oder darüber hinaus auch auf physikalische Messungen stützten (Abb. 2).

Dabei erreichte die Osteodensitometrie als gut evaluierte Methode mit der Dualröntgenabsorptionsmetrie (DXA) und der quantitativen Computertomographie (QCT) die größte Verbreitung. Trotz vieler Bedenken setzte sich später auch der Ultraschall durch. Er wird als niederfrequente Transmissions- (quantitative Knochenultraschalldensitometrie [QUS]) oder als hochfrequente Reflexionsmethode (OHD) angewendet [6, 7].

Durch die zunehmende Limitierung der ökonomischen Möglichkeiten, die unkritische Anwendung der Methoden und vor allen Dingen durch falsch interpretierte Einzelwerte, rückten alle Verfahren in die Diskussion. Keine der einzelnen genannten Methoden kann dem multifaktoriellen Geschehen der Osteoporose gerecht werden [4,7].

Um bei den strahlenbelastenden Methoden (DXA und QCT) Interpretationsfehler zu verringern und den gemessenen Einzelwert besser deuten zu können, werden jetzt nach den Messungen 2 Aussagen gefordert. Sie werden als T-oder Z-Werte bezeichnet. Dabei gilt der T-Wert als Abweichung der Messung vom Mittelwert eines Referenzkollektives von gesunden, gleichgeschlechtlichen Personen, die die höchste Knochensubstanz (peak bone mass) erreicht haben. Der Z-Wert dieser Aussage wird mit dem altersgleichen Referenzwert minus dem Mittelwert errechnet.

Eine weitere medizinpolitische Schwierigkeit entsteht, daß, bedingt durch die fachgebundenen Strukturen, Untersuchungen, die einem Strahlenrisiko unterliegen, nur von denjenigen Fachgruppen durchgeführt werden dürfen, die

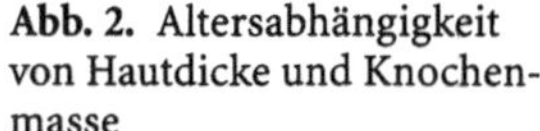

Abb. 2. Altersabhängigkeit von Hautdicke und Knochenmasse

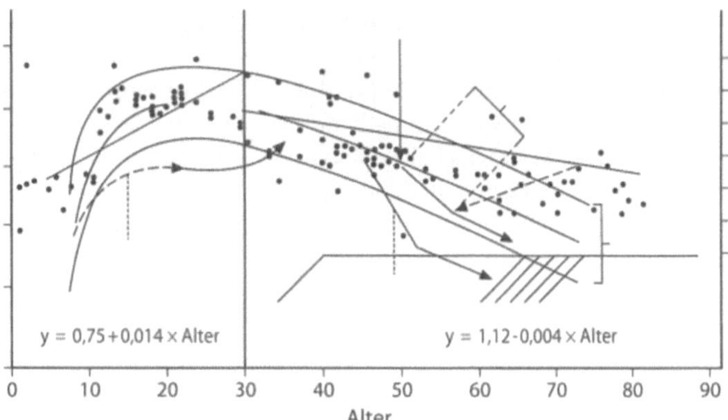

Strahlenschutzkenntnisse haben. Deshalb scheiden die Frauenärztinnen und Frauenärzte, die das größte Patientenkollektiv begleiten, aus dieser Diagnostik aus und arbeiteten dementsprechend mit den Nuklearmedizinern oder Radiologen zusammen. Bei der in den letzten Jahren ausgearbeitete Weiterbildungsordnung blieb dadurch die Messung mit Ultraschall, weil sie in ihrer Entwicklung noch nicht die Evaluation besaß, die heute bekannt ist, in diesem Ausbildungsgang unberücksichtigt. So gab die Frauenheilkunde eine wichtige Meßmethode aus ihrer Hand, obwohl die Patientinnen gerade durch Anamnese und Befund von den Frauenärzten und -ärztinnen am besten beurteilt werden können. Denn diese klinischen Merkmale sind immer noch wichtige Eckpunkte zum Erkennen der Diagnose, um daraus eine sinnvolle Therapie abzuleiten. Gegenüber den niederfrequenten Methoden weist die OHD einen Vorteil auf, weil sie gleichzeitig die Compliance der gewählten Östrogen-/Gestagentherapie, die immer noch als Basis der Behandlung der Osteopenie und Osteoporose gilt, mitbeurteilen kann [1, 4, 7].

Für die niederfrequente Transmissionsmethode als indirekte Aussage, z.B. beim Messen über den Kalkaneus, gilt dies nicht. Die hochfrequenten Ultraschallsonden, die die Kollagenschichten beurteilen, können auch multifunktional, z.B. bei Klärung von Mammabefunden eingesetzt werden. Dabei besteht die Möglichkeit, gerade Randstrukturen im Weichteilgewebe der Brust ergänzend zu differenzieren.

Vom Knochenstoffwechsel ist bekannt, daß metabolische Veränderungen schon früh geprägt werden. Menarche und regelmäßiges Zyklusverhalten bilden die Grundlage für die Entwicklung der Knochenmasse und dadurch auch für eine später sich entwickelnde klinisch relevante Osteoporose. Daneben haben Ernährung und Lebensführung ebenfalls Bedeutung. Wer kann also besser als ein Frauenarzt diese wichtigen Parameter mit in seine Vorgehensweise einfließen lassen? Als Ergänzung stehen ihm wahlweise die labormedizinischen oder physikalischen Verfahren zur Verfügung. Bei den Laborwerten spielen sich bei der Bestimmung von Osteokalzin, den Pyridium-Crosslinks, Hydroxyprolin sowie des carboxyterminalen Prokollagen-Typ-I Methoden in den Vordergrund, die die mesenchymalen Veränderungen eher erfassen können als die früheren Laboruntersuchungen auf Kalzium, Phosphat, Kreatinin, Gamma-GT, alkalische Phosphatase u.ä. Die mesenchymalen Strukturen, die vor allem die Elastizität des Knochens wiedergeben, können dabei durch hochfrequente Sonden erfaßt und dementsprechend mit dem Z-Wert der strahlenbelastenden Methode verglichen werden. Die in diesem Zusammenhang ins Blickfeld rückende Frakturschwelle kann mit den ermittelten Daten einschließlich der Anamnese und dem Befund vom Frauenarzt beurteilt werden. Vorteilhaft ist gleichzeitig die Beurteilung der Compliance bei einer eingeleiteten Hormontherapie [4, 6]. Die Frage nach dem Frakturrisiko kann alleine von einer Messung des Mineralgehaltes – ob als Volumen oder Planarmessung unabhängig vom Meßort – nicht schlüssig beantwortet werden, da Frakturereignisse multifaktoriell sind. Nicht nur die Knochendichte, sondern die Belastung, die Knochenqualität und Elastizität spielen in diesem Zusammenspiel individuelle Rollen. Die spiegelt sich auch in den Meßwerten von Personen ohne und mit Frakturen wieder. Sie überschneiden sich in einem weiten Bereich. Es ist lediglich möglich, daß beim Unterschreiten bestimmter Dichtewerte von einem erhöhten oder stark erhöhten Frakturrisiko gesprochen werden kann. Dies bedeutet für den behandelnden Arzt, in unserem Fall der Frauenarzt, eine Grundlage zur Einleitung einer Therapie. Ratschläge auf eine Änderung der Lebensweise in bezug auf Bewegung und Ernährung sind ebenfalls angebracht. Von der WHO sind für die Knochendichte bestimmte Definitionen zu Grunde gelegt worden. Dabei gelten Werte von –1 – –2,5 der Standardabweichung als Osteopenie, Werte > als –2,5 Sd als Osteoporose. Bestimmte anamnestische Erhebungen führen dann zur Osteodensitometrie, wenn bestimmte anamnestische Faktoren vorliegen (Abb. 3). Sie sind gegeben, wenn z. B. die Mutter der Patientin einen Oberschenkelhalsbruch erlitten hat bzw. die Osteoporose in der Familie der Mutter bekannt ist. Die kortisonbedürftige Asthmaerkrankte zählt ebenso zu diesem Patientenklientel wie der cortisonbehandelte Morbus Crohn oder jeder anderen Erkrankung, bei der Glukokortikoide von >7,5 mg Prednison täglich über 6 Monate gegeben wurden. Wirbeldeformierungen oder Brüche, ohne daß ein adäquates Trauma angegeben wurde, sollten ebenso gezielt untersucht werden. Hier wird in Zukunft die digitale Übermittlung von Röntgenbildern und ihre Speicherung von früheren Aufnahmen der gleichen Patientinnen sicher zu einer schnelleren Diagnose und gleichzeitig auch zum Einsparen von vielen weiteren Aufnahmen beitragen. Bei weitergehenden Untersuchungen sind entsprechend einer individuellen Längschnittbeurteilung die Kontrollmessungen am gleichen Meßort mit dem gleichen Gerät durchzuführen. Meßwerte von Achsen- oder Extremitäten/Skelett weisen nur mäßige Korrelationen auf. Volumenmeßverfahren wie z. B. der QCT erlauben dagegen eine ausreichende Beurteilung des Mineralgehaltes des Knochens und damit seiner Stabilität. Über die Elastizität gibt dieser Wert jedoch keine Auskunft.

Die Elastizität des Knochens wird mehr durch das Kollagen repräsentiert. Hier spielen dann die Einflüsse der Östrogene eine große Rolle.

Durch die individuelle endogene Östrogenproduktion kann die Knochensubstanz bis zu ihrer größten Dichte (meistens das 25. Lebensjahr) aufgebaut werden. Je nach der Geschwindigkeit des Abfalls der endogenen Östrogenproduktion wird der Kollagen- und Knochenstoffwechsel beeinflußt und damit auch die Osteoklastentätigkeit und der Abbau des Osteoids. Gleiches gilt auch für den Osteoblastenaufbau bei gleichzeitigem ausreichendem Angebot von Mineralien. Diese wichtige Stellung der Sexualhormone zeigt wie wichtig der Frauenarzt eine individuellen Möglichkeit der Behandlung seiner Patientinnen beurteilen muß, um die entsprechende Östrogenmedikation – auch unter

a) Frakturen ohne adäquates Trauma oder Wirbeldeformierungen
b) Östrogenmangel
c) Anamnestische Faktoren z.B. Oberschenkelhals- oder Wirbelbruch der Mutter (oder BMI < 20)
d) Chronische Glukokortikoidtherapie (>7,5 Prednison/Tgl. >6 Monate)
e) Asymptomatischer primärer Hyperparathyreoidismus
f) Anorexia nervosa

Abb. 3. Indikation für die Untersuchung

Abb. 4. Bildgebende Osteodensitometrie

Sinn	Unsinn
„peak bone mass" als Relativwert für Verlaufsbeobachtung	Bestimmung der absoluten Knochenmasse
Nachweis überdurchschnittlicher Verlustraten im Spontanverlauf und unter Therapie	Klare Differenzierung zwischen Individuen mit normaler und pathologisch erhöhter Verlustrate
Nachweis von Dichteänderungen unter Therapie	Beweis einer qualitativ vollwertigen Remineralisation
Differenzierung zwischen geordneter und umstrukturierender De- und Remineralisation	Bestimmung der Knochenqualität aus dem morphologischen Erscheinungsbild
Abschätzung des Frakturrisikos	Frakturvorhersage

Berücksichtigung der unterschiedlichen Applikation, sei es oral oder transdermal - zu entscheiden. Gleiches gilt auch für die Wahl des Gestagens (Abb. 4).

Sprechen Kriterien gegen eine Östrogenmedikation, bieten die selektiven Östrogenmodulatoren eine Alternative.

Liegen jedoch bereits Frakturen vor oder handelt es sich um eine hochgradige Osteoporose, sollte die Therapie gemeinsam mit Orthopäden, Rheumatologen oder endokrinologisch versierten Internisten durch die ergänzende Gabe von Bisphosphonaten, Fluor, Vit. D3 oder Alendronaten ergänzend zu den Sexualsteroiden erfolgen. Wichtig ist darüber hinaus die Tatsache, daß eine Östrogenersatztherapie in jedem Lebensalter - also auch in einem fortgeschrittenen - eingeleitet werden kann.

Die Osteoporose ist der typische Ansatz einer interdisziplinären Zusammenarbeit für Diagnostik und Therapie, wobei der Frauenarzt als der geeignete Vermittler zwischen den Fachgebieten für seine Patientinnen auftritt. Denn allein routinemäßiges Zusammentragen von Meßwerten ohne ausreichende Interpretation degradieren den Arzt zum Heiltechniker, der sich nicht an den aktuellen medizinisch-wissenschaftlichen Erkenntnissen (evidence based medicine) orientiert, sondern vielmehr eine Datensammlung betreibt, der bei unqualifizierter Deutung noch weitere technische oder labormedizinische Untersuchungen hinzugefügt werden (Abb. 5). Die jetzigen ökonomischen Verhältnisse zwingen den Arzt gemäß seinem

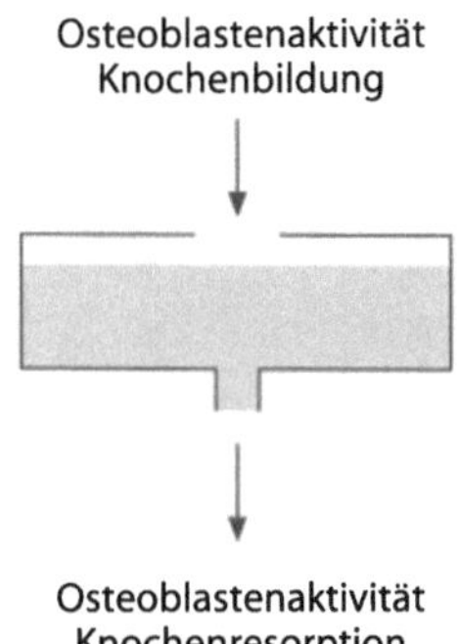

Abb. 5. Weitere technische und labortechnische Untersuchungen

Behandlungsauftrag nur mit den für die jeweilige Diagnose notwendigen, und nicht mit allen zur Verfügung stehenden Mitteln zu arbeiten. In diesen Kontext reiht sich die Knochendichtemessung ein. Basierend auf einer umfassenden Untersuchung ist sie in indizierten Fällen notwendig, aber nicht als regelmäßige Routineuntersuchung anzuwenden. Dabei wird aus der bei Beginn genannten Münze die Seite der Lebensqualität auch in einem höheren Alter glänzender sein, weil die Kehrseite, die der Morbidität mit ihren belastenden Folgen durch den interdisziplinären Ansatz zwischen den verschiedenen Fakultäten unter Begleitung des Frauenarztes zum Vorteil seiner Patientinnen genutzt wird.

Literatur

1. Brincat M, Moniz CE, Studd JWW (1983) Sexhormons and skin collagen content in postmenopause women. Br Med J 287:1337
2. Consensus Development Conference (1993) Prophylaxis and treatment of osteoporosis. Am J Med 94:646
3. Hans D et al. (1996) Ultrasonographic heel measurement to predict hip fracture in elderly women Lancet 348:511
4. Loch E-G (1995) Kritische Stellungnahme zu den unterschiedlichen Ultraschallmethoden der bildgebundenen Verfahren am Knochen. In: Fischl FH, Huber JC. Menopause – neueste Erkenntnisse und Therapiekonzepte. Krause und Pachernegg, Purkersdorf
5. Scheidt-Nave C, Ziegler R, Raspe H (1998) Epidemiologie der Osteoporose. Med Klin 93: [Suppl II] 7
6. Tholen WW (1994) OHD-Messung zur Früherkennung der Osteoporose. Frauenarzt 35:224
7. Wüster C, Engels K, Renner E, Hesch RD, Hadji P, Pourfard JY (1998) Meßwertinterpretation in der Osteodensitometrie. Dt Ärztebl 95:A2547
8. Ziegler R (1995) Therapie der Osteoporose aus heutiger Sicht. In: Fischl FH, Huber JC. Menopause – neueste Erkenntnisse und Therapiekonzepte. Krause und Pachernegg, Purkersdorf

Aus der Praxis für die Praxis

Der besondere Fall in der gynäkologischen Praxis

D.-C. Bansmann

MERKE:

- Auch bei jungen Patientinnen kann sich ein schnell wachsendes Myom als Leiomyosarkom entpuppen.
- Die Curettage liefert nicht immer die Diagnose.
- Die Radikalität des Eingriffs und das junge Alter der Patientin sollen gewissenhaft gegeneinander abgewägt werden.

Wenn wir als niedergelassene Gynäkologen vom „besonderen Fall" in der gynäkologischen Praxis sprechen, so meinen wir nicht unbedingt das medizinisch einmalige, besonders spektakuläre Highlight, die absolut neue Erkenntnis, sondern es ist oft das besondere Schicksal einer Patientin, welches durch eine außergewöhnliche Erkrankung, durch besondere Umstände uns als betreuende Gynäkologen besonders betroffen macht. Vielleicht ist es auch der Fall, der zunächst wie ein Routinefall unter den übrigen erscheint, plötzlich und unerwartet die Routine durchbricht.

Ich möchte hier den Fall einer jungen Patientin vorstellen, deren Krankheitsgeschichte sehr außergewöhnlich ist und mich besonders bewegt hat.

Die Patientin kam 20jährig zu Beginn ihrer ersten Schwangerschaft in meine Praxis. Diese Schwangerschaft verlief weitgehend problemlos, die Vorsorgetermine wurden von der Patientin wahrgenommen.

Pünktlich zum errechneten Geburtstermin setzten bei der Patientin nachts Wehen ein, und nachdem die Frequenz zunahm, suchte das Ehepaar die Geburtsklinik auf. Die diensthabende Hebamme stellte beim Aufnahme-CTG breite Dezelerationen fest, der diensthabende Gynäkologe wurde alarmiert und dieser leitete die umgehende Sectio ein, bei der ein schwerst asphyktisches Kind entwickelt wurde. Dieses Kind verstarb am gleichen Abend in der Kinderklinik.

Durch viele Gespräche in der Praxis versuchte die Patientin dieses schwere Schicksal aufzuarbeiten, wir hatten einen sehr intensiven Arzt-Patienten-Kontakt.

Die Nachuntersuchung 8 Wochen nach der Geburt war völlig unauffällig, und die Patientin war nicht abgeneigt, nach einer gewissen Wartezeit erneut schwanger zu werden.

Wir hatten besprochen, eine Wartezeit von einigen Monaten wegen der vorangegangenen Sectio zu beachten.

Fünf Monate nach der Geburt stellte sich die Patientin in der Praxis wegen unregelmäßiger und stärkerer Blutungen vor. Die daraufhin von mir vorgenommene Ultraschalluntersuchung zeigte einen Befund, der am ehesten einem in der Uterusvorderwand sitzendem Myom entsprach (Abb. 1). Die Größe des Befundes war 2,5 × 2,8 cm.

Da außer den Blutungsstörungen keine Beschwerden bestanden, sollte zunächst abgewartet werden. Eine Kontrolle nach 4 Wochen zeigte keine Befundveränderung (Abb. 2). Blutungsstörungen bestanden zu diesem Zeitpunkt nicht mehr. Wir besprachen die Möglichkeit einer Myomenukleation auch im Hinblick auf eine geplante zweite Schwangerschaft, jedoch stand die Patientin diesem Vorschlag eher zögerlich gegenüber, so daß wir vereinbarten, zunächst nach 3 Monaten zu kontrollieren.

Noch vor diesem Kontrolltermin mußte die Patientin an einem Wochenende wegen sehr starker Blutungen die Klinik aufsuchen. Der Aufnahmebefund zeigte das bekannte Myom in unveränderter Größe.

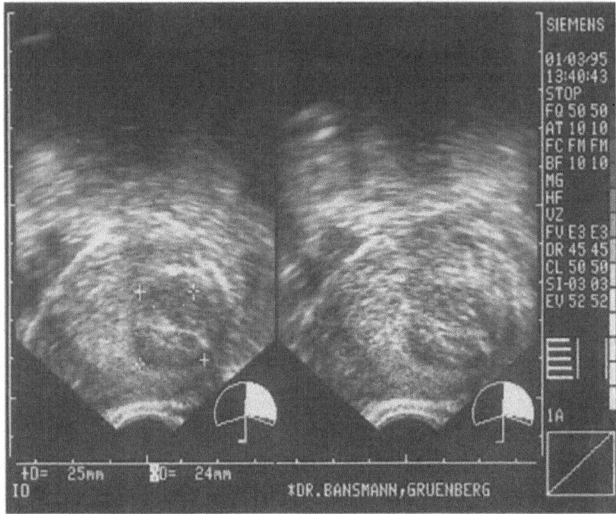

Abb. 1

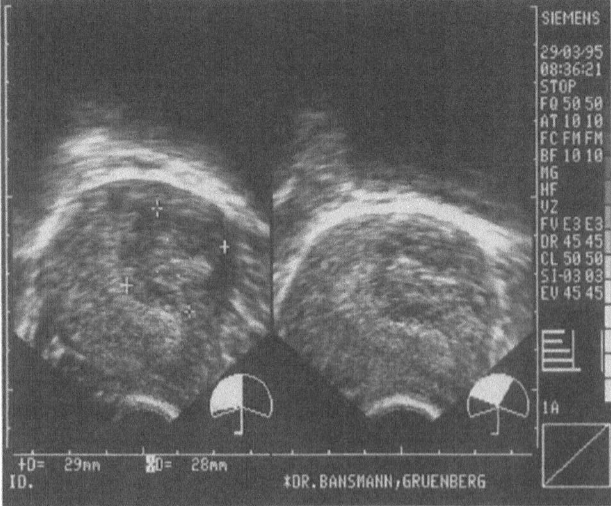

Abb. 2

Zur Blutungsstillung wurde eine fraktionierte Abrasio durchgeführt, die Histologie ergab ein unregelmäßig proliferiertes, teils polyploid aufgebautes Korpusendometrium.

Wegen des bestehenden Kinderwunsches entschloß sich die Patientin jetzt jedoch, eine Myomenukleation pelviskopisch durchführen zu lassen, die einige Tage nach der Abrasio dann durchgeführt wurde.

Die Histologie war für alle Beteiligten sehr überraschend: Es handelte sich um ein Leiomyosarkom des Uterus mit signifikanter nukleärer Atypie. Der Tumor wurde als G2, pT1 NXMX klassifiziert.

Nachdem diese Histologie vorlag, mußte die abdominale Hysterektomie unter Mitnahme einer Scheidenmanschette unter Belassung der unauffälligen Adnexe erfolgen. Das war besonders im Hinblick auf die Vorgeschichte für die 21jährige Patientin sehr tragisch.

Zur Nachbehandlung und zur Prognose des Leiomyosarkoms sind bei jungen Patientinnen nur sehr wenige und sehr unterschiedliche Informationen bekannt. Insgesamt sind Sarkome sehr selten (ca. 1,3% aller Genitalmalignome) und treten am häufigsten zwischen 50 und 55 Jahren auf (Schmidt-Matthiesen).

Die Therapie der Wahl besteht in der Hysterektomie und Adnexektomie. Bei prämenopausalen Frauen ist es gerechtfertigt, die Adnexe zu belassen. Es finden sich keine Hinweise in der Literatur, inwieweit eine Chemotherapie oder eine Bestrahlung die Überlebensrate beeinflussen. Insgesamt ist die Überlebensrate in Abhängigkeit von Tumorgröße und Stadium relativ schlecht und auch hier finden sich aufgrund der Seltenheit sehr unterschiedliche Zahlenangaben. So werden Zahlen für die Fünfjahresüberlebensrate von 5–75% für die uterinen Sarkome angegeben. Das Alter scheint hier eine Rolle zu spielen, die Fünfjahresüberlebensrate wird bei prämenopausalen Frauen bei 63% angegeben.

Zur Frage stand in diesem Fall auch ein möglicher Zusammenhang mit der vorausgegangenen Schwangerschaft. In der Literatur finden sich keine Zusammenhänge zwischen Schwangerschaft, Geburt und der Entstehung von Sarkomen. Fest steht, daß zu Beginn der Schwangerschaft kein myomatöser Befund vorgelegen hat (Abb. 3). Das Bild zeigt den Uterus der gleichen Patientin ein Jahr zuvor zu Beginn der 8. SSW. Zur weiteren Vorgeschichte ist zu bemerken, daß bei der Mutter der Patientin Myome bekannt sind. Malignome in der Familiengeschichte werden nicht angeführt.

Die Diagnose von Sarkomen wird häufig eher als Zufallsbefund beschrieben, nahezu die

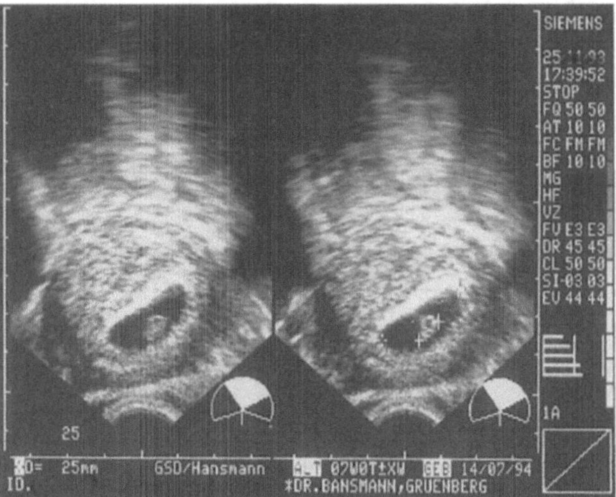

Abb. 3

Hälfte alle uterinen Sarkome der Stadien I–II werden postoperativ gefunden, wenn eine Hysterektomie oder Myomentfernung aus anderen Gründen erfolgt.

Zur Nachbehandlung wurde der Patientin empfohlen, regelmäßig, d.h. zunächst alle 3 Monate eine Kontrolluntersuchung incl. Sonographie durchführen zu lassen. Die zusätzlich erfolgten Domputertomographien und Röntgenaufnahmen des Thorax waren ebenso unauffällig wie eine Laparoskopie, die 9 Monate später zur Kontrolle und wegen leichter Beschwerden der Patientin erfolgte.

Die Erkrankung liegt mittlerweile 3 1/2 Jahre zurück, die Patientin ist bis jetzt rezidivfrei und erscheint regelmäßig zu den Kontrollterminen jetzt halbjährlich in meiner Praxis. Besonders beeindruckt bin ich in diesem Fall von der besonderen Zuversicht der Patientin, ihrem Mut und der Fähigkeit, völlig neue Lebensaspekte zu erschließen.

Nicht nur der ungewöhnlich seltene Fall eines Leiomyosarkoms bei einer 21jährigen Patientin, die tragische Vorgeschichte, sondern auch die Krankheitsbewältigung, der Lebensmut einer solchen Patientin, was erst durch die fortlaufende Betreuung in der Praxis erlebt wird, macht diese Krankengeschichte zu einem „besonderen Fall in der gynäkologischen Praxis“.

Trauern hat seine Zeit – Neue Rituale beim frühen Tod eines Kindes

M. Nijs

MERKE:

1. Trauer ist ein lebenslanger Prozeß, der sich nicht in linear aufeinander folgenden Phasen vollzieht. Spezifische Stimuli, die Erinnerungen an das gestorbene Kind wecken, können auch viele Jahre nach dem Verlust Gefühle der Trauer auslösen. Dieses neue und erweiterte Verständnis des Trauerprozesses ist sehr hilfreich für die Begegnung mit trauernden Familien.
2. Wenn ein Kind um die Geburt herum stirbt, können Eltern nicht auf traditionelle Abschieds- und Trauer-Rituale zurückgreifen, sie müssen selbst neue Rituale gestalten. Symbolische Handlungen wie z.B. die Namensgebung und die Beerdigungs- und Gedenkfeier können eine wichtige Hilfe im Trauerprozeß sein.
3. Betroffene Familien brauchen verständnisvolle Begleitung und Unterstützung, auch und gerade vom geburtshilflichen Team und von den niedergelassenen GynäkologInnen. Denn sie sind oft die einzigen, die das Wachsen des ungeborenen Kindes (Ultraschall, Herztöne) und dann das Sterben gemeinsam mit den Eltern erlebt haben.
4. Professionelle Helfende brauchen angemessene Weiterbildung und Supervision (oder regelmäßige Teamgespräche), damit sie ihre Erfahrungen in der Begleitung von trauernden Familien reflektieren können (Prävention eines Burn-out-Syndroms).
5. Es ist sehr wichtig, daß die MitarbeiterInnen der Geburtshilfe gut über die rechtliche Situation in bezug auf den perinatalen Tod eines Kindes informiert sind und diese Informationen in angemessener Weise an die Eltern, weitergeben können (besonders die verschiedenen Möglichkeiten der Bestattung auch bei sehr früh intrauterin gestorbenen Kindern).
6. Erinnerungsgegenstände (wie z.B. ein Foto des Kindes und eine Namensurkunde) können eine entscheidende Bedeutung für die Eltern haben, deshalb sollte das geburtshilfliche Team dafür sorgen, daß die Eltern diese bekommen.

Trauer: ein lebenslanger Prozeß?

Der Prozeß der Integration eines schweren Verlustes vollzieht sich nicht in linear aufeinanderfolgenden Phasen. Spezifische Stimuli, die Erinnerungen an das gestorbene Kind wecken, können auch viele Jahre nach dem Verlust Gefühle von Trauer auslösen. Der amerikanische Thanatologe Rosenblatt nennt diese Stimuli „reminders", es können Situationen oder Gegenstände sein [7]. Jemand kann (scheinbar) die Trauerarbeit abgeschlossen haben und wird dann bei der Konfrontation mit neuen reminders von intensiver Trauer beinahe überwältigt. Es ist ein Charakteristikum des normalen Trauerprozesses, daß wiederholte Wellen von Trauer im Laufe von Jahren und Jahrzehnten auftauchen.

Wenn Menschen zum ersten Mal davon hören, daß Trauern ein lebenslanger Prozeß sei, bekommen sie vielleicht Angst. Manche werden sich fragen: „Ich kann doch nicht aufhören, mein Leben zu leben, und für immer und ewig trauern, oder?" Trauer als einen lebenslangen Prozeß zu betrachten, bedeutet nicht, daß Eltern für den Rest ihres Lebens ständig weinen werden. Wenn wir Trauer als einen Prozeß sehen, der sich durch den Lebenszyklus hindurch entwickelt, dann erlaubt diese (neue) Sichtweise Eltern und Geschwistern, ihre Gefühle so zu fühlen, wie sie sie fühlen: zu jeder Zeit, an jedem Ort, mit jeder Intensität. Betroffene Eltern beschreiben dieses neue und erweiterte Verständnis des Trauerprozesses als übereinstimmend mit ihren eigenen Erfahrungen. Für sie kann es eine große Erleichterung sein, zu hören, daß ihre wiederkehrenden Gefühle von Trauer keine Zeichen pathologischer Trauerverarbeitung sind [3].

Trauern hat seine Zeit – ein Leben lang leben Eltern und Geschwister mit ihrer Trauer. Es ist nicht die quantitativ meßbare Zeit, sondern die ganz individuelle Zeit jedes Trauernden. Jeder hat seinen eigenen Rhythmus, seine eigene Geschwindigkeit. Die Betroffenen müssen der Trauer Raum und Zeit geben, sich bewußt entscheiden, den Prozeß zu durchleben. Eltern können nicht über den Tod ihres Kindes „hinwegkommen". Sie können niemals dorthin zurückkehren, wo sie vor diesem Verlust waren. Sie können sich auf den Weg zu einem anderen, einem neuen, bisher unbekannten Ort machen. Ihre Trauer ist zu einem Teil der Fäden geworden, aus denen ihre Identität gewebt ist.

Rituale als Hilfe im Trauerprozeß

Beim Tod eines Kindes um die Geburt herum können Eltern nicht auf traditionelle Abschieds- und Trauerrituale zurückgreifen, sie müssen selbst neue Rituale gestalten.

Ein Abschiedsritual ist eine bewußt vorbereitete und vollzogene symbolische Handlung, die Gefühle und Gedanken des Trauernden ausdrückt. Diese Handlung ist individuell gestaltet, ihr Inhalt wird geprägt durch die Bedürfnisse und Überzeugungen des trauernden Menschen. Es kann ein einmaliges Geschehen sein (wie z.B. eine Beerdigung), es kann in derselben Form mehrmals wiederholt werden oder einen fortlaufenden Charakter haben.

Rituale sind ein schöpferischer und aktiver Weg, um mit Gefühlen der Trauer umzugehen. Im Heilungsprozeß kann diese Aktivität eine wichtige Rolle spielen, denn trauernde Eltern fühlen sich oft hilf- und machtlos.

Die Begrüßung des gestorbenen Kindes, die zugleich der Abschied und damit eine der wichtigsten symbolischen Handlungen ist, sollte in einem würdevollen Rahmen stattfinden können, so würdevoll, wie wir es uns für uns selbst beim Tod eines geliebten Menschen wünschen. Es ist die einzige und eine einzigartige Gelegenheit, dem Kind zu begegnen, es zu sehen und im Arm zu halten, zu begreifen, daß dies nur noch die irdische Hülle ist.

Wir sollten den Eltern anbieten, daß wir gemeinsam mit ihnen das Kind ansehen. Sie sollten jedoch auch mit ihrem Kind allein sein können, so lange sie es möchten.

Wir können die Eltern fragen, ob sie ihr Kind nach seinem Tod selbst waschen, ankleiden und betten wollen. Dies kann für sie ein bedeutsamer Teil ihres Abschiedsrituals sein.

Wir sollten die Eltern fragen, welchen Namen sie ihrem Kind gegeben haben. Die Namensgebung kann ein Symbol sein für die Anerkennung des Kindes als Individualität. Die selbstverständliche Frage nach dem Namen hilft den Eltern, die Schwelle zu überwinden, zum ersten Mal den Namen ihres gestorbenen Kindes anderen mitzuteilen.

Wir können den Eltern erzählen, daß andere Familien Mitteilungen über die Geburt und den Tod des Kindes entworfen haben und an ihnen nahestehende Menschen verschickt haben. Hierfür gibt es keine kulturell verankerten Vorgaben, so daß die Eltern selbst nach einer für sie passenden Form suchen müssen. Die Auseinandersetzung geschieht im Tun: in einem schöpferischen Prozeß entsteht etwas Sichtbares, Inneres kann ausgedrückt werden. So kann das Gestalten eine heilsame Wirkung ausüben.

Als ein Beispiel für die Verwendung von Kerzen in einem Ritual sei der Vorschlag der Autorin genannt, eine Kerze während der Geburt eines intrauterin gestorbenen Kindes brennen zu lassen und diese Kerze dann den Eltern zu schenken. Hier kann man das Licht verstehen im Sinne einer Begleitung schon während der Geburt, eines Empfangens des toten Kindes mit Kerzenlicht auf dieser Welt und einer besonderen Kerze, die die Eltern durch ihre Trauerzeit begleiten kann.

Die Beerdigungsfeier kann eine sehr wichtige symbolische Handlung für die Eltern sein, insbesondere wenn sie selbst aktiv in die Vorbereitung dazu einbezogen sind. Eine Beerdigungsfeier gibt den Eltern und den anderen Anwesenden die Möglichkeit, den Tod als Realität bestätigt zu erleben, außerdem kann während einer solchen Feier Trauer ausgedrückt werden. Eine Münchner Studie hat gezeigt, daß der Trauerverlauf bei Frauen, deren Kind ohne Feier anonym bestattet wurde, signifikant komplizierter ist als bei Frauen, deren Kind mit einer Feier bestattet worden ist [2]. Eine Mutter sagte über die Bedeutung der Beerdigungsfeier: „Es war gut, die Beerdigung zu haben, denn das war etwas konkretes. Vorher waren es immer Gefühle und Gedanken“ [4].

Es ist von entscheidender Bedeutung, den Eltern klar verständliche Informationen über ihre Wahlmöglichkeiten in bezug auf die Beerdigung zu geben. Hierbei hat sich, zusätzlich zum Gespräch, ein Informationsbrief bewährt, in dem die Eltern alles noch einmal in Ruhe nachlesen können.

Totgeborene Kinder, die weniger als 500 g wiegen, sind nicht bestattungspflichtig, sie können klinisch bestattet werden. In diesem Fall erfolgt eine Kremation und danach eine anonyme Sammelbestattung mehrerer totgeborener Kinder in einem markierten Urnenfeld. Ein totgeborenes Kind mit einem Geburtsgewicht von weniger als 500 g kann auf Wunsch der Eltern auch individuell bestattet werden. Hierfür ist eine formlose Bescheinigung der Klinik mit folgenden Angaben notwendig: Namen von Mutter und Vater, Zeitpunkt der Geburt, Gewicht. Außerdem muß vermerkt werden, daß die Eltern eine Bestattung wünschen. In manchen Städten und Landkreisen wird zusätzlich eine Unbedenklichkeitsbescheinigung verlangt, diese kann beim Gesundheitsamt beantragt werden. Für weitere Informationen ist das jeweilige Friedhofsamt der beste Ansprechpartner.

Totgeborene Kinder, die über 500 g wiegen und lebendgeborene Kinder, die kurz nach der Geburt sterben, sind bestattungspflichtig und können anonym oder individuell bestattet werden. Eine anonyme Bestattung ist immer eine Urnenbestattung, sie erfolgt als Einzelbeerdigung in einem dafür vorgesehenen Urnenfeld. Eine individuelle Bestattung kann als Erd- oder Feuerbestattung geschehen, der Grabplatz kann von den Eltern frei gewählt werden.

Seit dem 1.7.1998 kann ein totgeborenes Kind (das mehr als 500 g wiegt) mit seinem Vornamen und seinem Nachnamen im Geburtenbuch (Personenstandsregister) eingetragen werden (bis dahin war die Nennung des Vornamens in den offiziellen Dokumenten nicht möglich). Wir sollten die Eltern auf diese Möglichkeit der offiziellen Beurkundung hinweisen.

Auch eine Gedenkfeier, entweder im individuellen Sinne oder z.B. eine jährliche Gedenkfeier in der geburtshilflichen Klinik zum Andenken an die früh gestorbenen Kinder, kann für die trauernden Familien eine große Unterstützung bedeuten.

Jahrestage (wie z.B. der Todestag des Kindes) können ein Anlaß sein, in einer ritualisierten Form auf das vergangene Jahr zurückzublicken, vielleicht auch auf die Zeit seit dem Tod des Kindes. Dieser Rückblick kann hilfreich sein, denn während des Durchlebens des Prozesses sehen die Eltern ihre Schritte in Richtung Heilung manchmal nicht. Diese können im Überblick viel besser wahrgenommen werden. Das Schreiben eines Tagebuches bei solchen Anlässen und auch das Lesen von alten Tagebucheintragungen gibt die Möglichkeit, sich in schriftlicher Form und in Ruhe mit Gefühlen und Erinnerungen auseinanderzusetzen. Ein Tagebuch ist etwas Bleibendes, kann Halt geben in Zeiten, in denen sich so vieles wandelt.

Die Bedeutung von „Mementos" (Erinnerungsgegenständen)

Mit Memento sind wichtige Gegenstände gemeint, die für die Eltern in Verbindung zu ihrem verstorbenen Kind stehen. Das Wort ist abgeleitet vom lateinischen „memento“: „ich gedenke“. Das Suchen und Gestalten von Mementos ist ein aktiver, bewußter Prozeß.

Insbesondere wenn Eltern ihr totes Kind nicht gesehen haben, suchen sie oft nach Mementos, die auf die Existenz ihres Kindes hinweisen. In einer solchen Situation können formale Schriftstücke, die für Außenstehende sachlich und kühl wirken, eine wichtige Rolle spielen. Eine Mutter fragte viele Jahre nach dem Tod ihrer Tochter nach dem Geburtsprotokoll und den pathologischen Befunden. Trotz der wenigen Informationen, die sie in diesen medizinischen Dokumenten fand, war sie sehr froh, „nun endlich etwas in der Hand zu haben“ [4].

Mementos müssen nicht Gegenstände sein, die schon im Besitz der Eltern waren, als das Kind starb. Es können ebenso Dinge sein, die nach dem Tod des Kindes geschaffen und gestaltet wurden. Gerade Eltern, die kaum Gegenstände haben, die sie an eine gemeinsame Zeit mit dem Kind erinnern, erleben es oft als sehr hilfreich, wenn sie selbst etwas gestalten können, und wenn sie nach Symbolen und Bildern für ihre Erfahrungen suchen können.

Professionell Helfende können und sollen dazu beitragen, daß der „Kern der Erinnerungen“ [1] entsteht, dieser Kern, der einen gesunden Trauerprozeß einleiten kann. Die Selbsthilfegruppe Regenbogen hat Elternmappen entworfen, eine erste Hilfe in der Trauerzeit. Die Initiative schlägt folgenden Inhalt für die Mappen vor:

- ein Foto des Kindes, allein und/oder mit Eltern und Familienangehörigen,
- Erinnerungen an das Kind wie z.B. das Namensbändchen, Hand- oder Fußabdrücke u.a.,
- ein Namensblatt, auf dem alle wichtigen Daten des Kindes stehen (wie Name, Geburtszeit, Gewicht, Namen der Eltern...),
- ein Faltblatt über die Angebote der Selbsthilfegruppen mit lokalen Kontaktadressen,
- Literaturhinweise.

Ein Foto von ihrem verstorbenen Kind kann für die Eltern sehr wichtig sein, um das Leben und den Tod ihres Kindes für sie zu einer konkreten Realität werden zu lassen. Konkret meint hier: sichtbar; etwas, das wir in die Hände nehmen können; etwas, das bleibt, das Bestand hat; es erinnert an die reale Existenz dieses kleinen Menschen; wirklich.

Begleitung für trauernde Familien: eine wichtige Aufgabe für das geburtshilfliche Team

Menschen, die in der Geburtshilfe tätig sind, leben in ihrer Arbeit mit der Erwartung von positiven Ereignissen. Freude und Glück über den neugeborenen kleinen Menschen: diese Stimmung können sie immer wieder miterleben. Der Kreißsaal ist ein Ort des Glücks – jedoch nicht immer! Wenn ein Kind vor, während oder kurz nach der Geburt stirbt, wird der Kreißsaal zu einem Ort der Trauer. So verändern sich die Aufgaben des geburtshilflichen Teams grundlegend: statt mit Freude, sind sie mit Traurigkeit und Schmerz konfrontiert. Der Weg, den sie mit den Eltern durchleben, geht in eine andere Richtung, und die Anwesenheit der professionellen Helfer als Menschen wird wichtiger als je zuvor. Es ist von unvorstellbar großer Bedeutung für die Familie, wie ÄrztInnen, Hebammen und Pflegende in diesen Minuten, Stunden und Tagen mit ihnen umgehen. Noch nach Jahren werden sie sich erinnern, was jemand zu ihnen gesagt hat, oder an eine Hand, die sie festhalten konnten.

Eine Mutter beschrieb die Bedeutung ihres Arztes für sie folgendermaßen: „Mein Arzt und alle Ärzte müssen wissen, wie wichtig sie für Eltern von Kindern sind, die früh sterben. Neben meinem Mann war mein Arzt der einzige Mensch, der die Herztöne meines Kindes gehört hat, der die Bewegungen gefühlt hat, und dann dieses kaum begonnene Leben, das schon wieder gegangen war, gehalten hat. Mein Arzt ist für mich eine sehr wichtige Verbindung zu meinem Kind" [5]. Dies gilt natürlich nicht nur für die Ärzte, sondern auch für Hebammen, Pflegende und andere MitarbeiterInnen des geburtshilflichen Teams.

Es ist keine leichte Aufgabe, trauernde Familien zu begleiten. Ärzte und Pflegende leben nicht selten in der Überzeugung, dafür verantwortlich zu sein, daß ihre Patienten keinen (seelischen) Schmerz leiden. Eine Krankenschwester drückte dies sehr plastisch aus: „Als Pflegende wollen wir den Schmerz wegwaschen und ein Pflaster auf die Trauer kleben" [6]. Wir müssen einsehen, daß der Schmerz nicht weggewaschen werden kann und darf. Er muß durchlebt werden, damit ein heilsamer Trauerprozeß möglich ist. Trauer darf nicht mit einem Pflaster verdeckt werden, sie muß offen zum Ausdruck kommen können.

Ob professionelle Helfende es wagen, den Schmerz da sein zu lassen, hängt neben ihrer entsprechenden Aus- und Weiterbildung auch davon ab, wie ihre eigenen (frühen) Erfahrungen mit Verlust und Trennung sind. Haben sie selbst trauern dürfen? Hatten sie als Erwachsene die Möglichkeit, frühe Verlusterlebnisse zu integrieren?

Betroffene Eltern formulierten ihren Wunsch an die professionell Helfenden eindringlich: „Bitte, bleibt bei uns und haltet mit uns diese Situation aus!" [8]. Gemeinsam diese schweren Stunden durchstehen, bei den Eltern bleiben, sie nicht abschieben – das scheint so einfach und kann doch so schwierig sein.

Diese neuen Aufgaben für GeburtshelferInnen sind ein integraler Teil einer präventiven Medizin. Der direkte Ausdruck von Gefühlen entlastet in der akuten Situation und hilft langfristig, einer Verschiebung auf die körperliche Ebene mit funktionellen und somatischen Beschwerden vorzubeugen. Den Eltern heilsame Wege aus der Krise weisen, bedeutet somit Gesundheitsförderung in einem umfassenden Sinn.

Nicht nur gute individuelle Begleitung ist wichtig, auch der Sorge für eine (neue) Kultur des Abschiednehmens kommt eine große Bedeutung zu. In diesem Sinne können solche Initiativen wie eine Gedenkfeier, ein Buch, in dem die Namen der verstorbenen Kinder eingetragen werden können, oder ein besonderer Platz auf dem Friedhof eine heilsame Unterstützung für viele Eltern sein.

Hilfen für die Helfenden

Es sollte möglich sein, daß die Helfenden nach der Betreuung einer Totgeburt einen Tag frei bekommen, um Zeit zu haben, mit den eigenen Gefühlen umzugehen. Dies kann eine gute Maßregel sein, Burn-out zu verhindern. Außerdem sollte es selbstverständlich sein, daß die Helfenden während ihrer Dienstzeit zur Beerdigung des Kindes gehen können.

In regelmäßigen Teamsitzungen sollte Raum sein, um miteinander über die Erfahrungen im Umgang mit betroffenen Familien zu sprechen. So können gemeinsame Leitlinien entstehen, die dann jeweils individuell ausgestaltet werden. Die Helfenden sollten während ihrer Arbeitszeit die Möglichkeit haben, an einer (von der Klinik bezahlten) Balint- oder Supervisionsgruppe teilzunehmen. Außerdem sollten regelmäßig Weiterbildungen zum Thema Umgang mit Sterben, Tod und Trauer angeboten werden. Wenn Helfende sich intensiv mit den Dimensionen des Trauerprozesses und mit ihren eigenen eventuellen Verlusterfahrungen auseinandergesetzt haben, können sie Familien angemessen begleiten.

„Wenn Geburt und Tod so nahe beieinander liegen": Ein Brief von trauernden Eltern an die professionellen Helfenden

Betroffene Eltern haben während eines gemeinsamen Seminars diesen Brief entworfen, er ist eine angemessene Schlußbotschaft für diesen Vortrag:

„Liebe Ärzte, Hebammen, Schwestern, Pfleger und Arzthelferinnen!

Euer Beruf bringt Euch in eine Extremsituation, wenn Geburt und Tod so nahe beieinander liegen.

Es wird Euch nicht nur professionelle, sondern vor allem menschliche Größe und Reife abverlangt. Auch wenn wir in unserem eigenen Schmerz dies oft nicht so zum Ausdruck bringen - wir sind Euch dankbar dafür!

Habt Dank für Eure Nähe in den schwersten Stunden unseres Lebens!

Eure verwaisten Eltern" [8].

Literatur

1. Bourne S (1983) Psychological impact of stillbirth. Practitioner 227:53-60
2. Kuse-Isingschulte MW, Beutel M, Hahlweg BC, Stauber M (1995) Coping with a stillbirth emotionally: course of grieving response, determinants, satisfaction with treatment, desired care. In: Bitzer J, Stauber M Psychosomatic obstetrics and gynecology. Monduzzi Editore, Bologna
3. Nijs M (1998) Grieving for a stillborn child: a lifelong process? In: Nijs P, Richter D (eds) Advanced research in psychosomatic obstetrics and gynecology. Uitgeverij Peeters, Leuven
4. Nijs M (1999) Trauern hat seine Zeit - Abschiedsrituale beim frühen Tod eines Kindes. Verlag für Angewandte Psychologie, Göttingen
5. PILC (Pregnancy and Infant Loss Center) (1991) Loving Arms Newsletter 9
6. Poetsch P (1987) Taking care of yourself. In: H.A.N.D. (ed) Health provider's manual for helping after perinatal death. Los Gatos
7. Rosenblatt PC (1983) Bitter, bitter tears: nineteenth-century diarists and twentieth-century grief theories. University of Minnesota Press, Minneapolis
8. Rist-Grundner V (1996) Wünsche und Anregungen für berufliche Helfer. In: Verwaiste Eltern in Deutschland (Hrsg) Leben mit dem Tod eines Kindes 8. Selbstverlag, Hamburg

Sexualität

Sexueller Mißbrauch: langfristige Folgen und deren Behandlung

P. Nijs

MERKE:

1. Sexualisierte Gewalt ist ein traumatisierendes Ereignis in der Biographie eines Kindes, eines heranwachsenden Menschen. Das Kind erfährt überwältigende Hilflosigkeit, Ohnmacht und Hoffnungslosigkeit, sein Erleben von körperlicher Unantastbarkeit wird zerstört.
2. Ein sexuell ausgebeutetes Kind kann die traumatischen Erfahrungen nicht bewußt integrieren, es lernt, allen Schmerz zu verdrängen und sich gefühllos zu machen.
3. Langfristige Folgen von sexueller Ausbeutung können extreme Minderwertigkeitsgefühle bis hin zur Selbstverachtung sein. Die Beziehung zur eigenen Leiblichkeit und Sexualität ist oft von Ekel und Abscheu geprägt, denn die Erfahrung von sexueller Gewalt bedeutet nicht nur Seelenmord (U. Wirtz), sondern auch Körperfragmentierung.
4. Eines der zentralen Themen des Verarbeitungsprozesses ist die Wiedergewinnung der Lust- und Liebesfähigkeit und damit auch das Zurückerobern des Körpers als eigene Gestalt.
5. Der Weg der Integration ist immer individuell und subjektiv. Der therapeutische Prozeß in seiner Einmaligkeit muß immer wieder neu geschaffen werden (Therapie als kreative Kunst).
6. In der Therapie von Betroffenen sollten dynamische Aspekte aus der Tiefenpsychologie ebenso wie Lern- und Verhaltenstherapie einbezogen werden, auch Elemente der Gestalttherapie und der leiborientierten Therapien sind hilfreich.
7. TherapeutInnen und ÄrztInnen müssen sich mit großer Flexibilität im therapeutischen Paradox bewegen: maximale Annäherung bei gleichzeitiger Aufrechterhaltung der Distanz. Tiefer Respekt für die Grenzen der betroffenen Frau sollte die Anamneseerhebung und insbesondere die körperliche Untersuchung prägen.

Epidemiologie

In einer repräsentativen Studie von Draijer, die 1986 in den Niederlanden durchgeführt wurde, gaben 15,6% der befragten Frauen an, Opfer von sexuellem Mißbrauch durch Verwandte gewesen zu sein [1]. Eine von 7 Frauen ist also durch einen oder mehrere Familienangehörige mißbraucht worden (wobei 38,4% auch durch andere belästigt oder vergewaltigt worden sind). Mädchen mit einer Vorgeschichte sexuellen Mißbrauchs durch Familienangehörige haben ein beinahe 2fach erhöhtes Risiko als andere, auch von Personen außerhalb des Verwandtenkreises mißbraucht zu werden. 1,5% der Frauen in der Studie von Draijer gaben „gewünschte“

sexuelle Kontakte mit Verwandten an, wobei die Mädchen selbst die Grenzen bestimmen konnten, die völlig respektiert wurden, und wobei das persönliche Motiv Neugier war oder schöne aufregende Erfahrungen zu machen.

In der Untersuchung von Kinzl u. Biebl bei 1125 österreichischen Universitätsstudenten gaben 35,9% der Studentinnen Erfahrungen sexuellen Mißbrauchs an (17,4% wiederholten Mißbrauch), und 18,5% der männlichen Studenten berichteten über sexuellen Mißbrauch in der Kinder- und Jugendzeit (7,1% über wiederholten Mißbrauch) [5].

Einmaliger Mißbrauch geschah vor allem durch Nichtfamilienangehörige, während wiederholter Mißbrauch vor allem durch Familienangehörige geschah. Sowohl bei intrafamilialem als auch bei extrafamilialem Mißbrauch war das Alter des Kindes bei Beginn 10,2 Jahre. In 95% war der Täter ein Mann, die männlichen Studenten wurden in ihrer Kindheit und Jugend also überwiegend mit homosexuellen oder pädophilen Tätern konfrontiert. Die extrafamilialen Täter sind häufig Erziehungs- oder Vorbildfiguren (Jugendleiter, Trainer, Lehrer, Priester).

Die Inzestopfer sind überwiegend Mädchen: bis zu 90%. Für Jungen ist der Fehler durch die Dunkelziffer noch größer, so daß das Objektivieren des sexuellen Mißbrauchs noch schwieriger ist bei Jungen, die meist unter Sprechverbot mit ihrer Mutter den Arzt aufsuchen [2].

Bei sexuellem Mißbrauch von Mädchen durch Familienangehörige machen Onkel und Brüder jeweils $^1/_4$ der Täter aus, so die Untersuchung von Draijer. Sexueller Mißbrauch von Mädchen durch Verwandte kann plötzlich beginnen oder langsam vorbereitet werden über Belohnungen, Geschenke und Liebkosungen.

Ein Viertel der Mädchen ist jünger als 10 Jahre. Ein Drittel der Mißbrauchserfahrungen war einmalig. Bei den übrigen war die durchschnittliche Dauer 3,8 Jahre. Häufiger Mißbrauch ist meist von längerer Dauer, wobei Väter und Stiefväter schwerwiegendere sexuelle Handlungen erzwingen. Die Hälfte aller sexuellen Kontakte ging mit körperlichem Zwang einher. Wenn mehrfacher Mißbrauch in einer Familie vorkam, wußte das Mädchen meist nicht von dem Mißbrauch der anderen Kinder. Das Annehmen von Belohnungen verstärkt bei dem Kind das Gefühl von Mittäterschaft.

Risikofaktoren in bezug auf sexuellen Mißbrauch

Finkelhor leitet aus seiner Untersuchung bei jungen amerikanischen Frauen folgende Risikofaktoren in bezug auf sexuellen Mißbrauch ab [3]:

- Abwesenheit der Mutter,
- Anwesenheit eines Stiefvaters,
- soziale Isolation der Familie,
- soziale Isolation des Mädchens (keine Freundinnen),
- ein traditionell denkender Vater und eine prüde Mutter,
- wenig Wärme von beiden Eltern für die Tochter.

Bei seiner Untersuchungsgruppe fand Finkelhor einen linearen Zusammenhang zwischen der Anzahl der Risikofaktoren und der Prozentzahl der Inzestopfer (ca. 10% mehr für jeden Risikofaktor). Kinzl u. Biebl finden in ihrer Gruppe folgende typische Faktoren bezüglich des familiären Hintergrundes:

- Konfliktbeziehungen zwischen den Eltern („Kampfehe", keine gegenseitige Wertschätzung; finanzielle Probleme),
- Mangel an mütterlicher Wärme und Zuwendung,
- Mangel an Stabilität und Autonomie bei der Mutter,
- Mangel an sozialer Unterstützung und Ermutigung des Kindes durch die Eltern,
- langdauernde und/oder schwere körperliche oder psychische Erkrankung der Mutter,
- langdauernde und/oder schwere körperliche oder psychische Erkrankung des Vaters,
- Scheidungsprobleme, unvollständige Familie,
- soziale Isolation der Familie,
- sexualisierte Atmosphäre in der Familie.

Kinzl u. Biebl nennen auch die folgenden Risikofaktoren für *einmaligen* intrafamilialen sexuellen Mißbrauch:

- Mangel an Ermutigung und sozialer Unterstützung des Kindes durch die Eltern,
- soziale Isolation der Familie,
- Mangel an mütterliche Wärme,
- langdauernde und schwere Erkrankung der Mutter.

Als Risikofaktoren für *wiederholten* sexuellen Mißbrauch innerhalb der Familie haben Kinzl u. Biebl aufgezeigt:

- Mangel an Ermutigung und sozialer Unterstützung des Kindes durch die Eltern,
- langdauernde und schwere Erkrankung der Mutter,
- soziale Isolation der Familie,
- langdauernde und schwere Erkrankung des Vaters,
- Scheidungskrise in der Familie,
- gestörte eheliche Beziehung zwischen den Eltern,
- finanzielle Probleme.

Die Reihenfolge der Risikofaktoren spiegelt ihr Maß an Einfluß wider. Wenn sexueller Mißbrauch durch die Mutter am Sohn geschieht, geht es oft um alleinstehende Mütter, ohne festen Partner, sozial isoliert und mit emotionalen Problemen, mit Alkohol- oder Drogenabusus, oft mit niedrigem Einkommen.

Es sei betont: Bei sexuellem Mißbrauch geht es nicht nur um sexuelle Gewalt gegenüber Mädchen innerhalb der Familie (Inzest). Auch Jungen sind dabei betroffen. Bei Jungen geht es mehr um sexuelle Gewalt außerhalb der Familie.

Die Folgen von sexuellem Mißbrauch

Das traumatisierende Ereignis findet in der Kinderzeit statt, d.h. in der Zeit, in der normalerweise die Grundlage für Lust- und Beziehungsfähigkeit gelegt wird. Es ist auch die Zeit, die geprägt sein sollte von schützender Zärtlichkeit und liebevoller Zuwendung, damit das Kind Grundvertrauen in das Leben und Selbstvertrauen entwickeln kann.

Die Wichtigkeit der Kinderzeit für die ganze Lebensentwicklung ist deutlich. Der Mensch ist ja ein Beziehungswesen, entstanden aus einer sexuellen Beziehung, wie glücklich oder flüchtig sie auch war, muß er die Lust- und Beziehungsfähigkeit lernen, leiblich entwickeln lassen. Der Körper ist keine Summe von Organen und Funktionen, der Körper ist an erster Stelle ein Lust- und Beziehungsleib.

Die Kinderzeit ist gerade die kritische Periode, in der das Kind in einer zärtlichen Atmosphäre, leibfreundlich und liebesorientiert, lernt den eigenen Körper als Lust- und Liebesraum zu bewohnen. In den verschiedenen Phasen der kindlichen Sexualitätsentwicklung werden so die sog. erogenen Zonen aufgebaut zu Begegnungsfeldern für Zärtlichkeit und Intimität. Der Körper wächst also zum von Liebe und Lust beseelten Leib, in dem sich das werdende Ich des Kindes inkarniert. Notwendig dafür sind: schützende Liebe und Geborgenheit von Elternfiguren, die Stabilität und Halt bieten, die Grenzen und Regeln respektieren.

Bei sexueller Gewalt ist dies alles für das Kind nicht da. So können Defekte und Defizite in bezug auf Lebenslust und Kontaktfähigkeit entstehen. Die Folgen von sexuellem Mißbrauch können wir verstehen im Rahmen der seelischen Traumatisierung.

Die Erfahrung ist in der Tat ein seelisches Trauma, eine schmerzhaft erschütternde Erfahrung, mit überwältigenden Gefühlen von Hilflosigkeit, Machtlosigkeit, Hoffnungslosigkeit, Angst und Wut. Auch das Gefühl von körperlicher Unantastbarkeit wird zerstört. Das Kind kann diese Gefühle nicht innerhalb seines Bewußtseins verarbeiten. Daher werden sie abgewehrt, verdrängt, verleugnet; das Kind tut, als sei nichts geschehen. Hierbei werden also viele Erlebnisse und Erfahrungen in Zusammenhang mit dem Mißbrauch aus dem Bewußtsein abgespalten. Später hat das Kind dann nur Fragmente von Erinnerungen und hat viele Teile oder Details des Geschehens verloren und vergessen.

Um wiederholten Mißbrauch zu überleben, hat das Kind gelernt, sich gefühllos zu machen, allen Schmerz zu unterdrücken, so daß es den Kontakt zu seinen Gefühlen ganz verlieren kann. Hier wird die Grundlage gelegt für die sog. „Multiple Persönlichkeitsstörung", bei der die Betroffenen auch schnell in einen Zustand von Depersonalisation und Derealisation geraten können (nach der Strategie „Überleben auf automatischem Pilot").

Verwirrend ist auch, daß die totale Verleugnung plötzlich durch Erinnerungen oder auch neue Konfrontationen durchkreuzt werden kann. Die Bewältigung dieses Traumas ist für das Kind durch die Tatsache erschwert daß es eine emotionale Verbindung mit dem Vater, der nicht nur böse ist, gibt. Der Vater ist immer auch die Elternfigur, von der das Kind Schutz und Liebe erwartet. Um das Bild der guten Elternfiguren zu retten, nimmt das Kind alle Schuld auf sich.

Da sexueller Mißbrauch meistens ein andauernder Prozeß ist (Durchschnitt 3,8 Jahre), kann das Kind aufwachsen mit dem Gefühl, keine Kontrolle über sein eigenes Leben und seinen Körper zu haben, mit dem Gefühl, hilflos, schmutzig, ekelhaft und schlecht zu sein.

Sexuelle Erlebnisse werden also tief mit Ekel und Scham verknüpft. Die Verarbeitung eines Traumas ist immer abhängig von den Möglichkeiten, sich verbal und nonverbal auszudrücken, die schmerzhaften Erlebnisse und Gefühle in Worte und Bilder bringen zu können. Dies ist dem Kind oft nicht möglich, weil der Täter mit schrecklichen Konsequenzen gedroht hat, falls das Kind über den Mißbrauch sprechen würde. So hat das Kind schließlich keine Worte mehr für Gefühle, so ist es sprachlos gemacht. Sich körperlich unattraktiv zu machen, wird ein Schutz- und Abwehrverhalten.

Das zentrale Thema des Verarbeitungsprozesses ist daher die Wiedergewinnung der Lust- und Liebesfähigkeit und damit auch das Zurückerobern des eigenen Körpers als eigene Gestalt. Denn sexuelle Gewalt bedeutet nicht nur Seelenmord, wie es Wirtz genannt hat, sondern auch Körperfragmentierung [10].

Jungen mit Erfahrungen von sexuellem Mißbrauch zeigen gehäuft Streß- und Angstsymptome, Schlafstörungen, Alpträume, Enuresis und/oder Enkopresis. Konzentrationsstörungen verursachen Schulprobleme, reizbare Aggressivität führt zu Konflikten mit Kameraden, Lehrern und Eltern oder zur Automutilation oder Suizidversuch. Mit frühzeitiger sexueller Neugier werden Kontakte oft auch sexualisiert. Als Opfer von sexuellem Mißbrauchs in der Kindheit haben Jungen ein erhöhtes Risiko, später zum Täter zu werden.

Langfristige Folgen

Frauen mit sexualisierter Gewalt in der Kindheit zeigen später ernsthafte Probleme: extreme Minderwertigkeitsgefühle bis hin zu Selbstverachtung, ängstlichen Argwohn und Vereinsamung in Zusammenhang mit der Unfähigkeit, soziale Kontakte aufzunehmen und zu pflegen.

Im alltäglichen Leben fühlen sie sich nicht wohl in ihrem Körper, den sie verachten. Gefühle können sie weder gut ausdrücken noch beherrschen. Es kommt gehäuft zu aggressiven Ausbrüche (oft mit Schuldgefühlen). Das Suizidrisiko ist 3fach und Automutilation ist 2fach so hoch.

Mit der schmerzhaften Menstruation laufen die Frauen später Gefahr, zur Schmerzpatientin mit verschiedensten funktionellen Schmerzbeschwerden zu werden. Hierbei können Schmerzmittel- und Tranquilizerabusus auftreten.

In der Untersuchung von Reiter et al. haben 67% der Frauen mit chronischen Unterbauchschmerzen *ohne* Organbefund sexuellen Mißbrauch erlitten (gegenüber 29% der Frauen mit Unterbauchschmerzen *mit* Organbefund) [8]. Ehestörungen und Alkoholabhängigkeit kommen 2mal so häufig vor.

Da Ekel und Scham ursprünglich mit sexuellen Erfahrungen traumatisch verknüpft sind, treten Libidostörungen und Anorgasmie auf (oft mit Dyspareunie). Andererseits neigen diese Frauen zur Sexualisierung der mitmenschlichen Kontakte. 80% der Prostituierten hat sexuellen Mißbrauch in der Kindheit erlitten. Als Kind sind diese Frauen affektiv vernachlässigt worden, als Erwachsene leiden sie oft unter der Unfähigkeit, den eigenen Kindern Wärme und Zuwendung zu geben. Draijer hat in ihrer Untersuchung festgestellt, daß betroffene Frauen doppelt so häufig unter ungewollter Kinderlosigkeit leiden. Hinzu kommt, daß Frauen mit sexualisierter Gewalt in der Kindheit 4mal so häufig vor dem 30. Lebensjahr hysterektomiert werden.

Verarbeitung als Prozeß

Verarbeitung als Prozeß bedeutet nicht, zielgerichtet nach dem Modell einer Reparaturmedizin, die Körperschäden oder Symptome wegbehandeln zu wollen. Denn es gibt keine Prothese für Intimität und Lebensfreude. Sexualisierte Gewalt ist ein traumatisierendes Ereignis in der Biographie eines Kindes, eines heranwachsenden Subjektes. Die innere Verarbeitung ist immer ein subjektiver Weg, der in seiner Einmaligkeit nie vom Therapeuten vorprogrammiert werden kann.

Die Gewalt ist dem Kind von einem Menschen, meistens einer wichtigen Bezugsperson, angetan worden. Daher ist es notwendig, daß ein Therapeut auch als Mensch und als schützende Bezugsperson da ist und da bleibt.

Innere Verarbeitung ist ein persönlicher Weg von Bewältigung, Vergangenheitsbewältigung, nicht in dem Sinne, daß das, was passiert ist, ungeschehen gemacht werden kann, aber wohl geschehen; es gehört zur Geschichte, es ist vergangen, vorbei. Es ist ein Prozeß der Integration auf dem Wege zu einem integrierten Menschsein, wo die Innenwelt der Gefühle und die Außenwelt der mitmenschlichen Realität, wo Vergangenheit und Gegenwart zukunftsoffen wieder in Harmonie sein können.

Der therapeutische Prozeß der Verarbeitung

Tiefe psychologische Wunden heilen nicht von allein. Gerade weil sexualisierte Gewalt tief verwundet hat, ist eine tiefenpsychologisch orientierte Therapie notwendig, d.h. keine reine Verhaltenstherapie, aber auch keine strenge Psychoanalyse, die den Patienten mit verletzbaren Realitätsbezügen in der therapeutischen Regression zu wenig Halt bieten würde.

Diese Therapie soll immer flexibel die psychosozialen und partnerschaftlichen Aspekte miteinbeziehen. Zum Beispiel: im Verlauf der Therapie, vor allem bei emotional erschütternden Integrationsschritten, sollte der Partner zum Gespräch eingeladen worden. Diese angemessene Therapie arbeitet sowohl mit dynamischen Aspekten aus der Tiefenpsychologie als auch mit Lern- und Verhaltenstherapie, sowohl mit Elementen der Gestalttherapie als auch der leiborientierten Therapien.

Ein Kind, das sexuell mißbraucht worden ist, hat für immer seine unbefangene Kinderzeit verloren. Es hat nie ungehindert träumen und phantasieren können. Vom Ursprung her ist die kreative Phantasie blockiert. Dieses Trauma soll nicht nur im therapeutischen Dialog bearbeitet werden, sondern der Patient sollte auch immer wieder ermutigt und unterstützt werden in der konkreten Gestaltung von lange verschütteten Kinderträumen; ganz konkret mit dem Patienten auf die Suche gehen, wie er in seiner heutigen Lebenssituation noch seinen Lebenstraum aufgreifen und verwirklichen kann. Das Motto ist: Alles ist nicht mehr möglich, aber vieles bleibt möglich. Der therapeutische Prozeß als kreativer Prozeß wird eindrucksvoll dargestellt bei Petersen u. Rosenhag [7].

Frauen mit sexuellem Mißbrauch zeigen später ernsthafte psychosexuelle Probleme: extreme Minderwertigkeitsgefühle bis zur Selbstverachtung. Sie fühlen sich nicht zuhause in ihrem Körper, den sie mit Ekel verabscheuen. Eine formale Sexualtherapie ist hier selbstverständlich nicht indiziert. Die negative Einstellung zum eigenen Körper soll nicht nur wiederholt therapeutisch besprochen werden. Direkte Ermutigung – jedoch ohne Erotisierung – zur Haar- und Hautversorgung und zur Körperpflege im allgemeinen als konkrete Gestalt des wachsendem leiblichen Selbstrespektes begleitet immer die Therapie. Ein Glückwunsch für den ersten gelungenen Schritt zum Schwimmbad, zum Tanzabend, zum Singen in einem Chor ist hilfreich. Die gleichgültige Stimmung und der Verlust an Lebenslust drücken sich oft in einer monotonen, kalten Stimme aus. Das (Wieder-)Singenkönnen ist daher Zeichen des Wiederfindens der lebendigen Stimmung und des entspannten Wohnens im Körper.

Der Therapeut soll sich also mit großer Flexibilität in dem therapeutischen Paradox bewegen: maximal annähern mit Aufrechterhaltung der Distanz. Untersuchungen bestätigen immer wieder, daß in Inzestfamilien ein schmerzlicher Mangel an emotionaler Zuwendung der Eltern für die Kinder herrscht. Auch die Untersuchungen von Kinzl et al. haben bestätigt, daß Frauen mit sexuellen Mißbrauchserfahrungen signifikant häufiger Störungen der sexuellen Erregung und des Orgasmus zeigten als Frauen ohne Mißbrauchserfahrungen [4]. Frauen mit einem familiären Defizienzsyndrom gaben signifikant häufiger sexuelle Funktionsstörungen an als Frauen mit positiven familiären Beziehungserfahrungen. Die Ergebnisse belegen, daß jeder Versuch, die Bedeutung sexueller Mißbrauchserfahrungen in der Kindheit für spätere sexuelle Funktionsstörungen zu beurteilen, die Beziehungserfahrungen mit den wichtigsten Bezugspersonen und das familiäre Klima in der Kindheit und Jugend beinhalten muß.

Vielleicht ist die traumatisierende Erfahrung des Mißbrauchs so groß, weil solch eine emotionale Vernachlässigung mitspielt, die nicht beschützend aufgefangen hat, sondern die das Kind im Stich gelassen hat, die nicht sehen und nicht hören wollte, nur geschwiegen, sogar verschwiegen hat. Auffallend ist also auch der Egoismus der Eltern, die nicht fähig sind, die normalen Grenzen der Intimsphäre, körperlich und sexuell, im Umgang mit ihren Kindern zu erleben und zu respektieren.

Typisch also ist eine Form der „egoistischen Rücksichtslosigkeit“, wodurch die Eltern nur ihren eigenen Bedürfnissen an erster Stelle Aufmerksamkeit widmen.

Gegenüber dieser Vergangenheit soll jetzt ein Therapeut da sein, inspiriert von der Aussage von Paracelsus: „*Das* Grundprinzip der Medizin ist die Liebe, die Menschenliebe“. Ein Therapeut, der sich freuen kann, daß Menschen wieder lieben können, einander lieben können. In dieser Therapie als Heilkunst konkretisiert sich also die allgemeine Menschenliebe, die dem isolierten Menschen wieder die Geborgenheit des mitmenschlichen Zusammenhörens und Zusammengehörens schenkt. So ist es deutlich: Der therapeutische Weg ist kein programmierbares Produkt, voraus objektiv berechenbar von Psychotechnikern. Jede Therapie muß auf individuelles Menschenmaß zugeschnitten sein – keine Fließbandarbeit! – und soll immer wieder neu geschaffen werden: Therapie als kreative Kunst.

Daher sagt Wirtz: „Der Patientin muß die Sicherheit vermittelt werden, daß es ihr Prozeß ist, daß sie bestimmen kann, wann sie bereit ist, Erfahrungen zuzulassen. Die Richtung und das Tempo des therapeutischer Prozesses ist ihre Entscheidung“.

Der Therapeut soll auch immer wieder eigene Gefühle in der therapeutischer Beziehung bewußt wahrnehmen und reflektieren. So neigen manche Betroffene zur Sexualisierung der mitmenschlichen Kontakte. Denn für sie war in der Kindheit Sexualität oft der einzige Weg, um Aufmerksamkeit und Zuwendung zu bekommen. Daher soll der Therapeut in seiner Wortwahl immer behutsam sein und nie zweideutige Aussagen machen. Humor kann hilfreich sein, ist aber nur möglich, wenn ein stabiles Vertrauensverhältnis mit kreativ-spielerischer Freiheit gewachsen ist, auch mit Respekt der Belastbarkeit der Frau. Die Patientin neigt auch oft zur Wiederholung der schmerzhaften Erniedrigung. Mit Takt und Respekt soll der Arzt die Anamnese und die körperliche Untersuchung gestalten. Nie soll in „bohrender“ Art und Weise nach Erfahrungen von sexualisierter Gewalt gefragt werden. Der therapeutische Umgang soll daher immer klar und konkret von Ehrfurcht geprägt sein: Ehrfurcht für die Frau mit ihrer Biographie, Ehrfurcht für ihre Aussagen, für ihre Gefühle und Emotionen (Trauer), und vor allem Ehrfurcht für ihren Körper.

Im Respekt des Therapeuten wächst also der Selbstrespekt der Frau, die im therapeutischer Dialog und Umgang die befreiende Erfahrung machen kann, daß ihre Grenzen von einem anderen Menschen respektiert werden. Dies wirkt als korrigierende emotionale Erfahrung.

Ich hoffe, daß immer mehr Ärzte Bewußtsein für die besondere Problematik der Behandlung von somatischen Symptomen bei Inzestopfern entwickeln. Aus der unbewußten Dynamik von Macht und Ohnmacht kann es nach der Mißhandlung in der Kindheit zur Mißbehandlung in der Medizin kommen (z. B. nutzlose Operationen bei Frauen mit chronischer Unterbauchschmerzen), wobei die Frau als Patientin wieder vernachlässigt wird und gerade nicht als eine mündige Frau behandelt wird.

Geduld und Gelassenheit sind 2 wichtige Tugenden für den Therapeuten. Geduld, um z. B. der Frau ohne Drängen die Zeit zu lassen, die sie braucht, um die erlittene Gewalt mitzuteilen. Gelassenheit des Therapeuten, der gelassen da ist und da bleibt, trotz Angst oder Panik der Frau, trotz eigener Wut und Ärger um Unrecht und vernichtete Lebenschancen. Wenn der Therapeut nicht die notwendige Geduld hat, kann die hilflose Ohnmacht der Frau sich wiederholen in der machtlosen Wut des Therapeuten, der dann zu radikalen Therapiemaßnahmen neigt:

- Hypnosetherapie, um als ein Detektiv die „totale Wahrheit" zu erfassen,
- Überredung zum Gerichtsverfahren gegen den Täter.

Dieser äußere Weg der Bewältigung ist keine Garantie dafür, daß der innere Weg der Trauer zur Integration gelingen wird. Im Gegenteil, das Gerichtsverfahren an sich bringt zusätzlichen Streß mit Beschuldigungskonflikten, verwickelt mit juristischen Streitereien und Stigmatisierung der Frau als Mißbrauchsopfer.

Gelassenheit bedeutet keinesfalls Fatalismus. Im Gegenteil, Gelassenheit ist getragen von Optimismus. Neben der festen Regelmäßigkeit der therapeutischer Gespräche ist auch die tägliche Unterstützung eines geduldigen Partners notwendig, der oft fast über die Grenze seiner Belastbarkeit belastet werden kann oder/und einer treuen Freundin, die auch in Krisen nie im Stich läßt. Diese Beziehung zur Freundin kann vorübergehend homoerotische Aspekte bekommen. Dies soll nicht zu einer panisch gestellten Selbstdiagnose eines Lesbischseins führen. Es handelt sich meistens um ein Nachholbedürfnis im Rahmen eines tiefen Heimwehs nach mütterlich-leiblicher Wärme und Nähe.

Auch eine Selbsthilfegruppe mit der stärkenden und stützenden Dynamik der Solidarität kann große Hilfe bieten bei der Reintegration in die psychosoziale Realität, zumindest, wenn die Ich-Stärke und das Selbstvertrauen der Frau schon ausreichend gewachsen sind und das Mißtrauen nicht mehr zu stark ist. Eine Selbsthilfegruppe allein reicht m. E. nicht, um die inneren, tiefen Wunden zu heilen (dafür ist und bleibt individuelle Therapiearbeit notwendig).

Das wiederholte Durcharbeiten der traumatisierenden Erfahrungen kann die Frau vorübergehend so überfordern, daß eine kurzfristige stationäre Aufnahme notwendig ist, wobei möglichst eine Stigmatisierung durch eine Behandlung in einer psychiatrischen Klinik vermieden werden sollte.

Während der oft so mühsamen Psychotherapie kann das Risiko für psychotische Desintegration auch präventiv mit nichtsedierenden Neuroleptika vermindert werden. Die anfängliche Lust- und Energielosigkeit im Rahmen einer chronischer maskierten – und verleugneten!–Depression wird am besten mit angemessenen Antidepressiva behoben, damit die Frau auch über mehr Energie, notwendig für das therapeutische Durcharbeiten, verfügen kann. Dies bedeutet aber nicht, daß die Patientin mit Medikamenten abgespeist werden soll. Psychotherapie bleibt die Erstaufgabe.

Aus der grundlegenden Arbeit von Wirtz über Inzest und Therapie werden hier zum Abschluß einige Aussagen von Patienten, wie sie sich wünschen, daß Therapeuten ihnen begegnen, zitiert: „Ich wünsche mir:

- daß ich als vollwertige Persönlichkeit respektiert und nicht als krank und unheilbar abgestempelt werde;
- daß ich nicht mit Medikamenten abgespeist werde;
- daß mir Mut zur Heilung gemacht wird;
- daß mir geglaubt wird, auch wenn ich Ungeheuerliches erzähle;
- daß sie mir dabei helfen, Unsagbares auszudrücken;
- daß sie mein Mißtrauen verstehen;
- daß sie belastbar sind und meine Wut und Verzweiflung aushalten;
- daß sie mich vor meiner eigenen Destruktivität schützen;
- daß sie mich nicht fallen lassen, auch wenn ich unendlich Zeit brauche".

Daher ist es deutlich: die Frage ist nicht so sehr, ob Psychotherapie für den Menschen mit Mißbrauchserfahrungen objektiv indiziert ist und überhaupt noch wirklich effektive heilsame Verarbeitung bringen kann. Die Frage ist auch: ist der Therapeut subjektiv indiziert, d.h. als Subjekt fähig, um diesen Menschen zu begleiten, als Sachverständiger und als Mensch mit Gelassenheit, mit Mut und Hoffnung und auch in Bescheidenheit.

Molinski hat immer wieder betont, wie wichtig es ist, daß der Arzt oder der Therapeut Lebensfreude und Lebensbejahung ausstrahlt, obwohl diesen sowohl in der Ausbildung als in der Therapieforschung kaum Aufmerksamkeit gewidmet wird.

Literatur

1. Draijer N (1988) Een lege plek in mijn geheugen. Seksueel misbruik van meisjes door verwanten. Min Soc Zaken Werkgelegenheid, Den Haag, p 75
2. Elliot AJ et al. (1993) Maternal sexual abuse of male children. When to suspect end how to uncover it. Postgrad Med J 94: 169-180
3. Finkelhor D et al. (1990) Sexual abuse in a naturel survey of adult men and women, prevalence, characteristics and risk factors. Child abuse & Neglect 14: 19-28
4. Kinzl JF, Traweger C, Biebl W (1995) Zur Bedeutung dysfunktionaler Familienstruktur und sexuellen Mißbrauchs in der Kindheit für sexuelle Funktionsstörungen bei Frauen. Sexuologie 22,1: 10-17
5. Kinzl JF, Biebl W (1993) Sexueller Mißbrauch in Kindheit und Jugend. Sexualmedizin 4(22): 136-142
6. Laszig P (1996) Sexueller Mißbrauch an Jungen. Physische und psychische Auswirkungen bei erwachsenen Männern. Sexuologie 2(3): 69-84
7. Petersen P, Rosenhag J (1993) Dieser kleine Funken Hoffnung. Therapiegeschichte eines sexuellen Mißbrauchs. Urachhaus, Stuttgart
8. Reiter R et al. (1991) Correlation between sexual abuse and somatization in women with somatic and nonsomatic chronic pelvic pain. Am J Obstet Gynaecol 165: 104-109
9. Russel DEH (1983) The incidence and prevalence of intrafamilial and extrafamilial sexual abuse of female children. Child Abuse & Neglect 7: 133-136
10. Wirtz U (1992) Seelenmord. Über Inzest und Therapie. Kreuz, Zürich

Sexualität während der Schwangerschaft und nach der Geburt

K. von Sydow

MERKE:

1. Die menschliche Sexualität steht über die reproduktive Funktion hinaus im Dienst sozialer Motive (Paarbindung).
2. Sexualität während und nach einer Schwangerschaft ist ein konfliktträchtiger Bereich in der Partnerschaft.
3. Während der Schwangerschaft und bis zu sieben Monaten post partum ist die koitale Frequenz reduziert.
4. Nur bei einzelnen Genitalinfektionen ist die Koitusfrequenz während der Schwangerschaft mit Frühgeburtlichkeit, vorzeitigem Blasensprung usw. korreliert.
5. Stillen wirkt sich auf die Sexualität oft negativ aus.
6. Das Spannungsfeld zwischen „Brutpflege" und „Sexualität" wird meistens gut bewältigt. Persistiert das durch Schwangerschaft und Geburt induzierte Paarproblem über viele Monate, so soll dies Anlaß zu einer paarbezogenen psychodiagnostischen Abklärung sein.

Problem

Anders als alle anderen Tiere haben Menschen auch zu Zeiten, zu denen eine (weitere) Empfängnis ausgeschlossen ist – z.B. während der Schwangerschaft, der Stillzeit und nach den Wechseljahren – Geschlechtsverkehr. Das belegt, wie sehr die menschliche Sexualität im Dienst sozialer Motive wie der Paarbindung steht. Die sexuelle Beziehung werdender und junger Eltern ist sowohl in medizinischer als auch in psychologischer Hinsicht bedeutsam, nämlich als potentieller medizinischer Risikofaktor und als psychologischer Partnerschaftsstabilisierungsfaktor.

Mehrere Studien belegen, daß nach der Geburt von (ersten) Kindern die Partnerschaftszufriedenheit der Eltern abnimmt und daß Körperkontakt und Sexualität der verletzlichste Bereich in den Partnerschaften junger Eltern ist [1]. Vor diesem Hintergrund wurde das Forschungsprojekt „Elternschaft, Paarbeziehung und Sexualität" entwickelt. Als Hintergrund für unsere eigene längsschnittliche Untersuchung haben wir zunächst versucht, uns einen systematischen Überblick über den Stand der Forschung zur Sexualität werdender und junger Eltern zu verschaffen.

Der bisherige Stand der Forschung

Anhand von Recherchen in den Datenbanken PsycLit, PsyIndex und Medline (1987–1996/97, Suchstrategie „sexuality and [pregnancy or puerperium or postnatal"]), der Analyse von Sekundärliteratur, von Übersichtsartikeln und von Querverweisen wurde eine Totalerhebung aller in englischer oder deutscher Sprache publizierten Primärstudien angestrebt. Alle gefundenen Abstracts wurden durchgesehen und alle die berücksichtigt, die empirische Ergebnisse über sexuelle Aktivität, Interesse, Genuß, Orgasmus oder Probleme bei (werdenden) Eltern während der Schwangerschaft oder/und im ersten Jahr nach der Geburt präsentieren. Auf diese Weise konnten *N = 58 Primärstudien* identifiziert werden, die zwischen *1950 und 1996 publiziert* worden sind. Aufgrund der methodischen Heterogenität der Studien konnte keine quantitative Metaanalyse realisiert werden; stattdessen wurde eine *Metainhaltsanalyse* durchgeführt, orientiert an den Kategorien Methodik der Primärstudien, deskriptive Befunde, Zusammenhänge, prospektive Effekte der elterlichen Sexualität auf den Fötus und auf die langfristige Partnerschaftsqualität [8]. Die 58 Primärstudien lassen sich 3 *Forschungsphasen* zuordnen:

1. Schadet Sex dem Fötus? (50er- bis 80er Jahre); Kontext medizinisch, Stichproben: nur Frauen; Fragestellung: Zusammenhänge zwischen koitaler Aktivität und kindbezogenen Daten.
2. Wer koitiert wie oft? (zweite Hälfte der 80er Jahre); Kontext sozialwissenschaftlich, Stichproben: Frauen, z. T. auch Männer; Fragestellung: Zusammenhänge zwischen koitaler Aktivität und soziodemographischen Daten.
3. Wie verändert sich die Paarbeziehung, wenn Paare Eltern werden? (späte 80er- bis 90er Jahre); Kontext psychologisch, Stichproben: Paare; Fragestellung: Entwicklung der Partnerschaftszufriedenheit und Zärtlichkeit (fast keine Daten über genitale Sexualität).

Deskriptive Forschungsergebnisse

Die koitale Aktivität, das sexuelle Interesse, der sexuelle Genuß und die Orgasmushäufigkeit nehmen durchschnittlich im Lauf der Schwangerschaft ab – insbesondere im 3. Trimester – verlaufen aber gleichzeitig auch sehr variabel. Manche Frauen kommen in der Schwangerschaft (insbesondere im 2. Trimester) leichter zum Höhepunkt als vor der Schwangerschaft. Häufigere sexuelle Probleme in der Schwangerschaft sind die Angst, den/das Fötus/Baby zu verletzen (10–50% Frauen und Männer), die Angst, Wehen oder eine Fehlgeburt auszulösen oder Koitusschmerzen der Frau.

Geschlechtsverkehr wird durchschnittlich 7–8 Wochen post partum wieder aufgenommen (was jedoch nicht als Normwert mißverstanden werden sollte, manche Paare lassen sich dafür auch mehrere Monate Zeit), mit geringerer Häufigkeit als vorher. Das sexuelle Interesse und der Genuß sind post partum variabel, manchmal bei beiden Geschlechtern reduziert. Die Orgasmushäufigkeit ist post partum meist konstant so wie vor der Schwangerschaft. Die Zärtlichkeit zwischen den Eltern nimmt nach der Geburt langfristig durchschnittlich ab. In den ersten Monaten nach der Geburt ist Sexualität für viele Eltern ein schwieriges Thema und 3–7 Monate post partum beschreibt noch mindestens $^1/_3$ der Frauen sexuelle Probleme, z.B. durch Dammschnittnarben oder durch Angst vor Schmerzen (weil der Genitalbereich besonders nach schwierigen Geburten zunächst mit existentiellen Schmerzgefühlen verknüpft ist). Doch die sexuelle Zurückhaltung der meisten jungen Eltern ist wohl noch viel stärker auf Schlafentzug und Müdigkeit zurückzuführen.

Der französische Geburtshelfer Leboyer beschrieb das Stillen als „faire l'amour" und tatsächlich kann Stillen bei der Mutter erotische Gefühle auslösen – doch dieses stark tabuisierte Thema wurde bisher kaum erforscht. Überhaupt wurden alle nichtkoitalen sexuellen und erotischen Aktivitäten wie Zärtlichkeit, manuell- oder oralgenitale Kontakte und Selbstbefriedigung bisher kaum untersucht, so daß die Befundlage hierzu größtenteils unklar ist.

Welche Faktoren beeinflussen die Sexualität?

Die Sexualität werdender und junger Eltern weist eine *hohe* interindividuelle oder „interpaarige" *Variabilität* auf, die durch die bisher vorliegenden Befunde noch nicht hinreichend erklärt werden kann. Gleichzeitig ist bemerkenswert, daß die relativen Niveaus des relativen sexuellen Interesses und der Aktivität *intraindividuell stabil* bleiben. Oder anders gesagt: Fast alle Paare sind vor und insbesondere in den ersten Wochen nach der Geburt sexuell inaktiv und wenig interessiert, doch davor und danach lassen sich sehr unterschiedliche sexuelle Lebensformen antreffen. Gleichzeitig verändern sich einzelne Individuen in ihrer Sexualität nur graduell; wer vor der Geburt wenig sexuell interessiert war, wird nach der Geburt wahrscheinlich erstmal für Monate gar kein Interesse haben, wer „mittel" interessiert war, dessen oder deren Interesse wird wahrscheinlich geringer, aber durchaus bald wieder vorhanden sein. Das läßt es wahrscheinlich erscheinen, daß biographische Faktoren letztlich entscheidend wichtig sind.

Die bisher vorliegenden Befunde zu etwaigen Einflüssen auf und Korrelaten von elterlicher Sexualität sind unzureichend. Dabei lassen sich 3 Gruppen von Einflußfaktoren unterscheiden. Die Richtung der Einflüsse wird durch hochgestellte Zeichen dargestellt: - weniger sex. Interessse, Aktivität, Genuß und/oder mehr sexuelle Probleme; + mehr sex. Interessse, Aktivität, Genuß und/oder weniger sexuelle Probleme:

- wichtige Einflußfaktoren:
  - somatische Gesundheit/Frau (z. B. Schwangerschaftsbeschwerden –; Gewichtszunahme –, Testosteron +),
  - psychische Gesundheit/Frau (psychische Symptome –, Depressivität –, emotionale Labilität –, Psychotherapieerfahrungen +);
  - Stillen (lange Stilldauer –);
- wahrscheinlich wichtige, aber noch wenig erforschte Einflußfaktoren:
  - Geburtsverlauf (Dammschnitt –?, Dammriß –?),
  - nichtsexuelle Partnerschaft?,
  - biographische Einflüsse (exklusive Mutterbindung in der Kindheit –, Bindungen zu beiden Eltern +),
  - Geschlecht der Eltern?,
  - babybezogene Faktoren (Geschlecht: Söhne –);
- unerforschte Einflußfaktoren:
  - somatische Gesundheit/Mann,
  - psychische Gesundheit/Mann;
- unwichtige oder irrelevante Einflußfaktoren:
  - soziodemographischen Faktoren (Ausnahme: Alter –).

Welche langfristigen Auswirkungen hat sexuelle (In-)aktivität?

Effekte der elterlichen Sexualität auf die Gesundheit des Babys

Verschiedene Studien haben untersucht, ob Sexualität während der Schwangerschaft dem Fötus schadet. In der medizinischen Literatur diskutierte Hypothesen betreffen u.a. Uteruskontraktionen durch den Orgasmus, Prostaglandine in den Spermien, sexuell übertragbare Infektionen und den „mechanischen Streß" beim Geschlechtsverkehr. Obwohl manche Studien negative Effekte elterlicher Sexualität auf den Fötus beschreiben, so sind diese methodisch unzureichend (kleine, nichtrepräsentative Stichproben, keine Kontrolle von Konfundierungen). Großangelegte US-Studien mit z.T. repräsentativen Stichproben von einer Größe von bis zu 40000 Frauen haben keinen Zusammenhang zwischen koitaler Aktivität oder Orgasmus und Geburtskomplikationen gefunden (perinatale Mortalität, Vorgeburtlichkeit, verfrühter Blasensprung, geringes Geburtsgewicht) [3–6]. Dennoch existiert eine Subgruppe von Frauen mit häufigem Geschlechtsverkehr und bestimmten genitalen Infektionen, die ein erhöhtes Frühgeburtsrisiko aufweist. Insofern ist bei spezifischen Risikofaktoren in der Schwangerschaft nach wie vor koitale Zurückhaltung anzuraten.

Langzeiteffekte der Sexualität auf die Stabilität und Qualität der Paarbeziehung

Wenn das Paar in der Schwangerschaft sexuell aktiv ist und beide daran Freude haben, so wird die Beziehung 4 Monate post partum durchschnittlich besser bewertet in bezug auf Zärtlichkeit und Kommunikation und auch noch 3 Jahre später von beiden Partnern positiver und stabiler eingeschätzt.

Forschungsdefizite

In Hinblick auf die Partnerschaft und Sexualität werdender und junger Eltern bestehen deutliche Forschungsdefizite [8]:

- es fehlen *deskriptive Daten* zur/zum/zu:
  - Sicht der männlichen Partner (nur $^1/_3$ der Studien berücksichtigt Männer),
  - nichtkoitalen sexuellen Aktivität, z.B. Petting, Selbstbefriedigung, Zärtlichkeit,
  - sexuellen Erleben, z.B. Interesse, Genuß, Phantasien,
  - erotischen Gefühlen von Müttern beim Stillen,
  - Außenbeziehungen;
- es fehlen Befunde zum *Einfluß von...* auf die Sexualität und die Partnerschaft:
  - Biographie und frühen Bindungserfahrungen,
  - geburtshilflich-operative Interventionen, z.B. Dammschnitt;
- es fehlen Studien zur *Wechselbeziehung von*:
  - sexueller und nichtsexueller Beziehungsqualität,
  - Paarbeziehung und Eltern-Kind-Beziehung;
- es fehlen *längerfristig angelegte prospektive Längsschnittstudien.*

Das DFG-Projekt Elternschaft, Paarbeziehung und Sexualität

Vor dem Hintergrund der abgeleiteten Forschungsdefizite wurde das Forschungsprojekt „Elternschaft, Paarbeziehung und Sexualität" konzipiert, das von der DFG gefördert wird und das derzeit als Kooperationsprojekt der Universitäten Gießen (Klinik für Psychosomatik und Psychotherapie) und Hamburg (Psychologisches Institut III) in Hamburg realisiert wird [10]. In theoretischer Hinsicht orientiert sich das Projekt an der (systemischen) Partnerschafts- und Familienforschung, der Bindungstheorie sowie der Entwicklungspsychologie der Lebensspanne [7].

Eine zentrale *Fragestellung*, die im Rahmen des Projektes untersucht wird, bezieht sich auf die Deskription und Verlaufsanalyse von nichtsexuellen Partnerschaftsvariablen und Sexualität bei (werdenden) Eltern in der ersten Schwangerschaft und den ersten 6 Monaten nach der Geburt.

Die Studie hat ein *Längsschnittdesign* (Tabelle 1) mit (bisher) 4 Meßzeitpunkten (Verlängerung beantragt). Die *Stichprobe* setzt sich aus 30 „normalen" verheirateten oder unverheiratet zusammenlebenden „Erstelternpaaren" zusammen (keine Patienten). Die Frauen sind durchschnittlich 32, die Männer 34 Jahre alt; der Ausbildungsstand der Stichprobe ist relativ hoch. Die Stichprobe wurde hauptsächlich über Tageszeitungen, Frauenkliniken, Hebammen und GynäkologInnen gewonnen. Bisher wurden alle t1-Interviews durchgeführt (N = 60). Alle beteiligten 30 Mütter brachten gesunde Kinder zur Welt. Je nach Geburtszeitpunkt konnten auch schon die Fragebogendaten zum Zeitpunkt t2 und t3 sowie die t4-Erhebung (Interview und Fragebogen) durchgeführt werden (bei N = 42 bzw. 21 Paaren). Zu beiden Interviewterminen wurden/werden Frau und Mann getrennt durch gleichgeschlechtliche Interviewer befragt (Interviewer: Dipl.-Psych. M. Ullmeyer, K. v. S.).

Daten zur Sexualität wurden primär in den Interviews erhoben. Die Inhaltsanalyse dieser verbalen Daten ist derzeit noch nicht abgeschlossen. Daneben wurde zusätzlich zu t4 ein neuentwickelter *Fragebogen zu sexuellen Vorlieben (FSV)* eingesetzt. Wir haben das zu t1 noch nicht „gewagt", aus Sorge, unsere Probanden zu brüskieren. Zu t4 dagegen konnten wir auf ein gewachsenes Vertrauensverhältnis zu den Stu-

Tabelle 1. Untersuchungsdesign

Zeitpunkt	Befragung
t1: 9. Schwangerschaftsmonat	Interview: Biographie, Familienbeziehungen, Schwangerschaft, Partnerschaft, Sexualität Fragebogen: somatische und psychische Befindlichkeit, Partnerschaft
t2: 2. Monat p.p.	Fragebogen: Geburtserleben (nur bei der Mutter erfragt), somatische und psychische Befindlichkeit, Partnerschaft
t3: 4. Monat p.p.	Fragebogen: somatische und psychische Befindlichkeit, Partnerschaft, Beziehung zum Kind
t4: 7. Monat p.p.	Interview: Geburt, Familienbeziehungen, Partnerschaft, Sexualität Fragebogen: somatische und psychische Befindlichkeit, Partnerschaft, Sexualität, Beziehung zum Kind

dienteilnehmern vertrauen und absehen, daß ein solcher Fragebogen, der relativ detailliert nach sexuellen Aktivitäten und Genuß fragt, für die ProbandInnen akzeptabel sein würde. Um etwaige Rückfragen zu klären und gegenseitige Beeinflussungen der Partner auszuschließen, wurde/wird der FSV-Fragebogen *während* des t4-Interviews (in Anwesenheit des Interviewers) ausgefüllt. Zuvor wird in der Instruktion darauf hingewiesen, daß viele Paare postnatal sexuell inaktiv leben (um dem weitverbreitetem sexuellen Leistungsdruck, den ein solcher Fragebogen auslösen könnte, entgegenzusteuern) und daß Männer und Frauen sich in ihren sexuellen Vorlieben ja oftmals unterscheiden.

Der FSV-Fragebogen erfragt folgende Daten:

- Die sexuelle Aktivität im Jahr vor, während (1., 2., 3. Trimester) und nach der Schwangerschaft (Monate 1–3, Monate 4–6) (offene Frage nach der Häufigkeit/Monat); es wird gefragt nach Zärtlichkeit, Zungenkuß, Stimulation der weiblichen Brust, manuell-genitalem Kontakt (Mann stimuliert Frau, Frau stimuliert Mann), oral-genitalem Kontakt (Cunnilingus, Fellatio), Geschlechtsverkehr, Analverkehr und Selbstbefriedigung.
- Der eigene sexueller Genuß/Lustgefühle (5stufige Ratingskalen).
- Der vermutete sexuelle Genuß/Lustgefühle des/der Partners/Partnerin (5stufig); jeweils bezogen auf jede genannte Aktivität, sofern sie aktuell ausgeübt wird: Tönung des Erlebens: „sehr unangenehm" – „sehr angenehm", Erregung: „gar nicht erregend" – „außerordentlich erregend", Orgasmus: „niemals" vs. „immer".

Vorläufige Ergebnisse

Eine Analyse der bisher vorliegenden FSV-Daten (vom Zeitpunkt t4) von 20 Paaren (N = 40) ergibt folgende Befunde (die in Anbetracht der Tatsache, daß die Daten noch unvollständig sind, mit Vorsicht gelesen werden müssen und deshalb auch noch nicht statistisch auf ihre Signifikanz getestet werden konnten).

Sexuelle Aktivität

Bei der *koitalen Aktivität* beschreiben unsere ProbandInnen den gleichen durchschnittlichen Verlauf, der auch in vielen anderen Studien gefunden wurde [8]. Während vor der Schwangerschaft etwa 9mal/Monat Geschlechtsverkehr ausgeübt wurde, findet er im ersten Trimester noch rund 7mal, im zweiten Trimester 5- bis 6mal, im dritten Trimester ca. 4mal, in den ersten 3 Monaten post partum 1 bis 2mal und 4–6 Monate nach der Geburt ca. 3mal/Monat statt (Abb. 1). Einige Paare sind während der gesamten Schwangerschaft koital abstinent, meist aus Sorge um das Baby (z.B. nach rezidivierenden Fehlgeburten). Männer berichten von etwas höheren koitalen Aktivitätswerten als Frauen, was ein allgemeiner Trend in der Sexualforschung ist.

In Hinblick auf die (bisher völlig unerforschte) *manuell-genitale Stimulation* ergibt sich ein analoger Verlauf, wobei hier die Frauen ihre „Frau-stimuliert-Mann-Aktivität" in der Schwangerschaft höher einschätzen als ihre Partner.

Bei der (ebenfalls bisher in diesem Kontext unerforschten) *Selbstbefriedigung* ergibt sich ein in etwa konstanter Verlauf bei den Männern bis zur Spätschwangerschaft (jeweils ca. 5mal/Monat), dann ein leichtes Absinken in den Monaten nach der Geburt (4mal/Monat). Bei den Frauen ist die Masturbationsaktivität - konsistent mit anderen Forschungsergebnissen - geringer (2- bis 4mal/Monat); sie fluktuiert in der Schwangerschaft geringfügig (Zunahme im 2. Trimester?) und sinkt nach der Geburt nahezu auf Null, um in den Monaten 4-6 post partum wieder geringfügig zuzunehmen (2mal/ Monat).

Der Austausch von *(nichtgenitaler) Zärtlichkeit* bleibt in unserer Stichprobe während der gesamten untersuchten Zeitspanne auf hohem Niveau weitgehend konstant mit einem kleinen Einbruch nach der Geburt (wo sich dann die Zärtlichkeit natürlich auch auf das Kind richtet). Hier ist bemerkenswert, daß die Frauen etwas höhere Angaben zur zärtlichen Aktivität machen, als die Männer (Abb. 2).

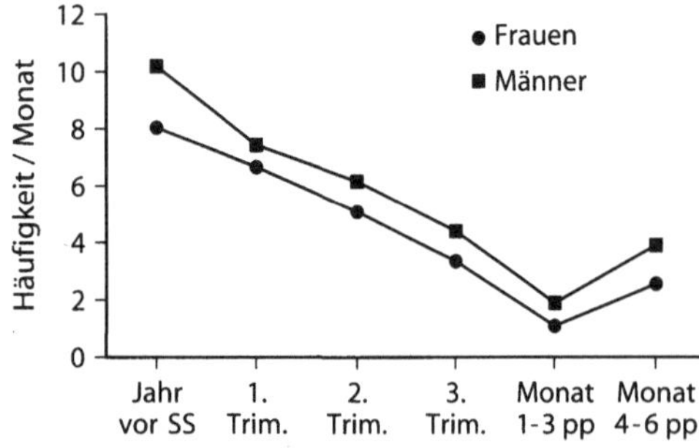

Abb. 1. Koitale Aktivität (N = 20 Paare)

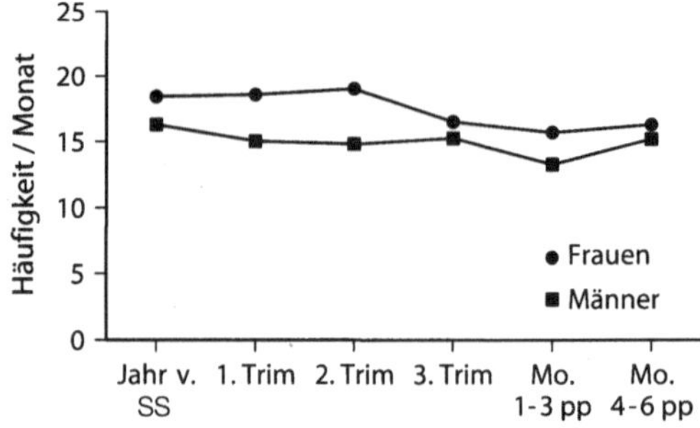

Abb. 2. Zärtlichkeit (N = 20 Paare)

Sexueller Genuß/Lustempfinden

Der eigene sexuelle Genuß sollte 7 Monate post partum (t4-Erhebung) auf mehreren Skalen eingeschätzt werden. In Bezug auf die Dimension *„unangenehm-angenehm"* ist die Rangreihe beider Geschlechter ganz ähnlich. Am angenehmsten ist Zärtlichkeit, gefolgt von Geschlechtsverkehr, manuell-genitaler Stimulation in der passiven Position (also vom Partner/von der Partnerin stimuliert zu werden) und Zungenküssen (bei Männern etwa gleichauf mit Fellatio). Bruststimulation (im Sinne von „Mann stimuliert Frau") erleben Männer als weitaus angenehmer als die befragten Frauen, was wahrscheinlich in Zusammenhang damit steht, daß ein Teil der Mütter noch stillt und bei diesen die Stimulation der Brust von komplizierten Gefühlen begleitet ist (Verunsicherung durch den Milchfluß; Rollenkonflikte zwischen mütterlicher und sexueller Rolle). Außerdem schätzen die Männer durchgängig alle Aktivitäten als etwas angenehmer ein als die Frauen.

Das wird auch deutlich beim *Vergleich der Selbst- und Fremdeinschätzungen* in Punkto „unangenehm-angenehm": Außer bzgl. Zärtlichkeit überschätzen Männer die angenehmen Gefühle ihrer Partnerinnen bei allen anderen Aktivitäten ein wenig. Frauen dagegen unterschätzten die angenehmen Gefühle ihres Partners geringfügig. Ausnahmen waren nur bzgl. manuell-genitaler Stimulation des Mannes durch die Frau (hier stimmten Fremdeinschätzung der Frau mit der Selbsteinschätzung des Mannes überein) und Selbstbefriedigung (Frauen überschätzen die angenehmen Gefühle des Partners geringfügig) zu finden.

In Hinblick auf die Selbsteinschätzung das Orgasmuserlebens (*„nie-immer Orgasmus"*) ergibt sich wiederum die gleiche Rangskala bei beiden Geschlechtern: Beide Geschlechter kommen am leichtesten bei der Selbstbefriedigung zum Höhepunkt, gefolgt vom Geschlechtsverkehr (bei Frauen: mit zusätzlicher klitoraler Stimulierung), manuell-genitaler und oral-genitaler Stimulierung.

Doch ein *Vergleich der Fremd- und Selbsteinschätzungen* bzgl. Orgasmus offenbart deutliche Unterschiede: Während beide Geschlechter das Orgasmuserleben des anderen Geschlechts bei der Selbstbefriedigung geringfügig unterschätzen, so schätzen Frauen das männliche Orgasmuserleben bei heterosexuellen Aktivitäten wesentlich realistischer ein als Männer das in bezug auf Frauen tun. Hier überschätzen Männer durchgängig die weiblichen Lustgefühle – am drastischsten beim Geschlechtsverkehr ohne klitorale Stimulation, der von den Frauen als eine Aktivität gesehen wird, durch die sie durchschnittlich „selten" zum Höhepunkt kommen, während ihre Partner annehmen, das sei „gelegentlich" oder „oft" der Fall.

Diskussion

Eine quantitative Abnahme der sexuellen Aktivität oder auch völlige Inaktivität sind in der Schwangerschaft und/oder in den ersten 6 Monaten nach der Geburt normal. Sexuelle Inaktivität in der Schwangerschaft steht oft in Zusammenhang mit der Sorge um das Baby und/ oder einer beeinträchtigten körperlichen und/ oder seelischen Befindlichkeit der Mutter. Doch manche Frauen berichten auch von besonders intensiven sexuellen Lustgefühlen, insbesondere im zweiten Schwangerschaftstrimester.

Eine schwangere Probandin (t1): „Streckenweise [ist Sex] vielleicht sogar etwas lustvoller [als vor der Schwangerschaft]". („... seit wann?") „Seit Mitte der Schwangerschaft, würde ich mal so sagen. Es wird einfach besser durchblutet, das Gewebe [lacht]".

Postnatal wird der Geschlechtsverkehr meist bald nach der Beendigung des Wochenflusses wieder aufgenommen, jedoch mit geringerer Häufigkeit als zuvor. Das überrascht nicht, in Anbetracht der körperlichen (Schlafentzug) und seelischen Umstellungen, die beide Eltern und insbesondere die Mutter leisten. Stillen scheint sich eher negativ auf die Sexualität auszuwirken, was mit hormonellen Faktoren, aber wohl auch mit Rollenkonflikten zwischen Elternrolle und sexueller Rolle zusammenhängt.

Eine stillende Probandin (t4): „Also das [Stillen] beeinträchtigt sozusagen die Sexualität sehr, finde ich. Also weil – so dieses ... archaische 'n Kind nähren, finde ich ... also, dominiert sehr". („Wie ist es für Sie, da kann ja auch Milch fließen beim Sex?") „Also wir haben ja fast gar keinen Sex, also insofern, nee" („Würde Sie das stören?") „Mich nicht, nee, nee, ihn auch nicht". („Also daß der [Busen] mehr besetzt ist durch diese archaische Tätigkeit?") „Ja, total! – Völlig, völlig, also ja".

Menschen sind anders als alle anderen Tiere „hypersexuell" und können in jeder Lebensphase sexuell interessiert und aktiv sein. Der Preis für dieses Potential ist der seelische Konflikt zwischen den vielfältigen Motiven, die Menschen möglich sind. Menschliche Eltern können also sowohl „Brutpflege"- als auch sexuelle Motive verfolgen. Sie müssen aber auch damit leben, daß sich beide Motive nicht selten in die Quere kommen. Eine Mutter oder ein Vater, die kontingent und schnell auf ihr schreiendes Baby reagieren, handeln gut als Eltern – wenn das aber gerade dann passiert, wenn das Paar sich erotisch näher kommt, so ist es der Sexualität nicht förderlich. Insofern kann Sexualität erst dann wieder lebendig werden, wenn beide Elternteile wieder ein bißchen physischen und psychischen Freiraum haben für die eigenen Bedürfnisse und ihre Regeneration.

Die meisten Paare bewältigen – trotz der z. T. unvermeidlichen innerseelischen und partnerschaftlichen Konflikte – den Übergang zur Elternschaft emotional und sexuell gut. Doch ein kleinerer Teil entwickelt nach der Geburt chronische emotionale und sexuelle Probleme, unter denen eine/r oder beide massiv leiden. Sofern diese über Monate weiterbestehen, nachdem alle etwaigen körperlichen Beschwerden der Mutter abgeklungen sind, ist eine psychodiagnostische Abklärung - möglichst mit beiden Partnern - indiziert. Und ggf. eine psychotherapeutische Behandlung (Paar- oder Einzeltherapie; Hinweise zur Prävention und Intervention s. [9]). Dies ist nicht nur im Interesse der Eltern, sondern auch im Interesse der Kinder, da die elterliche Partnerschaftsqualität einen direkten Effekt auf die Entwicklung des Kindes hat [2].

Literatur

1. El-Giamal M (1997) Veränderungen der Partnerschaftszufriedenheit und Streßbewältigung beim Übergang zur Elternschaft: Ein aktueller Literaturüberblick. Psych Erz Unter 44:256-275
2. Erel O, Burman B (1995) Interrelatedness of marital relations and parent-child relations: a meta-analytic review. Psychol Bull 118(1):108-132
3. Klebanoff MA, Nugent RP, Rhoads GG (1984) Coitus during pregnancy: is it safe? Lancet 2: 914-917
4. Mills JL, Harlap S, Harley EE (1981) Should coitus late in pregnancy be discouraged? Lancet 2:136-138
5. Rayburn WF, Wilson EA (1980) Coital activity and premature delivery. Am J Obstet Gynecol 137: 972-974
6. Read JS, Klebanoff MA and the VIP Study Group (1993) Sexual intercourse during pregnancy and preterm delivery: effects of cervicovaginal microflora (abstr). Paediatr Perinat Epidemiol 7: A1-A2
7. Sydow K v. (1993) Lebenslust. Weibliche Sexualität von der frühen Kindheit bis ins hohe Alter. Huber, Bern
8. Sydow K v. (1999) Sexuality during pregnancy and after childbirth: a meta-content-analysis of 58 studies. J Psych Res 47(1)
9. Sydow K v. (1999) Sexualität nach der Geburt. In: Eckert M, Fthenakis W, v. Block, Deutscher Familienverband (Hrsg) Wenn aus Paaren Eltern werden. Leske & Budrich, Opladen (Handbuch, S 395-412)
10. Sydow K v., Ullmeyer M (1999) Sexualität in der Schwangerschaft: Überblick über das DFG-Projekt. In: Knapstein PG, Hawighorst-Knapstein S (Hrsg) Psychosomatische Gynäkologie. Psychosozial-Verlag, Gießen, im Druck

Sexualität und Organverlust

M. Ringler

MERKE:

1. Sexualität ist mehr als Geschlechtsverkehr.
2. Sexualität involviert komplexe affektiv-kognitive Prozesse, die die Bedingungen des Begehrens in jeder Beziehung gestalten.
3. Die Kenntnis der obigen Einflußfaktoren ist wichtig, um die Krisenanfälligkeit einer Patientin/eines Paares individuell einschätzen zu können, sowie
4. entsprechende Hilfestellungen im Arzt-Patient-Gespräch anbieten zu können und zugleich die Intimsphäre eines Paares/einer Patientin nicht zu verletzen.
5. Fallen sind übergroße Angst oder Neugierde, festgefahrene Vorstellungen über die „richtige Sexualität", sowie mangelnde Kenntnis des Zusammenspiels von medizinischen und psychologischen Einflußfaktoren.
6. Hilfreich sind Information, Markierung und Normalisierung von möglichen auftretenden Problemen, das Festhalten von medizinischen und psychologischen Hilfen, ohne intrusiv zu sein.

Einleitung

Ärzte würden sich zu sehr auf die Reduktion von Mortalität konzentrieren und das psychische und sexuelle Wohlbefinden ihrer Patientinnen häufig ignorieren, wird wiederholt kritisiert [12, 14]. Daher erfolgt nach einer Klärung des Gegenstandsbereichs ein kurzer Überblick über die empirischen Daten zu diesem Thema. Sie beziehen sich ausschließlich auf solche Arbeiten, die sich mit Organverlust beschäftigen, der den Betroffenen von Frauenärzten zugefügt wurde. Dies bedeutet, daß es sich um Organe handelt, die im engeren Sinne als Geschlechtsorgane klassifiziert werden und daß ein medizinischer Eingriff an diesen Organen mit dem Ziel vorgenommen wurde, eine bestehende Erkrankung zu heilen. Weiter ist zu bedenken, daß solche Erkrankungen in der Mehrzahl, wenngleich nicht ausschließlich, Frauen ab den mittleren Lebensjahren betreffen, und diese Erkrankungen, vor allem wenn es sich um ein Karzinom handelt, präoperativ keine oder nur sehr geringe subjektive Beschwerden verursacht haben. Dies bedeutet konkret, daß betroffene Frauen postoperativ nicht selten mit größeren Beschwerden und Einschränkungen konfrontiert sind als präoperativ und daß sie dazu angehalten sind, diese Beschwerden und Einschränkungen als im Dienste der Heilung stehend zu interpretieren. Dies gilt in gleicher Weise für ihre Lebenspartner und alle Menschen, mit denen sie in naher Beziehung stehen. Ein keineswegs leichtes Unterfangen.

Aus allen bisherigen Äußerungen wurde bereits deutlich, daß es sich um ein sehr komplexes Thema handelt. Nicht besprochen wird der Einfluß von Operations- und adjuvanten Behandlungsmethoden, die bedeutsam sind, keineswegs unterschätzt werden dürfen und sehr genau geprüft werden müssen [11, 14].

Studienergebnisse

Die empirische Datenlage zeichnet ein dramatisches Bild. Können wir nach einer Hysterektomie aus benigner Ursache [27] noch bei der Mehrzahl der Frauen mit einer Entlastung rechnen, nämlich Befreiung von Schwangerschaftsängsten, Entlastung der Festlegung auf die Mutterrolle, sexueller Befreiung und Möglichkeit zur Umorientierung bezüglich beruflicher und anderer Interessen und feststellen, daß nur eine Minderheit sich defizitär erlebt hinsichtlich der Bereiche Verlust, Weiblichkeit und Sexualität, Nichterfüllung des Kinderwunsches, und folglich eine narzißtische Wunde erfährt, so sprechen die Zahlen bei Eingriffen aus maligner Ursache eine deutlich andere Sprache.

Es besteht eine sehr hohe Einhelligkeit in allen empirischen Untersuchungen dahingehend, daß sowohl Eingriffe an der Brust als auch am Genitale bei einem hohen Prozentsatz von Frauen negative Auswirkungen auf die intrapsychischen als auch zwischenmenschlichen Aspekte der Sexualität haben. Es werden Prozentsätze von bis zu 64% berichtet für Libidoverlust [10, 16, 18, 15, 1, 26, 17]. Vor allem der Anteil der Frauen mit Dyspareunie nach einer Karzinomoperation im Genitalbereich wird wiederholt mit bis zu 40% angegeben [24]. Lubrikationsprobleme und Orgasmusstörungen sind ebenso häufig [14]. Diese Probleme treten nach Angabe der Frauen erst nach dem chirurgischen Eingriff und den adjuvanten Behandlungen (Chemo-, Strahlentherapie) auf. Der Vergleich einzelner Studien ist außerordentlich schwierig, da sie auf sehr unterschiedlichen methodischen Ausgangssituationen bzgl. Erkrankung, Erkrankungsstadium, Untersuchungsmodalitäten, Behandlungen etc.) beruhen. Die Ergebnisse stammen allerdings aus sehr verschiedenen Kulturen, ohne wesentliche Unterschiede zu erbringen. Ein genauer Vergleich und die Diskussion der Ergebnisse können hier nicht erfolgen. Folgende Schlußfolgerung wird von den verschiedenen Autoren wiederholt angeführt: es bestehe kein Zusammenhang zwischen sexueller Aktivität und sexueller Befriedigung, Diagnose und Stadium der Erkrankung [24], ein Ergebnis, zu dem auch schon Schofield gekommen war [21], und auf das sich auch Eicher [8] in seiner Diskussion bezieht.

Gluhoski et al. [10] identifizierten in ihrer Studie an unverheirateten Frauen, die an Brustkrebs erkrankt waren, 5 belastende Faktoren:

- Pessimismus in bezug auf zukünftige Beziehungen,
- Angst, die Krankheit dem Partner mitzuteilen,
- negatives Körperbild und eingeschränkte Sexualität,
- Angst, vom Partner zurückgewiesen zu werden,
- das Gefühl der Isolation und mangelnder Unterstützung.

Partnerbeziehung

Die Daten sprechen eine eindeutige Sprache. Daher wird im folgenden jener psychologische Aspekt beleuchtet, der in der klinischen Praxis massiv vernachlässigt wird, nämlich die Partnerbeziehung. Die Paare müssen aus mehrfachen Gründen eine Krise bewältigen und dies gelingt nicht immer. Weiter ist es wichtig, darauf zu verweisen, daß unverheiratete Frauen, Frauen ohne Partner und alte Frauen genauso betroffen sind hinsichtlich ihrer Sexualität. Jeder Eingriff am Genitale bedeutet eine massive Konfrontation mit Fragen von Lebendigkeit, sexueller Lust und Erlebnisfähigkeit, und der Möglichkeit, alle diese Aspekte in den Dienst der Kommunikation mit einem Partner zu stellen; also ein zentraler Lebensbereich physisch und psychisch.

Sexuelles Erleben ist ein wesentlicher Bestandteil von Liebes- und Ehebeziehungen und somit der Lebensqualität insgesamt. Frauen tendieren in wesentlich stärkerem Ausmaß als Männer dazu, ihre sexuelle Biographie entlang von Beziehungen und Begegnungen zu beschreiben und nicht entlang von Verhaltensweisen [6]. Für sie ist der Rapport in Beziehungen entscheidender, wenngleich es sich dabei auch um einen unbewußten Schutz vor beschämenden Erinnerungen handelt.

Buddeberg [5] weist darauf hin, daß postoperativ auftretende sexuelle Probleme auf Schwierigkeiten in der psychischen Verarbeitung der Erkrankung durch die Patientin und ihre Partner hinweisen. Sie sollten also aus einer psychologischen Perspektive betrachtet werden, und Fragen der Folge der körperlichen Verstümmelung im Sinne eines Organschadens in den Hintergrund treten, wenngleich sie, wie die Untersuchung von Hawighorst et al. [11] zeigt, im Falle von groben Störungen, die Ekel und Verletzungsängste bei den Partnern auslösen, nicht außer Betracht gelassen werden dürfen.

Erotisches Begehren

Für viele Menschen ist es außerordentlich schwierig, sprachlich zu beschreiben, weil oft gar nicht bewußt verfügbar, auf welchen körperlichen Stimuli ihre erotische und sexuelle Stimulierung beruht. Ist ein Körperteil betroffen, der in hohem Ausmaß benötigt wird, um sexuelle Lust zu erfahren, dann wird jeder Eingriff von besonderen Ängsten begleitet sein. Ich erinnere mich an eine gar nicht mehr so junge Frau, bei der ein drohendes Mammakarzinom abgeklärt werden mußte. Im Zuge der präoperativen Aufklärung kam zur Sprache, daß sie sich in ihrer sexuellen Befriedigung und Möglichkeit, zum Orgasmus zu kommen, völlig von der Stimulierung ihrer Brust abhängig erlebte.

Obigen Themen wird gerne aus dem Wege gegangen aus Angst und Erschrecken, wie im gerade geschilderten Beispiel, als Überbringer einer doppelt schlechten Nachricht identifiziert zu werden, nämlich zur Diagnose einer Krankheit und zur Zerstörung der wichtigsten Quelle von Lust, nämlich sexueller Lust beizutragen, und keinerlei positive Lösung bereit zu haben. Es gilt aber im Auge zu behalten, daß sich an Tatsachen nichts ändert, bloß weil sie nicht benannt werden. Hingegen wird die Chance vergeben, neue Lösungswege zu erarbeiten, wie beispielsweise ob und wie sich ein Paar anders befriedigen kann. Darüber ins Gespräch zu kommen, ist außerordentlich schwierig, weil sexuelle Stimulierung und Erregung in sehr hohem Maße dem Intimitätsschutz unterliegen. Die Wahrung des eigenen sexuellen Geheimnisses stellt oft einen hohen stimulierenden Faktor per se dar, und sexuelle Auskunftsbereitschaft beschränkt sich überwiegend auf das Berichten von Verhalten und in sehr geringem Maße auf das Berichten von stimulierenden Faktoren. Sexuelles Verhalten, im Sinne wie es besonders in Untersuchungen zu sexuellem Verhalten definiert wird, ist daher ein beschränkt aussagefähiges Kriterium. Dies gilt besonders für Untersuchungen, in denen die Qualität sexuellen Erlebens und der Beziehungen aus der Häufigkeit von Geschlechtsverkehr abzuleiten versucht wird [6, 23].

Eine Patientin, die sich ständig von ihrem Freund vernachlässigt und unaufmerksam behandelt fühlt, sagte: „Sex ist ein Thema das macht man, darüber redet man nicht. Angeblich bin ich ganz offen und frei, das denken zumindest meine Freunde, das stimmt aber nicht. Wenn ich mich frag', was daran so schwer ist, ... na dann mein' ich die Intimität und die Körpergefühle. Die machen mir Angst. Da ist mir lieber, er geht zu Prostituierten. Ich wundere mich jetzt darüber, daß ich darüber rede und gar nicht kontrolliere, was ich sag'".

Worin also besteht die Schwierigkeit? Sexuelles Begehren ist ein Affekt, der „mit der Reizung von Haut und Körperöffnungen verknüpft ist und sich allmählich in bestimmten Körperzonen und -öffnungen konzentriert". Das heißt, es besteht ein lebenslanges Sehnen nach körperlicher Nähe und Reizung, wobei die Haut als

Körperoberfläche wesentliches Medium der Vermittlung ist (alte Menschen leiden am meisten unter dem Entzug dieser Erfahrung). Diese Reizungen werden von Anbeginn des Lebens erfahren, einem Zeitpunkt, zu dem Sprache noch nicht verfügbar ist und die affektive Befindlichkeit im Erleben von der somatischen Befindlichkeit nicht getrennt werden kann.

Beim erotischen Begehren handelt es sich um „ein Streben nach Lust, das immer auf einen anderen Menschen gerichtet ist, auf ein Objekt, das man penetrieren oder in das man eindringen will oder von dem man penetriert oder durchdrungen werden möchte. Es ist ein Sehnen nach Nähe, Verschmelzung und Vermischung, das darauf hinausläuft, daß man mit Nachdruck eine Schranke überschreiten sowie mit dem auserwählten Objekt eins werden will" [13]. Diese Definition macht deutlich, daß gelebte Sexualität in ihren Wünschen antithetisch zu dem ist, was diese Paare gerade erfahren haben, nämlich die Bedrohung durch Verlust.

Ein weiteres wichtiges Merkmal sexueller Erlebnisfähigkeit ist die Fähigkeit, sich mit der sexuellen Erregung und dem Orgasmus des Partners identifizieren zu können, also aus dem Begehren des Partners Lust schöpfen zu können. Besonders dieser Aspekt wird massiv beeinträchtigt. Die Bedrohung durch den Tod bewegt Menschen in hohem Maße dazu, sich auf sich selbst zu konzentrieren; die körperliche und psychische Erschöpfung bzw. der Schmerz reduzieren sexuelles Verlangen. Sexuelles Beisammensein hat auch den Aspekt der psychischen Nähe und Geborgenheit, sexuelle Erregung kann sich aber daraus nicht speisen. Auch Neid auf die physische Gesundheit und Lebendigkeit ist ein wesentlicher Grund für Sexualstörungen. Hier kommen im Extremfall 2 sehr ungleiche Partner zusammen, die gelernt haben müssen, einander mit großer Rücksichtnahme zu begegnen und doch sollen/müssen sie jenen Teil der Aggression aufbringen, der für eine befriedigende Sexualität notwendig ist, was schon zu Zeiten, wo Paare gesund sind, nicht immer leicht ist, noch viel schwieriger wird, wenn Paare sich ängstigen, dem Partner Schmerzen zuzufügen.

Wir haben es mit der Dialektik von Verlustangst zu tun, die nicht allein realitätsbezogen ist, sondern konflikthafte Phantasien wiederbelebt, nämlich der Frage, ob man ohne diesen Partner nicht vielleicht besser leben würde. Dies bedeutet nicht, daß man gleichzeitig nicht sehr froh ist, daß es diesen Partner gibt. Solche Phantasien dienen aber auch dazu, sich vor einer ungewissen Zukunft zu schützen und auf sie vorzubereiten. Probleme entstehen dann, wenn diese Phantasien als verboten erlebt werden.

So befanden sich in der Untersuchung von Lalos [14] 70% der Partner von Frauen mit einem Zervix- und Endometriumkarzinom in einer massiven Lebenskrise, bevor die strahlentherapeutische Behandlung ihrer Partnerinnen begonnen hatte. Sie versuchten zwar den Eindruck von Optimismus und Beruhigung zu erwecken, benötigten aber selbst dringend aktive Hilfe. Fünfzehn Monate postoperativ fanden sich bei den Partnern von Frauen mit einem Zervixkarzinom doppelt so viele psychologische Symptome. Dies galt insbesondere dann, wenn die Paare kleine Kinder hatten. Entsprechend gaben 40% der Frauen an, daß sich die Partnerbeziehung verschlechtert habe, bei den Frauen mit Endometriumkarzinom war die Beziehung bei 40% verbessert. Nur wenigen Paaren gelang es in der Folge, ihre Paarbeziehung bewußter zu leben.

Liebe zu einem anderen Menschen drückt sich nicht allein in sexueller Leidenschaft aus, sie erfordert insbesondere die Anerkennung von Getrenntheit, daß der Andere auch immer unbekannt bleibt und daß manche Sehnsüchte nicht erfüllt werden und erfüllbar sind, dafür aber Bindung möglich ist. „Sexuelle Liebe weitet sich vom intuitiven Bewußtsein, daß Geschlechtsverkehr und Orgasmus ihr befreiender, verzehrender und bestätigender letzter Zielpunkt (ist), aus in die umfassende Sphäre des sexuellen Sehnens nach dem Anderen, des gesteigerten erotischen Begehrens und der Wertschätzung der physischen, emotionalen und allgemeinmenschlichen Qualitäten, die der Andere repräsentiert" [13]. Diskontinuitäten und Schwankungen der Intensität einer Beziehung sind normal.

Protektive und ungünstige Faktoren

Aus den bisherigen Ausführungen wurde deutlich, daß nicht alle Frauen/Paare betroffen sind. Daher stellen sich folgende Fragen: gibt es prognostisch günstige Merkmale, protektive Faktoren, welches sind die prognostisch schlechten Merkmale, was können Sie tun, wenn Sie prognostisch ungünstige Merkmale feststellen, bzw. wie können Sie prognostisch ungünstigen Entwicklungen entgegenarbeiten und post hoc: wie sind Frauen/Paare zu beraten, wenn sich Probleme manifestiert haben.

Vorweg sei festgehalten, daß zu diesen Fragen kaum empirische Daten verfügbar sind, noch weniger somit Wirksamkeitsstudien. Wir müssen uns daher auf die klinische Erfahrung verlassen. Es gilt im Auge zu behalten, daß Krankheitsverarbeitung ebenso wie -rehabilitation ein Prozeß ist. Es darf nicht erwartet werden, daß es rasche Lösungen gibt.

Ungünstig sind : Frauen, die ihre Partner ausschließen, um sie zu „schonen", die rasche Lösungen wünschen, weil die Spannung der Unsicherheit und Ungewißheit im Miteinander nicht ertragen werden kann, für die das fehlende Organ einen wesentlichen Teil der weiblichen Identität darstellt, all jene, die Beziehung bzw. Beziehungsfähigkeit über Sexualität (aktiv und passiv) definieren, und wo Starrheit, mangelnde Fähigkeit, sich auf neue Denk- und Handlungsmöglichkeiten einzulassen, zu beobachten ist. Bedacht werden muß, daß die wesentliche psychische Aufgabe im Fall eines Organverlustes in der psychischen Integration des Ereignisses in das Selbstkonzept und das Konzept der Partnerbeziehung besteht. Das heißt, es handelt sich bei einem Organverlust tatsächlich um eine psychologische Entwicklungsaufgabe für die betroffene Frau und ihren Partner.

Prognostisch günstig sind: Wenn über das Ereignis nachgedacht werden kann, probeweise Schritte denkend und handelnd durchgegangen werden können, ohne Katastrophen herbeizuphantasieren bzw. perseverierend das gleiche zu denken, Realität und persönliche Gefühle miteinander in Verbindung gebracht werden können, um den Verlust getrauert werden kann, psychische Energie in andere Lebensbereiche investiert werden kann, Fähigkeit zu Exploration neuer Lebensentwürfe, Flexibilität im Denken und Handeln beobachtbar ist und das Ereignis in allen seinen Konsequenzen verfügbar ist, wie auch darüber kommuniziert werden kann. Wichtig ist weiter die psychische Fähigkeit, ein Risiko eingehen zu können, nämlich das Risiko enttäuscht zu werden oder nicht verstanden zu werden, bzw. sich enttäuscht oder unverstanden zu fühlen, ertragen zu können. Wer Garantien braucht und feste vorgefertigte Vorstellungen hat, wie eine bestimmte Erfahrung abzulaufen hat, hat große Chancen auf Enttäuschung. Also die Fähigkeit, angesichts des Verlustes und der Todesdrohung lebendig bleiben zu können, nicht in Erstarrung zu verfallen, so als könnte man damit das Geschehene, wenn schon nicht ungeschehen machen, dann zumindest anhalten kann. Diese Eigenschaften sind schon nicht leicht benutzbar, wenn es Menschen gut geht.

Diese Aufzählung soll keineswegs die gravierende Störung, die ein Organverlust bedeutet (Funktionsverlust, Identitätsverlust, Kommunikationsverlust), verniedlichen. Dieses Eigenschaften werden in der akuten Krisensituation, die die Diagnose einer behandlungsbedürftigen Erkrankung immer darstellt, immer auch eingeschränkt sein; sie lassen sich aber einschätzen, wenn man sich von Frauen deren Bewältigungsmöglichkeiten aus anderen Lebenskrisen berichten läßt.

Beratungsrichtlinien

Frauenärzte definieren sich leider noch immer allzu sehr als Behandler und Berater der Frauen alleine, und auch die Frauen unterstützen vielfach diese Sicht. Die dahinter liegenden Ursachen können hier nicht besprochen werden. Die Partner werden nach wie vor nur ungenügend eingebunden. Dies beruht unter anderem nicht zuletzt auf der mangelnden Ausbildung zu Partnergesprächen. Paarkrisen kann aber damit am besten entgegengearbeitet werden. Diese sollten präoperativ beginnen, indem die Partner in die Diagnosemitteilung und Entscheidungen miteinbezogen werden. In Lalos' [14] Untersuchung aus Nordschweden waren nur 2 von 60 Männern über die Diagnose und ihre Folgen von den Gynäkologen selbst informiert worden. 58 Männer waren hinsichtlich ihres Kenntnisstandes ausschließlich auf ihre Partnerinnen angewiesen. Dies wurde auch von den Männern sehr kritisiert.

Ein anderes protektives Vorgehen stellt das Einbeziehen in Behandlungsentscheidungen dar (Entscheidungsautonomie). Soweit es eine Möglichkeit gibt, Patientinnen mitentscheiden zu lassen, sollte dies geschehen und außerdem die Frauen eingeladen werden, zu einem solchen Gespräch den Partner mitzubringen. Allein eine solche Einladung und die Reaktion der Frau darauf, gibt Aufschluß darüber, ob und in welchem Ausmaß dieses Paar Fragen der Körperlichkeit miteinander zu besprechen vermag. Körperliche Intaktheit und Versehrtheit ist ein ebenso schwieriges Thema wie körperliche Empfindungsfähigkeit und damit verbundene Lust- und Unlustempfindungen. Es fließen eine Reihe von Ängsten mit ein, die wir als Psychoanalytiker sehr global als Kastrationsängste bezeichnen. Oft ist eine Schwierigkeit die, überhaupt Worte zu finden, in Sätzen zu formulieren und auszusprechen. Dies gilt nicht alleine für die Patientin, sondern in der partnerschaftlichen Identifikation auch für ihren Partner. Es geht nicht so sehr darum, bereits Lösungen zu geben, sondern vielmehr Anstöße zu liefern, daß über diesen Schmerz gesprochen werden darf, soll und kann.

Zintl-Wiegand [27] mußte in ihrer Untersuchung feststellen, daß ein Beratungsgespräch erst gelang, wenn die Frauen die Operationserfahrung bewältigt hatten. Aus meiner Erfahrung geschieht dies dann, wenn die Frauen wissen wollen, ob ihr Lösungsweg zulässig ist und wenn sie Bestätigung suchen. Wir müssen akzeptieren, daß die intimen Erfahrungen, die bedrohend und verwirrend erlebt werden, nicht leicht mit Außenstehenden geteilt werden wollen. Wir können daraus lernen, daß die Frauen selten Verhaltensanweisungen gebrauchen können, hingegen jedes Gespräch für sie von großem Nutzen sein wird, das sie ermuntert, ihre Bedrohtheit und Sprachlosigkeit zu benennen, das ermuntert, neue Erfahrungen zu sammeln, und Körpersensationen benennbar macht.

Alle Paare, aber auch jede einzelne Frau allein, sind in dieser Situation mit einer neuen Entwicklungsaufgabe konfrontiert - vielleicht schon als Gedanke gar nicht so leicht zu integrieren angesichts der Todesdrohung. Ihr Schlüsselwort ist Integration. Entwicklung bedeutet eine stetige Zunahme an psychischen Fähigkeiten, neue Lebensaufgaben zu meistern. Hier geht es um die Fähigkeit, sich von etwas zu verabschieden, und zwar von einem Teil des eigenen Körpers oder dessen, wie er von den Betroffenen wahrgenommen wird. Damit ist die Person aber nicht mehr ganz dieselbe, die sie einmal war. Es gilt, diese Veränderung in das Selbstkonzept zu übernehmen. Eine stabile Identität erweist sich unter solchen Bedingungen als günstig.

Zum Abschluß eine kurze Fallgeschichte. Eine 34jährige Frau suchte Hilfe wegen zweier Panikattacken, die sie in den vorangegangenen Wochen erlebt hatte. Sie waren beide sehr unvermutet beim Autofahren aufgetreten. Sie überlegte ernsthaft, ob sie unter diesen Umständen riskieren könne, alleine Auto zu fahren. Die Anamnese ergab die Behandlung eines Oberbauchlymphoms, das vor eineinhalb Jahren diagnostiziert und seither behandelt worden war. Im Zuge der Behandlung wurden durch die Strahlentherapie ihre reproduktiven Fähigkeiten vernichtet. Sie lebte mit einem etwas jüngeren Partner in einer Lebensgemeinschaft und sie hatte zuvor ihren Kinderwunsch immer aufgeschoben. Nun war seine Erfüllung unmöglich geworden. Zwar erlebte sie die Beziehung als stabil, dennoch tauchten wiederholt Fragen in ihr auf, ob ihr Partner ihr angesichts dieser Situation nicht vielleicht doch eine Frau, die Kinder haben könnte, vorziehen wolle. Fragen, die sie kaum weiterzuverfolgen wagte. Gleichzeitig war ihre jüngere Schwester schwanger und stand knapp vor der Entbindung. Das Durcharbeiten ihres Kinderwunsches, intensiver Austausch mit dem Partner über ihre Ängste und ihre Enttäuschung, die nun auch seine geworden war, ermöglichten es ihr, klar den Wunsch zu vertreten, Patentante für ihren künftigen Neffen/Nichte zu werden und damit einen Teil ihrer eigenen Wünsche leben zu können.

Um diese Denkprozesse und Handlungsmöglichkeiten zu eröffnen, war es zusätzlich notwendig, kurzfristig ihre reaktive Depression mit Medikamenten aufzuhellen. Es bedurfte insgesamt 8 Beratungsgespräche im Zeitraum von 4 Monaten.

Literatur

1. Andersen BL, Elliot ML (1994) Female cancer survivors: appreciating their sexual concerns. Can J Hum Sex 3(2):107-122
2. Andersen BL, Woods XA, Copeland LJ (1997) Sexual self-schema and sexual morbidity among gynecologic cancer survivors. J Consult Clin Psychol 65(2):221-229
3. Bason R (1994) Sexuality and ovarian cancer. Can J Hum Sex 3(2):123-130
4. Behrens I (1986) Veränderungen des psychischen Befindens durch die Erkrankung an Mamma- oder Cervixkarzinomen. Univ. Frankfurt, Fachbereich Psychologie
5. Buddeberg C (1986) Krebs - Bewährungsprobe für die Partnerschaft? Sexualmedizinische Nachbetreuung bei Frauen. Sexualmedizin 15(12):604-610
6. Clement U (1990) Empirische Studien zu heterosexuellem Verhalten. Sexualforsch 3:289-319
7. Dorval M, Maunsell E, Deschenes L, Brisson J, Masse B (1998) Long-term quality of life after breast cancer: comparison of 8-year survivors with population controls. J Clin Oncol 16(2): 487-494
8. Eicher W (1994) Hysterektomie und Sexualität. Sexualmedizin 16:176-180
9. Ghizzani A, Pirtoli L, Bellezza A, Velicogna F (1995) The evaluation of some risk factors influencing the sexual life of women affected by breast cancer. J Sex Marital Ther 21(1):57-63
10. Gluhoski VL, Siegel K, Gorey E (1997) Unique stressors experienced by unmarried women with breast cancer. J Psychosoc Oncol 15(3-4):173-183
11. Hawighorst S, Schoenefuss G, Hoffmann SO, Knapstein PG (1997) Die pelvine Exenteration: Auswirkungen des Operationsmodus auf die Lebensqualität. In: Bauer E, Braun M, Hauffke U, Kastendieck M (Hrsg) Psychosomatische Gynäkologie und Geburtshilfe. Erotik, Lebensübergänge, Strukturen, Organverlust. Beiträge zur Jahrestagung 1996/97. Psychosozial, Gießen, S 213-221
12. Kaplan HS (1994) A neglected issue: the sexual side effects of current treatments for breast cancer. Can J Hum Sex 3(2):151-163
13. Kernberg O (1998) Liebesbeziehungen. Klett-Cotta, Stuttgart
14. Lalos A (1992) Partner relationship and psychosexual functioning in couples after diagnosis of cervical and endometrial cancer. In: Wijma K, von Schoultz B (eds) Reproductive life. Advances in research in psychosomatic obstetrics and gynaecology. Parthenon, Casterton Hall, pp 332-336
15. Lamont J (1994) Psychosexual reactions of women to the diagnosis of conditions associated with preinvasive cervical cancer. Can J Hum Sex 3(2): 181-183
16. Langellier KM, CF Sullivan (1998) Breast talk in cancer narratives. Qualitative Health Res 8(1): 76-94
17. Lim J, Hoe AL, Wong CY, Soo KC (1995) Sexuality of women after mastectomy. Ann Acad Med Singapore 24(5):659-663
18. Makar K, Cumming CE, Lees AW et al. (1997) Sexuality, body image and quality of life after high dose or conventional chemotherapy for metastatic breast cancer. Can J Human Sex 6(1):1-8
19. May R (1970) Der verdrängte Eros. Wegner, Hamburg
20. Robinson JW, Scott CB, Faris PD (1994) Sexual rehabilitation for women with gynecological cancer. Information is not sufficient. Can J Hum Sex 3(2):131-142
21. Schofield MJ (1991) Self-reported long-term outcomes of hysterectomy. Brit Obstet Gynaecol 98: 1129
22. Smith N, Reilly G (1994) Sexuality and body image: the challenfges facing male and female cancer patients. Can J Hum Sex 3(2):145-149
23. Springer-Kremser M (1992) Psychosocial and sexual impact of gynaecological cancer. In: Wijma K, von Schoultz B (eds) Reproductive life. Advances in research in psychosomatic obstetrics and gynaecology. Parthenon, Casterton Hall, pp 337-342
24. Thranov I, Klee M (1994) Sexuality among gynecologic cancer patients - a cross sectional study. Gyn Oncol 52:14-19
25. Winnicott DW (1990) Der Anfang ist unsere Heimat. Klett-Cotta, Stuttgart
26. Yeo BY, Perera I (1995) Sexuality of women with carcinoma of the cervix. Ann Acad Med Singapore 24(5):676-678
27. Zintl-Wiegand A (1992) Psychoanalytische Aspekte der Hysterektomie. In: Ringler M, Fennesz U, Springer-Kremser M (Hrsg) Frauen „Krankheiten". WUV-Universitätsverlag Wien, S 199-211

Der Frauenarzt – ein Neutrum?

J. BITZER

MERKE:

- Die Frauenärztin, der Arzt muß lernen, mit Sexualität diagnostisch und therapeutisch umzugehen. Dazu gehört Selbsterfahrung und Selbstreflektion. Er/Sie muß lernen, die eigenen sexuellen Erfahrungen und das Wissen über Sexualität der Patientin nach ihren Bedürfnissen zur Verfügung zu stellen, ohne die Patientin dabei für seine eigenen sexuellen Bedürfnisse zu mißbrauchen.
- Männliche Gynäkologen haben den Vorteil, die „männliche" Perspektive in den diagnostischen und therapeutischen Umgang mit der Sexualität ihrer Patientin einbringen zu können. Sie sind allerdings mehr gefährdet im Hinblick auf den Verlust der Patientenzentrierung zugunsten einer häufig unbewußten Arztzentrierung.
- Weibliche Gynäkologinnen haben den Vorteil der leichteren sexuellen Identifikation. Der potentielle Nachteil besteht darin, daß die heterosexuelle Beziehungskonstellation mit den begleitenden Emotionen nicht so direkt erfahrbar und bearbeitbar wird.

Die im Titel gestellte Frage ist von großer aktueller Bedeutung vor dem Hintergrund des zunehmenden gesellschaftlichen Bewußtseins der Wichtigkeit geschlechtsspezifischer Betrachtungsweisen in der Frauenheilkunde. Man kann den etwas provokativen Satz in 2 Fragen umformulieren:

1. Welchen Einfluß hat das Geschlecht des Arztes auf Merkmale der diagnostischen und therapeutischen Arbeit? Diese Frage zielt auf geschlechtsspezifische Interaktionsvariablen in der Konsultation ab.
2. Welchen Einfluß hat das Geschlecht des Arztes auf die Arzt-Patientin-Beziehung? Diese Frage zielt auf die Beziehungsvariablen der Konsultation ab.

Einfluß des Geschlechts auf die diagnostische und therapeutische Arbeit

Männer und Frauen sind nicht nur biologisch unterschiedlich, es liegen auch entscheidende Unterschiede im Sozialisationsmuster vor. Die Frage, die sich stellt, ist, inwieweit solche geschlechtsspezifischen Sozialisationsmuster einen Einfluß haben auf die diagnostische und therapeutische Arbeit von Gynäkologinnen und Gynäkologen.

Ausgehend von sozialpsychologischen Untersuchungen werden geschlechtsspezifische Wahrnehmungsmuster, kognitive Muster und Verhaltensmuster unterschieden. Aufgrund dieser allgemeinen geschlechtsspezifischen Befunde läßt sich in bezug auf das diagnostische Vorgehen folgende Hypothese formulieren: Männliche Gynäkologen nehmen weniger emotionale Mitteilungen auf, fokussieren stärker auf somatisch-objektive Befunde, deuten die Befunde stärker in einem klar strukturierten, eindimensionalen, kausalen Modell, und verwenden invasivere diagnostische Verfahren.

In einzelnen klinischen Beobachtungen und Fallstudien wurde diese oder ähnlich lautende Hypothesen formuliert. Genauere vergleichende prospektive Untersuchungen konnten jedoch keine signifikanten Unterschiede zwischen männlichen und weiblichen Frauenärzten im Hinblick auf die angewandten diagnostischen Verfahren finden.

Bezüglich des therapeutischen Vorgehens ist die Vermutung geäußert worden, daß männliche Gynäkologen in therapeutischen Entscheidungsfindungen autoritärer sind, tendenziell aggressivere Methoden anwenden, technisch operative Interventionen bevorzugen und größere therapeutische Risiken eingehen.

Auch diese Hypothesen konnten in vergleichenden Untersuchungen nicht bestätigt werden. Allerdings gibt es dazu auffallend wenige Untersuchungen.

Etwas genauere Befunde liegen aus der Kommunikationsforschung vor. In diesen Forschungsansätzen werden Interaktionen zwischen Patientinnen und Ärzten beobachtet, d.h. zirkuläre Austauschprozesse zwischen mindestens 2 Partnern durch verbale und averbale Signale von Motiven, Konditionen, Emotionen und Verhaltensvorgängen.

Bei diesen Untersuchungen werden bestimmte kommunikative Fertigkeiten beobachtet, wie Zuhören, Problemerfassung und Hypothesenbildung, emotionale Antwort, Strukturieren der Konsultation, Zusammenfassung und „checking back", Informationstransfer und Erklären sowie gemeinsame Entscheidungsfindung. In Untersuchungen, die allerdings nicht auf die Gynäkologie und Geburtshilfe bezogen waren, konnte gezeigt werden, daß die Fähigkeit zum Zuhören und zur emotionalen Antwort bei Ärztinnen stärker vorhanden war als bei Ärzten. Die übrigen Kommunikationsmerkmale waren geschlechtsspezifisch nicht signifikant unterschieden.

Einfluß des Geschlechts auf die Arzt-Patientin-Beziehung

Zum Verständnis der Arzt-Patientin-Beziehung in der Gynäkologie müssen zunächst einmal bestimmte Merkmale und Typen von Beziehungen verstanden werden, um davon ausgehend die Besonderheiten der Arzt-Patientin-Beziehung in der Gynäkologie abzuleiten. Ausgehend vom Verständnis dieser Besonderheiten können dann die Risiken und Chancen dieser speziellen Arzt-Patientin-Beziehung dargestellt werden.

Definitionen, Merkmale und Typen von Beziehungen

Beziehungen beschreiben allgemein die Interaktion zwischen mindestens 2 oder mehr Partnern, die auf ein implizites oder explizites Ziel hin ausgerichtet sind. Die an Beziehungen beteiligten Personen haben eine auf den anderen bezogene Wahrnehmung, ein Erkennen des Anderen, es besteht eine auf den Anderen oder die Andere bezogene Motivation und eine Bedeutungszuweisung. In der Interaktion werden Zeichen und Symbole ausgetauscht oder es kommt zum Austausch von Verhalten. Die möglichen Ziele dienen einerseits der Befriedigung von Bedürfnissen oder aber der Hilfe bei der Lösung eines Problems.

Ausgehend von diesem funktionellen Verständnis von Beziehungen können wir unterschiedliche Merkmale definieren. Es gibt formal deskriptive Merkmale wie die Anzahl der Partner, das Zeitmuster, die Lokalisation der Partner, die Ebenen der Beziehung, das Verhältnis zur Umwelt. Es gibt strukturelle bzw. Funktionsmerkmale wie symmetrisch, komplementär, einfach, komplex, synergistisch, kompetitiv, grenzenbezogen, hierarchiebezogen, Teilung von Macht und Kompetenz, Rollenzuweisungen.

Schließlich gibt es phänomenologische Erlebensmerkmale, die die kognitiv-emotionalen Verhaltensprozesse innerhalb der Beziehung beschreiben, und es gibt Bedürfnisse und Zielmerkmale, die sich darauf beziehen, ob die Beziehung zur Problemlösung oder der Befriedigung persönlicher oder intimer Bedürfnisse dient.

Aus diesen Merkmalen von Beziehungen ergeben sich bestimmte Typologien. Betrachten wir die Bedürfnisse innerhalb von Beziehungen, so können wir Beziehungen unterscheiden, bei denen es um Kauf/Verkauf, Arbeitsteilung und Sachprobleme geht. Dies sind professionelle, problembezogene Beziehungen.

Bei Beziehungen, bei denen es um Sicherheit, Zugehörigkeit, Unterstützung, Geselligkeit etc. geht, sprechen wir von persönlichen Beziehungen. Beziehungen, bei denen es um sexuelle und narzistische Bedürfnisse geht, nennen wir intime Beziehungen.

Wenden wir Struktur- und Funktionsaspekte an, so können wir autoritäre Beziehungen unterscheiden, bei denen ungleiche Macht- und Kompetenzverteilung vorliegt, im Sinne der Komplementarität. Wir können partnerschaftliche Beziehungen beschreiben, bei denen eine Symmetrie der Macht und Kompetenz vorliegt, und vertragliche Beziehungen, in denen Macht- und Kompetenzverteilung speziell definiert werden. Weitere Strukturen und Funktionsmerkmale sind dahingehend zu unterscheiden, ob die Beziehungen synergistisch wohlwollend sind, dann sprechen wir von einer hilfreichen Beziehung, bei beidseitig geringem Interesse mit einer geringen emotionalen Beteiligung sprechen wir von neutralen Beziehungen, wenn die Beziehungspartner in einem konflikthaften, feindseligen Verhältnis zueinander sind, dann sprechen wir von einer konflikthaften oder kompetitiven Beziehung.

Die Arzt-Patienten-Beziehung in der Gynäkologie

Die Arzt-Patienten-Beziehung in der Gynäkologie ist nun besonders komplex und vielschichtig. Auf der Ebene der Ziele und der Finalität geht es sowohl um eine sach- und problembezogene Beziehung als auch um eine persönliche Beziehung, und da es sich um einen intimen Lebensbereich handelt, auch, bis zu einem gewissen Grad, um eine intime Beziehung. Struktur und Funktion dieser Arzt-Patientin-Beziehung sind ebenfalls vielschichtig, teilweise autoritär, in bestimmten Problemsituationen teilweise professionell-partnerschaftlich, sie sollte möglichst hilfreich sein, und sie gestaltet sich gelegentlich kompetitiv-konflikthaft.

Diese komplexe Beziehungsstruktur stellt unterschiedliche Anforderungen an die weibliche Frauenärztin und den männlichen Frauenarzt, und zwar beziehen sich die geschlechterspezifischen Unterschiede auf den Anteil der Beziehung, der nicht sach- und problembezogen ist, sondern bei dem von den Interaktionspartnern her persönliche und auch intime Bedürfnisse ins Spiel kommen.

Die pseudointime Beziehung oder professionelle Intimität

Indem, wie beschrieben, in der gynäkologisch-geburtshilflichen Konsultation potentiell eine große Nähe hergestellt werden kann und bei bestimmten intimen Problemen auch hergestellt werden muß, entsteht eine Beziehungssituation, die bei beiden Interaktionspartnern zur Aktivierung erotisch-sexueller Phantasien und Wünsche führen kann. Es gibt nach unserer Erfahrung beim Umgang mit diesen Phantasien und Wünschen, sowohl auf Seiten des Frauenarztes wie auch auf Seiten der Patientin, typische Muster, deren Verständnis für die Gestaltung der Arzt-Patientin-Beziehung von entscheidender Bedeutung ist.

Aus der Perspektive des Arztes bzw. der Ärztin entsteht rasch ein Konflikt, in dem die eventuellen, durch die intime Nähe hervorgerufenen erotisch-sexuellen Phantasien und Wünsche auf ein professionelles Verbot treffen, das besagt, daß Intimität mit der Patientin nicht erlaubt ist. Dieses professionelle Verbot können wir beschreiben als das „Phänomen der verbotenen Frau“. Dieses Erlebnismuster kann durchaus zur Aktivierung ödipaler Phantasien und Ängste beim Arzt oder auch bei der Ärztin führen. Ziel wäre eine Bewußtmachung und Bearbeitung solcher Wünsche und Verbote auch vor dem Hintergrund der eigenen Lebensgeschichte und der eigenen Beziehungserfahrungen. Problematische Umgangsformen mit dieser Konsultationssituation sind bestimmte Formen der Abwehr, Verleugnung, Verdrängung oder Reaktionsbildung, die auf einer eher unbewußten Ebene ablaufen und zu nichtintegrierten Interaktionen bei der Ärztin oder dem Arzt führen können, wie diagnostisches oder therapeutisches Agieren, verbale Verletzungen, Uneinfühlsamkeit oder Grenzüberschreitung. Ein weiteres pathologisches Verhaltensmuster ist die Fixierung und Abspaltung auf den rein operativ-körperlichen Anteil der Beziehung.

Ein weiteres problematisches Interaktionsmuster möchte ich das Phänomen des konkurrierenden Dritten nennen. In dieser Situation werden wiederum durch die intime Nähe erotisch-sexuelle Phantasien und Wünsche hervorgerufen, die auf ein professionelles Verbot treffen und ebenfalls zur Aktivierung ödipaler Phantasien und Ängste führen. Die Angstinhalte beziehen sich dabei aber sehr viel mehr auf die Konkurrenz zum Vater oder zu anderen Männern. Andere Männer können dann von Frauenärzten als Bedrohung, als Rivalen, als Rächer erlebt werden und wiederum zu unbewußten Abwehrmaßnahmen führen, die der Abwehr von Angst dienen. Solche Abwehrmechanismen äußern sich dann in der Sprechstunde in emotionaler Kälte, Zurückweisung von Patientinnen, aber auch in paternalistisch-autoritärer Vereinnahmung von Patientinnen und in starken Abwehrreaktionen, wenn es um die Einbeziehung von Partnern in die Konsultation geht. Nicht selten spielen auch unbewußte Schuldgefühle eine Rolle, die dann bei Frauenärztinnen zu einer sog. „overprotection", also einem übermäßigen, nicht mehr adäquaten Engagement führen können.

Auch auf der Seite der Patientin gibt es problematische Interaktionsmuster im Rahmen dieser sog. professionellen Intimität. Auch bei ihr kann es zur Reaktualisierung von erotisch-sexuellen Phantasien und Wünschen kommen, die bei der Patientin gewöhnlich auf Über-Ich-Verbote treffen. In diesem typischen ödipalen Konflikt kann der männliche Arzt als mächtiger, beschützender Vater erlebt werden, als attraktiver, besserer Partner. Diese Projektionen führen wiederum zu Schuldgefühlen und Angstabwehrmechanismen, die sich dann in unbewußtem Agieren äußern können. Solche Konstellationen findet man nicht selten in Arzt-Patientin-Beziehungen, in denen auf eine Phase der Idealisierung des Arztes eine Phase der Abwertung folgt, die evtl. auch von juristischen Konsequenzen begleitet sein kann. Auch hier geht es darum, die ablaufenden Beziehungsvorgänge mit der Patientin vorsichtig zu betrachten und soweit als möglich bewußt zu machen und zu bearbeiten.

Aus diesen klinischen Betrachtungen geht hervor, daß Frauenärztinnen und Frauenärzte besondere Fähigkeiten entwickeln müssen, die Arzt-Patientin-Beziehung zum Nutzen ihrer Patientinnen zu gestalten. Wir können in diesem Zusammenhang auch von der Beziehungsarbeit für die Gynäkologin oder den Gynäkologen sprechen. Beziehungsarbeit bedeutet, daß wir insbesondere verstehen, wann pathologische Beziehungsmuster auftreten. Pathologische Muster entstehen dadurch, daß die Beziehung zwischen Arzt und Patientin nicht definiert ist, daß die Dynamik stark von unbewußten, destruktiven Zielen bestimmt wird, und daß Grenzen nicht mehr klar definiert sind. Für die Ärzte bedeutet dies, daß sie und er lernen müssen, aktive Beziehungsarbeit zu machen, d.h. die Beziehung immer wieder zu definieren, die Beziehungsgrenzen festzulegen und sich um ein Verstehen und teilweises Deuten der Beziehungsdynamik zu bemühen. Gelingt diese Beziehungsarbeit, so wird die Arzt-Patientin-Beziehung in der Gynäkologie zu einer professionellen, hilfreichen Beziehung, die neben den Sachproblemen auch für persönliche und intime Probleme der Patientin eine Hilfe darstellt. Mißlingt diese Beziehungsarbeit, so kommt es zu pseudointimen Beziehungen mit den genannten pathologischen Beziehungsmerkmalen.

Seminare

Die Dopplersonographie in der Fehlbildungsdiagnostik des Herzens

M. Zygmunt, M. Kirschbaum, D. Schranz

MERKE:

1. Die Inzidenz der angeborenen Herzfehler liegt bei 8 auf 1000 Lebendgeborenen.
2. Angeborene Herzfehler können in 4 Gruppen eingeteilt werden: Shuntvitien auf Vorhof-, Ventrikel- oder Gefäßebene, rechts- und linkskardiale Obstruktionen sowie komplexe Vitien.
3. Zum intrauterinen Fruchttod (Hydrops fertalis) disponieren nahezu ausschließlich AV-Klappeninsuffizienzen. Alle anderen Herzfehler werden durch die parallele Zirkulation während der Fetalzeit kompensiert.
4. Die pränatale Diagnostik kardialer Fehlbildungen hat das Ziel, postnatal lebensbedrohten Kindern eine geplante und damit optimierte Behandlung zukommen zu lassen.
5. Die Diagnose einer kardiovaskulären Fehlbildung sollte Anlaß zum Ausschluß weiterer Fehlbildungen und chromosomaler Störungen sein.

Einleitung

Die Entwicklung der Dopplersonographie hat die Möglichkeiten der pränatalen Diagnostik erweitert. Jährlich kommen in Deutschland ca. 7000 Neugeborene mit Herzfehlern zur Welt. Die Inzidenz angeborener Herzfehler wird mit 8 auf 1000 Lebendgeburten angegeben. Die moderne Ultraschalldiagnostik erlaubt eine Beurteilung der Entwicklung des menschlichen Herzens in utero ab dem ersten Trimenon.

Bei entsprechendem Training des Untersuchers lassen sich viele Herzfehlbildungen pränatal erkennen. Somit wird auch die optimale Beratung der Eltern sowie die Betreuung des Kindes gewährleistet. Durch die Zuweisung in das perinatologische Zentrum werden die nötigen diagnostischen Schritte, eine ausführliche Besprechung der Diagnose und der Therapie möglich. Dies findet in enger Zusammenarbeit der Perinatologen, Kinderkardiologen, Neonatologen und Herzchirurgen statt. Angeborene Herzfehler werden aus didaktischen Gründen in 4 Gruppen eingeteilt: Shuntvitien auf Vorhof-, Ventrikel- oder Gefäßebene, links- und rechtskardiale Obstruktionen sowie komplexe Herzvitien.

Im ersten Teil unseres Beitrages werden wir auf die intrauterine Entwicklung des Herzkreislaufsystems, die einzelnen kongenitalen Herzfehler sowie auf ihre Prognose und Therapie eingehen. Anschließend werden wir die Indikationen zur fetalen Herzdiagnostik, die Durchführung der Untersuchung, weiterführende Maßnahmen sowie die wichtigsten Diagnosen und deren Konsequenzen vorstellen.

Intrauterine Entwicklung des Herzens

Die Entwicklung des kardiovaskulären Systems beginnt in der 3. Woche nach der Konzeption. Die Komplexität der kardialen Morphogenese bis zur vollständigen Ausbildung des Herzens mit 2 Vorhöfen und Kammern erlaubt eine Vielzahl von Fehlentwicklungen. Im Bereich der späteren Thoraxregion bildet sich primär ein Herzschlauch aus paarig angelegten herzbildenden Streifen des Mesoderms. Die Fusion der herzbildenden Felder in einem primären Herzschlauch ist die entscheidende Voraussetzung der durch spezifische Regulatorgene bestimmten Morphogenese des Herzens. Die elektrische Aktivität des Herzens beginnt, bevor sich der kontraktile Apparat differenziert hat. Im weiteren entwickelt sich der singuläre Herzschlauch in eine kapazitäre Kammerpumpe mit einem synchronisierten Kontraktionsmuster in den Vorhof- und Ventrikelanteilen.

Sequentiell über die Zeit werden der trabekulierte Teil des linken und später rechten Ventrikels, gefolgt von dem Einflußtrakt und schließlich nach dem Looping des primären Herzschlauchs der Ventrikelausflußtrakt und der Hauptstamm von Aorta und Pulmonalarterien gebildet. Die Drehung (Looping) des primären Herzschlauchs zur rechten Seite des Embryos unterbricht die initiale Symmetrie der Morphogenese und etabliert die anatomische Beziehung, die die Septierung in ein viergekammertes Organ bedingt. Um den 24. Tag der menschlichen Embryonalentwicklung bilden sich die atrialen und ventrikulären Segmente innerhalb des primären Myokards. Etwa am 38. Tag wird ein typisch segmentiertes Herz erreicht. Die Kontrolle des kardialen Wachstums ist ein integraler Bestandteil der normalen Herzentwicklung. Jede Abweichung während der embryonalen Entwicklung führt zu kongenitalen kardiovaskulären Malformationen oder Kardiomyopathie.

Insgesamt ist die Periode der Organogenese durch ein rapides embryonales Wachstum charakterisiert. Der Embryo verdoppelt sein Gewicht in Stunden. Das Herz wächst relativ langsamer. Die Beziehung des Herzens zur embryonalen Gewichtsentwicklung bleibt jedoch ähnlich der Beziehung von Herz und Körpergewicht während der initialen Entwicklung postnatal. Wachstum ist die Antwort auf die funktionellen Erfordernisse und fundamentales Charakteristikum des Herzens. Es gibt eine Vielzahl von Wachstumsfaktoren, die eine multiple und überlappende Rolle bei der Morphogenese sowie Zellregulation spielen. Das Wachstum und die Morphogenese des embryonalen Herzens und kardiovaskulären Systems werden durch eine dramatische Änderung der hämodynamischen Funktion begleitet. Während der embryonalen Herzentwicklung expandiert auch das Gefäßbett. Zahl und Größe der Blutgefäße entwickeln sich geometrisch mit dem gesamten Wachstum des Embryos. Die Vaskulogenese (de Novo-Organisation von Blutgefäßen) ist auf die Embryonalzeit beschränkt. Die Angiogenese (Knospen und Verzweigung von Gefäßen aus vorhandenen Gefäßen) ist hingegen ein lebenslang bleibender Mechanismus.

Entwicklungsgeschichtlich liegt das primitive Herz anfangs außerhalb der noch weit offenen späteren Thoraxhöhle. Erst mit der Entwicklung von Perikard, Zwerchfell und Sternum, die mit der Fusion des Sternums in der 9. Schwangerschaftswoche abgeschlossen ist, gelangt das mit Herzhöhlen, Klappenapparat und septierten großen Arterien morphologisch weitgehend entwickelte Herz in die geschlossene Thoraxhöhle. Wird die normale Morphogenese des menschlichen Herzens durch Einwirkung von endogenen oder exogenen Störungen behindert, entstehen entsprechend dem Zeitpunkt der Einwirkung des schädigenden Agens charakteristische Pathologien.

Epidemiologie angeborener Herzfehlbildungen

Die Herzfehlbildungen gehören zu den häufigsten Fehlbildungen. Jährlich werden in Deutschland ca. 7000 Kinder mit Herzvitien geboren. Somit liegt die Inzidenz der Herzfehler bei 8 auf

1000 Lebendgeburten. Zu den häufigsten Herzfehlern gehören: VSD (32%), PS (9%), ASD (8%), AVSD (7,4%), Fallot (7%), Transposition der großen Gefäße (4,7%).

Als wichtigste ätiologische Faktoren in der Entstehung von Herzvitien werden gezählt: genetische Ursachen (numerische und strukturelle Chromosomenanomalien), exogene Noxen (Medikamente, Alkohol, Drogen, Infektionen) sowie multifaktorielle Geschehen.

Das Wiederholungsrisiko beträgt 2-4% bei einem erkrankten Geschwisterkind, 5-8% bei 2 erkrankten Geschwisterkindern, 3-14% bei Erkrankung der Mutter.

Fehlbildungen des Herzens (Diagnose, Therapiemöglichkeiten)

Aus einer Vielzahl von kardiovaskulären Fehlbildungen sind für die häufigsten die pränatale Diagnostik und postnatale Konsequenz zusammengefaßt.

Vorhofseptumdefekte (ASD)

Sie sind postnatal einer der häufigst diagnostizierten Herzfehler. Sie können als Sekundumdefekte, Primumdefekte, Sinus-venosus-Defekte oder Koronarsinusdefekte vorliegen. Die Diagnose der verschiedenen Defekttypen ist pränatal schwierig. Unabhängig vom Typ des Vorhofseptumdefektes besteht beim Fetus ein Rechts-Links-Shunt. Vorhofdefekte haben pränatal keine hämodynamischen Konsequenzen. Sie finden sich jedoch assoziiert mit anderen Fehlbildungen und sollten somit immer zu einer Komplettdiagnostik veranlassen. Postnatal kommt es beim isolierten ASD zu einem Links-Rechts-Shunt. Bei einer rechtsventrikulären Volumenbelastung wird ein interventioneller oder operativer Verschluß vorgenommen. Ein persistierendes Foramen ovale (10-15% Inzidenz beim Erwachsenen) oder ein kleiner ASD II wird elektiv nicht verschlossen.

Ventrikelseptumdefekte (VSD)

Liegen bei etwa 30% aller postnatal diagnostizierten Herzfehler vor. Sie werden nach ihrer Lokalisation als atrioventrikuläre, perimembranöse oder muskuläre VSD bezeichnet. Sie können einzeln oder in Kombination mit anderen Herzfehlbildungen auftreten. Pränatal werden sie meist nur als Teil eines komplexen Vitiums gefunden. Ein isolierter VSD hat beim Fetus keine hämodynamische Konsequenz, er sollte auf das perinatale Management keinen Einfluß haben. Die Familie ist dahingehend zu instruieren, daß ein solcher Herzfehler bei einem ansonsten gesunden Herz nur einer postnatalen Evaluation bedarf. Viele VSD, z. B. kleine apikale Defekte, haben keine Relevanz (Abklärung eines Herzgeräuschs) und bedürfen daher auch keiner Behandlung. Relevante Ventrikelseptumdefekte werden in Abhängigkeit der damit verbundenen Hämodynamik im Säuglingsalter oder Kleinkindesalter operativ korrigiert.

Fallot-Tetralogie

Mit der Kombination von großem subaortalem VSD, reitender Aorta und unterschiedlich ausgeprägter rechtsventrikulärer Ausflußbahnobstruktion mit entsprechend rechtsventrikulärer Hypertrophie kommt in etwa 5% der mit einem Herzfehler lebend geborenen Kindern vor. Pränatal kann die Diagnose zuverlässig gestellt werden. Entsprechend dem Vorgehen beim VSD ist eine postnatale kinderkardiologische Evaluation und damit Festlegung der Behandlungsstrategie zu empfehlen. Liegen keine Pulmonalklappenatresie, eine fehlende Pulmonalklappe oder gar eine Assoziation mit einer Ectopia cordis vor, sind die Neugeborenen vital und nur bei extremer rechtsventrikulärer Obstruktion zyanotisch. Eine Korrekturoperation wir in großen Zentren meist zwischen dem 3. und 6. Lebensmonat angeboten.

Pulmonal-/Aortenklappenstenosen

Sie werden pränatal oder morphologisch abnorme Semilunarklappen und erhöhte Flußgeschwindigkeit im Dopplerfluß diagnostiziert. Leichte bis mittelgradige Stenosen können leicht übersehen werden. Sie haben pränatal keine Signifikanz. Postnatal werden Pulmonalklappenstenosen mit einem systolischen Gradienten von >50 mm Hg und Aortenklappen mit einem systolischen Gradienten von >70 mm Hg überwiegend valvuloplastiert oder heute seltener operativ kommissurotomiert. Die interventionelle Behandlung der Pulmonalklappe stellt in vielen Fällen eine lebenslang definitive Therapie dar. Die erfolgreiche Valvuloplastie der Aortenklappe ist als palliative Behandlung anzusehen. Es bleibt bei insgesamt guter Lebensqualität lebenslang jedoch ein hohes Endokarditisrisiko bestehen sowie die Wahrscheinlichkeit eines Aortenklappenersatzes meist im mittleren Erwachsenenalter. Kritische Pulmonalklappen- und Aortenklappenstenosen sind definitionsgemäß so hochgradige Stenosen, daß sie postnatal zu einer Verminderung des Herzzeitvolumens führen. Pränatal disponieren sie wie Klappenatresien einer rechts- oder linksventrikulären Dilatation oder Hypoplasie. Bei Atresien der Pulmonalklappe ist zwischen den Formen mit intaktem Ventrikelseptum und dem mit VSD zu unterscheiden. Pulmonalatresien mit intaktem Ventrikelseptum und gut entwickeltem rechten Ventrikel können postnatal oftmals durch eine alleinige interventionelle Behandlung definitiv therapiert werden. Bei hypoplastischem rechtem Ventrikel, ausgeprägter Trikuspidalklappenhypoplasie und Insuffizienz (Hydrops fetalis!) ist die pränatale Diagnostik von besonderem Wert. Neben der Diagnosestellung ist für das postnatale Vorgehen der Nachweis einer Vorhofkommunikation wertvoll. Postnatal ist bei ausreichender Vorhofkommunikation wie beim hypoplastischen Linksherz eine Übertherapie vermeidbar und nur eine prophylaktische Prostaglandintherapie mit einer Prostaglandin E1-Infusion zum Offenhalten des Ductus Botalli notwendig.

Hypoplastisches Linksherz

Es kommt während der fetalen Entwicklung in variabler Form vor. Die pränatale Diagnose wird üblicherweise aufgrund hypoplastischer Strukturen der linken Herzkammer, der möglicherweise hypoplastischen Aorta ascendens, dem großen rechten Ventrikel, der prominenten Tricuspidalklappe und Pulmonalgefäße und im retrograden Dopplerfluß im Aortenbogen gestellt. Die Bedeutung der pränatalen Diagnose liegt im Ausschluß weiterer extrakardialer Fehlbildungen oder von Chromosomenstörungen und in dem Vermeiden einer postnatalen Fehl- (Sepsistherapie) oder Übertherapie (Beatmung mit hohem FiO_2). Entsprechend dem Vorgehen beim hypoplastischen Rechtsherz mit Pulmonalklappenatresie ist postnatal der Ductus arteriosus mit einer niedrig dosierten Prostaglandininfusion offenzuhalten. Ein pränatal diagnostiziertes hypoplastisches Linksherz ist keine Indikation zum Kaiserschnitt. Liegt eine nachweisbare Vorhofkommunikation vor, ist unmittelbar postnatal außer einer Prostaglandin-E1-Infusion keine weitere Behandlung notwendig. Mit den Eltern kann dann innerhalb der ersten postnatalen Tage das weitere Vorgehen bezüglich einer chirurgischen Therapie oder die Fortführung des natürlichen Verlaufs besprochen werden. Eltern, die nach ausführlichen Gesprächen eine chirurgische Behandlung ihrer Kinder wünschen, wird überwiegend nach medizinischen Gesichtspunkten eine organerhaltende (Norwood-Verfahren) oder organersetzende (Herztransplantation) Strategie angeboten. Kinder, bei denen die Eltern keine Behandlung wünschen, versterben zu Hause oder in der Klinik bei Verschluß des Ductus arteriosus. Eine präfinale Schmerztherapie mit Morphinderivaten ist bei möglichem Infarktschmerz notwendig.

Aortenisthmusstenose

Sie ist juxtaduktal gelegen und für den Fetus unabhängig vom Schweregrad, auch bis zur vollkommenen Unterbrechung bei weit offenem Ductus arteriosus ohne hämodynamische Probleme. Die pränatale Diagnose ist oftmals schwierig, indirekter Hinweis kann ein vergrößerter rechter Ventrikel sein. Kritische Aortenisthmusstenosen führen postnatal bei sich verschließendem Ductus Botalli zum kardiogenen Schock. Eine pränatale (Verdacht) Diagnose kann einen solchen postnatalen Verlauf verhindern. Neugeborene mit dekompensierter Aortenisthmusstenose werden interventionell palliiert. Auch unterbrochene Aortenbögen sind mit den heutigen Operationsverfahren mit hervorragendem Ergebnis zu korrigieren.

Transposition der großen Gefäße

Die pränatale Diagnose ist oftmals schwieriger als die von intrakardialen Fehlbildungen wie atrioventrikuläre Septumdefekte, hypoplastischer Ventrikel oder primäre AV-Klappenerkrankungen (Epstein-Anomalie).

Die simple DTGA präsentiert sich postnatal überwiegend mit einer Zyanose bei ansonsten vitalem Neugeborenen, daher fallen die Kinder klinisch meist vor einer kardiovaskulären Dekompensation auf. Die Korrekturoperation im Neugeborenenalter (atrialer Switch) hat eine Sterblichkeit von <3%, die Assoziation mit einem relevanten VSD von <10%. Nach erfolgreicher Korrektur haben mehr als 90% eine normale Lebensqualität.

Indikationen zur gezielten Herzdiagnostik

Die sonographische Diagnostik des Herzens ist in folgenden Situationen wegen der positiven Korrelation zum Auftreten der fetalen Herzvitien indiziert:

- Familienanamnese der Herzfehlbildungen,
- maternale Erkrankungen (Diabetes, Kollagenosen, PKU),
- Medikamenteneinnahme (z.B. Psychopharmaka, Alkohol, Drogen),
- Strahlenexposition,
- Vorhandensein anderer fetaler Fehlbildungen,
- Vorhandensein von Chromosomenanomalien,
- Vorhandensein von fetalen Arrhythmien,
- Mehrlingsschwangerschaft,
- IUGR,
- NIHF.

Untersuchung des fetalen Herzens

Die Untersuchung des fetalen Herzens erfordert große Erfahrung sowie Systematik in ihrer Durchführung. Die Schwierigkeiten der Diagnostik liegen vorwiegend in der Komplexität der Herzanatomie, der hohen Herzfrequenz sowie der Unbeeinflußbarkeit der fetalen Lage *in utero*. Zusätzliche Probleme bereiten die Tatsache, daß sich häufig das vollständige Erscheinungsbild des Herzvitiums erst in der Spätschwangerschaft entwickelt. Vor der Durchführung der fetalen Herzdiagnostik sollte ein beratendes Gespräch mit den Eltern geführt werden.

Die gezielte Herzdiagnostik besteht aus:

- B-Mode-Untersuchung (Beurteilung der Herzstruktur),
- M-Mode-Untersuchung (Messung des Herzens),
- Dopplersonographie (als Ergänzung, Flußanalyse).

Die Untersuchung des fetalen Herzens beginnt mit der Überprüfung der Lage des Herzens und der intraabdominalen Organe (Magen links, Herzspitze links). Dabei hat es sich bewährt, sich als Untersucher vergleichend in die anatomische Lage des Feten *in utero* zu versetzen.

Anschließend erfolgt die Darstellung des 4-Kammerblicks (im 4-Kammerblick werden folgende Anomalien nicht erkannt: DORV, Fallot-Tetralogie, Transposition der großen Gefäße, ASD, VSD), sowie durch entsprechende Veränderung der Lage des Schallkopfes die Darstellung der Überkreuzung der großen Gefäße (Fünfkammerblick sowie kurze Achse des Herzens).

Zum Abschluß der Untersuchung werden die Aortenbogen und der Venenzufluß beurteilt.

Die Untersuchung wird im Rahmen der fetalen Echokardiographie zusätzlich in den Zentren für pränatale Diagnostik ergänzt durch:

- Farbdarstellung des Aortenbogens, Überkreuzung der Gefäße, Vierkammerblick (Septum),
- M-Mode-Darstellung von Herzkammer (z. B. HF-Messung, Hinweis auf Arrhythmien),
- ggf. dopplersonographische Messung von Spitzengeschwindigkeiten über den Herzklappen (Aorta und T. pulmonalis, Meßfenster direkt hinter der Klappe, Maximum 0,4 m/s in der 20. SSW, 0,6 m/s in der 40. SSW).

In der Beratung der Eltern können auch weitere Organisationen eine wichtige Rolle spielen:

- Kinderherzstiftung in Deutsche Herzstiftung e.V., Postfach 180171, 60082 Frankfurt (Main);
- Jugendliche und Erwachse mit angeborenem Herzfehler e.V., Geschäftsstelle, Husarenstr. 70, 38102 Braunschweig;
- Elterngruppe für Frühgeborene und kranke Neugeborene Gießen e.V., 35606 Solms.

Dabei bleibt das Ziel der pränatalen Diagnostik, postnatal lebensbedrohten Kindern eine geplante und damit optimierte Behandlung zukommen zu lassen.

Vorgehen bei Feststellung einer auffälligen Herzanatomie

Das Vorliegen einer Auffälligkeit in der Anatomie des fetalen Herzens soll Anlaß zur Durchführung einer Beratung und weiterführenden Diagnostik im perinatologischen Zentrum mit einer kinderkardiologischen Abteilung geben. Dort werden:

- weitere Begleitfehlbildungen sorgfältig ausgeschlossen,
- eine Chromosomenanalyse durchgeführt,
- die Überwachung des Kindes sowie die Entbindung geplant.

Besondere Maßnahmen in der Betreuung betroffener Eltern sind:

- Gespräch mit einem Kinderkardiologen und Herzchirurgen,
- psychologische Krisenintervention, ggf. Begleitung im Trauerprozeß.

Im Umgang mit betroffenen Eltern darf nicht vergessen werden, daß Fehlbildungen des Herzens eine andere Psychodynamik verglichen zu sonstigen Fehlbildungen haben. Die negativen Auswirkungen der Fehlbildung auf die Eltern wie Schuldgefühle, Schulzuweisungen, Enttäuschungswut sowie Trauerprozeß können deutlich stärkere Ausmaße annehmen.

Inhalt des Seminars (in kleinen Gruppen)

Die Tutoren stellen folgende Aspekte der fetalen Echokardiographie dar (Empfehlungen der DEGUM):

- Situs der abdominalen und thorakalen Organe,
- Vierkammerblick (besondere Aufmerksamkeit soll dem Septum gelten),
- Fünfkammerblick (Ausflußtrakte beidseits),
- kurze Achse des Herzens mit Überkreuzung der Gefäße (z. B. Messung der Gefäße Pulmonalis >Aorta),
- Aortenbogen (incl. Truncus brachiocephalicus, A. carotis communis sinistra, subclavia sinistra),
- Venenzufluß,
- Farbdarstellung des Aortenbogens, Überkreuzung der Gefäße, Vierkammerblick (Septum),
- M-Mode-Darstellung von Herzkammer (z. B. HF-Messung, Hinweis auf Arrhythmien),
- ggf. dopplersonographische Messung von Spitzengeschwindigkeiten über den Herzklappen (Aorta und T. pulmonalis, Meßfenster direkt hinter der Klappe). Cave: Maximum 0,4 m/s in der 20. SSW, 0,6 m/s in der 40. SSW.

Natürliche Östrogene im Klimakterium – wann und wie lange?

H. Gips

MERKE:

1. Die Postmenopause wird hormonell durch ein FSH >40 mIU/ml und ein 17-β-Östradiol von <20 pg/ml definiert; zusätzlich sollte die letzte Menstruation >6 Monate zurückliegen.
2. FSH ist der erste Merker nachlassender Ovarialfunktion.
3. Hormonanalysen zur Überprüfung der nachlassenden Ovarialfunktion sollten am Beginn einer Follikelreifungsphase vorgenommen werden.
4. Prinzipiell sind orale und transdermale HET möglich. Bei folgenden Situationen sollte der transdermalen HET der Vorzug gegeben werden:
   - primäre Hypertriglyzeridämie,
   - Leberschädigung,
   - erhöhtes Thromboserisiko,
   - Verschlechterung eines Diabetes mellitus unter oraler Therapie,
   - Blutdruckanstieg bei oraler Therapie.
5. Die Abwägung von Senkung des kardialen und zerebralen Erkrankungsrisikos gegenüber der Zunahme des Mammakarzinomrisikos sollte mit der Patientin diskutiert werden; statistisch ergibt sich ein deutlich positiver Effekt der HET auf Morbidität und Mortalität.

Endokrinologische Diagnostik des Klimakteriums – Prä-/Peri-/Postmenopause

Klimakterisch-vegetative Beschwerden zeigen sich häufig auch bereits bei noch stabilen Menstruationszyklen, wobei zunächst lediglich ein beeinträchtigtes Wohlbefinden, eine beginnende Antriebsarmut oder auch vegetative Beschwerden prämenstruell im Rahmen eines prämenstruellen Syndroms angegeben werden.

Einen Hinweis auf die nachlassende Ovarialfunktion gibt primär das FSH, bedingt durch die Verminderung der Follikelausstattung der Ovarien, mit insbesondere ab dem 40. Lebensjahr sich zeigendem akzelerierten Abfall, mit folgender verminderter Produktion des Inhibins und hierdurch wiederum bedingt verminderter negativer Rückkopplung auf die FSH-Ausschüttung der Hypophyse.

Das erste endokrinologische Signal der nachlassenden Ovarialfunktion ist somit ein leichter Anstieg des FSH. Dieses zeigt sich primär am Beginn der Follikelreifungsphase, bei niedrigem Estradiol-17β, läßt sich jedoch weniger nachweisen in der fortgeschrittenen Follikelreifungsphase, mit höherer Konzentration des Estradiol-17β. In der Corpus-luteum-Phase zeigen sich sogar häufig niedrige Konzentrationen, aufgrund einer ausgeprägten Inhibinproduktion des Corpus luteum.

In Korrelation zum FSH zeigen sich in der frühen Follikelreifungsphase gehäuft höhere Konzentrationen des Estradiol-17β, bedingt durch die Induktion schneller Follikelreifungen bei höheren FSH-Konzentrationen, mit partiell auch ablaufenden Frühovulationen und verkürzten Menstruationszyklen.

Grundsätzlich sollten Hormonanalysen zur Überprüfung der nachlassenden Ovarialfunktion bei kalkulierbarer Länge des Menstruationszyklus am Beginn einer Follikelreifungsphase durchgeführt werden.

Neben der Frage, ob bereits eine nachlassende Ovarialfunktion die Ursache einer Befindlichkeitsstörung ist, stellt sich bei länger zurückliegender Menstruation die zusätzliche Frage, ob noch eine Kontrazeption beachtet werden muß.

Hierbei sollten grundsätzlich kombiniert FSH und Estradiol-17β überprüft werden, wobei das FSH die verschiedensten Varianten der Konzentrationserhöhung zeigen kann. Eine postmenopausale Situation ist anzunehmen, wenn das FSH eine Konzentration >40 mIU/ml zeigt, das Estradiol-17β eine Konzentration <20 pg/ml, zusätzlich die letzte Menstruation länger als 6 Monate zurückliegt.

Zeigt sich bei einer Konzentration des FSH von >40 mIU/ml noch eine Konzentration des Estradiol-17β von >20 pg/ml, so weist das Estradiol-17β auf partiell noch ablaufende Follikelreifungen, so daß diese Konstellation im Sinne einer perimenopausalen Situation zu interpretieren ist

Bei dieser Konstellation sollte eine Kontrazeption noch empfohlen werden, da insbesondere unter einer Substitutionstherapie mit natürlichen Östrogenen und hierdurch bedingter Suppression des FSH häufig eine Regeneration der vorher down-regulierten FSH-Rezeptoren auftritt, und wieder geregelte Follikelreifungen ablaufen können, partiell auch mit Ovulationen.

Unter einer laufenden Substitutionstherapie, zur Überprüfung der Therapieeffizienz, sollte lediglich das Estradiol-17β kontrolliert werden. Wenn konjugierte Östrogene eingesetzt werden, so gibt dieses Östrogen jedoch keine Information über die Resorption, da nur ein geringer Anteil des Estradiol-17β in dem Gemisch der konjugierten Östrogene enthalten ist.

Bei einer Therapie mit Estradiolvalerat und Estradiol-17β sollte die Blutentnahme nach Einnahme der Östrogene immer auf dem Resorptionsmaximum erfolgen.

Bei einer oralen Therapie ist die Überprüfung 4-6 h nach Einnahme aussagekräftig, bei der transdermalen Pflastertherapie 24-36 h nach Legen des Pflasters, bei einer transdermalen Östrogen-Gel-Therapie 2-3 h nach Auftragen des Gels.

Applikationsvarianten und Dosis der Therapie mit natürlichen Östrogenen

Ziel der differenten Applikationsform natürlicher Östrogene ist das Erreichen der höchsten Wirkeffizienz bei gleichzeitiger Vermeidung unerwünschter Nebenwirkungen.

Im Vordergrund für die Wahl der Applikationsform natürlicher Östrogene steht somit die Compliance der Patientin. Diese wird beeinflußt zum einen durch die Praktikabilität der Applikation, ebenso durch das individuelle Wohlbefinden, ohne Auftreten von störenden Nebenwirkungen.

Die orale Zufuhr der natürlichen Östrogene ist auch heute noch die populärste Applikationsform, primär aufgrund seiner einfachen Anwendung, der großen Präparatepalette sowie der fixen Östrogen-Gestagen-Kombination, die bei noch vorhandenem Uterus diese Therapieform favorisiert. Ein zusätzlicher Vorteil ist die Blutungsstabilität.

Als Nachteil ist die relativ hohe notwendige Primärdosis zu nennen aufgrund der Leber-/Dünndarmmetabolisierung sowie als Folge des sog. First-Pass-Effekts, die hohe Konversion in Estron.

Die Vorteile der transdermalen Therapie liegen in der niedrigen Primärdosis aufgrund einer nicht vorhandenen Leber- und Dünndarmmetabolisierung, zusätzlich im physiologischen Verhältnis von Estradiol-17β zu Estron.

Als Nachteile sind Hautunverträglichkeiten zu nennen, insbesondere bei warmen Klima, zusätzlich auch eine partiell ausgeprägte Variabilität der Resorption.

Bei den folgenden Grunderkrankungen sollte primär eine transdermale Substitutionstherapie eingesetzt werden:

- primär bestehende Hypertriglyzeridämie,
- vorliegende Leberschädigung,
- erhöhtes Thromboserisiko,
- unter oraler Therapie schwer einstellbarer Diabetes mellitus,
- unter oraler Therapie eintretender oder ansteigender Hypertonus.

Bei vorliegendem Hypertonus besteht primär keine Kontraindikation gegen eine orale Therapie mit Estradiol-17β/Estradiolvalerat, lediglich konjugierte Östrogene sollten nicht eingesetzt werden, diese führen über eine verlängerte Rezeptorverweildauer in der Leber zu einem Anstieg des Angiotensinogens und können auf diesem Wege den Anstieg des Blutdrucks verstärken.

Die differenten metabolischen Effekte der oralen und transdermalen Östrogensubstitutionstherapie sind in Abb. 1 aufgeführt.

Als Basis für die Dosis der zugeführten Östrogene gilt auch heute noch primär die sog. „osteoporoseprotektive Dosis", diese liegt in der Postmenopause bei nicht mehr vorhandener ovarieller Östrogenproduktion oral bei 2 mg Estradiolvalerat/Estradiol-17β/Tag sowie 0,6 mg der konjugierten Östrogene. Bei der transdermalen Therapie liegt diese bei einer kontrollierten Abgabe von 50 µg Estradiol/Tag.

In der prämenopausalen Phase, bei noch vorhandener endogener ovarieller Östrogenproduktion, führen die oben aufgeführten Östrogendosen häufig zu Überöstrogenisierungserscheinungen wie z.B. der Neigung zur Ödembildung, zur Mastodynie, auch partiell zur überproportionalen Gewichtszunahme, so daß in der frühen prämenopausalen Situation bei überwiegend vegetativ-klimakterischer Symptomatik zunächst eine niedriger dosierte Östrogentherapie sinnvoll ist, insbesondere auch, um hierdurch die Compliance für eine länger dauernde Substitutionstherapie mit natürlichen Östrogenen zu verstärken.

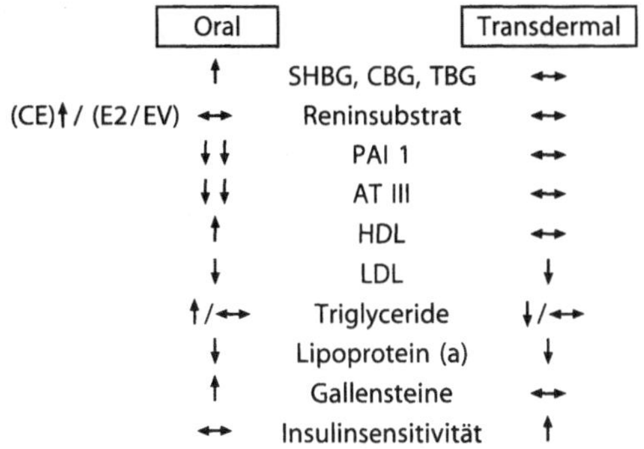

Abb. 1. Metabolische Effekte der oralen und transdermalen Östrogenapplikation. ↑ = Anstieg; ↓ = Abfall; ↔ = kein Effekt. *SHBG* Sexualhormonbindendes Globulin, *CBG* Cortisolbindendes Globulin, *TBG* Thyroxinbindendes Globulin, *PAI 1* Plaminogenaktivatorinhibitor 1, *HPL* High density Lipoprotein, *LDL* Low density Lipoprotein, *E2* Estradiol-17β, *EV* Estradiolvalerat, *CE* Konjugierte Östrogene

Compliance und Akzeptanz einer Langzeittherapie mit natürlichen Östrogenen

Positive wie auch negative Erfahrungen in der frühen Phase der Östrogensubstitutionstherapie sind entscheidende Faktoren der Akzeptanz und Kontinuität der Östrogensubstitutionstherapie neben der qualitativen Information über Nutzen und Risiko durch den betreuenden Gynäkologen.

In Deutschland besteht eine hohe Akzeptanz für die Östrogensubstitutionstherapie mit 25%, mit steigender Tendenz. Im Vergleich hierzu liegt die Akzeptanz in Frankreich bei 12%, in Großbritannien bei 10% und bei den italienischen Frauen bei nur 3%. Auch in den USA zeigt sich eine geringere Akzeptanz als in Deutschland, diese liegt unter 20% [9].

Nach einer Untersuchung von Berman et al. [1] an 2106 Frauen setzten bereits 20% der Frauen die Östrogentherapie nach 6 Monaten ab, nach 24 Monaten lag diese Rate bei 59%.

Gründe für das Absetzen der Therapie sind primär Blutungsstörungen, insbesondere in der Prämenopause, aufgrund noch ablaufender Follikelreifungen, die häufig asynchron zur Zwei-Phasentherapie ablaufen mit folgenden Blutungsstörungen.

Als weiterer Grund für das Absetzen ist die Mastodynie zu nennen, primär hervorgerufen durch häufig zu hohe Östrogendosen, ebenso führen Beschwerden von seiten vorliegender Varizen oder auch eine Ödembildung zu einem vorzeitigen Absetzen der Östrogensubstitutionstherapie.

Die in der Prämenopause sich häufig zeigende überproportionale Gewichtszunahme mit Veränderung der weiblichen Körperproportionen führt ebenfalls gehäuft zum Absetzen der Östrogentherapie.

Die Ursache der überproportionalen Gewichtszunahme ist jedoch primär bedingt durch das zunehmende Östrogendefizit bei nachlassender Ovarialfunktion, nicht, wie fälschlich angenommen wird, durch die zugeführten natürlichen Östrogene.

Östrogene induzieren den Insulinrezeptorbesatz an den Kapillaren der Muskulatur, verstärkt wird dieser Effekt noch durch entsprechendes Muskeltraining. Die Folge ist ein erhöhter Glukoseverbrauch mit vermehrter Wärmeabgabe über die Muskulatur und hieraus folgender verminderter Fettspeicherung, insbesondere im Abdominalbereich.

Die nachlassende Östrogenproduktion in der Prämenopause führt zu einer Verminderung des Insulinrezeptorbesatzes und somit zu einer Insulinresistenz mit folgendem verminderten Glukoseverbrauch, verminderter Wärmeabgabe über die Muskulatur und vermehrter Fettspeicherung primär im Abdominalbereich.

Zusätzlich zeigt sich bei nachlassender Ovarialfunktion eine verminderte Leptinproduktion der Adipozyten, welches wiederum zu einem erhöhten Hungergefühl führt mit Disposition zur vermehrten Nahrungsaufnahme und verminderter Energieabgabe.

Die Substitution mit natürlichen Östrogenen, wenn diese nicht zu hoch eingesetzt werden, induziert wiederum, insbesondere in Kombination mit einem vermehrten Muskeltraining, den Insulinrezeptorbesatz mit hieraus folgendem vermehrten Glukoseverbrauch, vermehrter Wärmeabgabe durch die Muskulatur und bewirkt hierdurch eine verminderte Fettspeicherung.

Der zusätzlich östrogeninduzierte Anstieg des Leptins führt zu einer Verminderung des Hungergefühls mit verminderter Nahrungsaufnahme und erhöhter Energieabgabe, wobei dieser Mechanismus wiederum eine überproportionale Gewichtszunahme verhindert.

Untersuchungen von Gambaccani et al. [5] zeigten unter einer Therapie mit 2 mg Estradiolvalerat und zusätzlich zyklischem Einsatz von 1 mg Cyproteronazetat nach 12monatiger Therapie eine signifikante Verminderung des Gesamtkörperfetts sowie der abdominalen Fettmasse im Vergleich zur Plazebogruppe.

Ähnliche Daten zeigte die PEPI-Studie [3]. Auch in dieser Studie zeigte sich unter der Einnahme von 0,6 mg konjugierten Östrogenen bei einer Therapiedauer von 3 Jahren in der Gruppe der Patientinnen unter Östrogeneinnahme eine signifikant verminderte Zunahme des Körpergewichts, bei gleichzeitiger Abnahme des Taillen- und Hüftumfangs im Vergleich zur Plazebogruppe.

Ein weiterer Grund für das frühzeitige Absetzen der Substitutionstherapie mit natürlichen Östrogenen ist das in der Laienpresse immer wieder zitierte erhöhte Risiko für ein Mammakarzinom, wobei die Daten unkritisch aus der jeweils aktuell erschienenen epidemiologischen Studie übernommen werden.

Aus den vorausgegangenen Ausführungen läßt sich ableiten, daß die Akzeptanz und Kontinuität der Therapie mit natürlichen Östrogenen insgesamt ausgeprägt abhängig ist von der qualifizierten Betreuung und Information des jeweiligen Gynäkologen.

Nutzen- und Risikoabwägung der Therapie mit natürlichen Östrogenen

Die Grundlage bei der Nutzen- und Risikoabwägung einer Therapie mit natürlichen Östrogenen muß die Verbesserung der Lebensqualität bei steigendem Lebensalter der Frau sein.

Im Jahr 2020 wird bei der Frau in den EU-Staaten eine mittlere Lebenserwartung von 83 Jahren erwartet, bei den Männern liegt diese bei 78 Jahren.

Bei der Frau wird im Mittel eine funktionelle Behinderung von 6,9 Jahren angenommen, wo sie auf Hilfe angewiesen ist. Beim Mann liegt diese funktionelle Behinderung im Mittel bei 3,9 Jahren.

Ziel einer jeden medikamentösen Therapie, in diesem Fall der Östrogensubstitutionstherapie, ist die Verbesserung der Lebensqualität im Alter durch eine Verbesserung der zerebralen Funktion, der kardialen Funktion und der Motilität.

Bisherige Studien zeigen unter einer Substitutionstherapie mit natürlichen Östrogenen eine Senkung des relativen Risikos für die Entwicklung einer Alzheimer-Demenz (AD) im Mittel auf 0,5.

Die zuletzt publizierte Baltimore Longitudinal Study of Aging [8] bei 514 Frauen unter einem Beobachtungszeitraum über 16 Jahre bestätigt diese Ergebnisse. Bei Frauen unter Östrogeneinnahme lag das relative Risiko für die Entwicklung einer AD bei 0,46.

Natürliche Östrogene führen zusätzlich über einen vasodilatatorischen Effekt zu einer erhöhten zerebralen Perfusion mit folgender Verminderung des Auftretens einer vaskulären Demenz.

Neben der Aktivierung der Neurotransmitter durch die natürlichen Östrogene zeigen diese zusätzlich eine neuronale Wirkung auf die Regeneration von Neuronen, Synapsenplastizität, -formation und -vernetzung sowie eine Verhinderung der oxidativen Neuronenschädigung.

Die Summe dieser positiven Einflüsse führt zu einer Erhöhung der zerebralen kognitiven Funktionen der Frauen im hohen Alter mit Erhaltung der zerebralen Kommunikationsfähigkeit.

In diesem Zusammenhang ist zu erwähnen, daß durch eine Verzögerung der Demenz um 5 Jahre die Inzidenz insgesamt um 50% gesenkt wird.

Bisher vorliegende epidemiologische Studien und Metaanalysen zeigen eine Reduktion der kardiovaskulären Erkrankungen auf ein relatives Risiko von 0,47 [6].

Die Substitutionstherapie mit natürlichen Östrogenen führt entsprechend insgesamt zu einer erhöhten körperlichen Belastbarkeit und Aktivität im höheren Alter der Frau.

Die Verhinderung der physiologisch auftretenden Postmenopausenosteoporose mit einer Verminderung der Skelettmasse bei der Frau um 2–3%/Jahr, sogar partiell bis zu 4%, und die hierdurch bedingte Verhinderung bzw. Verminderung des postmenopausalen Frakturrisikos, bewirken die Erhaltung der Motilität und Belastbarkeit des Skeletts bis ins hohe Alter.

Der positive Effekt und der Nutzen der natürlichen Östrogensubstitutionstherapie im Hinblick auf die Lebensqualität bei Erwartung eines hohen Lebensalters läßt sich unschwer aus der positiven Wirkung der natürlichen Östrogene auf die zerebrale und kardiale Funktion ebenso wie aus der Erhaltung der Skelettfunktion mit entsprechender körperlicher Belastbarkeit und Beweglichkeit ableiten, mit hieraus resultierender selbständiger Lebensführung ohne fremde Hilfe, auch im hohen Alter. Zusätzlich ist in diesem Zusammenhang auch der neurobiologische psychotrophe Effekt der Östrogene zu erwähnen.

Der Summe dieser positiven Faktoren steht als negativer Faktor das partiell erhöhte Risiko für die Entwicklung eines Mamma-CA gegenüber.

Zitiert werden soll eine Reanalyse von 51 epidemiologischen Studien an 52705 Frauen mit Mamma-CA und 108411 Frauen ohne Mamma-CA [2]. Insgesamt zeigte sich bei Frauen ohne Östrogensubstitutionstherapie im Alter von 50 Jahren eine Inzidenz des Mammakarzinoms von 18 auf 1000 Frauen, im Alter von 60 Jahren lag diese bei 38- und bei 75jährigen bei 77 auf 1000 Frauen.

Unter der Substitutionstherapie mit natürlichen Östrogenen (Beginn der Therapie mit 50 Jahren) zeigte sich eine Zunahme des Mammakarzinoms, kalkuliert auf 20 Jahre, bei einer Therapiedauer von länger als 5 Jahren von zusätzlich 2 Fällen, bei Einnahme von länger als 10 Jahren von zusätzlich sechs Fällen und bei über 15jähriger Einnahme um 12 Fälle.

Bei einer Substitutionsdauer von 5 Jahren oder kürzer zeigte sich kein erhöhtes relatives Risiko.

Die Steigerung des Risikos für ein Mamma-CA unter Einnahme natürlicher Östrogene wurde pro Jahr mit 2,3% kalkuliert, dieses entspricht einer Steigerung des relativen Risikos von 1,023/Jahr.

Im Mittel errechnete sich ein relatives Risiko nach einer Einnahmedauer von länger als 11 Jahren von 1,35.

Zu erwähnen ist jedoch, daß kein erhöhtes Mortalitätsrisiko bei diesen Frauen vorlag. Interessant ist in diesem Zusammenhang der Hinweis, daß bei einer spät einsetzenden Menopause nach dem 50. Lebensjahr die Risikosteigerung für ein Mamma-CA pro Jahr mit 2,8% kalkuliert wurde.

Grodstein et al. [6] fanden unter einer Östrogensubstitutionstherapie insgesamt eine Senkung des relativen Mortalitätsrisikos auf 0,76.

Unter einer Östrogensubstitutinstherapie heranwachsende Mammakarzinome zeigen eine späte oder kaum eine Metastasierung und sind weniger aggressiv. Östrogene sind primär nicht karzinogen, sondern induzieren das Wachstum kleiner bereits vorhandener Karzinome. Sie induzieren eine Expression des Tumorsuppressorgangs BRCA 1 und verlängern hierdurch das prämetastatische Stadium.

Zusätzlich führen häufigere Kontrolluntersuchungen bei östrogensubstituierten Frauen zu einer früheren Diagnostik dieser weniger aggressiven Karzinome.

Die Gegenüberstellung positiver und negativer Effekte bei einer Östrogensubstitutionstherapie von länger als 10 Jahren, bezogen auf 1000 Frauen, zeigte ein zusätzliches Auftreten von 6 Mammakarzinomen sowie einer Lungenembolie. Demgegenüber zeigte sich eine Reduktion der Oberschenkelhalsbrüche um 7 Fälle sowie eine Verminderung der Todesfälle durch Herzinfarkt um 60 Fälle [6]. Das relative Risiko der Mortalität bei Karzinomen allgemein war auf 0,71 gesenkt, für einen Apoplex auf 0,68 und die Senkung des relativen Risikos für koronare Herzerkrankungen wurde mit 0,47 angegeben. Insgesamt zeigte sich bei dieser Kalkulation eine Steigerung der Lebenserwartung um +37%.

Dauer der Östrogensubstitutionstherapie

Legt man das Risiko der Erhöhung des Mammakarzinoms durch natürliche Östrogene der Dauer einer Östrogensubstitutionstherapie zugrunde, dann müßte diese nach 5 Jahren beendet werden, da bei einer Einnahme über diesen Zeitraum kein erhöhtes Risiko für ein Mamma-CA nachweisbar ist.

Nach Absetzen dieser Therapie zeigt sich dann jedoch wiederum die postmenopausale Abnahme des Knochemineralgehalts von 2–3%/Jahr, wobei die Frakturgrenze bei einer maximalen Knochenmasse von 100% nach ca. 20–25 Jahren erreicht ist.

Geht man von einer vorausgehenden verminderten maximalen Knochenmasse von 90% aus, so wird die Frakturgrenze bereits nach ca. 14–18 Jahren erreicht, bei einem höheren Verlust des Knochenmineralgehalts von 4% zeigt sich ein Erreichen der Frakturgrenze bereits nach 13 bzw. 9 Jahren [7].

Legt man die zitierte mittlere Lebenserwartung der Frau mit 83 Jahren zugrunde, so wird jede dieser Frauen die Frakturgrenze erreichen mit entsprechendem Risiko des Oberschenkelhalsbruchs, der Wirbelkörperfrakturen und Kompression mit der Folge der ausgeprägt eingeschränkten Bewegungsfähigkeit und Vitalität.

Epidemiologische Studien zeigen bei 65- bis 74jährigen Frauen eine Inzidenz der Alzheimer-Demenz von 3%, bei den 75- bis 84jährigen steigt diese auf 18,7% und bei 85- bis 94jährigen Frauen wurde diese mit 47,2% kalkuliert [4].

Bei einer mittleren Lebenserwartung der Frau von 83 Jahren ist somit die Inzidenz einer Alzheimer-Demenz mit ca. 20% anzunehmen, zusätzlich noch ein hoher Anteil der senilen vaskulären Demenz oder der kombinierten Demenz.

Eine Zunahme der Mortalität durch kardiovaskuläre Erkrankungen zeigt sich bei Frauen ab dem 45. Lebensjahr, wobei sich ab dem 55. Lebensjahr alle 5 Jahre nahezu eine Verdoppelung zeigt. Bei den 65jährigen zeigt sich eine Mortalität von 0,5 auf 100 Frauen, bei den 70jährigen von ca. 1,0, bei den 75jährigen von 2,0, bei den 80jährigen von angenähert 4,0 und bei den 85jährigen von 8,0–10,0 auf 100 Frauen [10].

Legt man die Erhaltung der Motilität und Belastbarkeit des Skeletts, ebenso die Erhaltung der kardialen Belastbarkeit und zerebralen Funktion durch die Östrogensubstitutionstherapie als Eckpfeiler für die Erhaltung der Lebensqualität bei erwartetem hohen Lebensalter zugrunde, so ist eine Begrenzung dieser Therapie auf 5 Jahre im Hinblick auf die Gesamtlebensqualität nicht vertretbar.

Insgesamt entscheidend für den Zeitraum der Durchführung einer Östrogensubstitutionstherapie ist die Compliance, das Wohlbefinden sowie die Akzeptanz und Einstellung der Patientin gegenüber dieser Therapieform.

Aufgrund des ausgeprägt differenten zeitlichen Therapiebeginns, partiell beginnend mit dem Einsetzen der ersten vegetativen Symptomatik um das 40. Lebensjahr herum, ist die zeitliche Begrenzung einer Östrogensubstitutionstherapie keine alleinige Entscheidung des behandelnden Gynäkologen.

Mit Beginn einer Therapie bei einer 40jährigen Patientin, bei einer Empfehlung einer Therapiedauer von 10 Jahren, würde diese dann mit dem 50. Lebensjahr enden, wobei dann noch eine mittlere Lebenserwartung von ca. 30 weiteren Jahren vorliegt.

Anzustreben ist eine mit der Lebenserwartung korrelierende Dauer der Östrogentherapie, die zu einer entscheidenden Senkung der Inzidenz kardiovaskulärer Erkrankungen, der Alzheimer-Demenz und senilen Demenz ebenso wie der Osteoporose mit erhöhtem Frakturrisiko führt.

Es wurde zitiert, daß eine Verzögerung der Alzheimer-Demenz um 5 Jahre die Inzidenz um 50% senkt. Diese zerebrale Erkrankung zeigt ebenso wie die Mortalität durch kardiovaskuläre Erkrankungen eine permanente Zunahme ab dem 65. Lebensjahr, so daß die Durchführung einer Östrogensubstitutionstherapie, wenn diese von der Patientin akzeptiert und toleriert wird, bei nicht vorhandenen Nebenwirkungen und anderweitigen Risiken, bis zum 60. Lebensjahr einer sinnvollen Therapiedauer entspricht. Eine evtl. spätere Reduktion der jeweiligen Dosis, abhängig vom Wohlbefinden der Patientin, stellt hierbei eine akzeptable Therapievariante dar.

Eine weitere Therapiedauer unterliegt dann der primären Entscheidung der Patientin und ist entscheidend abhängig vom Wohlbefinden oder beeinträchtigten Wohlbefinden nach Absetzen dieser Therapie, wobei perspektivisch als weitere Therapieform dann die neue Generation der selektiven Östrogen-Rezeptor-Modulatoren in Betracht zu ziehen wäre, wie z.B. das Raloxifen.

Literatur

1. Berman RS, Epstein RS, Lydick E (1997) Risk factors associated with women's compliance with estrogen replacement therapy. J Womens Health 6:219–226
2. Collaborative group on hormonal factors in breast cancer (1997) Breast cancer and hormone replacement therapy: Collaborative reanalysis of data from 51 epidemiological studies of 52705 women with breast cancer and 108411 women without breast cancer. Lancet 350:1047–1059
3. Espeland HA, Stefanick ML, Kritz-Silverstein D, Fineberg SE, Waclawiw MA, James MK (1997) Effect of postmenopausal hormone therapy on body weight and waist and hip girths. J Clin Endocrinol Metab 82:1549–1556
4. Evans DA, Funkenstein H, Albert MS (1989) Prevalence of Alzheimer's disease in a community population of older persons. J Am Med Assoc 262: 2551–2556

5. Gambacciani M, Ciaponi M, Cappagli B, Piaggesi L, De Simone L, Orlandi R, Genazzani AR (1997) Body weight, body fat distribution, and hormonal replacement therapy in early postmenopausal women. J Clin Endocrinol Metab 82: 414-417
6. Grodstein F, Stampfer MJ, Colditz GA (1997) Postmenopausal hormone therapy and mortality. New Engl J Med 336:1769-1775
7. Kanis JA, McCloskey EV, Eyres KS, O'Doherty DV, Aaron JE (1990) Screening techniques in the evaluation of osteoporosis. In: Drife JO, Studd JWW (eds) HRT and Osteoporosis. Springer, London, 135-147
8. Kawas C, Resnick S, Morrison A et al. (1997) A prospective study of estrogen replacement therapy and the risk of developing Alzheimer's disease: The Baltimore Longitudinal Study of Aging 48:1517-1521
9. Roberts PJ (1997) How can compliance be improved in a general practice setting? In: Wren BG (ed) Progress in the management of the menopause. The Proceedings of the 8th International Congress on the Menopause, Sydney, Australia, Nov. 1996. The Parthenon Publ. Group, pp 440-445
10. Vital statistics of the United States (1983) II. Mortality part B. Washington DC: US Department of Health and Human Services Publication (1987) pp 87-1114

Operative Hysteroskopie

J. Hucke

MERKE:

- Die operative Hysteroskopie ist fester Bestandteil der Therapie intrauteriner Veränderungen (z.B. Polyp, Myom).
- Häufigste intraoperative Komplikationen sind die Uterusperforation (1,1%) und die hypotone Hyperhydratation (0,14–0,34%).
- Als postoperative Komplikationen sind Blutungen, Entzündungen, Synechien und Verbrennungen bekannt.
- Vorausgegangene operative Hysteroskopien können in der Schwangerschaft zur Uterusruptur oder auch Plazentalösungsstörungen führen.

Die operative Hysteroskopie hat sich in den letzten Jahren bei der Behandlung intrauteriner Veränderungen fest etabliert. Als zweite gynäkologisch-endoskopische Methode bietet sie im Vergleich zur operativen Laparoskopie wegen der Limitierung auf ein Organ natürlich ein deutlich kleineres Spektrum ihrer Anwendungsmöglichkeiten, ist aber in ihren Indikationen mit Ausnahme vielleicht der Endometriumablation klar umrissen. Durch ihre nachgewiesene Überlegenheit gegenüber traditionellen transabdominalen Techniken ist sie in kurzer Zeit bei einigen gynäkologischen Krankheitsbildern zur Behandlungsmethode der ersten Wahl geworden, ohne daß die von vielen Bereichen der operativen Laparoskopie bekannten Diskussionen um Sinn, Effizienz und Vertretbarkeit der neuen Methode notwendig wurden.

Lange Zeit beschränkte sich intrauterines Operieren lediglich auf mit mechanischen Instrumenten durchgeführte kleine Eingriffe wie die IUD-Extraktion, die gezielte Probeentnahme oder die Durchtrennung einfacher Synechien. Die Problematik dabei auftretender endometrialer Blutungen und die daraus resultierende Sichtverschlechterung verhinderte weiterführende intrauterine Eingriffe. Erst durch den Einsatz von Energieträgern wie des Resektoskopes bzw. des Lasers und der damit vorhandenen Möglichkeit der gezielten Blutstillung machte die operative Hysteroskopie für einen größeren Anwenderkreis interessant. Der früher häufig gewählte transabdominelle Zugang zum Cavum uteri bzw. die Organentfernung ist heute wegen unnötiger Invasivität oder Radikalität in vielen Fällen obsolet geworden.

Instrumentarium

Mechanische Instrumente

Als mechanische Instrumente sind flexible und semiflexible Scheren, Biopsie- und Faßzangen verfügbar, die über einen Arbeitskanal neben der Hysteroskopoptik in das Cavum uteri eingebracht werden. Wegen des dünnen Lumens des Arbeitskanales ist der Durchmesser des Arbeitselementes nur sehr klein, so daß die intrauterine Bearbeitungsfläche gering ist.

Problematisch ist die eingeschränkte Bewegbarkeit des Arbeitselementes, welche nur ein Vorschieben und Zurückziehen in Verlängerung der optischen Achse, aber keine lateralen Bewegungen erlaubt. Für eine Spiralenextraktion oder Biopsieentnahme ist ein mechanisches System zwar ausreichend, eine Polypabtragung ist aber meist schon weitaus schwieriger zu bewerkstelligen. Aus der Ära vor dem Einsatz des Resektoskopes stammen mechanische Systeme mit einem sog. Alvaranhebel: hierbei wird über ein kleines Rad am Hysteroskophandgriff an der Hysteroskopspitze eine kleine Brücke bis zu 30° ausgefahren und über diese das flexible Arbeitselement zur Seite dirigiert. Heute ist dieses System lediglich noch für die Eileiterkatheterisierung interessant, ansonsten aber entbehrlich geworden.

Bei intrauterinen Eingriffen entstehen häufig leichte endometriale Blutungen, die bei Benetzung der Instrumentenoptik rasch zu gestörten Sichtverhältnissen führen. Es ist aus diesem Grund empfehlenswert, auch kleine therapeutische intrauterine Eingriffe in flüssigen Distensionsmedien wie z.B. Ringer-, Ringerlaktat- oder physiologischer Kochsalzlösung und nicht unbedingt bei der CO_2-Hysteroskopie durchzuführen. Viele mechanische Operationshysteroskope verfügen allerdings nicht über ein doppelläufiges Schaftsystem wie das des Resektoskopes, so daß eine aktive Spülung des Cavum uteri nicht möglich ist. Bei Eintrübung der Distensionsflüssigkeit gilt es etwas zu warten, bis durch Übertritt des getrübten Mediums über die Eileiter oder durch retrozervikalen Flüssigkeitsabgang neben dem Hysteroskopschaft wieder klare Sichtverhältnisse erzielt werden können. Bei Tubenverschluß, z.B. bei sterilisierten Patientinnen, können eher Sichtprobleme auftreten. Hier hilft evtl. die leichte Überdilatation der Zervix vor dem Eingriff, so daß durch retrograden Flüssigkeitsstrom eine gewisse Spülung möglich ist.

Resektoskop

Das Resektoskop ist ein aus der Urologie übernommenes Instrument, welches dort schon länger für die transurethrale Prostataresektion und die Entnahme von Probeexzisionen aus der Harnblasenwand eingesetzt wurde. Es besitzt eine 0°-, 12°- oder 30°-Vorausblicklinsenoptik mit eingebauter Fiberglaslichtleitung. Für operative Zwecke haben sich überwiegend Systeme mit 12°-Optik bewährt, da sie einerseits ohne die Notwendigkeit einer starken Seitwärtsbewegung Einblick in die Tubenwinkel des Cavum uteri gewähren, andererseits das Arbeitselement beim Ausfahren immer im Gesichtsfeld des Operateurs bleibt. Bei manchen 30°-Optiksystemen ist dies nicht der Fall, so daß beim maximalen Ausfahren des Arbeitselementes die Gefahr von Geräteaktivierungen ohne optische Kontrolle besteht.

Die Optik wird in einen Handgriff eingeführt, mit dem der Operateur das Arbeitselement vor- und zurückbewegen kann. Beim Handgriff gibt es 2 Systeme, den sog. aktiven Handgriff (Typ Baumrucker) und den passiven Handgriff (Typ Iglesias). Beim aktiven Handgriff ist die Arbeitselektrode durch einen Federwiderstand in Ruhestellung ausgefahren. Sie wird zum Schneiden durch Bewegung der auf dem langen Teil des Handgriffs ruhenden Finger II–IV gegen den Widerstand in das Gerät hineingezogen und schiebt sich beim Loslassen wieder automatisch nach außen. Beim passiven Handgriff bleibt die Elektrode in Ruhestellung innerhalb des Schaftsystems. Durch Druck mit dem Daumen auf den kurzen Teil des Handgriffs wird sie gegen einen Federwiderstand ausgefahren und das Schneiden erfolgt in Form einer passiven Rückwärtsbewegung durch langsames Loslassen des Daumens mit dem Widerstand. Es wird oft argumentiert, daß der passive Handgriff mehr Sicherheit biete, da sich die Arbeitselektrode bei unkontrollierten Stromaktivierungen durch z.B. unbeabsichtigten Tritt auf das Fußpedal des Hochfrequenzgerätes innerhalb des Gerätes befinde und somit eine akzidentelle Uterusverletzung hierdurch ausgeschlossen sei. Für die operative Hysteroskopie, bei der in der Regel mit Ausnahme vielleicht der Septumdissektion die Arbeitselektrode immer beim Rückzug aktiviert wird, erscheint aber das aktive Arbeiten mit 3 Fingern physiologischer als das passive durch Loslassen des Daumens, so daß beim Anschaffen eines hysteroskopischen Instrumentariums eher der aktive Handgriff bevorzugt werden sollte. Beim Einführen des Resektoskopes in das Cavum uteri muß dann die Resektionselektrode innerhalb des Schaftsystemes festgehalten werden.

Auf den mit der Optik armierten Handgriff wird ein doppelläufiges Schaftsystem aufgesetzt, über das beim Operationsvorgang Spülflüssigkeit zu- und abgeführt wird. Der Zufluß erfolgt hierbei über den Innenschaft und der Abfluß über den Außenschaft, so daß eine aktive, kontinuierliche Spülung des Cavum uteri bei gleichzeitiger Distension möglich ist. Für gynäkologische Zwecke wurde das urologische Resektoskop derart modifiziert, daß am distalen Ende des Außenschaftes zirkulär oder zumindest an der Ober- und Unterseite (und nicht nur an der Oberseite) Bohrlöcher angebracht sind, über die die Spülflüssigkeit abfließen kann. Dies ist notwendig für das Operieren an der Vorderwand des Uteruskavums, bei dem eine Instrumentendrehung um 180° notwendig ist, damit Gasbläschen, die bei der Gewebserhitzung immer entstehen und die sich im Bereich der Vorderwand ansammeln, in jeder Positionierung Abfluß finden können.

Als Arbeitselemente sind verschiedene Einsätze wie Resektionsschlingen, Dissektionsnadeln, Rollerkugel, Rollerzylinder und seit neuerem die Vaporisationselektrode verfügbar. Die Schlinge wird bei der Myom-, der Polyp- und bei der Endometriumresektion eingesetzt. Rollerkugel und -zylinder finden Anwendung bei der Endometriumdestruktion mittels Koagulationstechnik. Bei der Vaporisationselektrode handelt es sich meist um eine walzenförmige Elektrode, die in gleichmäßigen Abständen 3–4 Einkerbungen mit geringerem Umfang aufweist. Sie wird mit Schneidestrom mit sehr hoher Leistung (>200 W) betrieben und führt zur Gewebedestruktion mittels Vaporisation. Anwendung findet sie meist bei Behandlung von Myomen, wobei das Gewebe in der Form zerstört wird, daß keine Myomstreifen anfallen, wie bei der Resektionstechnik. Dies bietet den Vorteil permanent besserer Sichtverhältnisse und weniger Blutungen. Von Nachteil erscheint die Behandlung im Myombett, da die Schichtabgrenzung zum umgebenden nativen Myometrium nicht so gut zu erkennen ist wie bei Einsatz der Resektionsschlinge. Die der Vaporisationselektrode zugeschriebene Verkürzung der Operationszeit durch zügigeres Arbeiten [4] konnte bei eigener Anwendung bisher nicht bestätigt werden. Zur Zeit liegen in der Gynäkologie nur begrenzte Erfahrungen mit diesem Arbeitselement vor, weshalb keine generelle Anwendungsempfehlung gegeben werden kann! Es ist zu bedenken, daß die der Patientin zugeführte Stromleistung um ein vielfaches größer ist als bei der konventionellen operativen Hysteroskopie. Für den Fall ihrer Anwendung sollte die Vaporisationselektrode unbedingt nur bei kontinuierlicher Spülung des Uteruskavums eingesetzt werden, da bei Verschluß des Abflußsystemes aufgrund der hohen Leistungsabgabe theoretisch eine derartige Überwärmung der Gebärmutter denkbar ist, daß eine Hitzeschädigung außen anliegender Strukturen wie z.B. des Darmes nicht gänzlich ausgeschlossen werden kann.

Laser

Neben dem Resektoskop findet in der endoskopisch-intrauterinen Chirurgie der Nd:Yag-Laser nur noch selten Anwendung. Er ist störanfälliger und wartungsintensiver als das relativ einfache und robuste Resektoskop, und die Operationszeiten sind bei Anwendung des Lasers in der Regel deutlich länger. Als fasergeführter Laser hat der Nd:Yag-Laser den Vorteil der möglichen Einsetzbarkeit über ein flexibles Endoskop oder über ein dünnlumigeres starres Hysteroskop. Die Zervixtraumatisierung beim Einführen des Instrumentes ist hierdurch geringer als beim Resektoskop, dessen Außenschaftdurchmesser 8–9 mm beträgt. Durch die Bewegbarkeit in mehreren Ebenen können manchmal die Tubenwinkel besser erreicht oder Myome besser an der Basis angegangen werden. Die hohe Koagulationskraft ermöglicht bei großer Eindringtiefe ein nahezu blutungsfreies Operieren. Auf den Gebrauch elektrolytfreier Lösungen kann beim Lasereinsatz verzichtet werden. Als Koagulationsinstrument findet der Nd:Yag-Laser eigentlich nur noch bei der Endometriumablation sinnvolle Anwendung. Die Myombehandlung ist sehr mühselig, da für die komplette Vaporisation eines größeren Myomes sehr viel Zeit notwendig ist bzw. bei Zerteilung eines Myomes in größere Fragmente das Problem entsteht, diese Stücke aus dem Uteruskavum zu gewinnen.

Hochfrequenzgenerator

Das Resektoskop wird mit monopolarem Strom betrieben, der von einem üblichen chirurgischen Hochfrequenzgenerator geliefert wird. Es besteht die Möglichkeit des elektrochirurgischen Schneidens und Koagulierens. Zur Vermeidung der in der Frühphase der operativen Laparoskopie bei der monopolaren Tubensterilisation bekannt gewordenen Komplikationen der Verbrennung peripherer Organstrukturen durch ungewollt auftretende Stromverdichtungen empfiehlt sich die Beschränkung auf die niedrigst notwendige Stromleistung. Günstig erscheint der Einsatz moderner Hochfrequenzgeneratoren mit automatischer Spannungsregelung wie z.B. des Erbotom ICC 350, die durch fortlaufende Messung des Gewebewiderstand eine automatische Leistungsanpassung vornehmen. Hierdurch wird bei konstanter Schnittqualität die Abgabe von Überschußleistungen vermieden. Eigene Messungen bei Einsatz des ICC 350 in der operativen Hysteroskopie zeigten, daß bei einer vorgewählten Leistungsstufe von 100 W die effektiv notwendige und vom Gerät gelieferte Leistung meist im Bereich zwischen 50 und 60 W lag [31].

Spüllösungen

Bei der Anwendung von monopolarem Strom müssen als Distensionsmedium des Uterus elektrolytfreie Flüssigkeiten gewählt werden, da es bei Einsatz elektrolythaltiger Medien aufgrund der diffusen Fortleitung des Stromes nicht zu einer Leistungsmaximierung an der aktiven Elektrode des Resektoskopes käme und somit kein Schneide- oder Koagulationseffekt zu erzielen wäre. Meist wird mit einer Mannit-/ Sorbitlösung (Purisole SM) oder mit Glyzin 1,5 % (Glykokol) gearbeitet. Von nur noch historischem Wert für die operative Hysteroskopie ist das 32 %ige Dextran-70 (Hyskon), da sein Risikoprofil aufgrund mehrerer potentieller Nebenwirkungen zu hoch ist.

Hyskon wurde bevorzugt in den Vereinigten Staaten im Rahmen der diagnostischen Hysteroskopie eingesetzt, in Europa hat es kaum Anwendung gefunden. Es bietet den Vorteil, daß es sich als hochvisköse Lösung nicht mit Blut mischt und daher nicht eintrübt, sondern daß endometriale Blutabsonderungen fadenförmig in der Flüssigkeit „schwimmen". Es wurde aus diesem Grunde von einigen Untersuchern bevorzugt. Wie alle hochmolekularen Dextranpräparate trägt es das Risiko dextraninduzierter anaphylaktischer Reaktionen, weshalb vor seiner Anwendung eine intravenöse Prophylaxe mit einem niedermolekularen Dextran (Promit) durchgeführt werden muß. Weiterhin sind beim Einsatz von Hyskon in Einzelfällen schwere Komplikationen wie disseminierte intravasale Koagulopathie, Lungenödem mit akuter Ateminsuffizienz und pulmonare Blutungen beschrieben worden [56, 57]. Diese Effekte werden nicht auf die Menge des eingesetzten Hyskons zurückgeführt, sondern als ein direkt toxischer Effekt im Bereich der pulmonalen Endstrombahn diskutiert. Zusätzlich besteht die unangenehme Eigenschaft der raschen Karamelisierung bei Austrocknung. Dies kann die Instrumente verkrusten und zerstören, so daß nach jedem Einsatz eine zügige und gründliche Reinigung in warmem Wasser notwendig ist.

Neben den erwähnten Risikofaktoren ist besonders bei einer vermehrten intravasalen Aufnahme das hohe Molekulargewicht problembehaftet. Dextran-70 verbleibt lange intravaskulär, es wird nicht über die Niere ausgeschieden, sondern über Tage vom retikuloendothelialen System abgebaut. Durch das hohe Molekulargewicht hat es große onkotische Potenz: 1 g Dextran-70 zieht etwa 20–30 ml Flüssigkeit aus dem Interstitium in das Gefäßsystem, so daß z.B. bei der Absorption von 100 ml Hyskon zusätzlich weitere 650–950 ml Flüssigkeitsbelastung resultieren. Eine Patientin mit 60 kg Körpergewicht mit einem Plasmavolumen von ca. 3000 ml erfährt somit z.B. bei der intravasalen Aufnahme von 400 ml einer 32%igen Dextran-70-Lösung mehr als eine Verdoppelung ihres Plasmavolumens! Das Problem der Flüssigkeitsintoxikation ist beim Dextran ein reines Volumenproblem und nicht wie bei den niedrig viskösen Lösungen ein zusätzliches Elektrolytverschiebungsproblem (s.u).

Die Behandlung bei Überwässerung durch Dextran-70 kann ausgesprochen schwierig sein. Prinzipiell liegt sie in einer Unterstützung der Atemfunktion und Förderung der Diurese. Da Dextran-70 allerdings nicht renal ausgeschieden wird, wird durch forcierte Diurese nicht das Grundproblem des zu hohen onkotischen Druckes beseitigt. Zur Eliminierung aus dem Gefäßraum kann eine Plasmapherese notwendig werden, eine Dialyse ist uneffektiv in der Beseitigung hochmolekularer Dextrane [57].

Sorbit und Mannit sind sog. Zuckeralkohole. Die biologische Halbwertszeit von Mannit beträgt etwa 2 h, es wird unmetabolisiert über die Niere ausgeschieden. Durch Steigerung des renalen Blutflusses und hiermit der glomerulären Filtrationsrate hat es einen diuresefördernden Effekt. Sorbit wird überwiegend in der Leber aufgenommen und verstoffwechselt. Seine Plasmahalbwertzeit beträgt etwa 30 min, sie kann aber bei eingeschränkter Leberfunktion deutlich verlängert sein. Der renal ausgeschiedene Anteil ist gering. Im Purisole SM (Fa. Fresenius, Bad Homburg) werden beide Stoffe zu einer halbisoosmolaren Lösung von 178 mosmol/l vereinigt. Die Molarität der Lösung liegt über der Resistenzgrenze von Erythrozyten, so daß bei intravasaler Resorption keine Hämolyse auftreten kann. Sorbitlösungen dürfen im Falle einer hereditären Fruktoseintoleranz, welche auf eine Häufigkeit von 1:20000 in der Bevölkerung geschätzt wird, keine Anwendung finden. Patienten mit dieser Stoffwechselstörung fehlt das Enzym Aldolase B in Leber, Dünndarmmukosa und Nierenmark. Hierdurch bedingt kommt es beim Sorbitabbau auf der Stufe des Fruktose-1-Phosphats durch den Enzymblock zur Akkumulation von Fruktose und Fruktose-1-Phosphat, die dann weitere Enzyme hemmen. Die Glykolyse und die Glukoneogenese werden blockert, es treten ein hypoglykämischer Zustand und eine Laktatazidose ein, die sich über Leber- und Nierenversagen bis hin zum letalen Ausgang entwickeln können. Komplikationen durch Fruktoseintoleranz sind für die operative Hysteroskopie bisher noch nicht berichtet worden, sondern nur im Zusammenhang mit der Verabreichung fruktose- oder sorbithaltiger Infusionslösungen meist an Kinder oder Jugendliche bekannt geworden, bei denen das Krankheitsbild der Fruktoseintoleranz noch nicht diagnostiziert worden war.

Glyzin ist eine nichtessentielle Aminosäure mit physiologischem Serumspiegel von 120–155 µmol/l, die mit Wasser gemischt als hypoosmolare Spüllösung (200 mosm/l) in der Endoskopie Anwendung findet. Es wird in der Leber unter anderem zu Ammoniak und Oxalsäure abgebaut. Bei vermehrter Flüssigkeitsaufnahme kann neben der hypotonen Hyperhydratation zusätzlich eine Amoniakintoxikation mit neurologisch beeinträchtigender Symptomatik entstehen. In seltenen Fällen mit schwerer Ammoniaktoxizität kann die Gabe von L-Arginin die Metabolisierung von Ammoniak im Harnstoffzyklus beschleunigen. Glyzin selber zeigt in der Retina negativ inhibitorische Transmittereigenschaften, so daß bei Überdosierungen reversible Sehstörungen auftreten können. Oxalsäureausfällungen können langfristig eine Steinbildung im harnableitenden System bedingen.

Pumpensysteme

Bei der Hysteroskopie ist eine Aufdehnung des Cavum uteri, dessen Wände normalerweise aufgrund der muskulären Wandspannung aneinander liegen, notwendig. Die Entfaltung des Cavums beginnt ab einem Druck von 25–35 mm Hg [50], für optische Untersuchungszwecke sind mindestens 65 mm Hg erforderlich [24]. Bei etwa 55 mm Hg beginnen Flüssigkeiten über die Eileiter in die Bauchhöhle überzutreten. Für intrauterin-operative Eingriffe ist ein Distensionsdruck von 100–130 mm Hg ratsam. Es bestehen 3 Möglichkeiten, den Druck aufzubauen:

- hydrostatisch durch Hochhängen des zuführenden Flüssigkeitsbehälters,
- Kompression des Flüssigkeitsbeutels durch eine Druckmanschette,
- der Einsatz einer fluß- und druckkontrollierten Rollerpumpe.

Die beiden erstgenannten Varianten sind zwar preiswerter, aber eher unzuverlässig und bedienungsintensiv, da sie in der Wirkung zum Teil von der Restmenge der noch vorhandenen Distensionsflüssigkeit abhängig sind. Die Rollerpumpe bietet den Vorteil der konstanten und sensiblen Reproduzierbarkeit des gewünschten Druckes während des gesamten Eingriffs und ist beim intraoperativen Wechsel des zuführenden Flüssigkeitsbehälters bedienungsfreundlich. Der Ablauf des Distensionsmediums sollte passiv erfolgen. Das Absaugen der Flüssigkeit aus dem Uterus mittels Vakuumpumpe ist eher unsinnig. Messungen des Durchmessers von Zu- und Abfluß verschiedener Resektoskope haben ergeben, daß in vielen Fällen das Lumen des Abflusses größer ist als das des Zuflusses! Beim Einsatz des Resektoskopes als Dauerspülinstrument mit geöffnetem Zu- und Abfluß kann so das Problem auftreten, daß die Rollerpumpe es nicht schafft, den gewünschten intrauterinen Druck bei gleichzeitiger permanenter Spülung aufzubauen. Eine Vakuumabsaugung am Abfluß verschärft dieses Problem noch zusätzlich. Wir sind daher den gegenteiligen Weg gegangen, indem wir durch eine kleine Düse im Abflußschlauch des Resektoskopes das Lumen des Abflusses zusätzlich verkleinert haben.

Operative Eingriffe

Eingriffe mit mechanischen Instrumenten

Es ist anzuraten, generell vor jeder Kürettage eine diagnostische Hysteroskopie durchzuführen, da hiermit die Sicherheit von Diagnose und Therapie erhöht wird. Als kleiner hysteroskopischer Eingriff können evtl. gezielte optisch kontrollierte Probeexzisionen entnommen werden. Bei der Karzinomdiagnostik erhöht dies nachweislich die diagnostische Sicherheit [35, 58], vor der Abortabrasio wird z.B. durch optische Lokalisation des Fruchtsackes eine unnötig intensive Kürettage nicht betroffener Kavumanteile vermieden. Sonographisch auffällig hoch aufgebautes Endometrium bei postmenopausalen Patientinnen entspricht in der Mehrzahl der Fälle endometrialen Polypen. Bei der blinden Kürettage kommt es häufig vor, daß diese Polypen nicht erkannt und entfernt werden, so daß die histologische Untersuchung der gewonnenen Probe lediglich atrophes Endometrium ergibt, eine postoperative sonographische Kontrolle aber eine Befundpersistenz anzeigt.

Kleine Endometriumpolypen können durch hysteroskopische Durchtrennung der Basis mittels Schere und anschließender Extraktion entfernt werden, es treten hierbei kaum Blutungen auf. Oft ist es aber schwierig, die mechanische Schere in Verlängerung der optischen Intrumentenachse an die Basis des Polypen zu dirigieren. Weitaus einfacher und schneller ist dann die Abtragung mit dem Resektoskop.

Die Extraktion einer Intrauterinspirale (IUD) mit hochgeschlagenem Faden sollte hysteroskopisch auf zuverlässige und wenig traumatische Weise erfolgen. Blinde Sondierungsversuche mit dem Risiko der Uterusperforation werden somit vermieden. Die hysteroskopische Extraktion ist auch bei Versagen des kontrazeptiven

Schutzes des IUDs in der Regel ohne eine Gefährdung der Schwangerschaft möglich [30, 39].

Intrakavitäre Synechien sind generell kaum vaskularisiert. Zum Teil können sie schon bei der einfachen diagnostischen Hysteroskopie durch die Aufdehnung des Cavum uteri oder stumpf mit dem Hysteroskopschaft durchtrennt werden. Das ausgeprägte Asherman-Syndrom mit derben, myofibrösen Synechien, bei dem das originäre Uteruskavum nicht mehr zu erkennen ist, sollte bevorzugt mit der mechanischen Schere angegangen werden. Die endoskopische Behandlung eines ausgedehnten Asherman-Syndroms gehört neben der Resektion großer Myome mit zu den schwierigsten hysteroskopischen Eingriffen. Es besteht ein relativ hohes Risiko einer Uterusperforation, da eine Orientierung innerhalb des Uterus meist kaum möglich ist. Zur Kontrolle der intrauerinen Präparation empfiehlt sich eine simultane transabdominale Sonographie bei gefüllter Harnblase. Zusätzlich kann die Sonographie dem Operateur anzeigen, in welchem Bezirk des ehemaligen Kavums evtl. noch Endometriumreste zu erwarten sind. Bei der Präparation müssen diese unbedingt erreicht werden, da sie die einzige Chance für eine endometriale Regeneration darstellen. Eventuell kann auch eine simultane Laparoskopie Hilfestellung bieten in Form von Dirigierung des hysteroskopischen Operateurs durch Hinweise auf die Stärke der Transillumination des Uterus an verschiedenen Bezirken, bzw. das definitve Erkennen einer Perforation.

Eine Uterusperforation mit der kleinen hysteroskopischen Schere ist in den meisten Fällen aber auch hysteroskopisch direkt erkennbar. Sie muß nicht behandelt werden und hat keine weiteren negativen Folgen, falls nicht doch einmal aufgrund eines Nichterkennes der Perforation durch weiteres Präparieren eine Darmverletzung hervorgerufen wird. Der Gebrauch des Resektoskopes oder des Lasers erschwert durch Erzeugen intrakavitärer Karbonisationsspuren nur zusätzlich die intrauterine Orientierung, erhöht hierdurch das Verletzungsrisiko und trägt zudem das Risiko, daß bei einer Uterusperforation durch die thermische Energie sofort eine Darmläsion auftreten kann. Vom Einsatz von Energieträgern ist aus diesen Gründen bei der Behandlung des Asherman-Syndroms eher abzuraten.

Nach der Durchtrennung ausgedehnter intrauteriner Synechien werden allgemein die postoperative Einlage einer Intrauterinspirale und eine östrogenbetonte unterstützende hormonelle Sequenztherapie zur Förderung der Endometriumproliferation für 2–3 Monate empfohlen, ohne daß ein positiver Effekt dieser Behandlung durch vergleichende Studien gesichert ist. Nach Absetzen der Hormonbehandlung sollte eine Kontrollhysteroskopie mit Entfernung des IUD durchgeführt werden.

Die Prognose eines schweren Asherman-Syndroms ist trotz der operativen Behandlung meist schlecht und ist abhängig von der Ausprägung der bei der Präparation noch angetroffenen intrauterinen Endometriuminseln. Werden keine Endometriumreste angetroffen, so kommt es selbst dann, wenn es gelingt, ein normal geformtes Kavum mit Identifizierung der Eileiterostien zu präparieren, im Anschluß meist zu einer Reokklusion.

Nach eigenen Untersuchungen ist die Inzidenz intrauteriner Synechien eher gering: wir fanden bei 1843 diagnostischen Hysteroskopien wegen Sterilität (1989–1996) nur 35mal (1,9%) Synechien. Andere Autoren berichten zum Teil weitaus höhere Zahlen zwischen 3,4 und 25%, wobei diese Untersuchungen zum Teil gezielt nach Abortkürettagen durchgeführt wurden [9, 19, 48, 51].

Eingriffe mit Energieträgern

Septumdurchtrennung

Kongenitale Fehlbildungen des Uterus treten in vielfältigen Variationen auf der Basis einer Fusions- oder Resorptionsstörung während der Entwicklung der Müller-Gänge im ersten Trimenon auf. Patientinnen mit kongenitalen Fehlbildungen des Uterus haben vermehrt problematische Schwangerschaftsverläufe im Sinne von deutlich erhöhter Abortrate, Früh- und Totgeburtsrisiko, Lageanomalien und peri- und postpartalen Komplikationen. Die weitaus häufigste anzutreffende Variante ist der septierte Uterus (Uterus septus = komplettes Septum, Uterus subseptus = partielles Septum), der äußerlich ein homogenes, wenn auch oft verbreitertes Korpus mit einem dezenten medianen Sulkus aufweist. Diese Form der Fehlbildung weist die höchsten Abortraten auf [5]. Ursächlich für die Fehlgeburten ist wahrscheinlich die mangelnde Vaskularisation des Septums mit der Folge einer ungenügenden Plazentation. Unklar bleibt allerdings, ob bzw. warum die Nidation bevorzugt auf dem Septum erfolgt. Der in der Literatur häufig beschriebene Uterus bicornis mit kombinierter innerer und äußerer Doppelfehlbildung ist eher eine Rarität.

Die traditionelle Behandlung uteriner Septen ist die transabdominal durchgeführte Metroplastik in der Operationsmethode nach Strassmann [54], Jones [33] oder Bret-Palmer-Tompkins [3, 43, 55]. Durch den Einsatz der operativen Hysteroskopie handelt es sich hierbei heute nur noch um historische Techniken. Lediglich die Strassmann-Methode hat bei strenger Indikationsstellung bei einigen wenigen Fällen von echtem Uterus bicornis evtl. noch ihre Berechtigung.

Edström berichtete 1974 als erste über die erfolgreiche hysteroskopische Durchtrennung uteriner Septen mittels Schere bei 2 Patientinnen [18]. Wegen der geringen Vaskularisation des Septums ist diese Technik durchaus anwendbar, allerdings in ihrer Durchführung relativ mühselig und zeitraubend. Je nach Ausdehnung des Septums ist mit einer Operationsdauer von 30–60 min zu rechnen.

Schnelleres Arbeiten erlaubt der Einsatz des Resektoskopes. Hierbei wird das Septum vom unteren Pol beginnend mit der Dissektionsnadel schrittweise von kaudal nach kranial durchtrennt, bis beide Tubenostien ohne wesentlich dazwischen hervorragende Septumreste in einer Ebene darstellbar sind. Die Operationszeit beträgt in der Regel etwa 5–20 min. Bei nicht sicher bekannter äußerer Form des Uterus ist die simultane Laparoskopie anzuraten. Die Septumdurchtrennung ist ausreichend durchgeführt, wenn laparoskopisch nach Abblendung der eigenen Lichtquelle das Licht des Hysteroskopes gleichmäßig im Fundus transilluminierend dargestellt werden kann oder wenn hysteroskopisch bei dichtem Heranführen des Laparoskopes an den Fundus uteri eine gleichmäßige Diaphanoskopie erkannt werden kann. Bei bekannter äußerer Form des Uterus genügt je nach Erfahrung des Operateurs die intraoperative transabdominale sonographische Kontrolle der verbleibenden Wandstärke ohne simultane Laparoskopie.

Liegt ein komplettes uterines Septum in Kombination mit einem vaginalen Septum vor, so sollte im ersten Schritt das Scheidenseptum abgetragen werden. Hierbei wird durch exakte Einstellung (2 Assistenten wie bei der vaginalen Hysterektomie) mit 3 schmalen Spekula zunächst der gesamte Verlauf des Septums dargestellt. Die Urethra sollte durch einen Einmalkatheter markiert werden. Das Scheidenseptum kann mit einer einfachen Schere im Niveau der Scheidenvorder- und Hinterwand bis zum kranialen Scheidenende hin abgetragen werden. Die Scheidenwundränder werden danach durch fortlaufende Nähte (Fadenstärke 2.0, resorbierbares Material) adaptiert. Alternativ bietet sich die Durchtrennung mit einem elektrischen Messer an, was etwas geringere Blutungen verursacht, durch Rauchentwicklung in der Vagina aber zum Teil unübersichtliche Verhältnisse schaffen kann. Es muß unbedingt an der Scheidenvorderwand darauf geachtet werden, nicht zu weit nach ventral abzuweichen, um nicht versehentlich die Harnröhre zu verletzen.

Erst nach Durchtrennung des Vaginalseptums ist eine exakte Darstellung der Portioverhältnisse möglich. In den meisten Fällen findet man eine kleine Portio mit 2 Öffnungen oder seltener 2 isolierte Zervizes. Es kann aber auch in seltenen Fällen nur eine Portio mit einem singulären Zervikalkanal am Ende des Septums vorhanden sein. Durch diagnostische Hysteroskopie sollten dann die beiden Kavumhälften isoliert dargestellt werden, wobei beim Rückzug des Hysteroskopes durch gründliche Inspektion der medialen Wand geklärt werden muß, ob nicht evtl. kleine Deffekte im uterinen oder zervikalen Septum eine Verbindung von der einen zur anderen Seite schaffen.

Ist dies nicht der Fall, so liegt definitiv ein komplettes uterines Septum vor. Die hysteroskopische Dissektion beginnt primär blind von der einen zur anderen Seite. Es erscheint ratsam, den zervikalen Anteil des Septums zu belassen, um nicht durch eine Durchtrennung möglicherweise die Grundlage für eine spätere Zervixverschlußinsuffizienz in einer Schwangerschaft zu schaffen. Mit der hysteroskopischen Septumdissektion sollte im unteren Kavumdrittel begonnen werden. Zur Erleichterung des operativen Vorgehens kann die kontralaterale Höhle zuvor mit Indigokarminblaulösung markiert werden oder ein mit 5–10 ml Kochsalz geblockter Foley-Katheter eingelegt werden. Bei Erreichen dieser Kavumhälfte wird hierdurch für den Operateur sofort erkennbar, daß er die richtige Dissektionsebene getroffen hat. Ist die erste Verbindung von der einen zur anderen Seite geschaffen, so ist die weitere Dissektion des Septums nach kranial hin relativ einfach und wird in gleicher Art und Weise wie beim Uterus subseptus durchgeführt. Die Patientin muß über das Belassen des zervikalen Septumanteils informiert werden, da es bei einer späteren vaginalen Entbindung in manchen Fällen notwendig werden kann, diesen unter der Geburt zu durchtrennen.

Es ist anzuraten, hysteroskopische Septumdurchtrennungen nur in einem Zustand eines relativ flachen Endometriums durchzuführen. Eine hormonelle Suppressionsbehandlung ist allerdings in der Regel nicht notwendig, sondern es reicht aus, den Eingriff kurzfristig nach Abklingen der Periodenblutung durchzuführen. Bei hohem Endometrium sind häufig die Sichtverhältnisse stark behindert. Dies wirkt sich meist besonders im Bereich der Tubenwinkel negativ aus, die beim septierten Uterus relativ schmal ausgebildet sind. Durch Endometriumüberlagerungen sind die Tubenostien nicht eindeutig optisch darstellbar, und es kann schwierig sein zu entscheiden, wie weit nach kranial die hysteroskopische Dissektion noch fortgeführt werden kann und muß.

Eine Septumdurchtrennung mit dem Nd:Yag-Laser ist zwar möglich, aber eher nicht so sinnvoll. Der Operationsvorgang ist deutlich langsamer als bei Einsatz der Dissektionsnadel, zumal es sich beim Nd:Yag-Laser mehr um ein Instrument mit koagulierender Eigenschaft als mit Schneidequalität handelt. Auch wird durch die mit der Koagulation verbundene Tiefenwirkung des Nd:Yag-Lasers möglicherweise eine unnötige Schädigung des umgebenden Endometriums und Myometriums bewirkt.

Die Erfolge der hysteroskopischen Septumdurchtrennung entsprechen denen der alten transabdominal ausgeführten Techniken der Metroplastik: bei Patientinnen mit habituellen Aborten und septiertem Uterus kann eine bestehende präoperative Abortrate von etwa 90% in eine postoperative Lebendgeburtenrate von etwa 80% umgewandelt werden kann [6, 7, 10, 12, 19]. Der bedeutend geringere Aufwand des endoskopischen Vorgehens, verbunden mit geringerer operationsbedingter Morbidität und Belastung der Patientin spricht eindeutig für das neue endoskopische Vorgehen. Wie auch bei anderen transzervikal intrauterinen Eingriffen ist gerade bei Kinderwunschpatientinnen eine einmalige perioperative antibiotische Prophylaxe zur Vermeidung postoperativ entzündlicher Komplikationen anzuraten.

Das Risiko postoperativer Synechien ist erstaunlicherweise sehr gering. Sollte es zu einer Synechienbildung kommen, so handelt es sich in der Regel nur um kleine randständige Synechien im oberen Dissektionsanteil am Übergang zum uterinen Fundus. Die postoperative Einlage eines intrauterinen Fremdkörpers (Intrauterinspirale, geblockter Foley-Katheter) hat sich als nicht notwendig erwiesen. Das Wundgebiet des dissezierten Septumbereiches wird von den Seiten her mit normalem Endometrium epithelialisiert. Dieser Prozeß ist nach etwa 3 Monaten abgeschlossen. Die Förderung der endometrialen Regeneration kann möglicherweise durch die Gabe eines östrogenbetonten Sequenzpräparates für die Phase der Wundheilung gefördert werden. Die Patientin sollte innerhalb der ersten 3 postoperativen Monate noch keine Schwangerschaft anstreben.

Eine Entbindung nach hysteroskopischer Septumdissektion kann wie jede andere Entbindung geleitet werden. Eine Indikation zur primären Schnittentbindung ist nicht gegeben. Bei belassenen zervikalen Septen kann es in Einzelfällen notwendig werden, diese unter der Geburt zu durchtrennen, falls Probleme mit der Eröffnung des Muttermundes auftreten. Nach hysteroskopischer Septumdurchtrennung wurden Einzelfälle uteriner Rupturen unter der Geburt berichtet, meist allerdings in Zusammenhang mit einer akzidentellen Uterusperforation während der Septumdissektion [26]. Dennoch sollte diese wenn auch seltene, aber offensichtlich mögliche Komplikation bei der Betreuung einer Entbindung nach Septumbehandlung bekannt sein. Weiterhin treten nach Septumdissektion häufiger Plazentalösungsstörungen auf als bei Patientinnen ohne anamnestisch intrauterinen Eingriff.

Polypresektion

Die Entfernung von Endometriumpolypen ermöglicht gerade dem Anfänger in der operativen Hysteroskopie am besten, erste Erfahrungen in der Methodik zu erlangen. Polypen liegen komplett intrakavitär, und eine Resektion in die Wand des Uterus, wie es bei submukösen Myomen zur Entfernung der Basis oft notwendig ist, ist nicht erforderlich. Man kann Polypen zwar durchaus auch mit der Kürette entfernen, die gezielte, optisch kontrollierte Abtragung macht aber die Entfernung einfacher und garantiert bei exaktem Vorgehen die Vollständigkeit der Polypgewinnung. Die mechanische Abtragung mit einer hysteroskopischen Schere ist ebenfalls möglich, oft aber unnötig schwierig zu handhaben. Bei der hysteroskopischen Diagnostik können Polypen oft nicht direkt von einem Myom unterschieden werden. Nach dem ersten Anschnitt lassen dann aber meist die weiche Konsistenz und die auf der Schnittfläche erkennbaren multiplen Drüsengänge im Gegensatz zum faserigen Charakter eines Myomes die Natur des Prozesses erkennen.

Myomresektion

Intrakavitär-submukös gelegene Myomanlagen führen häufig schon bei geringer Größe zu ausgeprägten Blutungsstörungen in Form von Meno-, Metrorrhagien und Dysmenorrhö. Ihre Bedeutung für die Fertilität ist unklar, denkbar ist eine Störung der Nidation in einer Art IUD-analoger Wirkung oder die Auslösung von Aborten durch schlechte Plazentation bei Absiedlung der Fruchtanlage über dem Myom. Bei der einfachen Kürettage werden sie fast nie erkannt oder entfernt, da das Tastvermögen mit der Kürette offensichtlich ungenügend ist und die Verankerung des Myomes in seiner Umgebung fest ist. Gerade in bezug auf die Myomdiagnostik ist neben dem Einsatz der präoperativen Sonographie die intraoperative diagnostische Hysteroskopie vor jeder Kürettage zu fordern. Schon primär hochgradig verdächtig auf submuköse Myome sind Blutungsstörungen mit erniedrigten Hämoglobinwerten, bei denen keine andere offensichtlichen Ursachen der Anämie vorhanden sind.

Zur Behandlung wird oft eine Hysterektomie durchgeführt. Besteht der Wunsch nach Erhaltung des Uterus, so sollte bei Beschwerden eine Myomenukleation durchgeführt werden. Beim submukösen Sitz eines Myomes bedeutete dies für die bisherigen transabdominellen Techniken, sei es Laparoskopie oder Laparotomie, eine Eröffnung des Uteruskavums mit dem Risiko der Entstehung intrauteriner Synechien oder intraabdomineller Verwachsungen. Im Falle einer Schwangerschaft nach tiefer Myomenukleation wird sich immer die Frage nach der Notwendigkeit einer primären Sectio caesarea als Entbindungsmodus stellen.

Mit dem Resektoskop werden heute submuköse Myome transzervikal auf schonende Weise endoskopisch angegangen. Neuwirth [40] berichtete als erster 1978 über die erfolgreiche

Entfernung von Myomen mittels eines urologischen Resektoskopes bei 4 Patientinnen. Es folgten übereinstimmend positive Ergebnisse anderer Autoren [11, 14, 26, 36].

Mit dem Resektoskop wird wie bei der Prostataresektion das Myom mit einer halbkreisförmigen Schneideschlinge streifenförmig zerschnitten. Die hierbei erzeugten Partikel werden im Kavum gesammelt und zwischendurch mittels Kürettage oder einzelner Extraktion mit der Schneideschlinge gewonnen. Gestielte Myome können zwar mittels Durchtrennung des Stiels behandelt werden, es besteht danach aber das Problem der Gewinnung des Myomes aus dem Uteruskavum, so daß von dieser Technik eher abzuraten ist.

Ein submuköses Myom ist um so schwieriger zu entfernen, je größer seine intramurale Komponente ist. Dem Anfänger ist zu raten, primär nur kleinere Myome, die nahezu komplett intrakavitär liegen, hysteroskopisch zu behandeln. Generell ist es aber auch bei guter operativ-hysterokopischer Erfahrung möglich, Myome, die nur zu geringem Teil intrakavitär liegen, zu entfernen. Hierbei wird zunächst von der Oberfläche beginnend streifenförmig in die Tiefe reseziert, bis die Verschlechterung der Sichtverhältnisse durch die erzeugten Streifen eine Kürettage erforderlich machen oder bis der Operateur unsicher ist, ob er nicht zu tief reseziert. Eine simultane transabdominal sonographische oder laparoskopische Kontrolle sollte unbedingt durchgeführt werden. Durch den Wegfall des intrakavitären Drucks während der Kürettage, begleitet wahrscheinlich von uterinen Kontraktionen, kommt es dann erstaunlicherweise in den meisten Fällen dazu, daß die primär intramurale Myomkomponente zunehmend in das Uteruskavum hineingepreßt wird: wurde beim Verlassen des Kavums vor der Kürettage primär ein Krater zurückgelassen, so wird danach beim Wiedereinführen des Instrumentes auf einmal erneut eine deutlich intrakavitäre Vorwölbung angetroffen, die ohne Risiko weiter reseziert werden kann. Durch mehrmaliges Wiederholen dieses Vorgangs ist auch die komplette Entfernung primär nur gering intrakavitär ausgedehnter Myome möglich.

Es kann allerdings je nach Größe des Myomes auch der Effekt eintreten, daß der operative Eingriff schließlich unvollendet abgebrochen werden muß, da während der Operation immer mehr Myommassen hervortreten, deren Größe die Möglichkeiten der operativen Hysteroskopie überschreiten. Eine präoperative sonographische Ausmessung der Myomgröße ist daher unabdingbar.

Bei Gebrauch des Lasers werden große Myome mit der Touchtechnik in Einzelteile zerlegt. Die erzeugten Partikel sind meist größer als bei der Resektoskoptechnik und somit schwieriger aus dem Kavum zu bergen. Kleine Myome können mit dem Non-Touch-Verfahren vollständig devitalisiert werden.

Mit Fortschreiten der Operation werden bei der Myomresektion immer mehr Myomfragmente im Kavum angesammelt, so daß der ohnehin kleine Raum immer enger und die Orientierung zunehmend schwieriger wird. Der Resektionsvorgang muß dann für die Gewinnung der Partikel unterbrochen werden. Hierbei kommt es meist zu diffuser Einblutung des Endometriums aufgrund des Wegfalls des Kavumdistensionsdruckes, so daß bei Wiederaufnahme der Resektion zunächst eine Spülung des Kavums notwendig wird.

Eine Lösung dieser Problematik bietet möglicherweise die oben beschriebene Technik mittels Vaporisationselektrode, bei der keine Gewebsstreifen erzeugt werden. Zur Gewinnung einer repräsentativen histologischen Probe ist allerdings unbedingt das Abtragen mehrerer Myomstreifen mit der elektrischen Schlinge notwendig, so daß mindestens einmal ein Instrumentenwechsel notwendig wird. Auch sollte die Basis des Myomes bei intramuraler Komponente aus Sicherheitsgründen besser mit der Schlinge als mit der Vaporisationselektrode bearbeitet werden. Geringe erste eigene Erfahrungen mit der Vaporisationselektrode bei 5 Patientinnen haben noch keinen wesentlichen Vorteil zeigen können. Es besteht eher der Eindruck, daß die Operationsdauer verlängert wird. Dies steht im Gegensatz zu anderslautenden Publikationen [4]. Auch soll an dieser Stelle noch einmal auf den sehr hohen Energietransfer hingewiesen werden!

Neben der Behandlung des schweren Asherman-Syndroms ist die Resektion submuköser Myome der schwierigste und potentiell gefahrenträchtigste operativ-hysteroskopische Eingriff. In den 10 Jahren des Resektoskopeinsatzes zur operativen Hysteroskopie an der UFK Düsseldorf waren sämtliche intraoperativen Probleme und Komplikationen ausschließlich mit der Myomresektion verbunden, bei der Septumdissektion, der Polypresektion und der Endometriumablation traten bisher keine Komplikationen auf. Die einzige schwerwiegende Komplikation resultierte aus der Resektion eines zentral im Fundus lokalisierten Myomes: hierbei kam es zu einer Uterusperforation mit simultaner Verletzung einer Dünndarmschlinge, was beides intraoperativ zunächst nicht bemerkt wurde, dann aber am folgenden Tag eine Laparotomie mit Resektion eines kleinen Darmsegmentes notwendig machte.

Weiter kam es ausschließlich bei Myomresektionen zu einigen leichten bis mittelgradigen Fällen einer vermehrten Flüssigkeitsaufnahme mit postoperativer Verdünnungshyponatriämie, die eine diuresefördernde Behandlung, zum Teil mit begleitendem Elektrolytersatz, notwendig machte. Eine Nachbeatmung war in keinem Fall notwendig.

Eine retrospektive Auswertung der hysteroskopischen Myomoperationen zeigt, daß Probleme meist ab einem Myomdurchmesser >4 cm, bei 3 und mehr intrakavitären Myomen und bei einer intramuralen Myomausdehnung >70% auftraten. In diesen Fällen ist eine präoperative 3monatige Vorbehandlung mit einem Gn-RH-Analogon anzuraten, um über die hierdurch mögliche Verkleinerung des Myomdurchmessers ein einzeitiges operatives Vorgehen eher möglich zu machen und das Risiko von intraoperativen Komplikationen zu vermindern. Bei großer intraumuraler Ausdehnung und Myomgröße >5 cm bevorzugen wir die abdominale Myomenukleation.

Eine weitere Indikation zum präoperativen Gn-RH-Analoga-Einsatz stellt eine deutliche Blutungsanämie dar (ca. ab Hb <7g%). Über das mit dem Östrogenentzug verbundene Sistieren der Meno- und Metrorrhagien wird für die Patientin Zeit gewonnen, durch körpereigene Regeneration die Anämie auszugleichen.

Eine generelle Indikation zum präoperativen Einsatz von Gn-RH-Analoga bei der Myomresektion ist nicht gegeben, da in der Mehrzahl der Fälle die o.g. Voraussetzungen nicht gegeben sind. Prinzipiell ist die hysteroskopische Myomresektion ein blutungsarmer Eingriff. Die Menge des intra- und postoperativen Blutverlustes überschreitet bei unkomplizierter Durchführung nicht wesentlich den einer Kürettage des Uterus. Bei den eigenen behandelten Patientinnen war bisher noch in keinem Fall die Gabe von Blutderivaten notwendig.

Endometriumablation

Im perimenopausalen Alter treten bei vielen Frauen dysfunktionelle Blutungsstörungen in Form von Menometrorrhagien auf, ohne daß eine anatomische Ursache vorliegt. Da eine hormonelle Behandlung oft versagt oder nicht toleriert wird, wird in vielen Fällen eine Hysterektomie durchgeführt. Als chirurgische Alternative zur Entfernung der gesamten Gebärmutter bietet sich evtl. die endoskopische Abtragung oder Verödung des Endometriums an.

Früher durchgeführte gleichartige therapeutische Ansätze, mittels Applikation verschiedener Substanzen das Endometrium irreversibel zu schädigen, waren meist mit zu großen Nebenwirkungen behaftet oder wegen ihrer Unkontrollierbarkeit erfolglos geblieben [15, 16, 49, 52]. 1981 berichteten Goldrath et al. [24] als erste über die erfolgreiche hysteroskopische Vaporisation des Endometriums mit dem Nd:Yag-Laser bei 20 von 21 behandelten Patientinnen. De Cherney u. Polan setzten zur Endometriumablation das Resektoskop ein [14], Vancaille führte statt der als Arbeitselement benutzten Schneideschlinge zur Resektion des

Endometriums den „Rollerball" zur Koagulation ein [59].

Die Endometriumablation beruht auf dem Prinzip, das Endometrium in seiner Gesamtheit, also Stratum functionale und Stratum basale zu entfernen oder irreversibel zu schädigen, so daß es nicht mehr bzw. nur noch in geringem Umfang zum zyklischen Wuchs und Abbluten kommt. Voraussetzung für die Endometriumablation sind eine abgeschlossene Familienplanung und das Fehlen prämaligner oder maligner Veränderungen des Endomtriums.

Beim Lasereinsatz wird die aktivierte Faser streifenförmig in Touch- oder Non-Touch-Technik über das Endometrium geführt und dieses durch die Tiefenwirkung des Nd:Yag-Lasers bis in die basale Zellschicht hinein geschädigt. Wegen der gewebedestruktiven Kapazität des Nd:Yag-Lasers erscheint in heutiger Sicht die Endometriumablation die einzige noch überzeugende Indikation des intrauterinen Lasereinsatzes.

Bei Gebrauch des Resektoskopes unterscheidet man die Resektionstechnik von der Koagulationstechnik: bei der Resektionstechnik wird mit der Schneideschlinge das Endometrium bis in das Myometrium hinein streifenförmig abgetragen. Die hierbei gewonnenen Partikel werden anschließend gewonnen und histologisch aufgearbeitet. Bei der Koagulationstechnik wird eine bewegliche Kugelelektrode, der „Rollerball", in parallelen Bahnen über das Endometrium gezogen. Durch Aktivierung des Koagulationsstromes erfolgt eine Schädigung bis in die basale Endometriumschicht. Wichtig bei dieser Methode sind der ausreichende Andruck des Instrumentes an die Kavumwand und die langsame Führung der Kugelelektrode, damit eine ausreichende Tiefenwirkung erzielt werden kann.

Häufig wird die Resektionstechnik mit der Rollerballtechnik in der Form kombiniert, daß zuerst Fundus uteri und Tubenwinkel mit dem Rollerball bearbeitet werden, da eine Resektion mit der Schlinge in diesen Bezirken wegen der eingeschränkten axialen Beweglichkeit des starren Resektoskopes schwierig und gefährlich ist. Ist das kraniale Drittel des Cavum uteri auf diese Weise behandelt, so wird auf die Schlinge gewechselt, mit der ein weitaus schnelleres und in der Regel einfaches Abtragen des Endometriums von Vorder- und Hinterwand und den Seitenwänden möglich ist. Die Behandlung sollte nur bis kurz oberhalb des Os cervicis internum ausgeführt werden, da bei tieferer Resektion oder Koagulation das Risiko einer Zervixstenose mit sekundärer Ausbildung einer Hämatometra entsteht.

Der Nachteil der Resektionstechnik gegenüber der Rollerballtechnik ist die erhöhte Gefahr der Perforation des Uterus und die Störung der Sicht durch mehr intraoperative Blutungen und das Erzeugen freier Endometriumfragmente. Das potentiell höhere Risiko einer Hyperhydratation aufgrund der Eröffnung myometraner Gefäße wird wahrscheinlich durch die kürzere Operationszeit ausgeglichen und spielt bei der Endometriumablation in der Regel keine Rolle.

Bei der Laserablation und der Rollerballtechnik wird kein Gewebe für die Histologie gewonnen. Es muß daher unbedingt vor dem Eingriff ein histologisches Ergebnis möglichst in Verbindung mit einer diagnostischen Hysteroskopie vorliegen, welches nicht älter als 6 Monate sein sollte. Auch für die Endometriumresektion mittels Schneideschlinge sollte dieses vorhanden sein, um nicht unvorbereitet ein Karzinom anzuoperieren. Bei prämalignen Veränderungen des Endometriums (adenomatöse Hyperplasie) ist die Endometriumablation kontraindiziert. Auch sollte sehr gut abgewogen werden, ob wirklich eine Endometriumablation bei massiv adipösen Patientinnen, die ein Risikokollektiv für das Entstehen eines Endometriumkarzinoms darstellen, durchgeführt werden sollte.

Es ist ratsam bzw. bei Einsatz des Rollerballs zwingend notwendig, die Endometriumablation nur bei einem flachen Endometrium durchzuführen. Dieses erleichtert den Eingriff und verbessert die Erfolgschancen. Es sollte daher eine präoperative hormonell-supressive Behandlung durchgeführt werden, da nur in seltensten Fällen bei Patientinnen mit Dauerblutungen primär ein niedriges Endometrium angetroffen wird. Zur suffizienten medikamentösen Endometriumsuppression eignet sich die ein- bis zweimalige Gabe eines Depot-Gn-RH-Analogons (Gabe am 25. Zyklustag, Endometriumablation 5 Wochen später bzw. nach der 2. Injektion) oder des Danazol über 3 Wochen in einer Dosierung von 400-600 mg/Tag.

Ein fundiertes Konzept der Endometriumablation sieht z.B. wie folgt aus:

- ambulante diagnostische Hysteroskopie mit gezielter Biopsie oder Strichkürettage, bei suspekten Befunden Vollkürettage;
- 3-8 Wochen hormonell suppressive Vorbehandlung;
- therapeutischer Eingriff der Endometriumablation.

Nachdem initial von der Endometriumablation das Erzielen einer dauerhaften Amenorrhö wie nach einer Hysterektomie erhofft worden war, zeigte sich bald, daß die Erwartungen deutlich zurückgeschraubt werden mußten. In der Regel gelingt es nicht, das Endometrium vollständig zu zerstören. Dies zeigt sich auch daran, daß nur etwa 20-30% der Patientinnen nach dem Eingriff eine dauerhafte Amenorrhö auweisen. In 80-90% der Fälle können allerdings die zuvor bestehenden Menorrhagien in der Form kontrolliert werden, daß nur noch leichte Blutungen auftreten oder die Stärke einer akzeptablen Monatsblutung annehmen [17, 37, 42, 47]. Bei der präoperativen Erörterung einer Endometriumablation muß dieses Berücksichtigung finden. Die Patientin, die eine definitive und dauerhafte Amenorrhö wünscht, sollte eher eine Hysterektomie und nicht eine Endometriumablation erhalten. Bei adäquater Beratung zeigt sich dann auch später eine Zufriedenheit der Patientinnen mit der durchgeführten Maßnahme in etwa 80-90% der Fälle.

Die Versagerquote liegt je nach Untersuchung bei 5-20% [17, 37, 42, 47]. Mit zunehmender Erfahrung mit der neuen Technik zeigt sich allerdings auch, daß die Rate an dauerhaften postoperativen Amenorrhöen und Hypomenorrhöen mit dem zeitlichen Abstand zur Operation abnimmt. Es ist daher zu überlegen, die Endometriumablation bevorzugt bei Patientinnen einzusetzen, die nur noch einen Zeitraum von einigen wenigen Jahren bis zum natürlichen Eintritt der Menopause haben.

Eine zentrale und drängende Frage der Endometriumablation ist die Langzeitwirkung in bezug auf das Endometriumkarzinom. Man muß davon ausgehen, daß bei jeder Ablation Endometriumzellen ausgespart bleiben, die später maligne entarten können. Bei einem Großteil der Patientinnen wird durch die Ablation eine Verklebung des Uteruskavums hervorgerufen. Blutabsonderungen eines kranial gelegenen Karzinoms könnten hierdurch evtl. am Austritt aus dem Uterus gehindert werden und so die Diagnosestellung mangels klinischer Symptome verschleppen. Ungeklärt ist ebenfalls, ob und wie das durch den Eingriff veränderte, intrauterin verbleibende Gewebe in Zukunft reagiert. Es ist andererseits auch vorstellbar, daß durch die massive Reduktion von Endometriumzellen das Risiko der Entstehung eines Endometriumkarzinoms vermindert wird.

Eine Antwort auf diese z.Z. weiterhin noch ungeklärten Fragen wird erst in Zukunft nach Vorliegen einer ausreichenden Datenzahl möglich sein. Bis dahin sollte die Endometriumablation eher zurückhaltend eingesetzt werden. Es ist eine langfristige Nachkontrolle zu fordern. Dies bedeutet, daß eine gewisse Zuverlässigkeit der Patientin, die regelmäßig die Krebsfrüherkennungsuntersuchungen wahrnehmen sollte, gewährleistet sein muß.

Komplikationen

Bei der operativen Hysteroskopie ist zu unterscheiden zwischen intraoperativen Komplikationen, postoperativen Komplikationen innerhalb der ersten Stunden und Tage und verzögert postoperativ auftretenden Komplikationen bzw. Spätkomplikationen.

Die häufigsten intraoperativen Komplikationen sind die Uterusperforation, evtl. verbunden mit der Verletzung anliegender Darmanteile, und die hypotone Hyperhydratation durch eine vermehrte intrakorporale Aufnahme der Distensionsflüssigkeit. Weitere mögliche intraoperative Komplikationen sind die starke Blutung aufgrund einer Verletzung von Hauptästen der A. uterina, Verbrennungen an distalen Körperregionen in Verbindung mit dem Einsatz von Unipolarstrom, und die Luftembolie durch Eindringen von Luftblasen über den Uterus in das Gefäßsystem (Tabelle 1). Direkt postoperative Komplikationen können auftreten in Form einer Hyperhydratation, einer Entzündung oder einer vermehrten Nachblutung.

Verzögerte bzw. Spätkomplikationen können die Ausbildung intrauteriner Synechien sein, eine Sterilität nach z.B. aufsteigender Infektion, die Ausbildung einer Hämatometra, Uterusruptur in einer nachfolgenden Schwangerschaft, Plazentalösungsstörungen oder auch der Eintritt einer Schwangerschaft nach einer hysteroskopischen Endometriumablation.

Uterusperforation

Das Uteruskavum ist ein relativ kleiner Hohlraum, dessen Wände bei hysteroskopischen Eingriffen rasch verletzt werden können. Prädilektionsstellen einer Uterusperforation sind der Bereich der Tubenwinkel (dünnste Stelle des Uterus) und der Fundusbereich. Nähert man sich bei der intrauterinen Resektion der Uterusserosa, so nimmt das hysteroskopische Bild zunehmend einen milchglasartigen Charakter an. Die Gefahr einer Uterusverletzung besteht besonders bei der Resektion von intramuralen Myomkomponenten oder bei einer zu weit nach kranial vorgenommenen Septumdurchtrennung. Durch den Einsatz von Energieträgern kann es zusätzlich zu einer Verletzung von hinter dem Uterus liegenden Organen, besonders des Darmes, kommen. Die Darmverletzung kann sich möglicherweise erst nach einigen Tagen in Folge einer sekundären thermischen Nekrose manifestieren.

Im Falle einer Uterusverletzung mit dem Resektoskop oder einem Laser sollte eine diagnostische Laparoskopie zum Ausschluß intraabdomineller Verletzungen durchgeführt werden. Bei Darmverletzungen muß eine adäquate chirurgische Versorgung erfolgen, welche in den meisten Fällen über eine Laparotomie durchgeführt wird. Nur der laparoskopisch sehr Erfahrene darf die Darmläsion endoskopisch angehen. Auch für den Fall, daß keine weiteren Verletzungen in der Bauchhöhle erkennbar sind, sollte eine intensivierte Beobachtung der

Tabelle 1. Komplikationen der operativen Hysteroskopie

Intraoperative Komplikationen	Uterusperforation evtl. begleitet mit Verletzung anliegender Organstrukturen Vermehrte Flüssigkeitsaufnahme mit hypotoner Hyperhydratation (TUR-Syndrom) Massive Blutung Verbrennungen durch Unipolarstrom Luftembolie
Direkte postoperative Komplikationen	Hypotone Hyperhydratation Nachblutung Entzündung
Verzögerte bzw. Spätkomplikationen	Intrauterine Synechienbildung Sterilität nach aszendierender Infektion Hämatometra nach Endometriumablation Uterusruptur in einer Schwangerschaft Placenta in-/acreta Schwangerschaft nach Endometriumablation

Patientin in den nächsten Tagen erfolgen, um eine nichterkannte Darmläsion bzw. sekundäre Nekrose auszuschließen.

Tritt eine Uterusperforation im Rahmen einer operativen Hysteroskopie ein, so ist eine perioperative antibiotische Prophylaxe zur Vorbeugung entzündlicher intraabdominaler Prozesse anzuraten. Bei anhaltenden postoperativen Schmerzen darf nicht der Fehler gemacht werden, diese lediglich auf eine aszendierende Infektion zurückzuführen und rein konservativ zu behandeln, sondern es muß durch invasive Diagnostik (Laparoskopie oder explorative Laparotomie) eine intestinale Verletzung ausgeschlossen werden!

Zur Vermeidung von Darmverletzungen bei der operativen Hysteroskopie kann es hilfreich sein, simultan eine kontrollierende Laparoskopie durchzuführen. In den meisten Fällen ist allerdings die direkte Sicht auf den Uterus während des operativ-hysteroskopischen Vorgangs nicht gegeben, da der Uterus durch die Bewegung des Resektoskopes meist nach kaudal unter Darmschlingen „verschwindet". Man kann meist nur zeitweise während Resektionspausen durch Hervorluxieren des Uterus bzw. Beiseiteschieben von Darmschlingen einen direkten laparoskopischen Einblick gewinnen. Eine weitere Kontrollmöglichkeit liegt in der Durchführung einer simultanen transabdominellen Sonographie nach Auffüllen der Harnblase. Auch dies bietet allerdings keine definitive Gewährleistung der Vermeidung von Uterusperforationen, zumal häufig während der Aktivierung des Hochfrequenzgenerators Störfrequenzen das sonographische Bild überlagern.

Grundsätzlich sollte zur Vermeidung von Uterusperforationen eine Aktivierung des Arbeitsinstrumentes nur bei eindeutiger Orientierung innerhalb des Uteruskavums durchgeführt werden. In zweifelhaften Fällen, besonders bei Sichtbehinderung durch Blutbeimengungen oder zu große Myomfragmente, sollte der hysteroskopische Vorgang eher abgebrochen werden und zu einem späteren Zeitpunkt wiederholt bzw. alternativ über eine Laparotomie ausgeführt werden.

Blutungen aus der Uteruswand sind im Falle einer Verletzung im Bereich des Fundus oder der Tubenwinkel kaum im nennenswerten Umfang zu erwarten. Sie müssen daher in den meisten Fällen auch nicht chirurgisch versorgt werden. In Ausnahmefällen muß eine Blutung durch Umstechung oder Koagulation per Laparoskopie oder Laparotomie zum Stillstand gebracht werden.

Die auf retrospektiven Umfragen ihrer Mitglieder beruhenden Statistiken der American Association of Gynecologic Laparascopists (AAGL) von 1988 und 1991 weisen eine Rate von 1,3 bzw. 1,1% Uterusperforationen bei operativen Hysteroskopien auf. In der Statistik von 1988 wird keine Notwendigkeit einer Laparotomie wegen Darm- oder Harntraktläsionen berichtet, 1991 trat dieses in 8 Fällen (0,03%) ein [32, 45].

Hypotone Hyperhydratation

Während jeder operativen Hysteroskopie ist damit zu rechnen, daß Spülflüssigkeit über Lymphgefäße und Venen in das Kreislaufsystem der Patientin gelangt. Die Menge der resorbierten Flüssigkeit ist abhängig von der Höhe des angewandten Druckes und der Operationsdauer. Auch bei intaktem Endometrium wird schon Flüssigkeit resorbiert, nicht erst nach Beginn der Operation mit Eröffnung uteriner Venen. Man kann sich dies am Beispiel der Hysterosalpingographie vor Augen führen, bei der bei verstärkter Druckapplikation eine direkte radiologische Darstellung des Beckvenensystems möglich ist.

Bei verstärkter Flüssigkeitsaufnahme droht eine hypotone Hyperhydratation. In der urologischen Endoskopie ist dieses bekannt als transuretrales Resektionssyndrom (TUR-Syndrom). Klinisch ist es gekennzeichnet zunächst durch Übelkeit, Erbrechen, Verwirrtheit, Sehstörungen bis hin zur reversiblen Amaurose, gefolgt von Krampfanfällen, Koma und Tod. Der arterielle und der zentralvenöse Druck steigen an. Es kommt zu Bradykardien und Arrhythmien. Im EKG treten anfänglich Verbreiterungen des QRS-Komplexes und anschließend T-Wellen-Negativierung auf. Laborchemisch sinken der Hämatokrit-, Serumnatrium- und Serumkaliumwert ab. Bei schweren Verläufen kann es durch Lungen- und Hirnödem zum tödlichen Ausgang kommen.

Das TUR-Syndrom basiert auf 2 verschiedenen Pathomechanismen. Zum einen kann es durch relativ rasche, exzessive intravasale Flüssigkeitsaufnahme akut zur kardialen Dekompensation mit Ausbildung eines Lungenödems als Volumenproblem kommen. Gefährdet sind besonders kardial vorgeschädigte Patientinnen. Zum anderen setzt die übermäßige intravasale Aufnahme elektrolytfreier Flüssigkeit einen Regulationsmechanismus des Körpers in Gang, welcher sich zerebral schädigend auswirken kann: durch intravasalen Überschuß an freiem Wasser entsteht zunächst eine hypotone Hyperhydratation. Wird die Flüssigkeit nicht rasch eleminiert, so kommt es durch den osmotischen Gradienten, der zwischen intrazellulärem und intravasalem Milieu entstanden ist, u.a. zum Übertritt von freier Flüssigkeit ins Hirngewebe, da Wasser die Blut-Hirn-Schranke relativ schnell passiert. Hierdurch kann es zur Hirnschwellung mit Einquetschungserscheinungen im knöchernen Schädel kommen. Man schätzt, daß es hierzu etwa ab einer Hirnvolumenzunahme um 5% kommt, etwa 10% Volumenzunahme sollen lebensbedrohend sein.

Der überwiegende Anteil der Flüssigkeitsaufnahme findet direkt über das uterine Gefäß- und Lymphsystem statt. Der Übertritt von Distensionsflüssigkeit über die Eileiter ist in der Regel relativ gering. Selbst bei langdauernden operativ-hysteroskopischen Eingriffen ist meist nur mit einer intraabdominalen Flüssigkeitsmenge von etwa 50–100 ml zu rechnen. Im Falle einer Uterusperforation kann es allerdings relativ rasch zum Übertritt eines größeren Volumens in die freie Bauchhöhle kommen, das sekundär über das Peritoneum resorbiert werden kann. Hierbei droht dann evtl. eine zeitlich verzögerte postoperative hypotone Hyperhydratation. Es sollte daher in diesen Fällen laparoskopisch oder sonographisch kontrolliert die Flüssigkeit aus der Bauchhöhle abgesaugt werden.

Zur Vermeidung einer Hyperhydratation sollte während des operativen Eingriffes der Distensionsdruck so niedrig wie möglich und die Operationszeit so kurz wie möglich gehalten werden. Der zu wählende Distensionsdruck sollte im Bereich zwischen 90–120 mm Hg liegen. Es ist nicht sinnvoll, den Druck zu niedrig einzustellen, da bei schlechten Sichtverhältnissen der operative Eingriff in seinem Ablauf nur verzögert wird. Ebenfalls sollte darauf geachtet werden, beim Einsatz anionischer Distensionslösungen nach Darstellung des zu behebenden Befundes zügig mit der Operationsdurchführung zu beginnen und nicht eine unnötige lange Diagnostik- und Demonstrationsphase durchzuführen.

Intraoperativ muß in 10- bis 15minütigen Abständen die Menge der zu- und abgeführten Distensionsflüssigkeiten bilanziert werden. Hilfreich ist der Einsatz einer für die operative Hysteroskopie entwickelten Rollerpumpe mit integrierter fortlaufender Flüssigkeitsbilanzierung (Fa. WOM, Berlin). Problematisch ist bei der Flüssigkeitsbilanzierung sicherlich immer der nicht meßbare Verlust von Spülflüssigkeit in die Operationstücher und evtl. auch auf den Boden unterhalb des Operationstisches. Es sollte daher möglichst darauf geachtet werden, z.B. durch den Einsatz spezieller abklebender Schürzensysteme, sämtliche von der Patientin abfließende Flüssigkeit in einem Gefäß für die Bilanzierung der Ausflußmenge zusammenzuführen und zu sammeln.

Bei einer echten Verlustbilanz von 1000 ml sollten Serumnatriumkontrollen erfolgen. Bei Hyponaträmie oder Verlustbilanz von mehr als 1500 ml sollte der Eingriff je nach Operationslage zügig zu Ende geführt oder abgebrochen werden. Die individuelle Situation der Patientin ist zu beachten. Eine ältere Patientin mit Herzinsuffizienz verträgt nur eine geringere Volumenbelastung als eine junge, herzgesunde Frau.

Bei manifester Hyperhydratation sollte ein zentralvenöser Katheter zur Kontrolle des zentralen Venendrucks und zur Applikation hypertoner Elektrolytlösungen gelegt werden und ein Harnblasenverweilkatheter zur Kontrolle der ausgeschwemmten Flüssigkeit. Die Diurese sollte mit dem rasch wirkenden Schleifendiuretikum Furosemid (Lasix) in einer Dosierung von 10–20 mg angeregt werden. Je nach Hyponaträmie sollten langsam 20-40 ml einer 20- bis 40%igen hypertonen Kochsalzlösung und eine konzentrierte Spurenelemenetelektrolytlösung (z.B. Inzolen KM21) unter gleichzeitiger Reduktion der Zuführung sonstiger Flüssigkeit appliziert werden. Die Hyponaträmie muß vorsichtig und langsam ausgeglichen werden. Es sollte eine Anhebung um 1-2 mval/h und nicht über 12 mval/24 h angestrebt werden, Zielvorgabe sind zunächst Natriumwerte etwas unter der Norm. Bei zu rascher Behebung der Hyponaträmie droht möglicherweise eine Demyelinisierung von Nervenmarkscheiden mit der Folge dauerhafter schwerster neurologischer Schäden (zentrale pontine Myelinolysis) [57]. Schwere Formen einer Hyperhydratation müssen unter Intensivbedingungen mit ausschwemmenden Medikamenten, herzstützenden Maßnahmen wie Dopaminperfusor und eventueller maschineller Nachbeatmung behandelt werden.

Die zentrale Demyelinisierung tritt allerdings eher bei der zu raschen Korrektur von chronischen als von akuten Hyponatriämien auf. Ätiologisch liegen ihr folgende Vorgänge zu Grunde: bei der akuten Hirnschwellung kommt es als Schutzmechanismus der Hirnzellen zur Abgabe von Na^+-Ionen und freier Flüssigkeit in das System der zerebrospinalen Flüssigkeit. Weiterhin werden bei persistierender Hyponatriämie über die ersten 24 h intrazelluläres Kalium und freie Flüssigkeit abgegeben, über die folgenden Tage gelöste organische, osmotisch-aktive Zellsubstanzen, so daß sich das Gehirn an den hyponatriämischen und hypoosmolaren Zustand adaptiert. Ein schnelles Anheben der intravasalen Natriumkonzentration und damit der Osmolarität führt über den hierdurch erzeugten umgekehrten osmotischen Gradienten zum Flüssigkeitsentzug aus den Hirnzellen. Das Hirngewebe trocknet praktisch aus, weshalb die zentrale pontine Myelinolyse auch als „osmotisches Demyelinisierungsyndrom" bezeichnet wird. Die Rückkehr von Kalium und osmotisch aktiven Zellsubstanzen braucht Tage und geht langsamer vonstatten als die zuvorige Ausscheidung.

Bei der zentralen Demyelinisierung bessert sich die Zustand der Patienten zunächst nach Aufhebung der Hyponatriämie. Nach einigen Tagen dann kommt es aber zum Auftreten einer zunehmenden neurologischen Pathologie, wobei die Symptomatik unterschiedlich zu der des akuten TUR-Syndroms sein kann. Beim fortgeschrittenen Bild können sich Paresen, Spastik, Bewegungsstörungen und/oder Verhaltensänderungen manifestieren. Die zerebralen Läsionen können im Computertomogramm oder in der Magnetresonanztomographie nach einigen Wochen bildlich dargestellt werden.

In den Komplikationsstatistiken der AAGL von 1988 und 1991 wird die zu hohe Flüssigkeitsresorption in einer Häufigkeit von 0,14-0,34% angegeben [32, 45].

Blutung

Der Blutverlust während und nach einer operativen Hysteroskopie ist in der Regel ausgesprochen gering. Selbst bei der Resektion großer Myome, sei sie komplett oder nur inkomplett ausführbar oder auch bei der Endometriumresektion ist kein signifikanter Blutverlust zu verzeichnen. Bei intramuraler Schnittführung bedarf es allerdings besonderer Vorsicht im kaudal-lateralen Kavumbereich, da eine Verletzung von Ästen der A. uterina denkbar ist.

Im Falle verstärkter uteriner Blutungen kann die intrazervikale Injektion von 10 ml Ornipressinlösung (1 Ampulle á 2,5 I.E. verdünnt in 50 ml Kochsalzlösung) hilfreich sein. Es ist strengstens auf extravasale Applikation zu achten, da im Falle einer versehentlichen intravasalen Injektion schwerste Komplikationen in Form von hypertonen Krisen resultieren können. Weiterhin kann durch Gabe von Oxytocin, Sekalealkaloiden (Methergin) oder Prostaglandinen (Sulproston als synthetisches Derivat) eine Kontraktion des Uterus angeregt und hierdurch eine uterine Blutung vermindert werden.

Postoperativ kann neben einer medikamentösen Behandlung zusätzlich bei verstärkten Blutungen ein mit 30–40 ml Flüssigkeit geblockter Foley-Katheter als Tamponade in das Uteruskavum eingelegt werden. Bei schwersten Blutungen, die konservativ nicht beherrschbar sind, darf nicht zu lange gezögert werden, eine Hysterektomie als Ultima ratio durchzuführen, bevor die Blutungsproblematik zusätzlich durch eine Verbrauchskoagulopathie derart kompliziert wird, daß auch operative Maßnahmen zunehmend schwieriger durchführbar sind.

Bei eigenen operativ-hysteroskopischen Eingriffen war bisher keine der oben beschriebenen Maßnahmen notwendig. Die Statistiken der AAGL berichten von transfusionspflichtigen Blutungen im Rahmen der operativen Hysteroskopie in einer Größenordnung von 0,03–0,1% sowie der Notwendigkeit einer Laparotomie zur Beherrschung einer Blutung in einer Größenordnung von 0,05–0,28% [32, 45].

Verbrennungen durch Einsatz von monopolarem Strom

Im Bereich der Elektrochirurgie hat gerade in den letzten Jahren eine enorme technische Weiterentwicklung stattgefunden, wobei durch Einführung moderner Hochfrequenzgeneratoren mit automatischer Spannungsregelung eine Minimierung der Leistungsabgabe erreicht werden konnte. Noch unklar ist, wie der Einsatz neuartiger elektrochirurgischer Vaporisationselektroden langfristig zu bewerten ist, bei denen mit hoher Spannung gearbeitet wird und die Leistungsabgabe die der konventionellen operativen Hysteroskopie um ein vielfaches übertrifft. Bisher liegen nur wenige Erfahrungsberichte und keine Komplikationsaufzeichnungen aus dem gynäkologischen Bereich vor.

Durch Einführung von Warnsystemen konnten auch andere potentielle Störeinflüsse ausgeschaltet werden. Wie bei jedem medizinischen Einsatz von Monopolarstrom muß auf die korrekte Applizierung der Neutralplatte in der Nähe des Operationsgebietes, möglichst am Oberschenkel der Patientin geachtet werden. Die Neutralplatte muß breitflächigen, festen Hautkontakt haben und mit der längeren Kante im rechten Winkel zum erwarteten Stromfluß liegen, also quer und nicht in länglicher Form auf den Oberschenkel aufgeklebt werden. Eine Körperberührung mit leitenden, geerdeten Teilen am und neben dem Operationstisch ist zu vermeiden. Moderne Hochfrequenzgeneratoren helfen durch Sicherheitssysteme mit automatischer Kontrolle der zu- und abgeführten Stromleistung im Bereich der Neutralelektrode bzw. der Registrierung von Leckströmen diese Komplikationen zu vermeiden. Sie sollten daher im Bereich der heutigen Elektrochirurgie in der Anwendung bevorzugt werden.

Luftembolie

Die operative Hysteroskopie wird in der Regel in flüssigen Distensionsmedien durchgeführt. Der Eintritt des seltenen Ereignisses einer Luftembolie ist auf 2 Arten vorstellbar:

- es befindet sich Luft im Schlauchsystem bzw. es gelangt Luft in das Pumpsystem;
- der operative Vorgang wird unterbrochen und das Hysteroskop wird aus dem Zervikalkanal entfernt und wiedereingeführt. Hierbei wird eine kleine Luftsäule in das Kavum gebracht, die mit Einschalten des Pumpsystems durch die Distensionsflüssigkeit in das Gefäßsystem gepreßt werden kann bzw. auch in seltenen Fällen durch negativen Druck des venösen Systems aspiriert werden kann. Die Wahrscheinlichkeit einer klinisch relevanten Luftembolie ist um so höher, je häufiger das Resektoskop in die Gebärmutter ein- und ausgeführt wird.

Zur Vermeidung des erstgenannten Mechanismus muß bei Beginn jeder operativen Hysteroskopie genau darauf geachtet werden, das Schlauchsystem zunächst komplett mit Flüssigkeit zu füllen, bevor das Hysteroskop in die Gebärmutterhöhle eingebracht wird. Es dürfen keine Systeme verwendet werden, die einen Lufteintritt zulassen. Die pneumatische Kompression der Distensionsflüssigkeit, wie sie z.B. bei einigen Typen von laparoskopischen Spüllösungen üblich ist, darf bei hysteroskopischen Pumpen nicht eingesetzt werden, da mit Entleerung des Flüssigkeitsspeichers die kompressionsausübende Luft in relativ kurzer Zeit in großer Menge in das System übertreten kann. Systeme dieser Art waren eine Zeit lang im Handel erhältlich und führten zu mindestens einem dokumentierten Todesfall [38]. Es ist streng darauf zu achten, daß die Pumpenzufuhr nach Entleerung des zuführenden Flüssigkeitsbeutels unterbrochen wird, damit nicht die - wenn auch geringe - Restluftmenge aus dem Beutel mit Druck in den Uterus gepreßt wird.

Der zweite Mechanismus ist besonders bei der Myomresektion möglich. Zur Vermeidung der Komplikation sollte das intraoperative Entfernen des Resektoskopss auf ein Minimum beschränkt bleiben. Vor jedem Einführen des Instrumentes sollten Flüssigkeitszuflußhahn und -abflußhahn geöffnet sein, damit sich der Druck im Cavum uteri nicht schlagartig aufbaut und damit für Luft die Möglichkeit des Entweichens über den Abflußschaft gegeben ist.

Eine Lagerung in Trendelenburg-Position mit exponiert geöffneter Zervix sollte eher vermieden werden, da es hierbei möglicherweise in Einzelfällen über einen negativen Druckgradienten in der V. cava während der Systole zur Aspiration von Raumluft kommen kann [8].

Eine Luftembolie wird zuerst am Abfall der endexspiratorischen CO_2-Sättigung erkennbar. Hervorgerufen wird dies durch die abnehmende Lungenperfusion als Folge einer sich im rechten Herzen ansammelnden Luftblase, die zu frustranen Kontraktionen des Herzens mit Hin- und Herschwappen der Luftblase führt. Moderne Anästhesiegeräte führen eine kontinuierliche Messung des endexspiratorischen CO_2 durch. Der Anästhesist ist gefordert, bei im Rahmen von transzervikalen Eingriffen auftretendem CO_2-Abfall sensibel zu reagieren und den Operateur aufmerksam zumachen. Präkordial ist ein typisches Mühlradgeräusch auskultierbar, das durch Kontraktionen des Herzens mit Bewegung der intrakardialen Luftblase hervorgerufen wird. Initial tritt eine Tachykardie auf, die von einer Bradykardie bis hin zur Asystolie gefolgt sein kann. Im Falle eines offenen Foramen ovale oder eines Septumdefektes kann es mit der luftbedingten Okklusion des Ausstroms der rechten Herzkammer auch zum Übertritt von Luft in die linke Herzhälfte mit Auslösung arterieller Luftembolien kommen.

Der operative Eingriff muß sofort abgebrochen werden, die Zervix sollte z.B. durch Einlage eines Hegarstiftes gegenüber weiterer Lufteinfuhr verschlossen werden und die Scheide sollte, evtl. begleitet von einer vaginalen Tamponade, verschlossen werden. Spekula sind zu entfernen. Die Patientin sollte in Linksseitenlage gebracht werden, damit die Luftblase der Schwerkraft folgend über die pulmonalen Gefäße in die Lunge abgeatmet werden kann. Bei schwersten Fällen darf nicht gezögert werden, durch intrakardiale Punktion zu versuchen, die Luft aus den Herzkammern zu entleeren.

Das Ereignis einer fulminanten Luftembolie ist glücklicherweise extrem selten, stellt aber in jedem Fall seines Auftretens eine schwer zu beherrschende Komplikation dar, da in kürzester Zeit von den behandelnden Ärzten die Ursache erkannt werden muß und die adäquaten therapeutischen Maßnahmen eingeleitet werden müssen. Da der exspiratorische CO_2-Abfall meist das erste wahrzunehmende Symptom ist, sollte im Rahmen von operativen Hysteroskopien eine intraoperative Kapnographie zum Standard gehören.

Beim Nd:Yag-Laser ist der Einsatz von gasgekühlten Saphirspitzen bekannt. Für intrauterine Eingriffe ist dies kontraindiziert, da es aufgrund der hohen Gasflußraten zu Gasembolien kommen kann. Es wurde über Todesfälle im Zusammenhang mit der Anwendung dieser Technik bei hysteroskopischen Eingriffen berichtet [1].

Nachblutungen

Nachblutungen nach hysteroskopischen Eingriffen sind extrem selten. Bei der hysteroskopischen Septumdissektion und der Myomresektion dauert die postoperative vaginale Blutung etwa 2–5 Tage, wobei sie am 1. Tag meist noch überperiodenstark ist, dann sich einer Periodenstärke angleicht und in Spotting endet. Nach hysteroskopischer Endometriumablation mit dem Rollerball kann es in Folge eines diffusen intrakavitären Verbrennungsödems zu relativ langfristigen postoperativen Schmierblutungen über einen Zeitraum von bis zu 4 Wochen kommen. Die Patientin sollte auf diese Möglichkeit hingewiesen werden.

In Einzelfällen kann es zu verstärkten postoperativen Blutungen kommen, die eine sekundäre Intervention erforderlich machen. Vermehrt gefährdet sind am ehesten Patientinnen mit erworbenen oder therapeutischen Blutgerinnungsveränderungen. Bei verstärkten postoperativen Blutungen können die zuvor beschriebenen Maßnahmen wie bei intraoperativen Blutungen ergriffen werden. Unbedingt zu beachten ist eine Kontrolle der gerinnungsphysiologischen Parameter, um frühzeitig eine im Rahmen einer verstärkten Blutung auftretende Verbrauchskoagulopathie erkennen zu können und dieser mit adäquater Behandlung durch Gabe von Frischplasmapräparaten bzw. Ersatz von Gerinnungsfaktoren entgegenwirken zu können.

Patientinnen unter Kumarinbehandlung sind aufgrund der oft damit verbundenen Blutungsstörung häufig Kandidatinnen für eine hysteroskopische Endometriumablation als Alternative zur Hysterektomie. Es ist anzuraten, die Endometriumablation erst nach Erreichen eines Quickwertes über 50% nach Absetzen der Marcumartherapie durchzuführen. Zur Vermeidung einer Thrombose sollten die Patientinnen alternativ zur Marcumarbehandlung perioperativ adäquat heparinisiert werden (Verlängerung von PTT und PTZ auf das 2- bis 3fache).

Entzündungen

Transvaginal durchgeführte operative Eingriffe sind nie unter den gleichen sterilen Bedingungen durchführbar wie transabdominale Operationen. Es ist anzuraten, besonders bei jungen Patientinnen unter dem Gesichtspunkt des Kinderwunsches eine perioperative antibiotische Prophylaxe durchzuführen, um eine aufsteigende Infektion als Folge des transzervikalen Eingriffes zu vermeiden. Auch bei länger dauernden hysteroskopischen Eingriffen mit wiederholtem Ein- und Ausführen der Instrumente ist eine einmalige perioperative antibiotische Prophylaxe mit einem Breitspektrumantibiotikum zu empfehlen. Vor dem Hintergrund von 2 Fallberichten mit kurzfristig postoperativ aufgetretener massiver Sepsis mit Todesfolge bei 2 Patientinnen mit Endometriumablation ist zu überdenken, ob nicht grundsätzlich bei jedem operativ-hysteroskopischen Eingriff eine antibiotische Prophylaxe durchgeführt werden sollte [34, 44].

Postoperative Synechien

Hysteroskopische Eingriffe mit Freilegung des Myometriums tragen immer das Risiko postoperativer intrauteriner Synechienbildung in sich. Nach einer hysteroskopischen Endometriumablation tritt dieses sehr häufig auf, hat primär aber keinen negativen Effekt. Bei Patientinnen mit späterem Kinderwunsch können Synechien die Fertilität negativ beeinflussen. Es ist daher anzuraten, bei jungen Frauen etwa 2–3 Monate nach einem operativ-hysteroskopischen Eingriff eine ambulante Kontrollhysteroskopie zum Ausschluß bzw. zur Behebung von Synechien durchzuführen. Nach hysteroskopischer Septumdissektion, bei der direkt gegenüberliegende freie Wundflächen zurückbelassen werden, ist erstaunlicherweise nur sehr selten mit Synechienbildung zu rechnen. Nach Myomresektion ist in etwa 10% der Fälle mit intrakavitären Synechien zu rechnen, wobei die Wahrscheinlichkeit von Synechien um so höher ist, je größer die operativ erzeugte Wundfläche war bzw. falls mehrere intrakavitäre Myome gleichzeitig entfernt wurden.

Hämatometra nach Endometriumablation

Es ist das Ziel der Endometriumablation, alle Schichten des Endometriums derart zu zerstören, daß keine zyklische Regeneration erfolgt. Die bisherigen Erfahrungen zeigen aber, daß davon auszugehen ist, daß in den meisten Fällen Endometriumreste verbleiben, die erneut proliferieren können. Durch die ausgedehnte Zerstörung des Endometriums bei der Ablation kommt es postoperativ häufig zu intrauteriner Synechienbildung. Es ist möglich, daß Endometriuminseln kranial von Synechienstrukturen verbleiben und keinen Abfluß zur Zervix hin gewinnen. Durch Stauung der lokal auftretenden Menstruationsblutung kann es langsam konsekutiv über mehrere Monate zur Ausbildung einer Hämatometra kommen, die sich in zyklisch auftretenden, meist zunehmenden Schmerzen bemerkbar macht. Eine kritische Zone ist besonders der Bereich der Tubenwinkel, der bei der Endometriumablation technisch schwierig zugängig ist. Wird zusammen mit der Endemetriumablation eine Tubensterilisation durchgeführt, so bildet sich bei einigen Patientinnen bei Endometriumresten im Tubenwinkel mangels Abflußmöglichkeit nach kranial und kaudal eine knotige Auftreibung des verbliebenen Tubenstummels. Das Bild ist häufig mit der oben beschriebenen Schmerzsymptomatik verbunden und wird als „Postablationsyndrom" beschrieben.

Bei Okklusionen im Bereich des Zervikalkanals kann es zu einer scheinbaren Amenorrhö kommen mit Ausbildung eines Unterbauchtumors in Form einer großen Hämatometra. Das Beschwerdebild kann zum Teil fehlinterpretiert werden als Appendizitis, Zystitis, Pyelonephritis oder Nephrolithiasis.

Die Diagnose einer Hämatometra wird primär durch transvaginale Sonographie gestellt. Bei partieller Hämatometra mit kleinen Endometriuminseln kann wie bei einer Adenomyosis uteri die sonographische Diagnose zum Teil sehr schwierig sein.

Nicht mit einer Hämatometra verwechselt werden sollte das postoperative sonographische Bild nach Endometriumablation mittels Koagulationstechniken. Durch ödematöse Veränderung der Gebärmutterhöhle kann bis zu 6 Monate nach der Operation eine vermehrte Flüssigkeitsfüllung sonographisch darstellbar sein, ohne daß dieser Befund pathologischen Charakter hat. Die Diagnose einer Hämatometra sollte nicht allein auf der Basis eines sonographischen Befundes, sondern nur im Zusammenhang mit entsprechender klinischer Symptomatik gestellt werden.

Die Behandlung besteht in der gezielten hysteroskopischen Aufdehnung des Zervikalkanals und Synechiendurchtrennung mit Entleerung der Hämatometra. Es kann versucht werden, hysteroskopisch eine Nachresektion der betroffenen Endometriuminseln durchzuführen. Bei weit kranialem Sitz mit ausgeprägter Synechienbildung kann dies allerdings auch technisch nicht ausführbar sein. Es ist dann, wie auch bei einem Zweitrezidiv, eher eine Hysterektomie anzuraten.

Schwangerschaft nach Endometriumablation

Voraussetzung für eine hysteroskopische Endometriumablation ist eine abgeschlossene Familienplanung. Die Endometriumablation kann zwar zur Amenorrhö führen, bietet selber aber keinen definitiv sicheren kontrazeptiven Schutz. So wurden immer wieder Einzelfälle von Schwangerschaften nach hysteroskopischer Endometriumablation beschrieben, selbst wenn die Patientinnen amenorrhöisch waren [28, 60]. In einem Fall trat sogar eine intrauterine Schwangerschaft nach hysteroskopischer Endometriumablation ein, die mehrere Jahre nach einer Tubensterilisation durchgeführt worden war [2].

Patientinnen mit Endometriumablation müssen daher auf die Notwendigkeit von kontrazeptiven Maßnahmen hingewiesen werden. Ratsam ist die simultane laparoskopische Tubensterilisation. Diese Maßnahme erscheint uns sinnvoll bei Frauen unter 45 Jahren, oberhalb dieses Alters ist die Wahrscheinlichkeit einer Schwangerschaft in Kombination mit einer Endometriumablation als äußerst gering einzuschätzen.

Uterusruptur in der Schwangerschaft

Eingriffe am Uterus, die in die Wandstruktur eingreifen, können in einer späteren Schwangerschaft zu einer Uterusruptur führen. Dies ist bekannt für operative Eingriffe wie Sectio caesarea, Myomenukleation oder Metroplastik. Auch nach hysteroskopischen Eingriffen wurden in Einzelfällen Uterusrupturen berichtet [27, 29], besonders wenn es intraoperativ zu einer Uterusperforation gekommen war. Weiterhin wurden Uterusrupturen in seltenen Fällen nach hysteroskopischer Septumdurchtrennung, besonders unter Einsatz von Lasersystemen berichtet, wobei der Pathomechanismus möglicherweise in einer Koagulationsnekrose der Uteruswand ohne Perforation bis zur Serosa hin zu sehen ist.

Im Falle einer intraoperativen Uterusperforation sollte die Patientin auf das erhöhte Risiko hingewiesen werden, und auch dieses Risiko bei der Betreuung einer späteren Entbindung mit in Betracht gezogen werden. Bei größeren Uterusläsionen ist die prophylaktische Nahtversorgung per Laparotomie in Erwägung zu ziehen, auch wenn keine Notwendigkeit aufgrund einer akuten Blutung besteht.

Plazentalösungsstörungen

Eingriffe, die mit einer lokalen Endometriumdenudierung verbunden sind, können bei späterem Eintritt einer Schwangerschaft zur Ausbildung einer Placenta acreta oder increta führen. Nach hysteroskopischen Septumdissektionen ist uns eine vermehrte Rate von Plazentalösungsstörungen aufgefallen. Gleiches ist auch für hysteroskopische Myomenukleationen vorstellbar. Eine Prophylaxe ist nicht bekannt. Der die Entbindung betreuende Arzt sollte dieses Risiko in seine Überlegungen mit einbeziehen.

Literatur

1. Baggisch MS, Daniell JF (1989) Catastrophic injury secondary to the use of coaxial gas-cooled fibers and artificial sapphire tips for intrauterine surgery: a report of five cases. Laser Surg Med 9: 581
2. Baumann R, Owerdiek W, Reck C (1994) Schwangerschaft nach Sterilisation und Endometriumablation. Geburtshilfe Frauenheilkd 54:246
3. Bret AJ, Guillet B (1959) Hystéroplastie reconstructive sans résection musculaire, dans les malformations utérine cause d'avortements a répétition. Presse Med 67:394
4. Brooks PG (1995) Resectoscopic myoma vaporizer. J Reprod Med 40:791
5. Buttram VC, Gibbons WE (1979) Müllerian anomalies: a proposed classification (an analysis of 144 cases). Fertil Steril 32:40
6. Buttram VC (1983) Müllerian duct anomalies and their managment. Fertil Steril 40:159
7. Choe KJ, Baggish MS (1992) Hysteroscopic treatment of septate uterus with Neodymium-YAG laser. Fertil Steril 57:81
8. Corson SL, Brooks PG, Soderstrom RM (1996) Gynecologic endoscopic gas embolism. Fertil Steril 65:529
9. Cumming DC, Taylor PJ (1980) Combined laparoscopy and hysteroscopy in the investigation of the ovulatory infertile female. Fertil Steril 33:475
10. Daly DC, Walters CA, Soto-Albers CE, Riddick DH (1983) Hysteroscopic metroplasty: surgical technique and obstetric outcome. Fertil Steril 39: 623
11. De Cherney AH, Polan ML (1983) Hysteroscopic managment of intrauterine lesions and intractable uterine bleeding. Obstet Gynecol 61:392
12. De Cherney AH, Russel JB, Graebe RA, Polan ML (1986) Resectoscopic managment of müllerian fusion defects. Fertil Steril 45:726
13. De Cherney AH, Diamond MP, Lavy G, Polan ML (1987) Endometrial ablation for intractable uterine bleeding: hysteroscopic resection. Obstet Gynecol 70:688
14. Derman SG, Rehnstrom J, Neuwirth RS (1991) The long-term effectiveness of hysteroscopic treatment of menorrhagia and leiomyomas. Obstet Gynecol 77:591

15. Droegemüller W, Greer B, Makowski E (1978) Cryocoagulation in patients with dysfunctional uterine bleeding. Obstet Gynecol 38:256
16. Dubin NH, Strandberg JD, Craft LF (1982) Effect of intrauterine and intravascular quinacrine administration on histopathology, blood chemistry, and hematology in cynamolgus monkeys. Fertil Steril 38:741
17. Dwyer N, Hutton J, Stirrat GM (1992) Randomised controlled trial comparing endometrial resection with abdominal hysterectomy for the surgical treatment of menorrhagia. Br J Obstet Gynaecol 100:237
18. Edström KGB (1974) Intra-uterine surgical procedures during hysteroscopy Endoscopy 6:175
19. Fayez JA (1986) Comparison between abdominal and hysteroscopic metroplasty. Obstet Gynecol 68:399
20. Fayez JA, Mutie G, Schneider PJ (1987) The diagnostic value of hysterosalpingography and hysteroscopy in infertility investigation. Am J Obstet Gynecol 156:558
21. Friberg B, Persson BRR, Willen R, Ahlgren M (1996) Endometrial destruction by hyperthermia - a possible treatment of menorrhagia. Acta Obstet Gynecol Scand 75:330
22. Friberg B, Wallsten H, Henriksson P, Persson BRR, Petersson F, Willen R, Ahlgren M (1996) A new, simple, safe and efficient device for the treatment of menorrhagia. J Gynecol Tech 2:103
23. Friberg B, Willen R, Ahlgren M, Petersson F (1996) Cavaterm - a new technique for endometrial ablation by termal coagulation. Abstr. World Congress of Hysteroscopy, Miami, Florida, 9-11 Febr. 1996
24. Goldrath MH, Fuller TA, Segal SR (1981) Laser photovaporisation of endometrium for the treatment of menorrhagia. Obstet Gynecol 16:833
25. Gribb JJ (1969) Hysteroscopy, an aid in gynecologic diagnosis. Obstet Gynecol 15:593
26. Hallez JP, Netter A, Cartier R (1987) Methodical intrauterine resection. Am J Obstet Gynecol 156: 1080
27. Halvorson LM, Asekoff RD, Oskowitz SP (1993) Spontaneous uterine rupture after hysteroscopic metroplasty with uterine perforation. J Reprod Med 38:236
28. Hill DJ, Maher PJ (1992) Pregnancy following endometrial ablation. Gynaecol Endosc 1:47
29. How RS (1993) Third trimester uterine rupture following hysteroscopic uterine perforation. Obstet Gynecol 8:827
30. Hucke J, Campo RL, Kozlowski P, De Bruyne F (1991) Erfahrungen mit der hysteroskopischen oder sonographisch gesteuerten Entfernung einer Intrauterinspirale ohne sichtbaren Faden in der Frühschwangerschaft. Geburtshilfe Frauenheilkd 51:31
31. Hucke J, Campo R, De Bruyne F, Haag R (1996) Documentation system of physical parameters during hysteroscopic surgery. Gyn Endosc 5:107-110
32. Hulka JF, Peterson HB, Phillips JM, Surrey MW (1993) Operative hysteroscopy. American Association of Gynecologic Laparoscopists 1991 membership survey. J Reprod Med 38:572
33. Jones HWE, Jones GES (1953) Double uterus as an etiological factor in repeated abortion: indications for surgical repair. Am J Obstet Gynecol 65: 325
34. Jorgensen JC, Pelle J, Philipsen T (1996) Fatal infection following transcervical fibroid resection. Gyn Endosc 5:245
35. Liukko PM, Grönroos R, Punnonen P, Kilkku (1979) Methods for evaluating the intrauterine location of carcinoma. Acta Obstet Gynecol Scand 58:275
36. Loffer FD (1990) Removal of large symptomatic intrauterine growth by the hysteroscopic resectoscope. Obstet Gynecol 69:679
37. Magos AC, Baumann R, Lockwood GM, Turnbull AC (1991) Experience with the first 250 endometrial resections for menorrhagia. Lancet 337: 1074
38. Nachum Z, Cole S, Adia Y, Melamed Y (1992) Massive air embolus, possible cause of death after operative hysteroscopy using a 32% dextrane 70 pump. Fertil Steril 58:836
39. Neis KJ, Brandner P, Otte C (1994) Hysteroscopic removal of lost intra-uterine devices in pregnancy. Gynaecol Endoscopy 3:233
40. Neuwirth RS (1978) A new technique for and additional experience with hysteroscopic resection of submucous fibroids. Am J Obstet Gynecol 131:91
41. Neuwirth RS, Duran A-A, Singer A, MacDonald R, Bolduc L (1994) The endometrial ablator: a new instrument. Obstet Gynecol 83:792
42. O'Connor H, Magos A (1996) Endometrial resection for the treatment of menorrhagia. N Engl J Med 335:151
43. Palmer MR (1962) Le traitment chirurgical des avortements récidiants par bifidité utérine. Fed Soc Gynecol Obstet Bull 14:107
44. Parkin RM (1995) Fatal toxic shock syndrome following enodmetrial resection. Br J Obstet Gynaecol 102:163
45. Peterson HB, Hulka JF, Phillips JM (1990) American Association of Gynecologic Laparoscopists 1988 membership survey on operative hystersocopy. J Reprod Med 35:590
46. Phipps JH, Lewis BV, Roberts T (1990) Treatment of functional menorrhagia by radiofrequency-induced thermal endometrial ablation. Lancet 335:374

47. Rankin L, Steinberg LH (1992) Transcervical resection of the endometrium: a review of 400 consecutive cases. Br J Obstet Gynaecol 99:911
48. Römer T, Bojahr B, Müller J, Lober R (1996) Frühdiagnostik von kongenitalen und erworbenen intrauterinen Abortursachen durch eine Post-Abort-Hysteroskopie. Geburtshilfe Frauenheilkd 56:542
49. Rongy AJ (1947) Radium therapy in benign uterine bleeding. J Mt Sinai Hosp 14:569
50. Schröder C (1934) Über den Ausbau und die Leistungen der Hysteroskopie. Arch Gynäkol 156:407
51. Sciarra JJ, Valle RF (1977) Hysteroscopy: a clinical experience with 320 patients. Am J Obstet Gynecol 127:340
52. Shenker JG, Polishuk JG (1973) Regeneration of rabbit endometrium following intra-uterine instillation of chemical agents. Gynecol Invest 4:1
53. Singer A, Almanza R, Gutierrez A, Haber G, Bolduc LR, Neuwirth R (1994) Preleminary clinical experience with a termal ballon endometrial ablation method to treat menorrhagia. Obstet Gynecol 83:295
54. Strassmann P (1907) Die operative Vereinigung eines doppelten Uterus. Zentralbl Gynäkol 43: 1322
55. Tompkins P (1962) Comments on the bicornuate uterus and twinning. Surg Clin North Am 42: 1049
56. Trimbos-Kemper TCM, Veering BT (1989) Anaphylactic shock from intracavitary 32% dextran 70 during hysteroscopy. Fertil Steril 51:1053
57. Witz CA, Silverberg KM, Burns WN, Schenken RS, Olive DL (1993) Complications asssociated with the absorption of hysteroscopic fluid media. Fertil Steril 60:745
58. Valle RF (1981) Hysteroscopic evaluation of patients with abnormal uterine bleeding. Surg Gynecol Obstet 153:521
59. Vancaille TG (1989) Electrocoagulation of the endometrium with the ball-end resectoscope. Obstet Gynecol 74:425
60. Whitelaw NL, Garry R, Sutton CJG (1992) Pregnancy following endometrial ablation: 2 case reports. Gyn Endosc 1:129

Endoskopische axilläre Lymphonodektomie ohne vorherige Fettabsaugung

S. Kamprath, J. Bechler, N. Krause, A. Schneider

MERKE:

1. Die endoskopische axilläre Lymphonodektomie ohne vorherige Fettabsaugung minimiert die Gefahr der Tumorzellstreuung aus befallenen Lymphknoten, da die Integrität der Lymphknoten nicht beeinträchtigt wird.
2. Die Identifizierung des Sentinel-Lymphknotens ist mit dieser endoskopischen Technik möglich.

Die Technik der endoskopischen axillären Lymphonodektomie nach vorangehender Fettabsaugung wurde erstmals 1993 von Suzanne aus Frankreich beschrieben. Durch die Fettabsaugung werden Lymphknoten mit aspiriert und in ihrer Integrität zerstört. Dies kann bei tumorbefallenen Lymphknoten potentiell zur Verstreuung von Tumorzellen führen. Wir haben daher eine Technik etabliert, bei der wir auf eine Fettabsaugung verzichten.

Mit Ausnahme der Trokare verwenden wir dieselben Instrumente wie für die Laparoskopie. Mit der Optik erfolgt nach Insufflation von CO_2-Gas die stumpfe Eröffnung in der Axilla. Die Präparation des Lymphknotenfettgewebes beginnt mit der Darstellung der seitlichen Thoraxwand und der Identifizierung des N. thoracicus longus. Weiter nach kranial präparierend wird die V. axillaris identifiziert und danach Lymphknotenfettgewebe aus dem Level 2 isoliert. Nachfolgend wird das Lymphknotenfettgewebe vom kaudalen Rand der V. axillaris bis nach lateral zum Rand des M. latissimus dorsi präpariert. Es gelingt nun relativ einfach, das Präparat vom Unterrand der V. axillaris nach kaudal abzulösen, wobei das thorakodorsale Gefäß-Nerven-Bündel und Anteile des M. subscapularis dargestellt werden. Während der gesamten Präparation wird auf die Erhaltung der intercostobrachialen Nerven geachtet. Das komplett abgelöste Präparat wird nach Einführen eines Bergebeutels über einen 11-mm-Arbeitstrokar geborgen. Kleine, unter 1 cm Größe zurückgebliebene Lymphknotenfettgewebsreste werden mit Hilfe der 10-mm-Löffelzange isoliert entnommen.

Die Vorteile der endoskopischen Axilladissektion ohne Fettabsaugung gegenüber der endoskopischen Methode mit Fettabsaugung bestehen potentiell in:

- einer kürzeren Operationszeit,
- der Erhaltung der Integrität der Lymphknotenkapsel und damit
- in einem verminderten Risiko der potentiellen Tumorzellverschleppung.

Zudem zeigen erste Erfahrungen, daß mit dieser Technik eine Identifizierung und Lokalisation des Sentinellymphknotens problemlos möglich ist.

Nähere Informationen zur Operationstechnik können über ein Lehrvideo angefordert werden (E-mail: Kamprath@bach.med.uni-jena.de). Detaillierte Angaben über die peri- und postoperativen Daten sind in einer Publikation von Kamprath et al. dargestellt, die in diesem Jahr in Surgical Endoscopy erscheint.

Funktionsdiagnostik des unteren Harntraktes

E. PETRI

MERKE:

1. Die urodynamische Untersuchung ist bei Diskrepanz zwischen klinischem Befund und subjektivem Beschwerdebild, bei Rezidiv und vor operativen Eingriffen zu fordern.
2. In der gynäkologisch-geburtshilflichen Praxis sind im wesentlichen Formen der Streßinkontinenz und der Dranginkontinenz zu diagnostizieren und zu differenzieren.
3. Standardtechniken sind Zystometrie und Urethradruckprofil.
4. Nur die Urethradruckprofilmessung in Ruhe und Belastung erlaubt die Klassifikation und Quantifizierung der Sphinkterinkompetenz.

Funktionsuntersuchungen des unteren Harntraktes wurden bereits im 19. Jhdt. als Zystometrie mittels Steigrohr, später mit kymographischer Registrierung durchgeführt (Haidenhain u. Colberg 1858, Mosso u. Pellacani 1882). Nach stürmischer Entwicklung stehen heute elektronische Meß- und computerisierte Registriersysteme zur Verfügung, die zwar die Artefaktanfälligkeit und Störungen der Meßeinrichtung reduziert haben, andererseits bei unverändert hohen Anforderungen an den Untersucher hohe Kosten für Anschaffung und Betrieb verursachen. Wenngleich bei korrekter Eichung und Erfahrung des Untersuchers Perfusions- und Membrankatheter ähnlich reproduzierbare Messungen erlauben wie die perfektionierten Mikrotiptransducer, so sind sie wegen der doch deutlich höheren Störanfälligkeit (z. B. Entlüftung der Systeme, Statham-Elemente, Sterilität, Nullabgleich, Refererenzlinien) bei gleichzeitig deutlich gesenkten Preisen für die elektronischen Druckaufnehmer nicht zuletzt im Sinne einer Standardisierung nicht mehr allgemein zu empfehlen. Es hat nicht an Versuchen gefehlt, den technischen Aufwand, vor allem unter dem allgemeinen Kostendruck, zu reduzieren bzw. zu definieren, welche Patientengruppe einer urodynamischen Untersuchung bedarf. Eine weiterführende Funktionsdiagnostik kommt nach vollständiger Anamnese und klinischer Diagnostik, ggf. nach erfolgloser Physiotherapie oder Blasentraining und anderen konservativen Therapieversuchen spätestens dann in Betracht, wenn

- eine Diskrepanz zwischen subjektivem Beschwerdebild und klinischem Befund besteht,
- Rezidive nach operativer und/oder konservativer Therapie auftreten,
- eine operative Intervention geplant ist.

Zystometrie

Basis der Funktionsdiagnostik ist die Zystometrie (Blasendruckmessung), bei der bei kontinuierlicher Blasenfüllung über eine Füll-/Meßkatheterkombination der Blasenbinnendruck registriert wird. Mit den verfügbaren Geräten sollte immer eine Mehrkanalzystometrie zumindest mit simultaner Registrierung des Abdominaldruckes (Rektaldruckes) durchgeführt werden, da nur so eine intrinsische Druckerhöhung (ungehemmte Detrusorkontraktion) von der extrinsischen (Abdominaldruckerhöhung durch Pressen, Husten, Bewegungen usw.) objektiv differenziert werden kann.

Standardisierter Meßablauf

Eine Blasendruckmessung sollte erst nach Erhebung derAnamnese, einer orientierenden klinischen Untersuchung, nach Ausschluß eines floriden Harnwegsinfektes, ggf. nach Erstellung eines Miktionsprotokolls durchgeführt werden. Eine laufende Medikation muß erfragt werden.

Eine schriftliche Einverständniserklärung mit Aufklärungsvordruck (z.B. perimed) kann empfohlen werden, ist sicher aber nicht zwingend.

Im Befundprotokoll sollten Füllmedium, Meßposition (sitzend, stehend, liegend) und Füllgeschwindigkeit dokumentiert werden. Zu Beginn der Untersuchung muß sonographisch oder durch den transurethral eingelegten Meßkatheter der Restharn geprüft und gemessen werden.

Die Füllung erfolgt üblicherweise mit körperwarmer Kochsalz- (0,9%ig) oder Sterilwasserlösung bei einer Füllgeschwindigkeit zwischen 50 und 100 ml/min Füllgeschwindigkeiten zwischen 75 und 100 ml/min verkürzen die Untersuchungsdauer und sind als Provokationstest für die Auslösung ungehemmter Detrusorkontraktion geeignet.

Während der Füllung erfolgt in regelmäßigen Abständen (z.B. alle 50 ml, erleichtert Auswertung der Kurve!) ein Provokationstest; regelmäßige Hustenstöße oder Aktivierung der Bauchpresse oder des Beckenbodens sollen versuchen, ungehemmte Detrusorkontraktionen zu provozieren, wie sie z.B. unter Alltagsbedingungen auftreten können. Bei unklaren Kurvenverläufen während der Blasenfüllung sollte die Messung wiederholt werden.

Im Sinne einer Standardisierung der Meßbedingungen sollte nur bei speziellen Indikationen von diesem Meßablauf abgewichen werden, z.B. bei vermuteter Dranginkontinenz oder neurogener Blase durch Verwendung von kalten Füllmedien oder einer Schnellfüllung der Blase mit mehr als 100 ml/min Füllgeschwindigkeit zur Provokation von Kontraktionen (s. o.).

Nachdem bei der Abklärung der Harninkontinenz der Frau nur durch die zusätzliche Urethradruckprofilmessung eine Klassifikation und Quantifizierung der Sphinkterinkompetenz möglich ist, muß von der Anschaffung einfacher Einkanalzystometriegeräte abgeraten werden.

Wenngleich eine grobe Beurteilung von Blasenkapazität, Sensorik und Compliance und der Detrusoraktivität mit der Einkanalzystometrie möglich ist (es werden neuerdings wieder Einmalsteigrohrsysteme angeboten), so bleiben neben der mangelhaften Dokumentationsmöglichkeit (forensisch bedeutsam!) häufig unklare Befunde, die dann doch durch Mehrkanalmessungen abgeklärt werden müssen.

Eine generelle Antibiotikaprophylaxe erscheint nicht notwendig, sollte bei Hochrisikopatientinnen (z.B. bei Vitium cordis oder nach Herzklappenersatz oder wiederholten transurethralen Manipulationen) aber durchgeführt werden. Es liegen eine Vielzahl von Studien zur Inzidenz einer Bakteriurie und florider Harnwegsinfekte nach urodynamischen Messungen vor, die zwischen 2–4% (bis 15% bei Payne et al. 1988) lagen und durch die Gabe von z.B. Trimethoprim 200 mg p.o. 2 h vor der Untersuchung nicht zu reduzieren waren.

Bei schweren Senkungszuständen, immer aber beim Prolaps, muß das Genitale während der Messung reponiert werden, um überhaupt die Einführung eines Meßkatheters zu ermöglichen, Artefakte durch eine mechanische Obstruktion bzw. Abknickung zu verhindern und, im Rahmen des Urethradruckprofils, eine durch einen Quetschhahnmechanismus larvierte Streßinkontinenz zu erkennen.

Jede unklare oder nicht mit der klinischen Symptomatik korrelierende Zystometrie sollte nach vollständiger Entleerung der Harnblase wiederholt werden. Ängstliche Verspannung oder fehlende Bereitschaft zur Kooperation bei einer ersten urodynamischen Messung setzen die Reizschwelle herab und verfälschen die erhobenen Daten. Wiederholte Messungen, auch nach einigen Wochen, zeigen durchweg höhere Volumina beim ersten Harndrang und Kapazitätsgrenzen (Sörensen et al. 1980); diese Tatsache muß auch bei urodynamisch kontrollierten Studien z. B. zu neuen Blasensedativa oder Anticholinergika berücksichtigt werden und läßt zumindest geringfügige Steigerungen der o. g. Parameter auch ohne Medikamente erwarten.

Nachdem die Zystometrie die Diagnosestellung Streßinkontinenz nur bedingt per Ausschlußdiagnostik erlaubt, sollte die Objektivierung und Quantifizierung der Sphinkterinkompetenz der Frau immer durch eine Urethradruckprofilmessung (Urethrometrie) in Ruhe und unter Belastung erfolgen. Nur sie erlaubt die Differenzierung zwischen der hyporeaktiven Sphinkterinsuffizienz bei schlechter Drucktransmission (zumeist anatomisch bedingt) von der hypokontraktilen (hypotonen) Urethra, die prognostisch bedeutsam ist (s. u.).

Definitionen und Normalbefunde

Die *maximale Blasenkapazität* ist das Füllungsvolumen, bei dem ein starker Handrang besteht und die Miktion nicht mehr hinausgezögert werden kann (Cave: Meßkatheter liegt der Blasenwand an, Ängstlichkeit des Patienten, langjährige schwere Streßinkontinenz – Wiederholung der Messung!); normal: 350–600 ml. Die *funktionelle Blasenkapazität* ist das Miktionsvolumen, die eigentlich relevante Kapazität; im Rahmen einer Zystometrie häufig um etwa 30% niedriger als in Miktionsprotokollen (Madersbacher 1992); bei wiederholten Messungen „Gewöhnungsartefakt" mit deutlicher Steigerung der Füllung bei erstem Harndrang und max. Blasenkapazität (Sörensen et al. 1980). *Effektive Blasenkapazität* ist diemaximale Blasenkapazität minus Restharn. Der *Intravesikale Druck (pves)* bezeichnet den Druck, der in der Blase gemessen wird (Cave: Absolutwert wenig relevant, Druckverhalten während der Messung!). Der *Abdominaldruck (pabd)* ist das Maß für den von außen auf die Blase wirkenden Druck, üblicherweise durch eine rektal mindestens 10 cm tief eingeführte Drucksonde bzw. Meßkatheter bestimmt. Der *Detrusordruck (pdet)* bezeichnet den Anteil des durch die Kontraktionskraft der Blasenwand entstehenden intravesikalen Drucks – Subtraktion des Abdominaldrucks vom intravesikalen Druck. Die *Blasensensorik* beschreibt die Sensibilität durch den ersten empfundenen Harndrang, andere Sensationen bis hin zum nicht mehr unterdrückbaren Harndrang.

Urethradruckprofil

Die Urethrometrie (Urethradruckprofilmessung) in Ruhe und unter Belastung dient der Prüfung der Verschlußfunktion bzw. Objektivierung der Sphinkterinkompetenz und ihrer Klassifikation.

Wichtigste Differenzierung ist die zwischen einer hyporeaktiven Verschlußinsuffizienz und einer hypokontraktilen Form. Bei der hyporeaktiven Form ist die Drucktransmission unter Belastungsbedingungen aufgrund von Störungen der Topographie vermindert, therapeutisch muß das Ziel in der Reposition der funktionell wichtigen Blasenhalsregion in das „abdominopelvine Gleichgewicht" (Richter 1983) bestehen. Die hypokontraktile (hypotone) Urethra ist strukturell auf dem Boden einer vaskulär, muskulär oder neurogen fehlerhaften Tonisierung begründet und nur schwer therapeutisch anzugehen.

Meßgrößen der Urethradruckprofilmessung sind der intraurethrale Druck (cm H_2O bzw. kPa) und die *Urethralänge* (cm); bei gleichzeitiger Registrierung des intravesikalen Drucks ist der Urethraverschlußdruck errechenbar. Die urethrale Druckregistrierung ist bei verschiedenen Funktionszuständen der Urethra möglich (Streßbedingungen durch Husten oder Bauchpresse, willkürliche Beckenbodenaktivierung). Die Meßwerte der funktionellen Urethralänge, des Urethraverschlußdrucks und der urethralen

Druckübertragung unter Streß lassen eine Einschätzung der Sphinkterfunktion zu. Wenngleich aus biophysikalischen Gründen verschiedene Artefakte die Messung beeinflussen können, hat es sich bei standardisierter Technik vor allem bei der Fragestellung der Streßinkontinenz als wesentliche Hilfe erwiesen. Nur die Urethradruckprofilmessung in Ruhe und unter Belastung erlaubt die Klassifikation und Quantifizierung der Sphinkterinkompetenz. Für die Auswahl des Therapieverfahrens ist spätestens beim Rezidiv die Differenzierung einer hyporeaktiven (gestörte Beckenbodenanatomie) von einer hypotonen Urethra (intrinsic sphincter deficiency) wichtig. Eine hypotone Urethra (grobe Orientierung altersabhängig ein Verschlußdruck von <20–25 cm H_2O) hat ein hohes Risiko, bei konventionellen Verfahren nicht verbessert zu werden. Eine hyporeaktive Urethra ist bei leichten Formen einer konservativen Therapie im Sinne einer verbesserten Drucktransmission durch Rehabilitation des Beckenbodens gut zugänglich, bei höhergradigen Formen ist eine Operation mit Repositionierung der Blasenhalsregion, Refixation der Urethra oder Rekonstruktion der gestörten Beckenbodenanatomie zugänglich.

Unter Verwendung der handelsüblichen Microtiptransducer muß bei Verwendung eines Einzelmeßfensters auf die Plazierung an die Urethraseiten- oder Hinterwand, zumindest zur Vergleichbarkeit der eigenen Befunde, auf eine Reproduzierbarkeit durch Standardisierung geachtet werden.

Die registrierten Drucke in der Harnröhre stellen eine Summation von verschiedenen Komponenten dar, so dem Tonus der glatten und quergestreiften Muskulatur, der Kompression durch die periurethralen Venenplexus sowie dem ebenfalls hormonabhängigen Kollagengehalt des Bindegewebes. Im Streßprofil fließen in die registrierte Druckantwort unter Belastungsbedingungen neben der Abhängigkeit von der intraurethralen Lage des Meßfensters auch Bewegungsartefakte und Kompressionseffekte durch Lageanomalien (z.B. Prolaps) mit ein. Diese möglichen Artefakte haben bei einigen Urologen zur Ablehnung der Urethradruckprofilmessung geführt und neue Methoden der Prüfung der Verschlußkraft suchen lassen (Valsalva Leak Point Pressure s. u.). Im klinischen Alltag haben verschiedenste Studien an großen Kollektiven jedoch zeigen können, daß eine enge Korrelation zwischen Urethraruhedruck und dem Grad der Streßinkontinenz ebenso besteht wie mit abnehmender Drucktransmission unter Belastung. Bei Beachtung der gegebenen Hinweise lassen sich klinisch verläßliche, für die Therapieplanung wichtige Informationen gewinnen.

Definitionen und Normalbefunde

Die *anatomische Urethralänge* bezeichnet die Länge der Harnröhre vom Meatus externus bis zum Blasenhals in cm – normal 2,0–3,5 cm. Die *funktionelle Urethralänge* ist die Harnröhrenlänge in cm, auf der ein Verschlußdruck aufgebaut wird, d. h. der Ruhedruck den Blasendruck übersteigt. Der *maximale Urethraruhedruck* ist der höchste gemessene Druckwert in der Harnröhre. Als *funktioneller Urethraruhedruck bzw. maximaler Urethraverschlußdruck* wird der maximale Urethradruck minus Blasendruck in cm H_2O ausgedrückt – normal prämenopausal 50–75 cm H_2O, postmenopausal 35–75 cm H_2O. *Ruheprofil* bedeutet Harnröhrendruckprofilmessung ohne Belastung in Ruhe, in cm H_2O.

Streßprofil ist das Harnröhrendruckprofil bei intraabdominaler Druckerhöhung, üblicherweise unter regelmäßigen Hustenstößen, aber auch mit maximaler Anspannung des Beckenbodens *(Arbeitsprofil)* in cm H_2O. Der *Depressionsdruck* mißt die Druckabnahme im Urethraverschlußdruck unter Streß. Unter dem *Transmissionsfaktor* versteht man die prozentuale vesikourethrale Druckübertransmission unter Streß.

Valsalva Leak Point Pressure (VLPP)

Die Registrierung des Blasendrucks bei maximaler Füllung, bei der gerade Urin im Meatus externus erscheint, wurde bereits 1981 von

McGuire bei Patienten mit Myelodysplasie empfohlen und wurde über die Jahre immer wieder propagiert, ohne sich durchzusetzen.

Für die Klassifikation der Streßinkontinenz fehlt jede Standardisierung, eine Korrelation mit den Parametern der Urethradruckprofilmessung ist in einer Untersuchung von Bump et al. 1995 ohne Ergebnis geblieben. Die Vergleichbarkeit und Reproduzierbarkeit ist in dieser Studie bei Blasenvolumina zwischen 200 und 844 ml ebenso unmöglich wie die unklare Problematik der Artefakte durch den liegenden Druckmeßkatheter.

Uroflowmetrie

Die Harnflußmessung registriert die in der Zeit (s) durch die Urethra entleerte Harnmenge (ml) während der gesamten Dauer der Miktion. Die Harnflußrate ist abhängig vom urethralen Widerstand (cave obstruierender Meßkatheter!), vom intravesikalen Druck, vom Miktionsvolumen, bei der Frau von einer Vielzahl von eher psychosomatischen Faktoren wie der Akzeptanz der Umgebung (z. B. fremde Toilette), Zeit für die Miktion (Relaxation des Beckenbodens, Abwarten einer Detrusorkontraktion oder Entleerung nur mit Bauchpresse).

Selbst die Miktionsparameter bei völlig Gesunden sind sehr variabel. Eigene Untersuchungen konnten zeigen, daß nur eine schlechte Korrelation zwischen der endgültigen urodynamischen Diagnose und den Parametern der Flowmetrie besteht.

Bei komplexen Blasenentleerungsstörungen der Frau, funktionellen und mechanischen Obstruktionen, ist die Flowmetrie ein guter Parameter zur Erfolgskontrolle bzw. Verlaufsbeobachtung, bei der Streßinkontinenz sicher entbehrlich.

Definitionen und Normalbefunde

Die *Harnflußzeit* ist die Zeit, während der ein meßbarer Harnfluß registriert werden kann (s), normal sind 15–30 s. Die *maximale Harnflußrate* bezeichnet den maximal gemessenen Harnfluß (ml/s); Normalwerte sind: <50 Jahre >25 ml/s, >50 Jahre >20 ml/s, jedoch in Nomogrammen große „Normalbereiche". Das in ml gemessene *Miktionsvolumen* ist in hohem Maße von psychosomatischen Faktoren abhängig, nur bei reproduzierbar extrem kleinen und extrem großen Volumina brauchbar, normal sind <150 ml, >700 ml.

Die urodynamische Untersuchung ist nur als Teil der diagnostischen Abklärung zu betrachten und kann mit ihren Parametern nie alleine zur Diagnose führen. Sie sollte je nach klinischer Fragestellung ergänzt werden durch Pad-Test, Miktionsprotokoll und vor allem die morphologische Information, heute am besten wohl mittels Introitus- oder Perinealsonographie.

Sinn der Urodynamik in der Therapieplanung

In der Frauenheilkunde sind wir, zumindest in der Praxis und der gynäkologisch-geburtshilflichen klinischen Abteilung, fast ausschließlich mit den Formen der Sphinkterinkompetenz (Streßinkontinenz) und der Dranginkontinenz befaßt.

Im Abklärungsprogramm ist die urodynamische Messung für die Therapieplanung ein wesentlicher Bestandteil dann, wenn einfache konservative Behandlungsmethoden versagt haben, wenn klinischer Befund und subjektive Beschwerden nicht kongruent sind, und bei allen Versagern einer früheren operativen Therapie.

Zunächst gilt es, mit der Zystometrie alle Formen einer neurogenen Blasenentleerungsstörung auszuschließen und eine motorische oder sensorische Dranginkontinenz zu erkennen.

Erstsymptome einer multiplen Sklerose oder eines beginnenden Bandscheibenprolapses können die Blase ebenso betreffen wie bei älteren Menschen eine diabetische Polyneuropathie oder ein beginnender Morbus Parkinson.

Bei Kombination von Funktionsdiagnostik und Morphologie läßt sich unter Berücksichtigung der vielfältigen Ätiologie der Harninkontinenz ein sehr differenziertes Behandlungskonzept erarbeiten (Abb. 1 a, b).

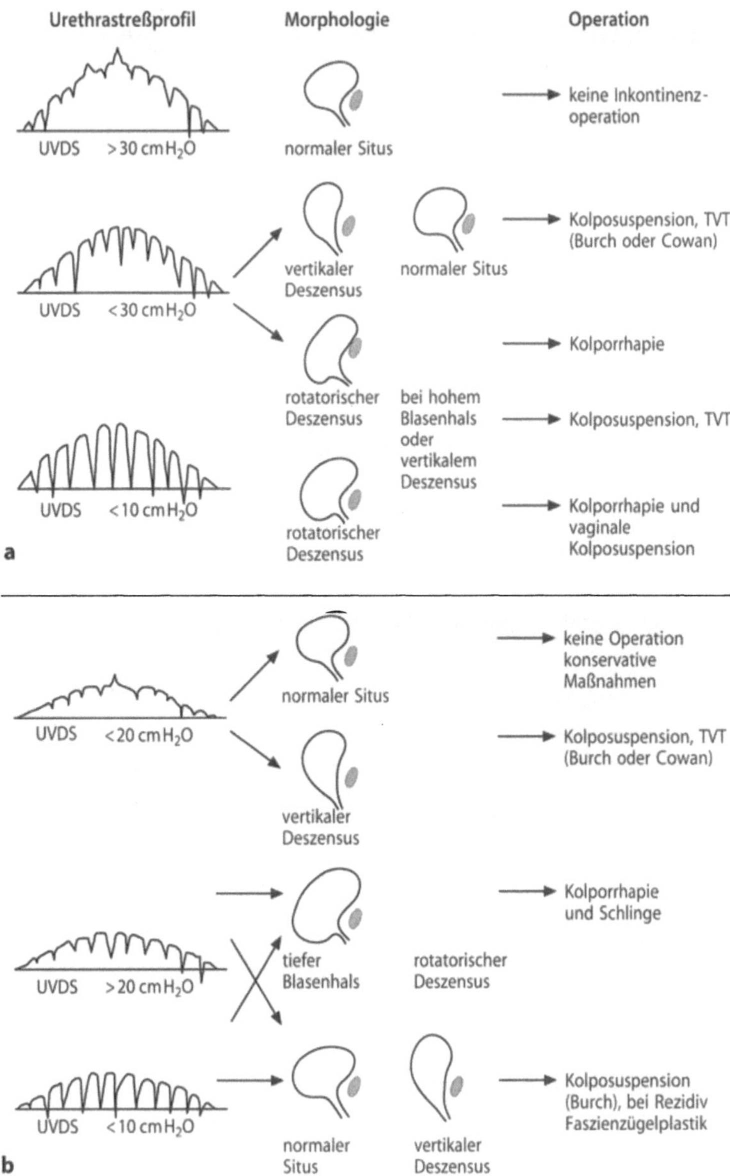

Abb. 1 a, b. Therapeutische Strategie in Abhängigkeit von Urodynamik und morphologischem Befund. (Nach Petri 1997)

Literatur

1. Cardozo, L (1997) Urogynecology. Churchill & Livingstone, New York
2. Petri E (1996) Gynäkologische Urologie, 2. Aufl. Thieme, Stuttgart
3. Petri E (1997) Urogynäkologische Diagnostik vor konservativer und operativer Therapie. Gynäkologe 30:447–455
4. Sand PK, Ostergard DR (1995)Urodynamics and the evaluation of female incontinence. Springer, Berlin Heidelberg New York

Psychodynamische Aspekte des Vergewaltigungstraumas

S. Kretschmann

MERKE:

1. Die psychischen Auswirkungen einer Vergewaltigung stehen in Zusammenhang mit der Besonderheit der Vergewaltigungssituation (Ablauf, Beziehung zum Täter, Ausmaß der erlebten Aggression), dem subjektiven Erleben der Betroffenen (Erleben von Gefühlen der Angst, Scham, Wut usw., aktuelle emotionale Beeinträchtigung) sowie der subjektiven Bedeutungszumessung (nachträgliche Bewertung des Geschehens, Verknüpfung des Erlebten mit lebensgeschichtlichen Erfahrungen, Wunsch nach Hilfe und Unterstützung).
2. Eine Vergewaltigung wird nie allein als ein Angriff von außen erlebt, sondern immer auch als ein innerpsychischer Angriff. Die Psyche wird mit traumatisch wirksamen (Vor-)Erfahrungen belastet, es reaktualisieren sich persönlichkeitsspezifische Konflikte und Abwehrformen.
3. Als Aggressionshandlung greift eine Vergewaltigung auf verschiedenen Ebenen der Persönlichkeit an, insbesondere derjenigen der Selbstwertregulation. Darüber hinaus können sich Störungen auf den verschiedenen Ebenen des psychischen Geschehens in Identitätsproblemen, Beziehungskonflikten, sexueller wie psychosomatogener Störungen ausdrücken.
4. In der Arzt-Patient-Beziehung können sich Aspekte der Vergewaltigungssituation wiederholen und die Bewältigungsversuche der Patientin verdeutlichen. Im wesentlichen geht es hier um Wiedererlangung der Kontrolle sowie die Abwehr von Gefühlen der Hilflosigkeit, Angst, Ohnmacht, Wut, Schuld, Scham usw.

Die „Qualität" der Vergewaltigungssituation (äußere Situation)

Ich möchte in diesem Abschnitt darauf eingehen, daß es unspezifische Kriterien gibt, die Situation einer Vergewaltigung zu beschreiben. Unspezifisch deshalb, weil sie sich von anderen Bedrohungssituationen (Überfall, Unfall usw.) in ihrer Wirkung auf die Psyche nicht zu unterscheiden scheinen.

Der wesentliche Faktor hierbei ist die Aggression, der Angriff auf die Persönlichkeit, deren Integrität und Autonomie. Kennzeichen dieser unspezifischen Wirkweise ist eine relative Unerwartetheit der Aggression, die einen Angriff auf den Körper und dessen Grenzen einschließt. Die Frauen erleben den überwältigenden Zugriff häufig als ohnmächtiges Ausgeliefertsein, kombiniert mit einer mehr oder weniger bewußten Todesangst.

Es stehen häufig Gefühle der Demütigung, Hilflosigkeit, Fassungslosigkeit, Verzweiflung im Vordergrund.

Interessant in dem Zusammenhang ist, daß auch ein Vergewaltigungsversuch ähnliche Auswirkungen hat. Dies erklärt sich unter anderem durch das Ausmaß der Aggression und der damit verbundenen Ängste und Hilflosigkeitsgefühle.

Der Angriff von außen wird von betroffenen Frauen mit unterschiedlichen innerpsychischen Reaktionen aufgenommen. Es werden Phänomene beschrieben, wie sie in traumatischen Situationen nicht selten vorkommen: Wahrnehmungsirritation oder -verlust (Erinnerungslücken), Zeitkonfusion, Dissoziations- oder auch Depersonalisationserleben, Lähmungsgefühle.

Reaktionen im Sinne einer handelnden Gegenwehr treten selten auf, selbst da, wo Frauen über mögliche Kompetenzen (Selbstverteidigungsgriffe) verfügen. Selbst Handlungen, die der Gegenwehr dienen, werden als „automatisch", „fremd" und nicht selbst initiiert erlebt, was auf eine reflexartige Reaktion hinweist.

Im Zentrum der Ängste, die mit dem Angriff auf den Körper verbunden sind, stehen Ängste vor körperlicher Beschädigung, vor Verlust der Kontrolle über den eigenen Körper und seinen Vorgängen. Es ist unsere Erfahrung, daß die sexuellen Empfindungen in der Regel durch Schmerz, Angst, Gefühl des Bedrohtseins und anderen Unlusterfahrungen überlagert sind, der auch enthaltene sexuelle Akt dann mit Ekelgefühlen verbunden ist.

In den Aussagen der Betroffenen, sich „wie Schmutz oder Dreck gefühlt" zu haben, wie „eine Sache" oder ein „Tier behandelt" worden zu sein, macht deutlich, daß Erniedrigung und Entwertung das vorrangige Ziel einer Vergewaltigung ist, im Gegensatz zu dem Ziel der sexuellen Lustbefriedigung des Angreifers. Diese ist ein Nebenprodukt, so daß davon auszugehen ist, daß der Akt der Vergewaltigung sich der Sexualisierung der Aggression bedient, um vornehmlich eine Befriedigung aggressiver Bedürfnisse zu erlangen.

Ist der Täter aus dem näheren Umfeld der Betroffenen oder gar der Partner, kommt vielfach noch dazu, daß der unerwartete Aggressionsakt als fundamentaler Vertrauensbruch empfunden wird, also gleichzeitig einen Angriff auf die vorher (positive) bestehende Beziehung bedeutet.

Es ist hier nicht unerheblich, welcher Kontext besteht, wenn z.B. die Frau ein Beziehungs- oder/und sexuelles Interesse an dem Mann hatte/hat. Dies spielt in der nachträglichen Bearbeitung eine große Rolle.

Weiter wird der Aspekt der lebensbedrohlichen Situation natürlich durch die Aktionen des Täters verstärkt, wenn dieser z.B. reale Todesdrohungen ausspricht, oder gar eine Waffe benutzt. Wichtig ist aber: das Ausmaß der erlebten (Todes-)Angst führt nicht selten zu einem aktiven Akt der Unterwerfung seitens der Frau und dieser scheint wiederum relativ unabhängig von der real gegebenen Todesbedrohung. Warum dies so ist, werde ich später versuchen zu verdeutlichen.

Das subjektive Erleben der Betroffenen (innere Situation)

Intrapsychisch löst eine existentiell empfundene Bedrohung durch Gewalt große Verzweiflung und unbeherrschbare Angst aus. Unbeherrschbar deshalb, weil die Psyche von Angst überflutet wird, die nicht antizipierbar war. Im intrapsychischen Geschehen kommt es zu einem inneren Notstand, der durch diese Angstüberflutung in Gang gesetzt wird. Hierbei werden nicht allein bewußte seelische Vorgänge quasi überwältigt, sondern es kommt zu einer Art „automatischen" Freisetzung von Prozessen, die wir alle aus extrem belastenden Situationen annähernd kennen. Diejenigen seelischen Funktionen, welche unsere intakten Wahrnehmungs-, Denk- und Handlungsfähigkeit ausmachen, geraten ins Wanken (Realitätsbewußtsein, Zeit-Raum-Orientierung). Es lockern sich die Grenzen zwischen bewußten und unbewußten Vorgängen. Der psychodynamische Begriff für diesen Vorgang ist der der Regression.

Mit Regression ist zunächst die Folge einer in Gang gesetzten Überwältigung der Ich-Funktionen gemeint. Hier ist wichtig, daß regressive Vorgänge in Verbindung stehen mit entwicklungspsychologisch relevanten Erlebnisformen der Außen- und Innenwelt. Das heißt, der Rückgriff bedeutet in der Regel ein Zurückgehen auf kindliche Erlebnismodalitäten und Vorstellungsinhalte. Was in dem Zusammenhang traumatisch wirkt, ist, daß z.B. frühe kindliche Angstphantasien Wirklichkeit zu werden scheinen. Von daher ist auch die nicht seltene Aussage zu erwähnen, daß sich die Frauen fühlten und/oder verhalten haben „wie ein Kind".

Dieser Aspekt soll deutlich machen, daß der Angriff von außen auch gleichzeitig eine Art Angriff von innen wird, nicht nur weil aktuelle unerträgliche Gefühle die Spannung erhöhen, sondern auch damit verbundene frühere Spannungszustände aktiviert werden, die längst überwunden schienen.

Neben der Angst gehören zu den unerträglichen Gefühlen auch diejenigen der Scham, angesichts einer erniedrigenden Situation, der Ohnmacht/Hilflosigkeit gegenüber einem als allmächtig erlebten Objekt. Aber auch Haßgefühle können auftauchen und als bedrohlich erlebt werden. Regression ist gleichzeitig ein funktionaler Vorgang der Bewältigung, der Aufrechterhaltung des innerseelischen Gleichgewichts im Sinne einer Anpassung.

Subjektive Bedeutung des Erlebten (nachträgliche Auseinandersetzung)

Die subjektive Bedeutung einer Vergewaltigung richtet sich an der Notwendigkeit aus, sowohl den erlebten Angriff von außen als auch den inneren Angriff zu bewältigen. Mit Verarbeitung ist hier nicht nur eine bewußte nachträgliche Reaktion gemeint, sondern vor allem auch eine unbewußte Abwehr von Gefühlen und Vorstellungen, die intrapsychische Spannungen erzeugen.

Im Zentrum dieser Bewältigung stehen die als unerträglich erlebten Gefühle, die anhalten und kontinuierlich bleiben. Weiter kommen Bedürfnisse und Wünsche nach Wiedergutmachung, ungeschehen machen, Rache, Vergeltung, Trost, Schutz, Beruhigung hinzu, die ihrerseits einen dynamisch relevanten Charakter haben. Es findet zudem eine Bewertung dessen, was geschehen war und noch geschieht, statt.

Aus all diesen Komponenten können Konflikte entstehen, die eine Integrationsleistung des Ichs weitgehend überfordern und dessen Ausdruck sich in Symptomen und Beziehungskonflikten darstellt.

Ich möchte dies anhand eines Beispiels erläutern: Eine Frau, die in Begleitung kommt, sagt von einer Vergewaltigungssituation durch einen ihr unbekannten Mann, daß der Akt der Vergewaltigung letztlich nicht ihr größtes Problem darstelle. Sie habe jetzt noch Angst, daß sie dem Täter begegnen könnte, gehe nicht ohne Begleitung raus, vor allem nicht im Dunkeln. Die Vergewaltigung liege 4 Wochen zurück. Was sie aber als die eigentliche Katastrophe ansehe, ist, wie sie sich verhalten habe. Sie habe zunächst nicht das getan, was von ihr verlangt wurde (sollte sich ausziehen). Zunächst habe sie versucht, Widerstand zu leisten. Es sei ihr aber dennoch unerträglich, sich vor Augen zu führen, wie sie dann reagiert habe. Vor allem, daß sie sich vor ihm erniedrigt habe, indem sie gebettelt habe, sie in Ruhe zu lassen. Sie sei vor ihm „in die Knie" gegangen. Sie habe das Gefühl gehabt, sich „selbst zu opfern". Sie verstehe nicht, weshalb sie das getan habe, zumal es den Täter nicht beeinflußt habe. Erst im späteren Gespräch erzählte sie, daß der Täter sie mit einer Waffe bedroht habe.

Sie empfinde Beschämung, und zwar weil sie sich für eine selbständige, starke Frau halte, die sich so leicht nicht einschüchtern lasse. Sie erlebe sich momentan als äußerst schreckhaft, was sie vorher nie war. Sie habe Schlafstörungen, die sie erinnere, als Kind einmal gehabt zu haben.

Eigentlich wolle sie auch das Gefühl des Angewiesenseins auf Freunde nicht, aber sie wisse sich im Moment nicht anders zu helfen. Deshalb mache sie sich Vorwürfe, weil sie sich so nicht kenne. Sie mache auch den Freunden Vorwürfe, wenn sie besonders behandelt werde. Sie wolle keine Belastung sein. Sie wolle, daß es werde wie vorher.

Häufig beschreiben Frauen und auch Angehörige, daß sie mit inneren Vorgängen nicht zurechtkommen, da sie diese wenig an sich kennen, wie etwas Fremdes erleben oder aber kennen und diese mit negativen Bewertungen verknüpfen. Dazu gehören: Konzentrationsschwierigkeiten, die Unfähigkeit, Gedanken, Handlungen zu strukturieren (z.B. wichtiges von unwichtigem unterscheiden zu können), plötzliche Einbrüche von Erinnerungsbildern der Vergewaltigungssituation, unspezifische Angst, körperliche Angstreaktionen, Reizbarkeit, Neigung zu aggressiven Ausbrüchen gegenüber Dritten, depressive Rückzugstendenzen, Unfähigkeit, allein sein zu können usw.

Alle diese Reaktionsweisen wirken auf viele Betroffene als sog. narzißtische Krise, die den Kern des Selbstwertgefühls berühren. Häufig geht es den Frauen im Nachhinein darum, diese Reaktionen „in den Griff" zu kriegen, d.h. unter Kontrolle bekommen zu wollen. Wenn dies mißlingt, werden häufig Wünsche nach Versorgung, Trost und Zuwendung gleichzeitig intensiver.

Die nachträgliche Beschäftigung mit der Vergewaltigungssituation hängt also vielfach davon ab, wie die betroffene Frau sich davor selbst kennt und erlebt hat, wie die jetzigen Schwierigkeiten auf diesem Hintergrund wirken und, um diesen Aspekt geht es mir hier, welche Konflikte auf einer unbewußten Ebene wirksam werden können.

Die Vergewaltigung als traumatische Situation

Ich möchte im folgenden vertiefend auf die Wirkweise traumatischer Erlebnisse eingehen. Dazu möchte ich zunächst einmal den Begriff des Traumas genauer definieren.

Ein Trauma beschreibt eine Wunde in der psychischen Organisation, die einen komplexen innerpsychischen Prozeß in Gang setzt, wenn Menschen einmalig oder über eine längere Zeit massiver Bedrohung, Gewalt oder Gefahr ausgesetzt sind. Der Begriff des Traumas umschreibt ein datierbares Ereignis, das durch seine Heftigkeit und Unerwartetheit derart massive Affekte auslöst, daß diese weder abreagiert noch innerpsychisch integriert werden können.

Wie schon verdeutlicht, beinhaltet die Vergewaltigungssituation nicht nur einen äußeren Angriff, sondern durch die psychische Notsituation auch einen inneren, da die normalen Ich-Funktionen zusammenbrechen. Überschwemmende Affekte, vor allem Angst, können nicht integriert werden und führen zu der schon beschriebenen Regression. Was heißt das genau?

Die Frau stellt unbewußt assoziativ Verbindungen her zwischen dem aktuellen Geschehen und frühkindlichen Bedrohungssituationen und Ängsten (des kindlichen In-Not-Seins, des Alleingelassenseins, des Verlassenseins, der Hilflosigkeit). Es kommt zur partiellen Neuauflage längst vergangener infantiler Nöte, Wünsche und Spannungen. Wenn man als Kind in Not war, gab es die Hoffnung, die Eltern würden sich helfend zuwenden. Innerhalb kindlicher Realität und Phantasie repräsentieren Eltern Schutz, Geborgenheit, Trost. Sie sind gleichzeitig aber auch Repräsentanten für Gebot, Forderungen, Orientierung. Diese elterlichen Funktionen werden in der Notsituation des Bedroht- und Hilflosseins aktiviert.

Dies gilt auch in bezug auf die regressive Situation in der Vergewaltigung. Da außer dem Täter kein anderes Objekt zur Verfügung steht, rückt dieser in eine Elternposition. Er ist der Mächtigere, aber auch, dies ist das Paradox, derjenige, der die Notsituation mildern kann. Auf ihn richtet sich der Wunsch, von der inneren Not befreit zu werden.

Es ist vielfach in anderen Untersuchungen über traumatische Erfahrungen bei z.B. Folteropfern, Opfern von Geiselnahmen, KZ-Opfern beschrieben worden, wie solche regressiven Prozesse das eigentlich schädigende Objekt zum scheinbar guten Objekt werden lassen. Daß der Täter unbewußt in diese Elternposition gerückt wird, beinhaltet die Hoffnung, so das psychische Überleben zu sichern. Das aktive Unterwerfen unter einer an sich ängstigende Autorität oder Macht beinhaltet genau diesen Wunsch, dadurch den mächtigen Elternteil zufrieden zu stellen.

Nachträglich beschäftigen sich die betroffenen Frauen mit Gedanken, die diese Wünsche ausdrücken. Sie fragen sich, warum der Täter sich nicht rühren ließ, kein Mitleid empfand. Sie dachten oder hofften, er würde sich entschuldigen, er würde sie in die Arme nehmen oder etwas Tröstendes tun, sie z. B. nach Hause bringen, sie zudecken oder ähnliches. Auch versuchen sie im Nachhinein an ihm irgend etwas „nettes" zu entdecken oder sie suchen nach Erklärungen, die diesen Mann verstehbarer werden lassen.

In der Regel (es gibt Ausnahmen) werden diese Wünsche nach Trost oder Wiedergutmachung nicht erfüllt. Was für die Betroffenen bleibt, ist aber das Gewahrsein der aktiven Unterwerfung bzw. der Hoffnung auf Trost oder ähnlichem. Damit verbunden ist eine starke Bindung an den Aggressor, die ihm in seinem Tun eine immense Bedeutung verleiht. Neben dieser Bindung an den Aggressor kommt es gleichzeitig zu dem Wunsch, Leid und Schmerz durch Wut und Haß loswerden zu wollen. Die Folge ist eine hochgradig ambivalente Gefühlseinstellung, die schwer ausgehalten werden kann und der durch verschiedene psychische Abwehrmechanismen begegnet wird. Ich möchte im folgenden auf diese Abwehrformen eingehen.

Psychische Abwehrformen sind Bewältigungsversuche, die in 2 Richtungen wirken. Sie dienen einmal dazu, der traumatischen Qualität des Erlebten aktuell zu begegnen. Zum zweiten wird damit die innerpsychische Spannung begrenzt, die durch ein Wiederaufleben früherer traumatischer Erfahrungen aktiviert wird. Psychische Abwehrmechanismen haben also den Sinn, Spannungen und Konflikte in einem erträglichen Rahmen zu halten. Sie sind eng verknüpft mit der persönlichen Konfliktbewältigung des Individuums und seiner Lebensgeschichte.

Ich will im folgenden einige Abwehrformen nennen: Die allgemein bekannteste Form der Abwehr unerträglicher Vorstellungen, Gefühle oder Erfahrungen ist die Verdrängung. Entgegen der landläufigen Meinung findet diese Form im Zusammenhang mit traumatischem Erleben eher selten statt. Ein Unbewußtmachen im Sinne des vollständigen Vergessens oder nicht mehr Erinnerns besteht häufig eher als Wunsch der Betroffenen denn als psychischer Vorgang. Allerdings, wie schon angesprochen, kommen häufig partielle Erinnerungslücken in Form von Amnesien vor. Die Hauptabwehrformen in unserem Zusammenhang sind Abspaltung, Projektion, Verschiebung, Verkehrung ins Gegenteil, Isolierung und Identifikation mit dem Aggressor.

Diese Abwehrmechanismen wirken unbewußt, sie werden aber erkennbar im Ausdrucksgeschehen z. B. durch eher auffallende Reaktionen oder Verhaltensweisen, die auch die Frauen selber bemerken:

- es fehlt gegenüber dem Täter oder dem Tatgeschehen jegliche Wut,
- es fehlt überhaupt an emotionaler Gerührtheit oder entsprechenden Reaktionen,
- es bestehen starke Schuld- oder Schamgefühle,
- es kommt zu aggressiven Zornesausbrüchen, die durch Unangemessenheit gekennzeichnet sind,
- es kommt zu „grundloser" Niedergeschlagenheit,
- es kommt zu infantilem Anklammerungsverhalten.

Ich möchte die genannten Abwehrmechanismen etwas näher erläutern.

Abspaltung von Gefühlen. So ist z. B. eine Frau erstaunt darüber, daß sie keine Wut auf den Täter verspürt hat oder verspürt, dafür aber mit massiven Schuldgefühlen kämpft. Auch starke Beschämung spielt häufig eine Rolle. Zusammen mit anderen negativen Aspekten der traumatischen Situation werden Wut und Haß abgetrennt vom übrigen Erleben, damit aber weder verdrängt noch erledigt. Wie ein Fremdkörper verbleibt die traumatische Erfahrung im Innern der Seele so wie auch die damit verbundenen Haßimpulse.

Verschiebung. So betont eine Frau, daß sie nach der Vergewaltigung gut zurecht gekommen ist und auch keine Hilfe benötigt. Sie habe aber mit dem Problem zu kämpfen, unerklärliche und heftige Wutanfälle zu haben, z. B. gegenüber den Kindern, den Vorgesetzten oder dem Partner. Hier findet sich der aggressive Affekt verschoben auf andere, für die Frau relevante Beziehungen. Die obengenannte Abspaltung sowie die Verschiebung finden sich nicht selten kombiniert.

Verkehrung. Hier wird versucht, dem traumatischen Ereignis „gute" Aspekte abzugewinnen, z.B. wird aus Wutimpulsen Mitleid für den Aggressor. Die Vergewaltigung wird bedeutsam, weil sie als Prüfung des Schicksals empfunden wird. So versuchen die Betroffenen dem Geschehen eine progressive Bedeutung beizumessen, z. B. indem sie versuchen, ihrer Lebenssituation eine radikale Wendung zu geben. Oft sind in dem Zusammenhang z. B. Arbeitsplatzkündigungen, Wohnungs- und Ortswechsel, Partnertrennungen zu verstehen.

Verleugnung. Hier werden Affekte im Zusammenhang mit der Vergewaltigung von der bewußten Wahrnehmung ferngehalten, indem sie negiert werden. Es können Kränkungen und Schmerz verleugnet werden durch Ungerührtheit, betonte Fröhlichkeit, Hyperaktivität, Betonung von Normalität, obwohl die betroffene Frau ganz offensichtlich in ihrem alltäglichen Leben beeinträchtigt ist. Hier kann man davon ausgehen, daß dem sozialen Umfeld diese Beeinträchtigungen eher auffallen als der Betroffenen selbst.

Projektion. Häufig erleben wir, daß vor allem Wutaffekte projiziert werden, d.h. die Frau erlebt wichtige Personen des sozialen Umfelds als aggressiv, während sie sich selbst frei von solchen Gefühlen empfindet. Nicht selten gelingt es auch real, das Gegenüber zu entsprechendem Verhalten zu veranlassen. Man kann sagen, daß Gefühle, die durch die Vergewaltigung entstanden sind und als unerträglich erlebt werden, in das Gegenüber verlagert und in diesen induziert werden. Das bedeutet, daß z. B. der Partner gegenüber der Frau starke Wut verspürt. Ich möchte dies an einem Beispiel verdeutlichen: Eine Frau spricht so gut wie nicht über das Erlebte, sondern thematisiert mir gegenüber die Beziehung zur Freundin. Sie erzählt, daß es zwischen ihnen zum ersten Mal vor einiger Zeit „fürchterlich geknallt" habe, weil die Freundin ihrer Meinung nach nicht akzeptiere, daß sie ihre Ruhe haben wolle. Die Freundin verlange, daß Frau X. darüber rede, wie es ihr gehe. Die Freundin kümmere sich auf unerträgliche Weise um sie, so daß sie sich bedrängt fühle. Sie spricht aber davon, daß der Konflikt mit der Freundin ein richtiger Machtkampf gewesen sei, in dessen Verlauf sie selbst die Freundin beinahe aus der Wohnung geworfen habe, weil diese so geschrien habe. Frau X. sagt über sich, sie reagiere schon manchmal gereizt, aber sie sei selbst sehr überrascht, daß es zu einem solchen heftigen Streit zwischen ihnen beiden gekommen sei. Schuld sei allerdings die Freundin, die eben nichts verstünde. Im weiteren Gespräch wird dann deutlich, daß Frau X. sich selber nicht mehr versteht, im wesentlichen aber die Kontrolle darüber behalten möchte, wann und ob sie über sich erzählen möchte. Sie möchte auch das Verhalten und Interesse der Freundin kontrollieren, da sie fürchtet, sie soll über die Vergewaltigung reden.

Identifikation mit dem Aggressor. Die Vergewaltigung wird, gemäß der bereits beschriebenen Regression, wie ein Verlust der Liebe des schützenden Objekts erlebt. Das Gegenüber war nicht dazu zu bringen, sich fürsorglich zuzuwenden, alles wieder gutzumachen.

So kann die Fähigkeit der Identifizierung, die uns Menschen möglich ist, auch auf angsterregende Objekte der Außenwelt angewandt werden. Dies dient dazu, die Bedrohung zu reduzieren, indem man Aspekte des angsterregenden Objektes übernimmt. Dies ist ein Versuch, dem psychischen Angriff so zu entgehen.

Auch auf diese Weise empfindet sich die Frau nicht nur beschmutzt und entwertet, sondern sie hat das Gefühl, schmutzig und wertlos zu sein. Wut und Haß, den die Frau dem Täter gegenüber haben müßte, richtet sich nun in massiver Form gegen sich selbst.

Agieren und wiederholen. Dies bedeutet, daß nachträglich Aspekte eines destruktiv wirkenden Traumas in Handlung, Aktion (Verhalten) und Interaktion mit anderen Menschen wiederaufleben können. So kann sich dies ausdrücken in Form von häufigen Beziehungsabbrüchen, aggressiven Auseinandersetzungen in Partnerschaften, mit Eltern oder Kindern. Es kommt zu Trennungen und Verlusten, in dessen Verlauf Kränkungen, Angst, Destruktivität, Mißtrauen, Verzweiflung und Rachebedürfnisse zentrale Gefühle sind. Und dies auf beiden Seiten der Interaktionspartner. Aggressivierung und Sexualisierung in der partnerschaftlichen Beziehung können ebenfalls zu partiellen Regressionen führen, beide Beteiligten fühlen sich den anstehenden Konflikten nicht mehr gewachsen. Zwischen Eltern und jugendlichen Kindern oder jungen Frauen kann es in dem Zusammenhang zu Beziehungsformen kommen, die ein längst überwundenes Niveau erreichen. Es begegnet uns öfter in dem Zusammenhang die Klage der Eltern, daß die Tochter sich wieder unselbständig, ängstlich anklammernd und abhängig verhält.

Wichtig in dem Zusammenhang ist, daß die obengenannten Abwehrmechanismen hierbei häufig eine Rolle spielen. In welcher Form sich dieses Wiederholen in Beziehungen darstellen kann, werden wir später am Beispiel noch genauer verstehen können.

Auswirkungen: narzißtische Krisen und sexuelle Störungen

Im folgenden möchte ich auf Symptomatiken und Symptomkomplexe eingehen, wie sie in ihrer Erscheinungsform in der klinischen Praxis wohl am zahlreichsten anzutreffen sind. Die sich nach einer Vergewaltigung ausbildenden Symptomatiken oder Symptomkomplexe sind ebenfalls als Abwehrversuche zu verstehen, bei denen es aber deutlich mißlingt, bedrohliche Gefühle in psychischen Abwehrmechanismen zu binden. So können im Ausdrucksgeschehen phobische Ängste, sexuelle Störungen, Schlafstörungen, Panikattacken, Depressionen und Selbstmordgedanken-/versuche, selbstdestruktives Agieren, Alkohol- bzw. Medikamentenabusus, Eßstörungen, psychosomatische Beschwerden (Unterleibs-, Haut-, Rückenschmerz), narzißtische Krisen und Selbstwertstörungen sowie Beziehungsstörungen, aber auch psychotische Dekompensation zum Tragen kommen. In der Regel bilden sich diese Symptomatiken erst nachträglich und mit einem gewissen Zeitverlauf aus. Ich möchte kurz auf 2 zentrale Symptomkomplexe eingehen, nämlich die narzißtische Krise und die sexuellen Störungen.

Kein traumatisches Ereignis verläuft ohne Einbruch in das narzißtische Regulationssystem der Psyche, das Ausmaß allerdings ist relativ und auch abhängig von der vorher ausgebildeten Fähigkeit, narzißtische Konflikte zu regulieren. Allgemein läßt sich aber sagen, daß die Frauen Beschämungsgefühle, das Gefühl des Entwertetseins, der Entsubjektivierung, der Mißachtung und Demütigung in allen Lebensbereichen sehr stark empfindet.

Depressiver Rückzug mit Gefühlen von Sinn- und Hoffnungslosigkeit sowie Verlustempfinden stehen oft im Zusammenhang mit der Beeinträchtigung des Selbstwertgefühls. Die Anstrengung, das Erlebte vergessen zu machen, geht oft einher mit einem andauernden Gefühl von Ohnmacht und Hilflosigkeit, vor allem der eigenen Gefühlswelt gegenüber. Insbesondere auch bei Frauen, die ursprünglich ein auf Stärke beruhendes Selbstbild hatten, wirken diese Beeinträchtigungen sehr massiv.

Sexuelle Störungen und Libidoverlust sind häufige Symptome, die einerseits durch den Angriff auf die Sexualität, die Weiblichkeit verstehbar sind. Wesentlicher erscheint mir allerdings, die paradoxe bzw. perverse Situation der Aggressivierung von sexuellen Empfindungen. Während erfüllte, d. h. lustvolle Sexualität, einen partiellen psychischen Kontrollverlust im Sinne der Hingabe an den Partner und die eigenen Gefühle erfordert, um vorübergehend mit dem

Sexualpartner zu verschmelzen, mobilisiert gewaltsame sexuelle Stimulation das Gegenteil. Die Frau mobilisiert, soweit möglich, alle Fähigkeiten, die Kontrolle über die Situation, ihren Körper und ihr Leben zu gewährleisten. Dies gelingt aber nicht, oder zumindest doch nur soweit, daß sexuelle Empfindungen nicht erlebt oder aber mit Ekel verbunden werden. Nachträglich entwickelt die betroffene Frau eine Notwendigkeit, die Kontrolle behalten zu wollen bzw. zu müssen, um eine erneute traumatische Situation abzuwenden. Dies spielt im sexuellen Verhalten zu Partnern dann eine große Rolle. Hingabe, Passivität, Verschmelzungswünsche werden dann als bedrohlich erlebt und die Frau verhält sich dem Sexualpartner gegenüber so, als wäre Sexualität und Vergewaltigung identisch. Intrapsychisch wirkt diese Perversion im Sinne einer Umkehrung von Gefühlsdimensionen weiter. Dies kann so weit gehen, daß Sexualität nur genossen werden kann, wenn die Betroffene Herr der gemeinsamen Sexualität des Paares bleiben kann und über Qualität und Quantität weitestgehend bestimmt. Hieran scheitern dann auch immer wieder ihre Partnerbeziehungen.

Wiederholung in der Beziehung zu „Helfenden“

Wie vorhin versucht im Zusammenhang zu erklären, können sich Aspekte der Vergewaltigungssituation in relevanten Beziehungen wiederholen. Dies bedeutet, daß die Bewältigungsversuche der Frau Eingang in Beziehungen zu Helfern finden. Das, was sich in Sprache und durch Erinnern ausdrücken ließe, wird umgesetzt in Handlung, Aktion und Interaktion. Gerade in der akuten Zeit nach der Vergewaltigung geschieht dies auch im Kontakt mit Institutionen, Psychologen, Ärzten usw.

Wir erleben dies häufig als Psychologen, aber auch im Kontakt mit Ärzten, Polizisten, Juristen. Entscheidend bei diesem „in Aktion umsetzen“ ist, daß auch hier unverträgliche Gefühle abgewehrt oder aber unmittelbar, unter Umgehung eines reflektierenden Umgangs, ausgedrückt werden.

Um dies besser zu verdeutlichen, möchte ich im folgenden auf einige Gefühle zu sprechen kommen, die Patienten in uns auslösen können. Diese Gefühle bewirken häufig ein Handeln, ein Umsetzen in Aktion der Psychologen/des Arztes, ohne daß der tiefere Sinn verständlich wird.

Hilflosigkeit/Ohnmachtsgefühle

Inkompetenzgefühle, Überforderung, der Eindruck, von uns selbst, daß wir nicht genug anbieten können, nicht wirklich hilfreich für die Patientin sein können, dominieren hier. Es bleibt z. B. das Gefühl, daß die einzige Hilfe für die Frau ein Rückgängigmachen, ein Auslöschen des Erlebten ist. Ich fühle mich dann z. B. in solchen Situationen gedrängt, dem Patienten gutgemeinte Ratschläge zu erteilen, Vorschläge zu machen, Orientierung zu bieten, mich aktiv einzuschalten, in gewisser Weise an Stelle der Frau handeln zu wollen. Untherapeutisches Vorgehen wie z. B. das Bedrängen durch intensives Befragen, das Anbieten schneller Lösungen, das Einschalten von Angehörigen oder Verwandten, von Polizei, Anwälten usw., fallen mir dann selbst auf. Wir stellen immer wieder fest, daß hier die Gefahr besteht, über den Kopf der Betroffenen hinweg Überlegungen und Aktivitäten anzustellen, die nicht notwendigerweise in ihrem eigenen Interesse sind.

Wir stellen häufig fest, daß die ausgelösten Ohnmachtsgefühle, die dann in Aktivismus umschlagen können, zentrale Gefühle der betroffenen Frau in der Vergewaltigungssituation waren. Diese nehmen sie in der Regel auch im Nachhinein noch gefangen, werden aber in das Gegenüber verlagert, um sie erträglicher zu halten.

Selbstüberschätzung und Allmachtsgefühle

In diesem Zusammenhang steht das Gefühl, ich bin die einzig richtig helfende Instanz, die der betroffenen Frau nun z. B. die Aufarbeitung des

Traumas ermöglicht. Hier werden andere Kontakte, ob zur Polizei, zu Familienmitgliedern, zu Ärzten usw., als unzureichend und unzulänglich abgewertet. Dies kann so weit gehen, daß es gemeinsam mit der betroffenen Frau zu Entwertungen der bisherigen Hilfsangebote kommt. Man selbst hält sich gleichzeitig für den „idealen Helfer".

In diesem Zusammenhang steht die Selbstentwertung der Betroffenen im Vordergrund, die aus der narzißtischen Kränkung hervorgeht. Idealhilfe soll diese „reparieren", der Rettungswunsch, aus der Vergewaltigungssituation zu entkommen, der enttäuscht wurde, richtet sich nun auf als Autorität empfundene Objekte.

Mißtrauen, Unglauben, Zweifel

In diesem Zusammenhang löst der Kontakt mit der betroffenen Frau aus, daß ich die Realität des Geschehens in Frage stelle, bis hin zum Zweifel an der Glaubwürdigkeit der Betroffenen. Dies kann dazu führen, daß ich mich im Kontakt verhalte wie ein Polizist, der nun auf Wahrheitssuche geht. Dies ist unserer Erfahrung nach kein seltenes Phänomen im Zusammenhang mit Vergewaltigung im sozialen Nahbereich. Verstehbar wird es auf dem Hintergrund des Vertrauensvorschubs, den die Frauen gegenüber dem Täter hatten. Die Vergewaltigung selber wird dann oft als fundamentaler Vertrauensbruch erlebt. Wichtig erscheint mir auch, zu erwähnen, daß auch paranoid anmutende Ängste nach Vergewaltigungstraumata in der Interaktion Platz finden.

Identifikation mit der Frau als Opfer

Es kann passieren, daß im Kontakt mit der Frau eine Situation entsteht, in der man an sich selbst Angst, Schrecken, intensive Wutgefühle empfindet, daß im Nachhinein die Gedanken und Empfindungen um das Tatgeschehen, die Frau, intensiv kreisen, daß die Sorge um die Frau eine immense Qualität gewinnt. Dies kann Ausdruck einer Identifikation mit der Gefühlswelt der Frau sein. Sie gerät da zum Nachteil, wo dadurch weder eine Beruhigung stattfinden kann, noch die Möglichkeit anderer Perspektiven eingenommen werden kann. Ich möchte dazu ein kurzes Beispiel geben, um das zu verdeutlichen.

So kommt eine Frau zu einem Gespräch, deren Vergewaltigung durch den damaligen Lebenspartner 20 Jahre zurückliegt. Sie ist völlig verstört und verängstigt, weil dieser Mann aus ihr unerfindlichen Gründen Kontakt zu ihrer Herkunftsfamilie aufgenommen hat. Sie hat heute die Vorstellung, er suche sie auf und es könne zu einer ähnlichen Situation wie damals kommen. Die Patientin, und das ist das Auffallende, wirkt auf mich so, als sei es gerade vor einigen Tagen passiert. Sie überlegt in der Stunde, was sie macht, wenn sie ihm begegnen könnte, wie sie sich verhalten soll, wie und ob sie ihren Ehemann einweihen soll. Auch ich bemerke an mir, daß ich mich mit diesen Fragen intensiv beschäftige. Als die Patientin nach dem ersten Gespräch geht, merke ich, daß ich mir Sorgen mache. Ich gehe wie selbstverständlich davon aus, daß ihr ehemaliger Lebenspartner tatsächlich nichts anderes im Sinn hat, als sie möglicherweise noch einmal zu vergewaltigen. Ich komme nicht auf den Gedanken, dies zu hinterfragen oder genauer zu überlegen, warum die Patientin sich im Grunde nicht in der Lage fühlt, zu schützen. Später wird das deutlicher. Ich erfahre, daß sie in der damaligen Situation versucht hat, sich gegen diese Vergewaltigung zu wehren und dem zu entkommen. Diese Versuche scheiterten nicht nur, sondern steigerten die Aggression des Mannes. Ebenso der Versuch, sich durch Schreien und Rufen bemerkbar zu machen und andere aufmerksam zu machen. Die Phantasie, in genau solch eine traumatische Situation wieder zu gelangen, lebt unmittelbar wieder auf und beherrscht uns beide so, daß die Möglichkeit, zukünftig für den eigenen Schutz Sorge zu tragen, gar nicht mehr in Betracht gezogen wird.

Hieran wird die Problematik der Identifikation besonders deutlich. In gewisser Weise gibt man quasi, gemeinsam mit der Patientin, eine gewisse Eigenständigkeit des Denkens und Handelns auf, es wird eine Zwangsläufigkeit der Wiederholung einer Vergewaltigung als gemeinsame Phantasie installiert und die Opferrolle als solche zementiert.

Wut, Abwertung, Beschuldigung

Hier entwickeln sich im Kontakt mit der Betroffenen starke Aggressionen auf sie. Nicht selten geht es dabei um Schuld und Verantwortung für die Tatsache, daß sie vergewaltigt worden ist. So entwickelt sich z. B. eine Haltung, daß die Frau es doch irgendwie vorher hätte wissen müssen oder aber daß man denkt: „naja, etwas sexuelles hat sie ja schon von ihm gewollt", bzw. eine Haltung, die heißt: „so schlimm kann es ja nicht gewesen sein". Hinter dieser Suche nach der Schuld ist häufig eine Identifizierung mit den Aspekten der Aggression des Täters verbunden. Es sind also auch in erster Linie Wut, Schuldgefühle und Selbstherabsetzung der betroffenen Frau, die auf das Gegenüber projiziert sind. In dem Zusammenhang kommt es nicht selten vor, daß die Frau selbst gegenüber dem Aggressor wenig Wut verspürt, dafür aber im anderen induziert.

Ängste

Es kommt in dem Kontakt mit der Betroffenen nicht nur zu Ängsten um die Frau selbst, sondern auch zu Angst vor ihr bzw. ihrer Aggressivität. Das kann man z. B. feststellen an dem Gefühl, daß man sich eher mit Angehörigen oder den Kindern identifiziert, die unter der aggressiven Anspannung der Frau zu leiden haben. Viele verschiedene Gefühlsdimensionen spielen in der Beratung oder in dem Gespräch eine Rolle, aber die Angst, die mit der Vergewaltigungssituation zusammenhing, scheint zu fehlen. Statt dessen taucht sie in anderen Zusammenhängen auf, nämlich in Befürchtungen über zukünftige Partnerschaften oder sexuelle Kontakte oder auch in Befürchtungen, nie wieder in Ordnung zu kommen. Die obengenannte Angst vor der Aggressivität der Betroffenen steht in engem Zusammenhang mit dem Abwehrmechanismus der Identifizierung mit dem Aggressor. Nach unserer Erfahrung steckt nicht selten hinter dieser Aggression ein starkes Gefühl von Verletztheit, Depression und Bedrohtsein.

Mir ist es wichtig zu betonen, daß die in uns ausgelösten Gefühle im Kontakt mit Betroffenen nichts Negatives an sich sind. In gewisser Weise kann man sagen, daß sie sich nicht vermeiden lassen, weil die traumatische Erfahrung mit ihrer intensiven Gefühlsqualität sowie die nachträgliche Abwehr des Erlebten zu Spannungsabfuhr führen muß. Wenn dazu noch Wiederauflagen bisher vergangener Lebenskrisen oder schwieriger Lebenssituationen erfolgen, ist man als Helfender in ein komplexes Geschehen involviert, ohne es verhindern zu können. Unserer Erfahrung nach ist es aber sehr wichtig, auf der Grundlage dieser sog. Gegenübertragungsphänomene (Gefühle, die in uns durch die Patientin ausgelöst werden), ein Verständnis für die Qualität der traumatischen Situation zu entwickeln. Dann erst ist es möglich, unerklärliche Reaktionen und Verhaltensweisen besser zu verstehen. Weiter scheint uns wichtig, sich dieser Gefühle bewußt zu werden, damit sie nicht auf unbewußtem Wege Eingang in eine destruktive Interaktion finden. Für uns Helfende besteht die Chance, anders als für die Betroffene, diese Gefühle wahrzunehmen, und sie nicht in masochistischer oder destruktiver Weise in Handlung und Aktion umsetzen zu müssen. Hierzu gehört auch, daß wir es aushalten, daß die Frauen zumindest nach einer gewissen Zeit keine Hilfe in Anspruch nehmen möchten. Zurückweisung, Ablehnung von Ratschlägen, Infragestellung unserer Kompetenz, gehört unserer Meinung nach zu einem wichtigen Schritt für die Frau, die Kontrolle über die Beziehung, und das, was mit ihr geschehen soll, zu behalten. Die Wiedererlangung von Kontrolle und Selbstbestimmung ist ein zentrales Thema, um zumindest in der akuten Phase ein traumatisches Erlebnis bewältigen zu können.

Gesamtverzeichnis der Beitragstitel aus Gießener Gynäkologische Fortbildung 1981–1997

Kontrazeption/Sterilisation

Sterilität - Diagnostik und Therapie

Urogynäkologie

64. Harninkontinenz der Frau - epidemiologische, soziale und ökonomische Aspekte (J. F. Hallauer) . . . 3/97

65. Sonographische Diagnostik der Harninkontinenz in der Praxis (H. Kölbl) . . . 11/97

66. Urodynamische Abklärung der weiblichen Harninkontinenz (G. Schär) . . . 16/97

67. Aktuelle diagnostische Möglichkeiten bei geburtsbedingter analer Inkontinenz (H.B.G. Franz, G. Stuhldreier, M. Müller-Schimpfle und A. Wiesner) . . . 26/97

68. Diagnostik und Therapie der rezidivierenden Zystitis der Frau (W. Vahlensieck) . . . 30/97

69. Mikrohämaturie - ein Platz für die Zusammenarbeit mit dem Urologen (C. Fischer) . . . 41/97

70. Nichtoperative Therapie der Harninkontinenz (T. Schwenzer) . . . 46/97

71. Medikamentöse Therapie der Harninkontinenz (D. Schultz-Lampel und J. W. Thüroff) . . . 55/97

72. Standardisierte Operationsverfahren der Harninkontinenz (H. Kölbl) . . . 67/97

73. Descensus/Prolaps genitalis und anorektale Funktionsstörung: Diagnostik und Bedeutung (C. Anthuber) . . . 77/97

74. Endoskopische Kolposuspension (K. J. Neis) . . . 86/97

Endoskopisches Operieren

75. Endoskopisches Operieren - Indikationen und Grenzen (H.A. Hirsch und E. Neeser) . . . 213/91

76. Pelviskopische Myomenukleation - ein organerhaltendes operatives Verfahren bei Myomatosis uteri (K. Semm) . . . 3/93

77. Diagnostische Methoden und Grenzen der laparoskopischen Therapie von Ovarialzysten (J. Brökelmann) . . . 22/93

78. Die ambulante Operation gynäkologischer Erkrankungen (K. Doench) . . . 26/93

Karzinome und präkanzeröse Erkrankungen

79. Pathologische kolposkopische Befunde der Portio (St. Seidl) . . . 190/83

80. Kolposkopisches und histologisches Korrelat zytologischer Befunde (J. Mußmann) . . . 192/83

81. Die zytologische Überwachung suspekter Portioveränderungen (W. Mestwerdt) . . . 212/83

82. Konisation, Kryosation oder Lasertherapie bei suspekten Portiobefunden? (M. Hilgarth) . . . 222/83

83. Therapie des Mikrokarzinoms (A. Pfleiderer) . . . 235/83

84. Möglichkeiten der sonographischen Tumordiagnostik in der Gynäkologie (B. J. Hackelöer) . . . 104/87

85. Der heutige Stand der Therapie des Korpuskarzinoms (A. Pfleiderer) . . . 117/87

86. Klinische Empfehlungen zur Behandlung des Ovarialkarzinoms (H. Schmidt-Matthiesen) . . . 137/87

Operative Gynäkologie und Onkologie

Apparative Verfahren in der Gynäkologie und Geburtshilfe

Praktische Gynäkologie

Gutartige Erkrankungen der Brust

Mammakarzinom

Diagnostische Verfahren in der Senologie

Ektope Schwangerschaft

Der Frühabort

Abortus artefizialis

Schwangerenberatung

Pränatale Diagnostik

Infektionen während der Gravidität

Erkrankungen/Operationen während der Gravidität

Frühgeburtlichkeit und vorzeitige Wehen

Störungen der plazentaren Perfusion

Geburt

Juristische Aspekte

Stichwortverzeichnis aus Gießener Gynäkologische Fortbildung 1981–1997

Sachverzeichnis der Gießener Gynäkologischen Fortbildung 1999